科学出版社"十四五"普通高等教育本科规划教材

供临床、基础、预防、检验、药学、护理、生物医学工程、中医、口腔、麻醉、儿科、影像、生物药学、法医、信息管理与信息系统、公共事业管理等专业使用

生 理 学

主　　编　鲁友明　胡志安

副 主 编　孔　炜　徐天乐　席姣娅　彭碧文

编　　委　（按姓氏笔画排序）

马　鑫（江南大学）	王　慧（华中科技大学）
王　维（华中科技大学）	孔　炜（北京大学）
田　波（华中科技大学）	严晓红（武汉大学）
李长勇（武汉大学）	李　韶（大连医科大学）
李　浩（华中科技大学）	何西森（华中科技大学）
余华荣（重庆医科大学）	宋德懋（北京大学）
张国花（上海交通大学）	赵春玲（西南医科大学）
胡志安（陆军军医大学）	姜长涛（北京大学）
夏建霞（陆军军医大学）	徐天乐（上海交通大学）
高　路（海军军医大学）	席姣娅（华中科技大学）
彭碧文（武汉大学）	鲁友明（华中科技大学）
戴克胜（苏州大学）	

U0266604

科学出版社

北　京

内 容 简 介

生理学是研究生物机体正常生命活动规律的科学。生理学课程是医学院校许多专业的必修专业基础课程。本教材基本框架为绪论、细胞的基本功能，血液、循环等十个系统各论，共计十二章。每章均包含章节重点、正文、重点名词及针对章节重点的习题，并在多章节提供了相关临床案例。根据中华人民共和国教育部有关"新医科"人才培养的战略部署要求和培养目标、中华人民共和国国家卫生健康委员会行业要求，本教材注重生理学知识体系的科学性、系统性和时代性，文字表达突出逻辑性和可阅读性，图片设计突出直观和创新。注重在介绍生理学知识的同时，突出知识获得背后的科学探索精神。

本教材既适于临床医学专业学生，也适于基础、预防、检验、药学、护理、生物医学工程、中医、口腔、麻醉、儿科、影像、生物药学、法医、信息管理与信息系统、公共事业管理等相关专业学生。

图书在版编目（CIP）数据

生理学 / 鲁友明，胡志安主编. —北京：科学出版社，2022.1
科学出版社"十四五"普通高等教育本科规划教材
ISBN 978-7-03-070811-3

Ⅰ.①生… Ⅱ.①鲁… ②胡… Ⅲ.①人体生理学–高等学校–教材
Ⅳ.① R33

中国版本图书馆 CIP 数据核字（2021）第 257036 号

责任编辑：李国红　钟　慧　郭雨熙 / 责任校对：宁辉彩
责任印制：霍　兵 / 封面设计：陈　敬

科学出版社 出版
北京东黄城根北街 16 号
邮政编码：100717
http://www.sciencep.com
北京世汉凌云印刷有限公司　印刷
科学出版社发行　各地新华书店经销
*
2022 年 1 月第　一　版　　开本：850×1168　1/16
2023 年 12 月第七次印刷　印张：23 1/2
字数：776 000

定价：98.00 元
（如有印装质量问题，我社负责调换）

序

以阐述正常机体生命活动规律及其机制为主题的生理学，是医学教育中的一门核心课程，在医学发展的历程中发挥了重要的作用。这种作用历久弥新，充分体现在诺贝尔奖生命科学领域中的奖励项目，以"生理学或医学奖"冠名，迄今未变，这门学科的学术地位是无法撼动的。

这是一本由鲁友明教授和胡志安教授领衔的团队撰写的《生理学》。这两位教授均是我多年的朋友，在学术会议和学会活动中都常有交流，可谓是知根知底。他们在各自的研究领域中取得的业绩可圈可点，又有丰富的教学经验。他们贯穿于教材编写的严谨而认真的科学态度和敬业精神，保证了该书的高质量。在对该书撰写的基本理念和总体安排进行细致考量之后，他们组建了由全国各医学院校中学有专攻的，在教学一线的生理学专家们参加的编委会。历经多年，数易其稿，这个团队终于出色地完成了预定的任务，可喜可贺！

通览全书，给我留下最深刻的印象是作者们努力把生理学的基础知识和近年的新进展密切地结合起来。以第二章为例，在论及细胞的基本功能时，清晰地介绍了必需的背景知识和概念。在此基础上，他们不吝篇幅，对细胞的信息转导认识的新进展，特别是 G 蛋白偶联受体信号转导的特点进行了阐述，这就使该书适时地披上了时代的色彩。这种"基础与进展"相结合的特点，在全书的多个章节都有所体现，反映了作者们厚实的学术背景以及对研究进展的良好把握。与这一特点相得益彰的是，通篇行文流畅，逻辑性强，显示了作者们扎实的文字功底，这对于读者理解艰深的科学内涵是不可或缺的。此外，众多制作精良的彩色插图，增加了该书的可读性，这将受到读者们的欢迎。总之，该教材在编写内容上，牢牢把握"新医科"人才培养目标，坚持与时俱进；在编写形式上，融合传统纸质教材和数字化资源，推动课堂教学转向信息化平台与线上学习的新时代。

这些特点使得该教材可望进入"高质量，高水平"的优秀精品教材的行列，是作者们对绘制面向 2030 医学教育改革和健康中国建设蓝图的重要贡献。生理学作为一门具有悠久历史的传统学科，在新蓝图的展示过程中，无疑将以崭新的面貌，在科学的百花苑中呈现耀眼的光彩。

是为序。

复旦大学脑科学研究院学术委员会主任

中国科学院院士

杨雄里

2021 年 11 月 1 日

前　　言

生理学是阐述机体正常生命活动规律的科学，一直是所有医学生必修的核心基础课程。生理学教材是生理教学的基本依据，在医学人才培养中的重要性不言而喻。当前正处于我国医药卫生人才培养和医学教育改革的关键时期，"新医科"人才培养目标对生理学教材提出了更高的要求，不仅能传授知识，更要融合课程思政，兼顾能力培养。目前国内有多本面向医学本科教育的生理学教材，各有优点和特色，为我国医药卫生人才培养做出了不可磨灭的贡献。而多数教材延续的是20世纪70年代的体例，应用于教学实践的过程中产生的问题一直未得到很好的解决，也不能满足"新医科"人才培养目标。

基于此现状，我邀请陆军军医大学胡志安教授与我一起牵头，遴选来自全国各地医学院的科研教学一线的专家教授组成编委会，定下四条编写原则：第一，知识体系的科学性、系统性和时代性；第二，文字表达的逻辑性和可阅读性；第三，图片的直观和创新；第四，基础与进展结合，突出知识获得背后的科学探索精神。本教材编写过程中一共进行了5次编委会，历经严格的三审三校，最终完成了这本契合时代需求的生理学新教材。

本教材充分贯彻党的二十大报告中关于教育、科技、人才是全面建设社会主义现代化国家的基础性、战略性支撑思想。

本教材的特色在于作者们跳出了现有教材中各章经典的编写框架，撰写时遵循生理事件的发生过程和逻辑规律而展开，系统地加入领域内的新进展和新共识，在传递知识的同时自然而然地培养学生的逻辑思维能力。例如，在第二章中，作者围绕细胞电信号是如何产生以及如何传播这两个核心问题，清晰介绍了细胞膜和细胞质的被动电学特点，在此基础上再阐述静息电位、局部电位、动作电位如何产生。在第五章中，作者按照呼吸过程的规律，将呼吸中枢与吸气、呼气过程有机结合，阐明吸气和呼气各是如何产生、如何转换的，使读者更易于理解呼吸的发生和调节。在第十章中，作者围绕脑的核心功能系统地阐述感觉信息传入、认知中枢整合、神经信息输出的机制，并首次在教材中介绍了多种行为的神经原理，将基础知识、相关进展以及科学故事巧妙融合，解答了机体感知外界、产生认知并调整行为的奥秘。

本教材的特色还在于精心制作了285幅彩图（包括十一个章节首页的核心知识概况图）和32张表格，在多章末尾附有临床案例以及需掌握的中英文对照重点名词，旨在辅助读者更好地理解和应用抽象的基础知识，梳理知识内在逻辑，培养科学思维，并感性理解基础与临床的密切联系。

值得提出的是，本教材特邀各章节编者精心制作了21个微视频，包含6个现代生理学研究技术和15个生理学微课，较为系统地介绍了相关领域的重要研究方法、技术和新进展，旨在拓展医学生的科学视野、增强医学生的责任感和使命感，同时推动课堂教学向信息化线上教学变革。这也是本教材极为重要的另一特色。

最后，我要感谢胡志安教授、参与本次编写工作的副主编和编者们的大力支持和通力合作，对本教材的撰写、审稿和校对均付出极大的精力和时间。由于名额有限，很多执笔人未能在编委名单中列出，在此一并感谢！在编写过程中大家认真负责，审稿中大家一丝不苟，校对时字斟句酌，全体作者们扎实的学术功底、严谨细致的工作态度、深厚的教学经验均体现在本教材的字里行间，确保了本教材编写工作高质量地完成。我还要感谢景伟、邓曼菲、李鑫焱、赵丽丽、周婷婷、姚齐颖、吴琼、裴磊、李熳、罗芬兰、任栓成、杨念、闫洁、乔启城、蔡涵旭、王亚玲、刘媛媛等老师对视频制作的支持。本教材编写能顺利完成，正是因为大家都有精益求精和无私奉献的精神。

尽管全体编者在本书编写过程中已尽到最大的努力，疏漏在所难免，我们恳请广大师生和读者不吝批评和指正！

目 录

第一章 绪 论

本章重点：

生理学的定义及研究任务；机体的内环境和稳态概念与生理意义；反馈及前馈原理；光遗传和化学遗传学技术；基因编辑技术原理及其应用。

本章介绍生理学主要研究内容和现代研究新方法，生理学与医学科学的内在联系，分类描述细胞活动的生理学共性，系统介绍机体内环境、稳态及控制系统，并列举生理学发展过程的里程碑事件及近代杰出中国生理学家在生理学领域的成就和重要贡献，建立学生对生理学的总体认识，理解人体作为一个有机整体维持内环境稳态，协同整合全身多系统功能的生理学方式和原理。

第一节 生理学和现代生理学研究方法

一、生理学

生理学（physiology）是研究生物机体正常生命活动规律的学科。它的主要研究任务是揭示生物机体的功能活动规律，阐明生命发生的现象、条件、原理以及各种环境因素对生命活动的影响。它的研究范围非常广泛，从微观的角度来说，包括对单个分子的研究，如研究蛋白质的结构和生物电特性以及如何让它行使特异功能；从宏观的角度来说，它涉及的是一系列具有复杂功能的细胞、组织、器官，系统和机体相互联系、功能整合、协调配合，共同维持内环境的稳定，保证整个机体的生命活动正常进行。生理学最关注的是功能和整合，即使生理学家研究的是组织器官的一部分，甚至是单个分子，其最终目的是将获得的信息应用于理解整个身体的功能。

二、生理学与医学科学

生理学与医学科学密切联系。有些疾病状态可以被看作是生理学上的"错误"。理解生理学对医学的研究和实践至关重要。事实上，许多生理学家都积极参与疾病生理基础的研究。生理学在医学中的应用包括从整体水平、系统与器官水平、细胞与分子水平了解身体各部分的正常结构、关系及其运行机制。医学中关于疾病的理论研究是以人体生理学理论为基础。一些基本生理活动，如体温、心率、呼吸、血压等，都是临床上必不可少的检测体征，都需要生理学提供正常的参考值范围。所以在临床上，疾病诊断、治疗、预防等各个方面都离不开生理学层面的正常对照，只有对生理学的一般原理有透彻的了解，才能正确地诊断和治疗疾病，推动生理学的研究与发展，丰富生理学理论。

药理学是研究药物与机体间相互作用规律及药物作用机制的一门学科，旨在阐明药物对机体的作用和作用原理，药物在体内吸收、分布、生物转化和排泄等过程，以及药物效应和血药浓度随时间消长的规律，与生理学关系密切。例如"药物的跨膜转运"属于生理学中的"物质跨膜转运功能"研究范畴，生理学研究范畴的神经 - 体液调节是药物治疗各种疾病的生理学基础，再如生理学中探讨心肌细胞的电生理特性引申出心律失常形成原理，是药理学中筛选对抗心律失常药物及其作用机制的基础。只有更好地了解这些生理功能，才能更好地了解药物在进入人体后所起的作用。

病理学着重用自然科学的方法研究疾病的各个阶段中细胞、组织、器官形态结构变异、发生发展机制、病变性质及转归。生理学从分子到整体水平，描述机体如何正常工作，侧重于正常组织器官的结构、功能以及原理的分析和研究。因此，病理学建立在生理学基础上，是研究疾病中生理学的基本规则如何失常，如何导致机体的细胞、组织和器官出现形态、结构以及功能紊乱的学科。

生理学与医学的发展相辅相成。随着人均寿命延长，健康问题日益被重视，这将更加推动人们对疾病的发生、发展、转归的研究，也就促使生理学和医学的联系更加密切。整合医学理念的进步，推动生理学朝不同的分支发展，促进生理学与各学科之间相互交流、密切合作。将最先进的研究发现、研究证据与临床经验结合，不断完善新的医学知识体系，可以帮助人们更清晰地了解人类健康

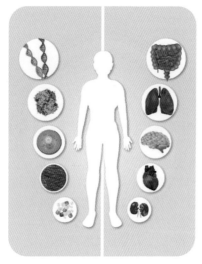

图 1-1　生理学与医学、药理学、病理学联系

和疾病，为今后疾病的预防和治疗提供新的理念、新的方向，也为科学研究和公共卫生健康事业发展提供新的机遇（图 1-1）。

三、现代生理学研究技术与方法

生理学是一门实验性很强的实验科学。早期，生理学主要利用动物实验进行器官、系统水平的研究。近年来由于自然科学的发展以及新技术的应用，生理学研究向细胞、分子水平及整体水平不断深入，不仅能够进一步阐明疾病发生的机制，更能为临床医学提供理论依据。根据实验对象不同，可将生理学实验分为人体实验和动物实验。由于在人体上进行实验是有限的，因此生理学实验多以动物实验为主。常用的动物实验又分为急性实验和慢性实验两大类。近年来，各种基础科学的飞速发展及新技术的应用，如光遗传学、基因编辑、电生理等为现代生理学研究提供了更多的方法，促进了生理学的进一步发展。

（一）光控遗传修饰技术和化学遗传学技术

2006 年，Karl Deisseroth 首次提出光控遗传修饰技术（optogenetics），又称光遗传学技术。该技术整合了光学、软件控制、基因操作、电生理等多学科技术，被广泛应用在神经科学研究领域，主要原理是首先采用基因操作技术将光感基因（如 *ChR2*，*NpHR*，*Arch* 等）表达在神经系统特定类型的细胞中，并运用不同波长的光刺激，通过与记录神经元活性的工具或技术联合来进行输出信号的记录，实现对特定细胞类群或特定神经元功能活动的调控（图 1-2）。化学遗传学（chemogenetics）技术是通过遗传学手段对 G 蛋白偶联受体（G-protein coupled receptor, GPCR）或蛋白激酶等进行改造，使其能被特异性的小分子化学药物结合而对内源配体不敏感。当小分子化学药物与改造后的 GPCR 或蛋白激酶等结合后会激活其下游信号通路，进而导致神经元细胞兴奋或抑制。因此，化学遗传学技术主要利用化学小分子工具实现对目的细胞兴奋或抑制的调控。

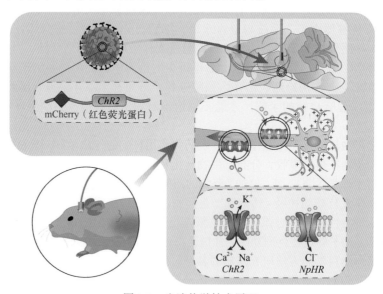

图 1-2　光遗传学技术原理

这些新技术具有独特的高时空分辨率和细胞类型特异性两大特点，能对神经元进行非侵入式的精准定位刺激。此外，由于能够在毫秒时间尺度上精确控制宽度和频率，它们也可以用于研究体内潜在的神经元编码行为。

目前上述技术仍存在许多尚未解决的问题，限制了其进一步发展，如光遗传学探针的灵敏度、时间分辨率及长期稳定性等可能对结果产生干扰；病毒是光遗传学及化学遗传学的重要表达工具，然而在病毒载体毒性、特异性及其表达的稳定性等方面均存在不小挑战；基因表达对神经回路的干扰；光刺激和读取时硬件上的限制，如光学方法较难触及大脑深处，导致进行此类实验尤为困难。因此，上述技术的应用仍需要不断地革新，包括寻找或改造得到更加有效的光敏蛋白、低毒稳定的病毒载体、更加有效的光源、更加精确的计算机解读软件程序、分辨率更高的荧光显微镜等。总而言之，光遗传学及化学遗传学技术为生理学研究提供了微创且精准的研究方法，但是仍需要坚实的科学基础和不断的技术革新。

（二）电生理学技术

电生理学技术（electrophysiology technology）是指以多种形式的能量（电、声等）刺激生物体，测量、记录和分析生物体发生的电现象（生物电）和生物体电特性的技术，包括生物电测量技术和生物体电特性测量技术（图1-3）。生物电测量技术用电极将微弱的生物电引出，经生物电放大器将它放大，再经示波器等显示其波形并记录，以便观察、分析和保存。生物体电特性测量技术常用于对生物体的电阻、电容和电感等参数的测量。

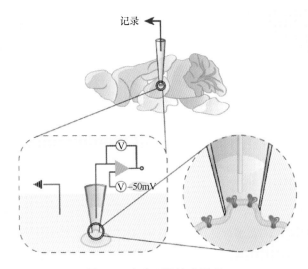

图 1-3　电生理学技术原理

1776 年，John Walsh 成功以光闪的形式展示了电器官的放电现象，标志着电生理学这门学科的创立。18 世纪末，Volta 和 Galvani 从不同角度证实了电现象不仅成为电器官功能的基础，还成为神经和肌肉活动的基础。1952 年，Hodgkin 和 Huxley 证明了电兴奋现象和动作电位的产生是缘于特定的离子电导变化。1976 年，Neher 和 Sakmanna 发明的膜片钳技术使人们能够在分离的细胞膜片上测量到单通道电流。膜片钳技术是在电压钳基础上发展起来的一种新技术，可在很小膜面积上进行电压钳制，即可将细胞膜上一个通道的电位固定在一定水平，观察流过通道的离子电流。这项技术为从细胞和分子水平了解生物膜离子单通道的"开启"和"关闭"门控动力学及各种不同离子通道的通透性和选择性等提供了直接手段。膜片钳技术自发展完善以来，对细胞膜电生理研究起到了巨大的推进作用。神经电生理技术作为临床神经系统检查的延伸，依据解剖原理及电生理特性通过一系列无创或微创的方法对颈脊髓及颈神经根的功能状态进行直接评估和分析，是目前诊断神经肌肉疾病的三大技术之一。电生理学技术已成为人们探索脑内信息传递、兴奋、抑制整合，揭示脑奥秘的基本研究手段。

（三）基因编辑技术

基因编辑（gene editing）技术是一种新兴的、比较精确地对生物体基因组特定目标基因进行修饰的基因组工程。通过在基因组中特定位置产生位点特异性双链断裂（double strand break，DSB），诱导生物体通过非同源末端连接（non-homologous end joining，NHEJ）或同源重组（homologous recombination，HR）来修复 DSB，这个过程就是基因编辑。基因编辑技术包括两个关键部分：特异靶向 DNA 序列的"可编程"核酸酶技术和运送基因编辑元件到细胞内的遗传转化技术，还有少数基因编辑需要基因编辑细胞再生的组织培养技术。其中，可编程核酸酶是基因编辑技术的核心。依据可编程核酸酶的不同，目前主流的基因编辑技术主要有四种：归巢核酸酶技术（meganuclease）、锌指核酸酶技术（zinc finger nuclease，ZFN）、转录激活样效应因子核酸酶技术（transcription activator-like effector nuclease，TALEN）和最新的 CRISPR/Cas9 技术。这四种技术均可通过引入位点特异核酸酶，实现特异性改变目标基因序列以获得期望的生物性状。

CRISPR/Cas9 技术自 2012 年底问世以来，在基因编辑领域显示出相对其他基因操作更加明显的优势。CRISPR/Cas9 系统通过使用一段具有序列特异性的指导 RNA（single guide RNA，sgRNA）引导核酸内切酶 Cas9 到目标靶点，引起 DNA 双链断裂，从而激活细胞自身的两种修复机制：非同源末端连接或同源重组对目的基因进行修复，从而对其进行定点编辑。实现该技术仅需设计特异性引导 RNA，制备相应的 sgRNA 和 Cas9 表达载体，或体外合成 sgRNA 和 Cas9 蛋白等，将其递送进动物细胞或植物的细胞、原生质体、愈伤组织中，即可快速实现基因的定点修饰，如敲除或敲入（图 1-4）。

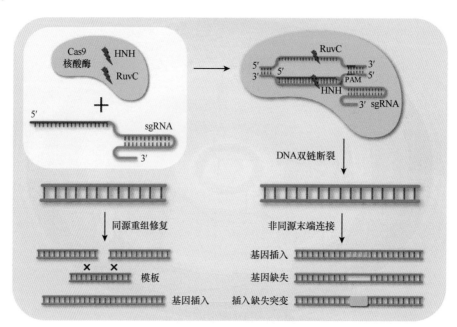

图 1-4　CRISPR/Cas9 系统分子机制

CRISPR/Cas9 系统由 sgRNA 和 Cas9 组成。Cas9 蛋白包含两个核酸酶结构域：切割非互补 DNA 链的 RuvC 结构域和切割互补 DNA 链的 HNH 结构域。Cas9–sgRNA 复合物解开双链 DNA，并且 sgRNA 中的互补序列与一条 DNA 链退火。结合后，核酸内切酶结构域在原间隔物相邻基序（PAM）序列上游三个碱基处切割两条 DNA 链。双链断裂的 DNA 通过 HR 途径或 NHEJ 途径进行修复。HR 修复允许在目标位点进行精确的基因组编辑，而 NHEJ 引入了短插入、缺失或插入缺失

基因编辑在癌症治疗、抗病毒感染和遗传性疾病等方面均有应用，并且使用 CRISPR/Cas9 系统进行功能基因组筛选，可以探索多种细胞功能的分子机制。CRISPR/Cas9 系统的深入开发正在现代科学中创造出显著有益的结果。它允许简单高效地进行转录调控、基因组修饰或表观遗传编辑。然而，目前仍存在许多与 CRISPR/Cas9 系统相关的争议，包括脱靶效应、Cas9 核酸酶的免疫原性和 CRISPR 组分的致癌作用。这些均需要详尽的分析和科学解释。

（四）行为生理学研究方法

行为生理学研究方法是神经生理学中重要的研究方法之一。由于神经系统的复杂性，我们需要从分子水平、细胞水平、神经网络水平以及行为学水平等不同的层次对其进行全面的研究，才能得到正确的结论。动物生活的环境随时随地都在发生变化。动物首先必须感知内外环境的变化，才能通过行为的调整来适应环境。因此,动物的行为是动物与环境相互作用,维持内环境稳态的复杂过程。所以,要深入地研究行为必须了解动物行为的生理学基础。其中,神经系统和内分泌系统与行为的关系最为密切。动物的正常行为包括视觉、运动、听觉、各种反射以及情绪等的观察，也是行为生理学实验的重要组成部分（图 1-5）。

行为生理学研究方法包括基本行为学测试和与学习记忆有关的行为学实验。基本行为学测试是

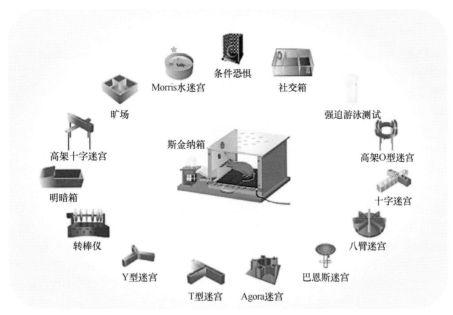

图 1-5 视频行为研究模式

为了观察动物的神经系统是否正常，包括运动功能和运动控制、惊吓反射、明/暗偏好实验、悬尾实验等。学习记忆有关的实验包括迷宫实验、穿梭箱实验、避暗法实验等。行为学实验为了尽量避免人为干扰，需要在隔音、无自然光照的环境下进行，同时尽量采用摄像机来监控实验动物，通过视频行为来观察动物生理的一些变化。

第二节 机体的内环境、稳态调节及控制系统

一、内 环 境

机体含有大量的水分。这些水和溶解在水中的各种物质的总和称为体液。体液存在于细胞内和细胞周围，约占机体体重的60%。体液除含有大量的水以外，还含有许多离子和化合物，包括细胞内液（intracellular fluid）和细胞外液（extracellular fluid）。细胞内液约占2/3，细胞外液约占1/3。生物体细胞直接生存、活动于细胞外液中，而不与外环境发生直接接触。我们把细胞直接接触的细胞外液称为内环境（internal environment），以区别于外环境（external environment）。细胞新陈代谢所需的氧气和各种营养物质来自内环境，而细胞代谢产生的二氧化碳和代谢终末产物直接排放到内环境中，再通过内环境与外环境沟通。内环境包括血浆、组织液、淋巴液和脑脊液等，其中约1/4为血浆。血浆既是内环境中最活跃的部分，也是血液的组成成分，在心血管系统中川流不息，并与组织液和淋巴液之间发生物质交换，从而构成全身的体液联系。细胞外液约3/4为组织液。组织液分布在全身的各种组织间隙中，是血液与细胞进行物质交换的场所（图1-6）。需要注意的是，呼吸道、消化道、汗腺、泪腺、尿道、膀胱内的液体都与外界环境相通，不属于内环境的范畴。

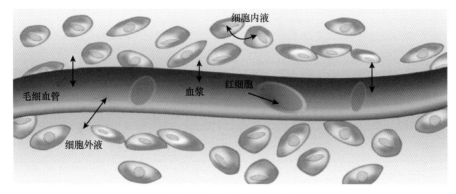

图 1-6 机体内环境组成

箭头代表物质交换的方向

二、稳　态

内环境的稳态（homeostasis）是指正常生理情况下，机体各个器官、系统的协调活动，使机体内环境的各种成分和理化性质相对稳定，只在很小的范围内发生波动。稳态不是固定不变的静止状态，而是动态平衡状态。内环境的稳态是机体进行正常生命活动的必要条件。当内环境的稳态遭到破坏时，细胞新陈代谢紊乱，从而导致疾病。

稳态是由内环境稳态拓展而来的重要概念，它不仅包含内环境理化性质相对恒定，而且扩展到机体的各级水平，例如某一生物化学反应，某一细胞、器官、系统的活动，乃至整个机体通过调节机制所维持的动态平衡状态都称为稳态或自稳态。

由于细胞与内环境之间、内环境与外环境之间不断进行着物质交换，因此细胞的代谢活动和外环境的不断变化，必然会影响内环境的理化性质，如 pH、渗透压、体温等。但机体通过调节活动能够维持内环境相对稳定。以 24 小时血糖变化为例：饱餐后短时间内血糖浓度显著增加，而血糖浓度增加会启动机体补偿性机制使其恢复到餐前的浓度。由此可见，稳态并不意味着一个确定的生理功能或变量在一定时间范围内严格恒定，而是在一个可预测且狭窄的范围内波动。机体可以启动各种各样的控制系统来调节内环境的稳定，如上述 24 小时血糖的稳态调节主要由内分泌系统负责。

机体对一个变量是稳态的，但对另一个变量可能是非稳态的。如血液中 Na^+ 稳态存在的人可能会因为肺部疾病导致血液中二氧化碳水平异常升高。通常，当一个变量急剧失衡时，身体中的其他变量也可能受到影响而失去稳态。事实上，某些类型的疾病可以被定义为体内一个或多个系统中体内稳态的丧失。因此，体内稳态维持属生理学范畴，稳态失衡属病理学范畴。

三、生理功能的调节方式

机体内、外环境发生变化时，神经系统、内分泌系统及分布于全身的体液系统、细胞等产生一系列活动，这些活动既可单独存在，独立完成；也可相互配合、协同完成，共同实现机体内环境的相对稳定，维持机体稳态，这种过程称为生理功能的调节（regulation），主要调节方式包括神经调节（neural regulation）、体液调节（humoral regulation）和自身调节（autoregulation）。

（一）神经调节

神经调节是指在神经系统的直接参与下所实现的生理功能调节过程，是机体最重要的调节方式。机体通过神经系统对各种刺激产生规律性应答的过程叫作反射（reflex）。反射是神经调节的基本过程。反射的结构基础为反射弧，包括五个基本环节：感受器、传入通路（神经）、整合中心（中枢）、传出通路（神经）和效应器（图 1-7）。在神经调节中，感受器是连接神经并感受刺激的器官。效应器是产生反应的器官；整合中心即神经中枢，在脑和脊髓中；传入和传出神经是分别将中枢与感受器或中枢与效应器联系起来的通路。例如当血液中氧分压下降时，颈动脉等化学感受器发生兴奋，通过传入神经将信息传至呼吸中枢导致中枢兴奋，再通过传出神经使呼吸肌运动加强，吸入更多的氧使血液中氧分压回升，维持内环境的稳态。反射弧为连接刺激和反应的事件序列，如果效应器产生的反应会导致触发事件序列刺激的大小降低，那么反射就会导致负反馈（参见本章人体自动控制系统）。

神经反射是一个接受信息→传导信息→处理信息→传导信息→产生反应的连续过程，是许多器官协同作用的结果，分为非条件反射和条件反射。前者为通过遗传而获得的先天性反射，其反射中枢基本位于大脑皮层以下较低部位，反射弧相对固定；而后者为人或高等动物通过学习获得的后天反射，是在非条件反射的基础上，大脑皮层调控的更高级的神经活动。形成条件反射的基本条件是非条件刺激与无关刺激在时间上的结合，这个过程称为强化。任何无关刺激与非条件刺激多次结合后，当无关刺

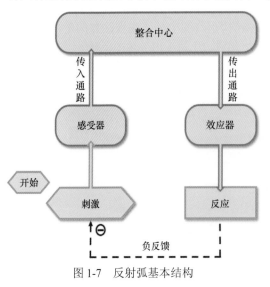

图 1-7　反射弧基本结构

激转化为条件刺激时，条件反射也就形成。如给犬喂食时，犬分泌唾液，这属于非条件反射，食物是非条件刺激；给犬听铃声不会引起唾液分泌，铃声与唾液分泌无关，称为无关刺激。但是，如在每次给犬进食之前，先给其听铃声，这样经多次结合后，当铃声一出现，犬就分泌唾液。这时，铃声已成为进食的信号，称为信号刺激或条件刺激。由条件刺激（如铃声）的单独出现所引起的唾液分泌，称为食物唾液分泌条件反射。而望梅止渴则属于以词语刺激为条件建立的条件反射。条件反射建立之后，如果反复应用条件刺激而不给予非条件刺激强化，条件反射就会逐渐减弱，最后完全不出现，这称为条件反射的消退。在机体生活过程中，条件反射可以不断建立。环境发生改变时，一些条件反射发生了消退，又有一些新的条件反射建立，这样使机体能更好地适应环境的变化。非条件反射与条件反射的区别见表1-1。

表 1-1　非条件反射与条件反射的区别

	非条件反射	条件反射
反射类型	是在长期种族进化过程中形成的先天性反射	是在个体生活过程中建立的获得性反射
中枢	脑干和脊髓	大脑皮层
刺激类型	引起反射的刺激必须是直接刺激	任何无关刺激都可变为条件反射的刺激
反射弧特性	永久固定的	暂时的、易变的
适用范围	适应范围小，只适应不变的环境	适应范围广，可以适应多变的环境

（二）体液调节

细胞产生某些化学物质（如激素、组织胺、白介素、生长因子、趋化因子、CO_2、H^+ 等），通过体液（如血浆、组织液、淋巴液等）的传送对机体的新陈代谢、生长、发育、生殖等生理功能进行调节，这种方式称为体液调节，其作用一般较缓慢、广泛而持久（图1-8）。

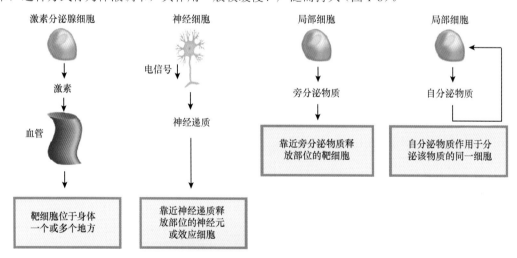

图 1-8　体液调节主要途径

激素由内分泌腺或分布于其他器官的内分泌细胞产生并分泌，通过血液循环作用于全身各处的靶细胞。有些内分泌细胞可以直接感受内环境中某种理化因素的变化，直接产生相应的反应。如当血钙离子浓度降低时，甲状旁腺细胞能直接感受这种变化，促使甲状旁腺激素分泌增加，转而导致骨中的钙释放入血，使血钙离子浓度回升，保持内环境的稳态。也有些内分泌腺受神经系统的调节，这种情况下，体液调节是神经调节的一个传出环节，是反射传出道路的延伸。这种情况通过神经影响激素分泌，再由激素对机体功能实行调节的方式，被称为神经 - 体液调节。如肾上腺髓质接受交感神经的支配，当交感神经系统兴奋时，肾上腺髓质分泌的肾上腺素和去甲肾上腺素增加，共同参与机体的调节。

除激素外，某些组织、细胞产生的一些化学物质。虽不能随血液到身体其他部位起调节作用，但可在局部组织液内扩散，改变邻近组织细胞的活动。这种调节可看作是局部性体液调节，或称为旁分泌（paracrine）调节。还有些细胞分泌的激素或化学物质在局部扩散，又反馈作用于产生该激素或化学物质的细胞本身，这种方式称为自分泌（autocrine）调节。

第三种类型化学信使 - 神经递质不同于激素释放到血液中，而是从神经元末梢释放，作用于其他神经元、肌肉细胞或腺体细胞，通过细胞外液扩散，构成一些反射的信号基础。

（三）自身调节

除了神经调节和体液调节外，机体许多组织细胞自身也能对周围环境变化发生特定适应性的反应，这种反应是组织细胞本身的生理特性，并不依赖外来神经或体液因素的作用，称之为自身调节。自身调节的特点是：调节强度较弱、影响范围小，且灵敏度较低，局限于某些器官或组织细胞内。

四、人体生理功能的控制系统

20 世纪 40 年代，科学家通过运用数学和物理学的原理和方法，分析研究各种工程技术的控制和人体的各种功能调节，得出了一些有关调节和控制过程的共同规律，产生了一个新的学科，这就是控制论（cybernetics）。控制论原理可以很好地运用于分析人体的调节活动。

我们以一个体温调节的过程为例，阐述控制系统对机体生理功能的作用方式。假设在环境温度为 20.8℃ 的中等湿度的房间里休息，体温为 36.8℃，由于环境温度低于体温，身体处于散热状态；当体内热量产生的速率等于热量损失的速率时，体温保持不变，人体生理功能的控制系统处于稳定状态。这个例子说明体内稳态的一个关键原则——内部环境变量的稳定性是通过平衡输入和输出来实现的。在这个例子中，变量（体温）保持不变，因为代谢热量产生（输入）等于身体热量损失（输出）。如果将房间的温度迅速降低到 5.8℃，破坏热量产生和损失之间的平衡，体温开始下降，导致人体生理功能的控制系统的各种调节反应发生，限制体温进一步下降，如皮肤血管收缩，减少皮肤血流量，减少血流在环境中的热量损失，有助于保持体温。然而，在 5.8℃ 的室温下，皮肤血管收缩并不能完全消除额外的热量损失，人们常常交叉双臂，以减少造成热量损失的皮肤表面积，但过度的热量损失仍在继续，体温仍在下降。显然，在不能防止过多的热量损失（输出）的情况下，保持热量输入和输出之间平衡的唯一方法是增加输入。如机体开始颤抖，骨骼肌收缩的化学反应会产生大量的热量（图 1-9），使体温恢复到正常的生理状态。

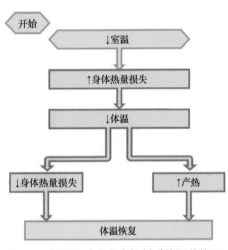

图 1-9　低温环境中稳态控制系统调节体温

上述体温调节过程符合人体生理功能控制系统的反馈调控模式。事实上体温及其他人体生命活动受到不同类型复杂控制系统的精密调控。人体生理功能的各种调节方式按照控制论原理可分为三类控制系统：非自动控制系统、反馈（feedback）控制系统和前馈（feedforward）控制系统。

（一）非自动控制系统

非自动控制系统是一个开环系统（open-loop system），其控制部分不受受控部分的影响，即受控部分不能反馈改变控制部分的活动。如在应激反应中，当应激性刺激特别强大时，可能由于下丘脑神经元和垂体对血液中糖皮质激素的敏感性减退，即血液中糖皮质激素浓度升高时不能反馈抑制它们的活动，应激性刺激促肾上腺皮质激素与糖皮质激素持续分泌。这时，肾上腺皮质能不断地根据应激性刺激的强度产生相应的反应。在这种情况下，刺激决定着反应，而反应不能改变控制部分的活动。这种控制系统无自动控制的能力，但非自动控制系统在体内不多见，在此不多做讨论，本章主要介绍反馈控制系统和前馈控制系统。

（二）反馈

反馈控制系统是由比较器、控制部分和受控部分及感受器（检测装置）组成的一个闭环系统（closed-loop system），其控制部分不断接受受控部分的影响，即受控部分不断有反馈信息返回给控制部分，改变着它的活动。这种控制系统具有自动控制的能力，其具体活动方式如下：控制部分发出指令使受控部分发生活动，输出变量反映受控部分的活动情况，检测装置对输出变量采样，并发出反馈信息回输到比较器，比较器将此信息与系统原先设定值进行比较，将反馈信息和设定值比较产生的偏差信息传输至控制部分，控制部分接收偏差信息后进行整合、分析并发出调整信息，对受控部分的活动进行调整，以保证输出变量的准确性，避免输出变量受到干扰而产生大幅度波动（图 1-10）。上述体温调节的例子中体温可稳定在 36.8℃左右，就是反馈调控作用的结果。下丘脑内有决定体温水平调定点的神经元，散热突然增加（输出变量增加）则体温随之降低，下丘脑内的温度感受器（检测装置）发生反馈信息与比较器中的温度调定点进行比较，由此产生偏差信息作用于体温调节中枢，改变控制信息，调整产热和散热过程，使体温回升。温度调节系统倾向于向相反方向把体温调回稳态设定点，这称为负反馈（negative feedback），也就是说，体温下降导致的反应倾向于增加体温，体温上升导致的反应倾向于降低体温。如果没有负反馈，体温振幅将更大。血压调节的降压反射也属于负反馈。当由于某种原因引起血压上升时，颈动脉窦与主动脉弓区的牵张感受器传入冲动增多，信息沿传入神经传向中枢，通过心血管运动中枢的分析，控制信息沿传出神经传导到效应装置，使心脏活动减弱及部分血管扩张，导致血压下降。从另一个角度来看，反射的降压效应本身，又会反过来减弱牵张感觉器所受的刺激，使感受器传入冲动有所减少，这样降压反射活动也不会导致血压无限制下降。因此，在降压反射的调节下，血压保持在某一相对稳定的水平上。负反馈联系使自动控制系统具有自发的稳定特性。

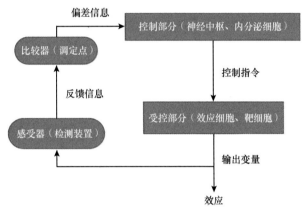

图 1-10　反馈控制系统

负反馈可能发生在器官、细胞或分子水平。例如，负反馈调节酶反应，酶催化形成的产物负反馈抑制酶活性。细胞内三磷酸腺苷（ATP）产生的化学过程受负反馈调节。通常，葡萄糖分子在细胞内被酶分解，分子键中所含的化学能被释放并储存在 ATP 的高能磷酸键中，ATP 释放的能量随后可被细胞利用，为肌肉收缩、细胞分泌和分子跨细胞膜运输等功能提供能量。然而随着 ATP 在细胞内的积累，会抑制一些参与葡萄糖分解的酶的活性。因此，由于负反馈，细胞内 ATP 浓度的增加会减慢 ATP 的进一步产生；相反，如果细胞内的 ATP 浓度降低，负反馈被抑制，更多的葡萄糖被分解，可产生更多的 ATP。

然而并非所有的反馈都是负向的。在某些情况下，反馈可以是正向的，称为正反馈（positive feedback）。正反馈会加速进程，因为正反馈没有明显的停止手段，违背了体内平衡的原则，所以正反馈比负反馈少见。分娩过程受正反馈调节。女性分娩由于子宫肌肉收缩导致胎儿头部牵张子宫颈部，子宫颈部受到牵张可反射性分泌更多的催产素，从而进一步加强子宫收缩，导致子宫颈进一步受到牵张。如此反复，直至胎儿娩出为止。排尿反射也属于正反馈。当排尿中枢发动排尿后，由于尿液刺激了后尿道的感受器，后者不断发出反馈信息进一步加强排尿中枢的活动，使得排尿反射一再加强，直至尿液排完为止。

（三）前馈

另一种经常与反馈系统结合的调节过程是前馈。如鼻子的气味物质受体感知食物的气味，并触发消化系统细胞的神经反应。即机体在进食之前消化系统就开始做准备，通过诱导唾液分泌到口腔中，导致胃蠕动并产生胃酸。因此，前馈调节预测了调节变量的变化，提高机体稳态反应的速度，并尽量减少被调节变量水平的波动。在这个例子中，前馈调节利用了一组外部或内部的环境探测器，然而，许多前馈调节很可能是学习的结果。在生命早期，外部环境的扰动可能导致内环境发生较大的变化，在应对这些变化时，中枢神经系统学会了预测并更有效地抵御它们。如运动员在比赛开始前的心率增加是一种前馈调节形式。

第三节 生理学标志性历史事件与中国近代杰出生理学家

一、生理学标志性历史事件

■ （一）人类血型

1901 年奥地利著名医学家、生理学家 Karl Landsteiner 发现了人类血型系统（ABO 系统），从此揭开了血型的奥秘，奠定了临床输血术和现代外科学的基础，对临床医学做出了重大贡献，获得 1930 年诺贝尔生理学奖或医学奖。

■ （二）肌肉产热功能

英国生理学家 Archibald Vivian Hill，发现肌肉产热功能。德裔美国生理学家、生物化学家 Otto Fritz Meyerhof 发现肌肉中耗氧量同乳酸代谢之间的固定关系。两者于 1922 年共同获得诺贝尔生理学或医学奖。

■ （三）离子通道与膜片钳

1976 年德国生理学家 Erwin Neher 和 Bert Sakmann 发明了膜片钳技术，首次在去神经蛙肌纤维细胞膜上记录到单通道离子电流，明确生物电产生的分子机制，对现代生物学的发展以及阐明各种疾病的机制具有革命性意义。为此，两人分享了 1991 年诺贝尔生理学或医学奖。

■ （四）神经突触

19 世纪 80 年代，西班牙的神经组织学家 Santiago Ramóny Cajal 建立了神经元理论，提出组成神经系统的神经细胞是通过接触而非连通来传递信息。1897 年英国生理学家 Charles Scott Sherrington 在研究脊髓反射时首次引入了突触（synapse）概念，推动了神经科学革命性进步。

■ （五）胰岛素

胰岛素是首个通过 DNA 重组技术合成并应用于糖尿病治疗的激素，在胰岛素发明之前，糖尿病患者只能束手待毙。1922 年加拿大药理学家 Frederick Grant Banting 和英国生理学家 Tohn James Rickard Macleod 发现胰岛素并用于治疗糖尿病，获 1923 年诺贝尔生理学或医学奖。1965 年我国科学家第一次人工合成结晶牛胰岛素，开辟了人工合成蛋白质的时代。

■ （六）嗅觉系统工作原理

美国科学家 Richard Axel 和 Linda B.Buck 在人体气味受体和嗅觉系统组织方式研究中取得杰出成就，阐释了人类认识和记忆一万种不同气味的基本原理，于 2004 年共同获得诺贝尔生理学或医学奖。

■ （七）温度与触碰感受器

感知热、冷和触觉的能力对于生存至关重要，是人们与周围世界互动的基础。美国科学家 David Julius 利用辣椒素（一种来自辣椒的刺激性化合物，可引起灼热感）发现了皮肤神经末梢中对热有反应的 TRPV1 受体。Ardem Patapoutian 使用对压力敏感的细胞发现 PIEZO 受体，这些发现让我们了解冷、热和机械力如何启动神经冲动，使我们能够感知和适应周围的世界。基于这些发现，David Julius 和 Ardem Patapoutian 获 2021 年诺贝尔生理学或医学奖。

■ （八）试管婴儿

英国生理学家 Robert G. Edwards 发现了人类受精的重要原理，并成功实现人类卵细胞在试管中受精，使世界上第一例试管婴儿诞生。基于这一发现与技术，Robert G.Edwards 获 2010 年诺贝尔生理学或医学奖。

二、中国近代杰出生理学家

林可胜（1897.10.15—1969.07.08），中国近代杰出的生理学家之一，美国国家科学院第一位华人院士、原中央研究院首届院士（图1-11）。他因发现"肠抑胃素"而著称于国际医学界（图1-11）。1964年林可胜设计犬的脾脏交叉灌流实验，以鉴定镇痛药物位点是在外周还是在中枢，首次证明阿司匹林的外周镇痛作用在外周，是镇痛和阿司匹林研究的里程碑。林可胜的这些实验于2020年仍被John Vane称为镇痛研究的经典工作，而John Vane本人是因为研究阿司匹林镇痛机制而获得1982年诺贝尔生理学或医学奖。

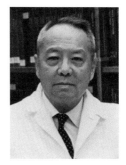

图1-11　林可胜

蔡翘（1897.10.11—1990.07.29），生理学与医学教育家，中国生理科学奠基人之一，原中央研究院首届院士、中国科学院院士（图1-12）。蔡翘于1925年发现了视觉与眼球运动的中枢部位，被国际同行称为"蔡氏核区"。他对甲状旁腺的功能、感受器适应现象、肝糖原异生机制等有较深入的研究；曾领导军事劳动生理及航空、航海、航天生理的研究。

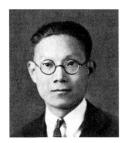

图1-12　蔡翘

张锡钧（1899.6.3—1988.3.20），生理学家，中国科学院院士（图1-13）。他主要研究乙酰胆碱的生理功能，在20世纪70年代创立了定量分析乙酰胆碱生物测定法，帮助英国伦敦皇家研究所Henry Hallett Dale爵士证明乙酰胆碱是一种中枢神经化学传递介质；研究了人胎盘中乙酰胆碱对分娩的关系，提出了分娩起因的理论；创立"迷走神经、垂体后叶反射"理论；提出色亚基酸与甲状腺细胞活动有关，而甲状腺对毛发生长有特殊作用；提出经络皮层内脏相关假说。

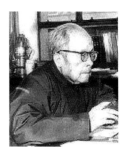

图1-13　张锡钧

冯德培（1907.2.20—1995.4.10）神经生理学家，中国科学院院士、原中央研究院院士、美国国家科学院外籍院士、第三世界科学院院士、英国伦敦大学学院院士，是神经肌肉接头研究领域国际公认的先驱者之一（图1-14）。他的研究主要集中在神经和肌肉的能力学、神经肌肉接头和神经肌肉营养关系等领域。他发现静息肌肉被拉长时产热增加，这一发现被称为"冯氏效应"；在神经肌肉间营养性关系方面，带领合作者发现了慢肌纤维去神经后肥大的现象，并对阐明神经如何决定肌纤维类型的机制作出主要贡献；晚年带领学生开展了中枢突触可塑性的研究。

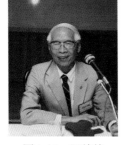

图1-14　冯德培

张香桐（1907.11.27—2007.11.4），神经生理学家，中国科学院院士，是国际上公认的树突生理功能研究的先驱者之一，中国针刺麻醉机制研究的主要学术带头人之一（图1-15）。他的研究主要集中在神经生理与神经解剖学领域，首先提出大脑皮层运动区是代表肌肉的论点；根据视觉皮层诱发电位的分析提出视觉通路中三色传导学说，发现"光强化"现象，世界生理学界把这种现象命名为"张氏效应"；首次发现树突电位；还从事针刺镇痛机制研究，认为针刺镇痛是两种感觉传入在中枢神经系统相互作用的结果。1989年，美国出版的《神经科学百科全书》中，他被列为"公元前300年至公元1950年间对神经科学进展有贡献的人物"之一。

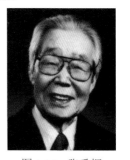

图1-15　张香桐

王志均（1910.8.3—2000.12.24），生理学家，中国科学院院士（图1-16）。他在胃腺、胰腺分泌的调节机制，消化器官活动对物质代谢的影响，以及脑肠肽的细胞保护作用等方面进行了系统深入的研究，阐明了胃肠激素释放的天然刺激物，设计了一种胃肠四通瘘管，用以研究胃肠消化液分泌的神经体液调节，提出细胞保护可能是胃肠肽的生理功能之一的假说。

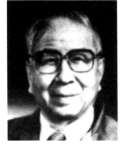

图1-16　王志均

第四节　生理学展望

生理学就是了解生命的逻辑,其使命是了解特定环境中的生命过程。自欧洲文艺复兴以来,生理学就走上了整合之路,不仅描述生命活动的表面现象,还在整体观点下运用实验的方法探讨机体各部分的功能及其内在的联系。借助现代电生理学技术、基因编辑技术、光遗传学等技术在生理学研究领域的应用,今天的生理学研究与解剖学、分子生物学、遗传学、生物化学、化学、数学、物理学以及统计学在内的多学科高度交叉、渗透和融合,已体现出信息化、网络化的特点。生理学家将原有整体层面、系统层面、器官层面、细胞层面的研究推进和深入到了分子水平层面。未来将能更清晰完整地回答生理学的基本命题——机体如何进行生命活动?生命活动的表现形式和功能实现有什么特点和规律?

近代生理学的研究,由于实验技术和生理测试手段的不断创新,基于宏观的器官系统水平的研究已取得突破性进展。例如超声、CT(计算机断层扫描术)、MRI(磁振成像)和 PET/SPECT 正电子发射断层显像/单光子发射计算机断层显像等重要的成像方式已被广泛用于原位监测完整的器官功能(如心脏运动和心肌流量)。生理学在微观水平的研究也取得了许多创新性进展,使我们能够中尺度量化细胞、亚细胞结构和局部功能动力学及解剖功能变异,甚至探测原子及纳米级结构如何发挥作用,如基于双光子显微镜的活体成像用于跟踪小血管中免疫细胞的外渗和运动;低温电子显微镜解析雷诺丁受体(ryanodine receptor,RyR)的开/闭构象是心脏起搏和收缩所必需的;超分辨荧光显微镜显示细胞膜中富含胆固醇的结构域可能介导高密度脂蛋白诱导的内皮型一氧化氮合酶(endothelial nitric oxide synthase,eNOS)活性。此外,在完成人类基因组测序之后,人们一直致力于从基因或分子功能的角度破译生命和疾病之谜,从分子水平上积累了丰富的生理学数据,然而这些信息洪流同时需要新的优化概念/逻辑和方法/技术,所有这些功能数据最终将用于构建基于真实生理学和解剖学的综合计算机模型,从而将分子水平的数据与细胞、器官乃至整个身体的多个功能层次上的数据整合,进而揭示生命运行规律,这也是未来生理学研究的发展方向。

总之,现代生理学与测序技术、生物信息和大数据科学等新生技术联合,使得生理学研究能将宏观与微观联系起来,寻找生命现象更深层次的物质基础和功能机制。毫无疑问,未来的生理学研究将通过发现新的生命基本原理继续支撑整个生命科学。社会需求和资金状况将促使下一个后基因组十年的生理学与政府的战略愿景"精确医学"或"个性化医疗"高度契合。生理学研究的未来方向将不仅在身体的各个层次(从分子到器官功能到行为/环境适应)发现控制正常生物功能的新逻辑和原则,而且重建一个现实的多尺度、多物理系统,该系统可以再现健康和疾病的连续性,从而有助于个性化医疗和健康促进。这项艰巨的任务也正是多个国际生理合作项目的最终目标。为了促进这一"不可能的任务",我们必须:①使用创新技术积累多维功能数据;②建立能够每天(如通过移动或可穿戴设备)对健康受试者或患者进行详细功能监测、分析并收集数据的模式;③发展先进的生物信息学和系统生理学,提高高性能计算能力,以便有针对性地解释不同层次的生理数据,并将其与"跨组学"研究中获得的"大数据"及再生医学有机结合。通过构建国际生理科学平台网络,利用移动医疗设备/应用程序,通过互联网技术(如智能手机)将健康受试者或患者与远程医疗服务联系起来,供研究人员自由访问并积极使用。

(鲁友明　王　慧)

重点名词

生理学　physiology

电生理学技术　electrophysiology technology

内环境　internal environment

神经调节　neural regulation

自身调节　autoregulation

前馈　feedforward

正反馈　positive feedback

光控遗传修饰技术　optogenetics

基因编辑　gene editing

稳态　homeostasis

体液调节　humoral regulation

反馈　feedback

负反馈　negative feedback

参 考 文 献

Agirman G, Hsiao EY, 2021. SnapShot: The microbiota-gut-brain axis. Cell. 184: 2524.

Burggren W, 2021. Developmental physiology: grand challenges. Frontiers in Physiology. 12: 706061.

Deisseroth K, 2011. Optogenetics. Nat Methods. 8: 26-29.

Konermann S, Brigham M, Trevino A, et al, 2015. Genome-scale transcriptional activation by an engineered CRISPR-Cas9 complex. Nature. 517: 583-588.

Li X, Snyder M, 2011. Extensive in vivo metabolite-protein interactions revealed by large-scale systematic analyses. Current Protocols in Chemical Biology, 143(4): 639-650.

Neher E, Sakmann B, 1992. The patch clamp technique. Sci. Am. 266: 44-51.

第一章
技术类视频、练习题

第二章 细胞的基本功能

本章重点：

　　细胞膜物质转运的方式和特点；跨膜信号转导的方式及过程；静息电位的产生机制和影响因素；局部电位和动作电位的发生机制和特点；动作电位产生与传导的机制；细胞一次兴奋后兴奋性的周期性变化及机制；神经肌肉接头兴奋传递的基本原理；兴奋 - 收缩偶联及收缩的分子机制；影响肌肉收缩的因素。核心知识概括示意图见图 2-1。

　　细胞（cell）是构成人体和绝大多数其他生物体最基本的结构和功能单位。人体的细胞有两百多种，每种细胞分布于特定的部位，执行特定的功能，但也有共性的功能。本章将介绍细胞具有共性的功能，如细胞膜的物质转运功能、细胞的信号转导、细胞的电活动以及骨骼肌细胞的兴奋与收缩。

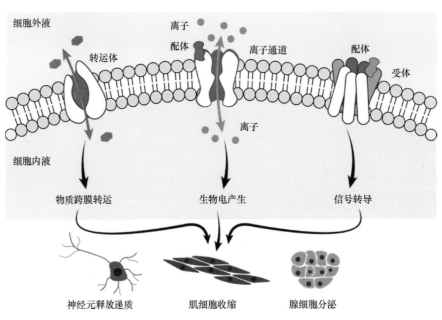

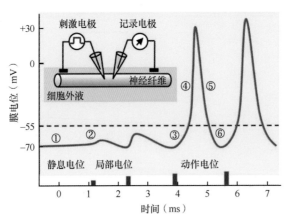

① 静息电位：稳定负性膜电位
② 局部电位：少量离子通道开放，膜电位轻度波动
③ 电压门控钠通道开放，膜去极化达到阈电位
④ Na^+ 快速内流，形成动作电位升支
⑤ 电压门控钾通道开放，K^+ 外流，膜复极化，形成动作电位降支
⑥ 膜电位回到静息水平

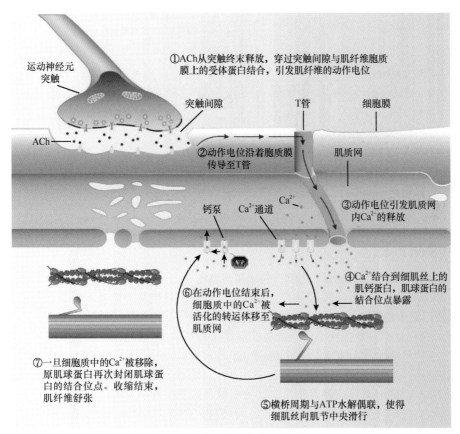

①ACh从突触终末释放，穿过突触间隙与肌纤维胞质膜上的受体蛋白结合，引发肌纤维的动作电位

运动神经元突触

突触间隙

ACh

T管　细胞膜

肌质网

②动作电位沿着胞质膜传导至T管

钙泵　Ca^{2+}通道　Ca^{2+}

③动作电位引发肌质网内Ca^{2+}的释放

④Ca^{2+}结合到细肌丝上的肌钙蛋白，肌球蛋白的结合位点暴露

⑥在动作电位结束后，细胞质中的Ca^{2+}被活化的转运体移至肌质网

⑦一旦细胞质中的Ca^{2+}被移除，原肌球蛋白再次封闭肌球蛋白的结合位点。收缩结束，肌纤维舒张

⑤横桥周期与ATP水解偶联，使得细肌丝向肌节中央滑行

图 2-1　核心知识概括示意图

第一节　细胞膜的物质转运功能

细胞膜（cell membrane）也称质膜（plasma membrane），是分隔细胞质与细胞周围环境的界膜，厚度 7～8nm。细胞膜主要是由磷脂双层和相关蛋白质以及胆固醇和少量的糖类组成。液态脂质双层构成膜的基架，不同结构和功能的蛋白质镶嵌在其中。细胞膜的脂质双层是一个天然屏障，但是由于新陈代谢的需要，细胞总是从外界摄取 O_2 和营养物质，排出代谢产物。因此，细胞膜的物质跨膜转运是细胞维持生命活动的基础，除极少数物质能够直接通过脂质双层进出细胞外，大多数物质进出细胞则需要细胞膜特定蛋白质的协助。对于不同理化性质的溶质，细胞膜具有不同的转运机制，常见的物质转运方式包括以下几种。

一、被动转运

被动转运（passive transport）是指小分子或离子顺浓度梯度和（或）电位梯度进出细胞的转运方式，不需要消耗能量。根据物质转运过程是否需要膜蛋白的介导，又可分为单纯扩散和易化扩散。

（一）单纯扩散

单纯扩散（simple diffusion），又称自由扩散，是指脂溶性（疏水性或非极性程度高）的小分子物质从高浓度一侧向低浓度一侧的转运过程。单纯扩散是一种简单的物理现象，没有生物学机制参与。扩散量与细胞膜两侧物质的浓度梯度成正比，还与细胞膜对该物质的通透性有关，脂溶性高而分子量小的物质容易透过细胞膜。因此，浓度差越大、通透性越高，扩散量越多。另外，温度越高、有效面积越大，转运速率越高。由于组成细胞膜的基本物质是脂质双分子，所以经单纯扩散转运的物质都是脂溶性物质或少数不带电荷的极性小分子物质，如 O_2、CO_2、N_2、乙醇、尿素、类固醇激素、甘油和水（图 2-2）。O_2、CO_2、N_2 均为高脂溶性小分子物质，扩散速度较快，水分子是不带电荷的极性小分子物质，脂质双层对水的通透性较低，故扩散速率较慢。水分子除了以单纯扩散透过细胞膜之外，还可通过水通道（water channel）进行跨膜转运。

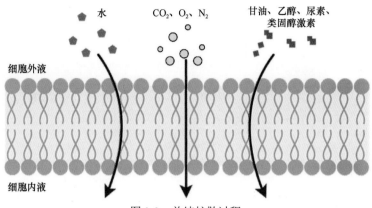

图 2-2　单纯扩散过程

（二）易化扩散

易化扩散（facilitated diffusion）是指一些非脂溶性的小分子物质或带电离子在膜蛋白的帮助下，顺浓度梯度和（或）电位梯度的转运方式。易化扩散不需消耗能量，但是需要膜蛋白的介导。根据膜蛋白及其转运溶质的不同，易化扩散分为经载体和经通道易化扩散两种形式。

1. 经载体易化扩散　水溶性小分子物质在载体蛋白或载体（carrier）的介导下顺浓度梯度进行的跨膜转运，称为经载体易化扩散（facilitated diffusion via carrier）。载体蛋白上存在与某物质的结合位点，当它与被转运的物质结合时，构象发生改变，将被转运物质从细胞膜的一侧移至细胞膜的另一侧（图 2-3）。许多重要的营养物质，如葡萄糖、氨基酸和核苷酸等通过此种方式跨膜转运。葡萄糖转运蛋白（glucose transporter，GLUT）可将胞外的葡萄糖顺浓度梯度转运到细胞内，比如GLUT1 表达于多种组织细胞，是一种基本的葡萄糖转运体；GLUT4 分布于横纹肌和脂肪等组织，可受胰岛素的调控，当血液中胰岛素水平升高时，GLUT4 可在几分钟内插入细胞膜，大大提高葡萄糖的转运速率。经载体易化扩散具有以下三个特征：

（1）结构特异性：即载体只能选择性地与具有特定化学结构的底物结合，如同样浓度差的情况下，右旋葡萄糖的转运量大大超过左旋葡萄糖。

（2）饱和性：即被转运物质在细胞膜两侧的浓度差在一定范围内增加，跨膜转运该物质的量也随之增加，但当浓度差达到一定量时，跨膜转运的量不再增加，称为饱和性。这是因为细胞膜上的载体数量有限，所能结合的物质数量也就受到限制。

（3）竞争抑制性：当某一载体对两种结构类似物质都具有转运能力时，两底物之间将发生竞争性抑制，其中浓度较大或亲和力较大的物质转运量多，而浓度较低或亲和力小的物质转运量少。

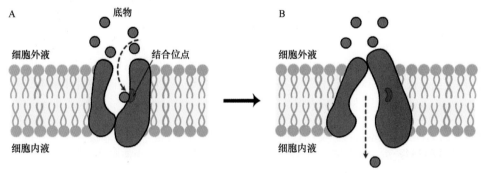

图 2-3　经载体易化扩散过程

A. 底物与载体结合；B. 载体构相改变，完成转运

2. 经通道易化扩散　一些无机离子在通道蛋白或通道（channel）介导下顺浓度和（或）电位梯度的跨膜转运，称为经通道易化扩散（facilitated diffusion via channel）。通道是一类贯穿脂质双层、变构后在其内部形成一个水相孔道的膜蛋白（图 2-4）。以此种方式转运的物质是一些离子，如 Na^+、K^+、Ca^{2+} 和 Cl^- 等。当通道开放时，离子经通道跨膜流动无需与脂质双层接触，从而使通透性很低的带电离子能以极快的速度跨越细胞膜。离子通道有两个显著特征：

（1）离子选择性：即每种通道只允许一种或几种离子通过，如钾通道对 K^+ 的通透性要比 Na^+ 高 1000 倍。

（2）门控特性：在不同条件下，离子通道可处于不同的空间构型和功能状态。通道蛋白内部存在一些可以移动的结构或化学基团，在通道开口处起"闸门"作用。"闸门"运动引起通道开放或关闭，称为门控（gating）。在静息状态下，大多数通道处于关闭状态，只有受到刺激才开放。根据闸门对不同刺激的敏感性，即门控性，可将离子通道分为①电压门控通道（voltage-gated channel），此类通道的开关取决于细胞膜两侧的电位差，如神经细胞或肌细胞膜上的电压依赖性 Na^+ 通道、K^+ 通道、Ca^{2+} 通道等；②化学门控通道（chemically-gated channel）或配体门控通道（ligand-gated channel），此类通道的开关取决于细胞膜两侧某种化学物质的刺激，如肌细胞终板膜上的 N_2 型乙酰胆碱（ACh）受体；③机械门控通道（mechanically-gated channel），此类通道开关取决于某种机械刺激存在，如内耳毛细胞和动脉血管平滑肌上的离子通道。此外，还有些通道始终是开放的，则被称为非门控通道，如神经细胞膜上的钾漏通道。

细胞膜中除离子通道外，还存在水通道。红细胞及肾小管、集合管、呼吸道及肺泡等处的上皮细胞对水的转运能力很强。在这些细胞的质膜中，存在着大量对水高度通透且总是开放的水通道。美国科学家 Peter Agre 因发现水通道而被授予 2003 年诺贝尔化学奖。目前发现各种哺乳类细胞上至少存在有十几种的水通道蛋白（aquaporin，AQP）。

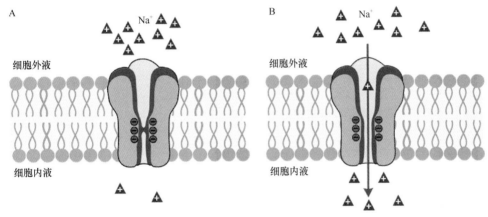

图 2-4　经通道易化扩散过程
A. 离子通道关闭；B. 离子通道开放

二、主 动 转 运

主动转运（active transport）是指某种物质在膜蛋白介导下，利用代谢产生的能量逆浓度和（或）电位梯度的跨膜转运。根据跨膜转运是否直接耗能，主动转运可分为原发性主动转运和继发性主动转运，一般所说的主动转运是指原发性主动转运。

（一）原发性主动转运

细胞直接利用代谢产生的能量将物质逆浓度差或电位梯度转运的过程称为原发性主动转运（primary active transport）。介导这一过程的膜蛋白或载体通常被称为离子泵。离子泵具有 ATP 酶活性，可将细胞内的 ATP 水解成 ADP（腺苷二磷酸），自身被磷酸化而发生构象改变，从而完成主动转运过程。离子泵种类很多，常以它们转运的物质而命名，例如转运 Na^+ 和 K^+ 的钠 - 钾泵、转运 Ca^{2+} 的钙泵和转运 H^+ 的氢泵（质子泵）。下面以钠泵为例，介绍离子泵的结构和功能。

对细胞的生存和活动最为重要的是 Na^+、K^+ 的主动转运。所有细胞膜上存在着一种钠钾泵的蛋白分子，简称为钠泵（sodium pump）。其作用是水解 ATP 使之释放能量，并利用此能量进行 Na^+ 和 K^+ 转运。研究表明，一般细胞大约把它代谢所获得能量的 20% ~ 30% 用于钠泵的转运。如此巨大的能量用于保持 Na^+、K^+ 在细胞内外的不均衡分布，其生理意义为：①钠泵活动形成的细胞膜内外 Na^+ 和 K^+ 的浓度差是细胞生物电活动的前提条件；②钠泵每分解 1 分子 ATP，可排出 3 个 Na^+，转入 2 个 K^+（图 2-5），因而具有生电性，可使细胞膜超极化，并在一定程度上影响静息电位；③钠泵活动形成的细胞内高 K^+ 环境是许多代谢反应，如核糖体合成蛋白质所必需的；④钠泵活动建立起一种势能贮备，是细胞继发性主动转运的能量来源。哇巴因可抑制钠泵的 ATP 酶活性，使钠泵转运 Na^+ 和 K^+ 的能力降低。

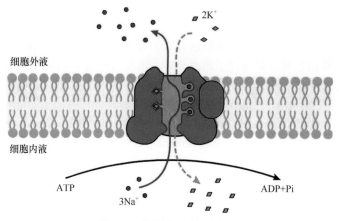

图 2-5 钠泵主动转运过程

（二）继发性主动转运

若物质主动转运所需的能量并非直接来自 ATP 的分解，而是利用原发性主动转运所造成某种物质的势能储备，进行逆浓度的跨膜转运过程，这种间接利用 ATP 提供能量的主动转运过程称为继发性主动转运（secondary active transport）。根据转运物质的方向不同，分为同向转运（symport）和反向转运（antiport）。葡萄糖、果糖、甘露糖、半乳糖以及各种氨基酸等营养物质在小肠黏膜上皮细胞的吸收和在肾小管上皮细胞的重吸收、甲状腺上皮细胞的聚碘、Na^+-Ca^{2+} 交换、肾髓袢升支粗段、Na^+-K^+-$2Cl^-$ 同向转运、神经末梢处被释放的递质分子（如单胺类和肽类递质）的再摄取等生理过程，均属于继发性主动转运。

1. 同向转运　指被转运的物质均向同一方向运动（图 2-6A）。例如，葡萄糖在小肠上皮细胞的吸收和在近端小管上皮细胞的重吸收就是通过 Na^+- 葡萄糖同向转运体（Na^+-glucose symporter）实现的。在小肠上皮细胞的基底侧膜上有钠泵，钠泵活动时利用 ATP 的能量将 Na^+ 由胞浆转运至组织间隙，造成细胞内低 Na^+，并在顶端膜区的细胞膜内外形成 Na^+ 的浓度差。在顶端细胞膜侧 Na^+- 葡萄糖同向转运体具有 Na^+ 和葡萄糖的结合位点，利用细胞膜两侧 Na^+ 的浓度势能，将 Na^+ 和葡萄糖分子一同转运至上皮细胞内。在这一转运过程中，Na^+ 转运是顺浓度梯度，是转运的原动力，而葡萄糖的转运是逆浓度梯度，是间接利用钠泵分解 ATP 释放出来的能量完成的主动转运。

2. 反向转运　指被转运的物质向相反方向运动（图 2-6B）。例如心肌细胞兴奋 - 收缩过程中进入胞内的 Ca^{2+} 就可通过 Na^+-Ca^{2+} 反向交换体排出胞外。Na^+-Ca^{2+} 交换体转运 Na^+ 和 Ca^{2+} 的比例为 3∶1，Na^+ 顺浓度梯度进入细胞，同时 Ca^{2+} 逆浓度梯度排出细胞。肾小管近端小管上皮细胞通过 Na^+-H^+ 反向交换重吸收 Na^+、分泌 H^+。

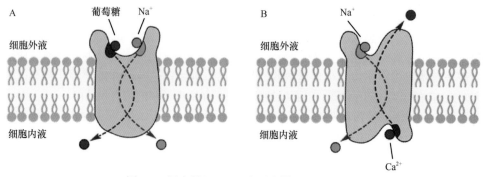

图 2-6 同向转运（A）和反向转运（B）过程

三、膜泡运输

大分子颗粒物质进出细胞并不直接穿过细胞膜，而是由细胞膜包围形成囊泡，通过膜包裹、膜融合和膜离断等一系列过程完成转运，故称为膜泡运输（vesicular transport）。膜泡运输与主动转运一样，需要消耗能量，也需要更多蛋白质的参与，同时还伴有细胞膜面积的改变。膜泡运输包括出胞作用和入胞作用两种形式。

（一）出胞作用

出胞作用（exocytosis）是指细胞把大分子物质以分泌囊泡的形式排出细胞的过程。如内分泌腺细胞将它合成的激素分泌到细胞外液中，外分泌腺细胞将它合成的酶原颗粒和黏液等排放到腺管的管腔中，以及神经细胞轴突末梢神经递质释放到突触间隙中。粗面内质网的核糖体合成蛋白质，再转移到高尔基复合体，被修饰成周围由质膜包裹的分泌囊泡，后者再逐渐移向特定部位的质膜内侧暂时贮存。有些细胞的分泌过程是持续进行的，有些则有明显的间断性。分泌时囊泡膜和质膜在某点接触并相互融合，在融合处出现裂口，将囊泡内容物一次性全部排空，而囊泡膜成为了细胞膜的组成部分，因而会使细胞膜表面积有所增加。

出胞作用有两种方式：

1. 持续性出胞 即大分子物质不间断地排出细胞，它是细胞本身固有的功能活动，如肠道黏膜杯状细胞分泌黏液过程；

2. 调节性出胞 即合成的物质先贮存在细胞内，当受到化学信号或电信号的诱导时才排出细胞，如神经递质的释放，如图 2-7A，当神经兴奋时，动作电位传导到突触前膜，导致细胞外 Ca^{2+} 经过电压门控钙通道扩散到细胞内，触发突触囊泡从骨架丝上解离下来，称为动员（mobilization）。已被动员的突触小泡继续向突触前膜活化区移动即摆渡（trafficking）。突触囊泡被摆渡到活化区后，其膜上的突触囊泡蛋白 v-SNARE（vesicle-soluble N-ethylmaleimide-sensitive attachement receptor）随即与突触前膜上的靶蛋白 target-SNARE（t-SNARE）识别，随之形成核心复合体，突触囊泡因此得以与突触对接，称为着位（docking）。

目前已知的靶蛋白包括突触融合蛋白（syntaxin）和 SANP-25。随后，高 Ca^{2+} 进一步直接触发突触囊泡上的突触结合蛋白（synaptotagmin）或称 P65 发生变构，触发融合孔（fusion pore）形成，启动融合过程，融合孔孔径迅速由 1nm 左右扩大至 50nm 左右，神经递质以胞吐的形式从突触囊泡中大量释放，完成出胞。德国籍科学家 Thomas C. Südhof 因在囊泡融合机制领域的杰出贡献获得 2013 年度诺贝尔生理学或医学奖。

上述出胞为蛋白质分泌的经典膜泡运输途径，目前研究表明蛋白质分泌也存在非经典分泌的膜泡运输途径，包括分泌型溶酶体、微囊泡形式分泌和分泌型自噬。比如 IL-1β 的分泌存在上述三种非经典途径。激活的单核细胞中，pro-IL-1β 包含在与内吞溶酶体（endolysosome）共组分的囊泡中，由胞外 ATP 和低渗条件所驱动，通过囊泡膜与质膜融合，从而释放到细胞外。外泌体（exosome）是由磷脂双分子层包围、直径为 50～100nm 的细胞外囊泡，外泌体释放是通过内吞体向内凹陷形成晚期内吞体（late endosome），再由晚期内吞体与细胞膜融合而释放。如巨噬细胞在 P2X7 激活下可诱导含有 IL-1β 的外泌体释放。自噬（autophagy）作为一种细胞内损伤细胞器和有害物质的降解途径已被大家所熟知，近年来自噬在蛋白质非经典分泌途径中的作用也被广泛认识，为了与自噬经典的降解作用区别，这一与蛋白质非经典分泌有关的过程称为分泌型自噬（secretory autophagy）。自噬作为一种非经典分泌的新途径，也参与 IL-1β 的分泌，即 IL-1β 首先进入自噬体的双层膜间，然后自噬体膜与质膜融合后，将 IL-1β 释放到细胞外。

（二）入胞作用

入胞作用（endocytosis）是指细胞外大分子物质或物质团块进入细胞的过程（图 2-7B）。如血浆中的脂蛋白颗粒、大分子营养物质、细菌、异物和细胞碎片等，这些物质进入细胞时，首先与膜接触，引起接触部位的膜向内凹陷或伸出伪足，并逐渐把物质包裹起来，此后包裹的细胞膜融合、断裂，形成包含摄入物的小泡。根据进入细胞的物质形态，将入胞作用分为吞噬（phagocytosis）和吞饮（pinocytosis）两种类型。

1. 吞噬　被转运的物质以固态形式进入细胞的过程，称为吞噬。形成的囊泡叫吞噬泡，直径一般较大（1～2μm）。吞噬泡与细胞内溶酶体融合，形成吞噬溶酶体，在其内摄入的物质被分解、消化。吞噬是一种需要信号触发的过程。被吞噬的颗粒必须同吞噬细胞的表面结合，但并不是能结合的颗粒都能够被吞噬。吞噬细胞表面有特定的受体，被激活的受体传递信号到细胞内部，开始反应。哺乳动物只有少数细胞具有吞噬作用，如巨噬细胞和中性粒细胞，它们广泛存在于组织和血液中，共同防御细菌入侵，并清除衰老和死亡的细胞。

2. 吞饮　被转运的物质以液态形式进入细胞的过程称为吞饮。吞入的物质通常是液体或溶解物，形成的囊泡称为吞饮泡，直径100～200nm。体内几乎所有的细胞都可通过吞饮作用源源不断地将大分子物质如蛋白质分子摄入细胞内，供细胞生命活动之用。被转运物质与细胞膜受体特异性结合后，选择性进入细胞的方式称为受体介导的入胞（receptor-mediated endocytosis）。许多大分子物质，如运铁蛋白、低密度脂蛋白、维生素B$_{12}$转运蛋白等都是通过受体介导的入胞方式进入细胞的。其中，血浆中的低密度脂蛋白（low-density lipoprotein，LDL）和胆固醇主要由肝脏细胞膜上的LDL受体介导入胞，被溶酶体消化后将其结合的胆固醇释放出来以供利用。如果LDL过高或LDL受体缺乏，LDL将不能被正常代谢，从而使血浆中的LDL浓度增高，引起高胆固醇血症和动脉硬化。这种受体介导入胞是血液胆固醇水平最重要的调节方式。美国两位科学家Joseph L. Goldstein和Michael S. Brown因为发现LDL受体在胆固醇代谢中的关键作用共同分享了1985年度诺贝尔生理学或医学奖。基于他们的伟大发现，一种他汀类降血脂药物得以研发并广泛使用，造福患者。

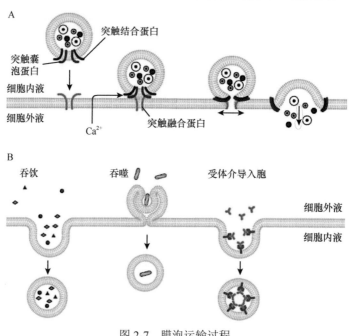

图2-7　膜泡运输过程
A. 出胞作用；B. 入胞作用

第二节　细胞的信号转导

细胞信号转导是细胞感受外部刺激并产生生物效应的过程，又称为跨膜信号转导（transmembrane signal transduction）。这不仅是细胞的基本功能活动之一，也是机体生理功能活动调节的细胞和分子基础。这一过程的核心是受体介导的信号转导通路，细胞信号转导虽然涉及多种刺激信号在不同细胞引发的多种功能改变，但所涉及的几类膜受体蛋白质各具很大的结构上的同源性，根据它们的分子结构和信号转导方式，主要有离子通道型受体、G蛋白偶联型受体、酶偶联型受体，还有一类核受体，这四类受体通过各自不同的细胞信号分子组成的信号通路完成信号转导。

一、离子通道型受体介导的信号转导

广义上讲，离子通道型受体（ionotropic receptor）即配体门控离子通道，如本章第一节所述，是

一类能通透特定离子的、贯穿细胞膜的亲水性蛋白质孔道，通道开放时产生的跨膜电流可改变细胞的生物电，进而进行信号转导。

其中，当配体（激动剂）与化学门控离子通道结合时，通道开放，细胞膜对离子的通透性增加，从而引起细胞膜离子的跨膜转运而改变膜电位，从配体结合受体到产生膜电位变化仅需 0.5ms，有利于完成细胞电信号的快速传递。此类离子通道包括细胞外配体门控离子通道和细胞内配体门控离子通道。前者的内源性配体为神经递质，这类离子通道包括烟碱型乙酰胆碱受体（nicotinic acetylcholine receptors，nAChR）、γ- 氨基丁酸 A 受体（γ-aminobutyric acid A receptor，GABA$_A$R）、促离子型谷氨酸受体（ionotropic glutamic acid receptor，iGluR）、酸敏感离子通道（acid-sensitive ion channel，ASIC）等。后者的内源性配体为环磷酸腺苷（cyclic adenosine monophosohate，cAMP）、环磷酸鸟苷（cyclic guanosine monophosphate，cGMP）和 Ca^{2+} 等，如环核苷酸门控离子通道。

尽管电压门控通道和机械门控通道不称为受体，但它们可以将刺激信号转换成细胞膜电位的变化，具有与化学门控通道类似的"促离子型"信号转导功能，故也归入离子通道型受体介导的信号转导中。电压门控离子通道的开放和关闭取决于细胞膜电位的变化，如神经细胞和骨骼肌细胞膜上的电压依赖性 Na^+、K^+、Ca^{2+} 通道等。机械门控离子通道可以感受细胞膜表面张力的变化，将细胞外的牵张、压力、摩擦力、剪切力以及渗透压等变化转化为电化学信号。如内皮细胞上的机械门控离子通道感受血流切应力刺激，耳蜗毛细胞上机械敏感 K^+ 通道可以传导听觉，肺部、主动脉弓等部位的 Piezo 通道可以传导肺部及血管的牵张。

大多数离子通道是多亚单位的蛋白质，如 GABA$_A$R 为五聚体，谷氨酸受体为四聚体，酸敏感离子通道和 Piezo 通道为三聚体，它们在中心形成结构复杂的孔道。大多数离子通道对不同的离子有选择性的通透，一部分离子通道可以非选择性地通过多种离子，如上述的 nAChR、内皮细胞和内耳毛细胞上的机械敏感离子通道均属于非选择性离子通道。

离子通道也会发生可塑性变化，比如离子通道的表达、分布、聚集、开放频率以及门控特性等改变，这些变化对细胞功能有着重要的意义。比如突触传递活动会得到加强或减弱，这一现象与神经元中谷氨酸受体和 GABA 受体在神经元的表达与突触后分布改变有关。

二、G 蛋白偶联受体介导的信号转导

G 蛋白偶联受体（G-protein coupled receptor，GPCR）是一类最大的细胞膜受体家族，目前已知有 1000 多种。当受体与配体结合使受体活化后，激活偶联的 G 蛋白，再引发一系列以信号蛋白为主的级联反应完成胞内信号传递作用。G 蛋白偶联受体介导的信号转导所涉及的信号分子包括多种信号蛋白和第二信使，由于 G 蛋白偶联受体介导的信号转导需要经过多级信号分子的中继，因而较离子通道型受体介导的信号转导慢，但作用空间范围大、信号的逐级放大作用明显。图 2-8 示几种

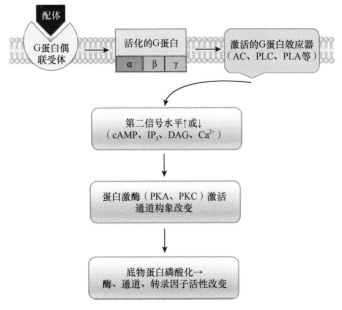

图 2-8　G 蛋白偶联受体介导的跨膜信号转导通路

常见的 GPCR 介导的跨膜信号转导通路：① cAMP-PKA 信号通路：当配体激活 GPCR，激活态 G_s 或 G_i 蛋白作用于腺苷酸环化酶（adenylyl cyclase，AC），改变 cAMP 水平，cAMP 作为第二信使，主要是通过激活蛋白激酶 A（protein kinase A，PKA）实现信号转导功能。② IP_3-Ca^{2+} 和 DG-PKC 信号通路：许多配体与 GPCR 结合后可激活 G_q 蛋白，进而活化膜上的磷脂酶 C（phospholipase C，PLC），PLC 将膜脂质中的二磷酸磷脂酰肌醇（PIP_2）水解为两种第二信使，即三磷酸肌醇（inositol triphosphate，IP_3）和二酰甘油（diacylglycerol，DAG）。IP_3 是水溶性小分子物质，主要与内质网或肌质网膜上的 IP_3 受体结合，引起内质网或肌质网中 Ca^{2+} 的释放和胞质 Ca^{2+} 浓度升高，进而启动 Ca^{2+} 信号系统。DAG 属于脂溶性物质，其主要与膜中的磷脂酰丝氨酸一起激活胞质中的蛋白激酶 C（PKC），PKC 再进一步磷酸化下游功能蛋白而改变细胞的生理功能。③ Ca^{2+} 信号系统：Ca^{2+} 与钙结合蛋白（calcium-binding protein，CaBP）结合，进而完成细胞信号转导功能。其中最重要的钙结合蛋白是钙调蛋白（calmodulin，CaM），Ca^{2+} 与钙调蛋白形成复合物，激活下游的蛋白激酶和蛋白磷酸酶等，最终产生广泛的生物学作用。

除了上述经典通路外，cAMP 通过作用于细胞核内 cAMP 反应元件结合蛋白（cAMP response element binding protein，CREB）、cAMP 反应元件调控因子（cAMP response element modulator，CREM）和活化转录因子 1（activating transcription factor 1，ATF1）等影响靶基因的表达。另外，激活的 Gbg 亚基可激活磷脂酰肌醇 3 激酶（phosphoinositide 3-kinase，PI3K）、胞外信号调节激酶（extracellular signal-regulated kinase，ERK）进而完成细胞的转导功能；再者，cAMP 可以直接改变超极化激活的环核苷酸门控的离子通道（hyperpolerization-activated cyclic nucleotide-gated ion channel，HCNGC）；cAMP 还可激活交换蛋白（exchange protein activated by cAMP，EPAC），进而活化 Ras 相关蛋白 Rap 介导的非 cAMP-PKA 经典通路等。

在体内 GPCR 参与几乎所有的生理进程，这些受体也会受到非常精细的调控，包括①变构调节：通常内源性激动剂的结合位点称为正构位点（orthosteric site），而与之对应的是变构位点（allosteric site）。能与变构位点结合并影响内源性激动剂的结合能力和功能的配体，称为变构调节剂。当变构调节剂与 GPCR 结合引起其构象改变，称为变构调节，包括正性调节和负性调节。当 GPCR 构象改变，引起配体易于和受体结合或者增强配体的功能，即为正性调节；反之，出现负性调节。②组成性活性：GPCR 或其突变体能在无配体结合的情况下自发产生一定程度的生理活性，称之为组成性活性（constitutive activity）。很多 GPCR 都具有一定程度的组成性活性，人为将受体的特定位点突变后，可以使得受体的组成性活性显著改变。因此，将此类突变体称为组成性活性突变体（constitutive active mutant，CAM），随后在多种遗传病患者体内发现了大量的天然组成性活性突变体。目前利用组成性活性突变体来研究 GPCR 的活性调节已成为通用的研究方法并取得很多重要的成果。③偏向性：除了经典的 G 蛋白，β-arrestin 是另一类 GPCR 激活后的信号传递蛋白，β-arrestin 可以激活下游激酶信号分子，包括丝裂原活化蛋白激酶（mitogen-activated protein kinase，MAPK）、磷脂酰肌醇 3 激酶和蛋白激酶 B 等。因此，细胞内至少存在两个维度的信号转导途径。很多时候 GPCR 对不同维度信号通路的激活不一定是等比例发生的，而是具有一定的偏向性；即在激活一条通路（G 蛋白介导）的同时，对另一条通路（β-arrestin 介导）是微弱激活或者是抑制作用。偏向性调控使 GPCR 信号转导途径更加复杂多样。

三、酶联型受体介导的信号转导

酶联型受体（enzyme-linked receptor）是指具有酶活性或与酶相结合的膜受体。前者指酪氨酸激酶受体、丝氨酸 / 苏氨酸激酶受体、鸟苷酸环化酶受体等；后者指酪氨酸激酶偶联受体。

（一）酪氨酸激酶受体

酪氨酸激酶受体（tyrosine kinase receptor）是一类糖蛋白，膜外段是配体识别和结合部位，膜内片段具有内源性酪氨酸激酶活性。当配体与受体结合后，激活酪氨酸激酶，一方面引起膜内肽段自身酪氨酸残基磷酸化，另一方面可促进其他靶蛋白中的酪氨酸残基磷酸化，由此引发后续的各种细胞功能的改变。该类受体主要介导各种生长因子和一部分肽类激素的生理作用，比如表皮生长因子、神经生长因子和胰岛素等。

　　而酪氨酸激酶偶联受体被配体活化后，立即与胞浆中的酪氨酸激酶结合并使之激活，可认为是一种招募型受体。招募型受体（recruitment receptor）分子的胞内结构域没有任何酶的活性。但是其一旦与配体结合就可激活胞质内的激酶或转接蛋白，激活下游非经典第二信使的信号通路，如 JAK-STAT 信号通路等。前述酪氨酸激酶偶联受体也可看作是招募型受体。此类受体的配体主要是细胞因子等，受体包括肿瘤坏死因子受体、Toll 及 Toll-like 受体等。

（二）鸟苷酸环化酶受体

　　鸟苷酸环化酶（guanylate cyclase，GC）受体 C 端具有 GC 结构域，当配体与该受体结合后，可活化膜内侧的 GC。GC 催化胞质内的 GTP 生成 cGMP，后者激活蛋白激酶 G（PKG），PKG 进一步磷酸化靶蛋白，从而影响细胞功能。比如，鸟苷酸环化酶受体的一个重要配体是心房肌合成和分泌的心房钠尿肽，刺激肾脏排钠排水；NO 的受体也具有 GC 活性，但这种受体存在于细胞质内，称为可溶性 GC。

（三）丝氨酸/苏氨酸激酶受体

　　此类受体的胞内结构域具有丝氨酸 / 苏氨酸酶活性，使靶蛋白的丝氨酸 / 苏氨酸残基磷酸化，进而影响细胞生物学效应。此类受体的配体为转化生长因子超家族。

四、核受体介导的信号转导

　　脂溶性配体可以直接进入细胞与胞质受体或核受体结合而发挥作用，由于胞质受体在与配体结合后，一般也要进入核内发挥作用，因此，通常把细胞内的受体统称为核受体（nuclear receptor）。核受体常为单链多肽，包含激素结合域、转录激活结合域和铰链区等功能区。激素结合域位于受体的 C 端，除能与激素结合外，还存在与热休克蛋白（heat shock protein，HSP）的结合位点。DNA 结合域，是介导激素 - 受体复合物与 DNA 特定部位结合的结构。转录激活结合域在 N 端，具有转录激活的作用。铰链区是处于 DNA 结合域和激素结合域之间的一段氨基酸序列，主要与核受体的核定位信号有关。此类受体包括类固醇激素受体，如糖皮质激素、性激素和维生素 D_3 受体，还有甲状腺激素受体。

　　当类固醇激素进入胞质与受体结合形成激素 - 受体复合物后，核受体与热休克蛋白解离，核转位信号暴露，激素 - 受体复合物转位至细胞核内，与靶基因上的激素反应元件（hormone response element，HRE）结合，继而调节靶基因转录并表达特定的蛋白质产物，改变细胞功能（图 2-9）。而位于核内的甲状腺激素受体激活前就与靶基因的激素反应元件结合，一旦与配体结合，就能激活转录过程。

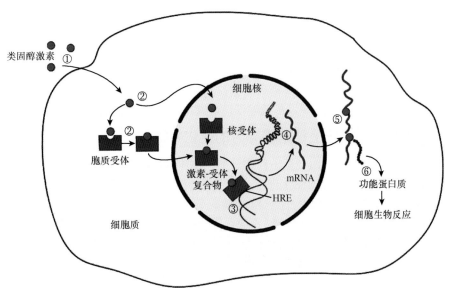

图 2-9　核受体介导的信号通路模式图

①～⑥为配体自进入细胞至产生生物效应的过程

第三节　细胞的电活动

　　细胞在进行生命活动时都伴随有电现象，称为细胞生物电（bioelectricity），细胞生物电由带电荷的离子跨细胞膜流动而产生，形成一定的跨膜电流和跨膜电位。细胞的跨膜电位指细胞膜两侧的电位差，简称为膜电位（membrane potential），主要有两种表现形式，即安静状态下相对平稳的静息电位和受刺激时迅速发生、并向远处传播的动作电位。一定刺激条件下，某些细胞还能产生不能远距离传播的膜电位改变，称为局部电位。几乎所有的活细胞都具有静息电位，而动作电位仅见于可兴奋细胞，即神经细胞、肌细胞和部分腺细胞。与化学信号类似，细胞的电活动在细胞内信号整合和细胞间信息通讯中具有重要作用，但其产生和传播的速度比化学信号快得多，这一特点对需要对刺激做出快速反应的神经和肌肉组织尤为重要。临床上广泛应用的心电图、脑电图、肌电图等都是在器官水平上记录到的生物电，它们是在细胞生物电活动基础上发生总和的结果。

一、细胞膜和胞质的被动电学特性

　　静息状态时，细胞膜和胞质作为一个电学元件所表现的电学特性，称为被动电学特性，包括静息膜电阻、膜电容、细胞内轴向电阻以及由它们所决定的膜电流和膜电位的变化特征。

（一）膜电阻和膜电导

　　细胞膜具有的跨膜电阻称为膜电阻（membrane resistance，R_m）。纯脂质双层的阻抗很高，可达 $10^6 \sim 10^9 \Omega/cm^2$。然而，细胞膜上嵌有许多离子通道和离子转运体，相当于在膜上插入了许多小的导体，所以生物膜的静息膜电阻可减小至 $10^3 \Omega/cm^2$。由电物理学中的欧姆定律可知，膜电位（V_m）和膜电阻（R_m）决定跨膜电流（I_m）的大小，即 $I_m = V_m / R_m$。电生理学中，膜电导（membrane conductance，G）是一个与膜电阻等效但更常用的指标，在数值上用膜电阻的倒数表示。膜电导反映细胞膜允许带电离子通过的能力，膜电导增加通常意味着细胞膜上离子通道开放或转运体运转离子增加。

（二）膜电容

　　细胞膜具有显著的电容特性。电容器的基本结构是两个平行金属板，中间夹有绝缘介质。尽管细胞外液和细胞内液都是电中性的，但在静息电位形成时，正电荷和负电荷相互吸引分别聚集在细胞膜的外表面和内表面，因此组成电容器样结构。电容器的基本功能是充电和放电，电容是衡量电容器储存电荷能力的指标，多数细胞的膜电容（membrane capacitance，C_m）为 $1\mu F/cm^2$。从功能上讲，膜电容的意义在于通过充放电影响膜电位的变化速率，继而可能改变受膜电位影响的门控通道的功能状态。另外，通过膜电容可以计算细胞膜的带电量，如产生静息电位或动作电位需要多少离子跨膜移动。

（三）轴向电阻

　　对于细长形状的神经纤维和肌纤维，还要考虑沿细胞长轴存在的胞质轴向电阻（R_i），其大小由细胞内液中的离子浓度、电荷、细胞直径和细胞长度决定。R_i 影响电信号的传导速度和距离，一般来说，细胞直径越大，轴向长度越短，R_i 就越低，电流在细胞内部沿长轴方向上传播得越快、越远。

（四）电信号在细胞膜上被动传导时的变化特征

　　研究细胞的电活动需要回答两个基本问题，即：细胞电信号是如何产生以及如何传播。以下分析电信号在细胞膜上被动传导时的变化规律，即电信号的产生和传播过程中没有离子通道的激活，完全由细胞膜固有的电学特性所决定。

　　电信号的被动传导特征为衰减性传播（本质是影响电信号的传导速度），其中膜电容主要影响膜电位的生成速度，轴向电阻影响膜电位的传播范围。如图 2-10A，向神经纤维的某一点注入电流，该电流可沿轴浆向两端纵向流动，将记录电极 a 插入电流注入原点处的细胞膜，记录电极 b 和 c 分别插入较远处的细胞膜，发现记录到的膜电位波动在时间上并不完全与刺激方波同步，且膜电位幅度随着距原点距离的增加而逐渐衰减。由于细胞膜同时具有电阻和电容特性，可以用电阻和电容器并联形成的阻容电路来分析膜电位和膜电流的变化规律（图 2-10B）。假设细胞呈长圆柱形，将细胞划分为单位长度，在电学上等效为若干阻容电路并联，并由胞质内轴向电阻连接，轴向电阻为串联

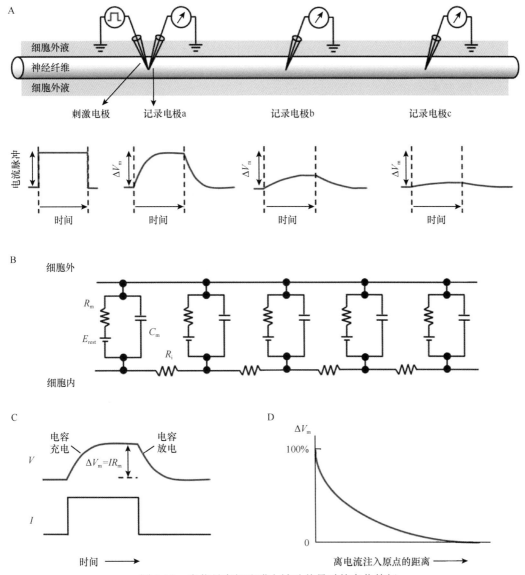

图 2-10　电信号在细胞膜上被动传导时的变化特征

A. 经刺激电极向神经纤维胞质内注入电流，三个记录电极分别插入距电流注入点不同距离处，记录膜电位变化（ΔV_m）；B. 细胞膜和细胞质的等效电路图，C_m 为膜电容，R_m 为膜电阻，E_{rest} 为静息时的膜电位，R_i 为胞质轴向电阻；C. 膜电位随刺激时间改变，I 为电流脉冲；D. 膜电位随传播距离呈指数性衰减

关系，由于细胞外液体积大，其电阻很小，可以忽略不计。

1. 膜电位生成速度的影响因素　注入电流沿轴浆纵向流动时，沿途不断有电流经原本开放的离子通道（如漏通道）跨膜流出，由于膜电容的存在，跨膜电流对膜的充、放电需要一定时间，这使膜电位的生成和下降都不能瞬间达到稳定值，而是逐渐变化的（图 2-10C），这可以解释为什么膜电位的变化在时间上不能完全与刺激方波同步。膜电位达稳定值的时间越短，说明对刺激的响应越快。膜电位生成速度主要受膜电容和膜电阻的影响，尤其是膜电容，减小膜电容可加快膜电位变化速率。有髓神经纤维的轴突被髓鞘包裹后，膜电容减小，从而使电信号的传导速度较快。

2. 膜电位传播范围的影响因素　注入电流纵向流动时，由于轴向电阻的存在及沿途不断有电流跨膜流出，不论是纵向电流还是跨膜电流，都随着距原点距离的增加而逐渐衰减，因此所记录的膜电位波动也逐渐衰减，其幅度随空间距离呈指数函数下降（图 2-10D）。被动传导的电信号衰减严重，通常仅能传播数毫米，其传播范围主要受轴向电阻和跨膜电阻的影响，减少轴向电阻（如加大细胞直径）或增大膜电阻（如有髓纤维）可扩大传播范围。

这种被动的膜电位波动（曾被称为电紧张电位）可以叠加总和，若总和后的膜电位达到了激活某些离子通道的阈值时，就会引起离子通道开放，继而产生新的跨膜电流和膜电位变化，叠加于被动电位之上，引起局部电位或动作电位（后述），因此细胞膜的被动电学特性与动作电位等电信号的产生和传播有着直接的关系。

二、静息电位

（一）静息电位的概念和测定

安静状态时，细胞膜两侧存在的内负外正的电位差，称为静息电位（resting potential，RP）。图 2-11A 是记录神经纤维跨膜电位的示意图。图中的记录电极为玻璃微电极，尖端很细，开口通常小于 0.5μm，玻璃管内充以导电溶液。电极刺入细胞后，电极内液和细胞内液连通，得以记录细胞内电信号的变化。另一电极为参考电极，置于细胞外液并接地，因此记录电极记录到的电位是以细胞外为零电位的膜内电位。当记录电极置于细胞外液时，示波器显示的电位值为零，表示记录电极和参考电极之间没有电位差；在记录电极尖端刚插入膜内的瞬间，示波器显现一个突然的电位跃变，由零变为 –70mV，并保持基本稳定。这个稳定的负电位就是静息电位。由于记录膜电位时均以细胞外为零电位，故细胞内负值越大，表示膜两侧的电位差越大，亦即静息电位越大；反之，膜内电位负值减小表示静息电位减小。据测定，绝大多数动物细胞的静息电位都是负电位，范围在 –100 ~ –10mV，如骨骼肌细胞的静息电位约 –90mV，神经细胞约 –70mV，平滑肌细胞约 –55mV，红细胞约 –10mV。静息电位在大多数细胞稳定存在、分布均匀，只要细胞未受到外来刺激而且保持正常的新陈代谢，静息电位就稳定在某一相对恒定水平。少数细胞例外，如中枢内的某些神经细胞和具有自律性的心肌和平滑肌细胞会出现自发性的膜电位波动。

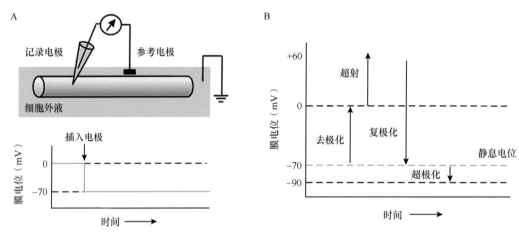

图 2-11　神经纤维静息电位测定
A. 神经纤维跨膜电位记录；B. 描述膜电位变化的常用术语

静息电位的存在，意味着细胞膜两侧电荷的分布有极性，人们通常把安静时细胞膜两侧处于内负外正的稳定状态称为膜的极化（polarization）。当膜电位向负值加大（膜电位增大）的方向变化时，称为膜的超极化（hyperpolarization）；相反，如果膜电位向负值减少（膜电位减小）的方向变化，称为去极化（depolarization）；膜内电位变为正值、膜两侧极性倒转的状态称为反极化（reverse polarization）；膜电位高于零电位部分称为超射（overshoot）；细胞膜去极化后再向静息电位恢复的过程则称为复极化（repolarization）（图 2-11B）。

（二）静息电位的产生机制

静息电位是由安静状态时细胞膜两侧带电离子跨膜移动达到平衡时所产生。离子跨膜移动的速度取决于该离子受到的驱动力和膜对它的通透性。其中驱动力包括该离子在细胞膜两侧的浓度差，以及离子扩散形成的跨膜电场力，两者的代数和称为电化学驱动力（electrochemical driving force）。因此，下面将分别从静息时细胞膜两侧离子受到的电化学驱动力以及细胞膜对离子的相对通透性来分析静息电位的产生机制。

1. 细胞膜两侧离子的浓度差和平衡电位　细胞内外的离子分布很不均衡，细胞外有较多的 Na^+ 和 Cl^-，膜内有较多的 K^+ 和带负电荷的有机大分子（核酸和蛋白质）。据测定，各类细胞膜外 Na^+

和 Cl⁻ 的浓度约为膜内的 10 ～ 30 倍，而膜内的 K⁺ 浓度约为膜外的 30 ～ 40 倍（表 2-1）。细胞内液和外液中还有其他离子，如 Mg^{2+}、Ca^{2+}、H^+、HCO_3^-、HPO_4^{2-}、SO_4^{2-}，但浓度都很低。钠泵的主动转运是形成细胞内外 Na⁺ 和 K⁺ 巨大浓度差的原因（参见本章第一节），Cl⁻ 转运体参与维持膜两侧 Cl⁻ 的浓度梯度，如 K⁺-Cl⁻ 同向转运体，可将细胞内 K⁺ 和 Cl⁻ 同向转运至细胞外液。因此，细胞膜两侧各种离子的不均衡分布形成不同离子的浓度差，为离子跨膜扩散提供了直接动力。

表 2-1　哺乳动物骨骼肌细胞内和细胞外主要离子的浓度及平衡电位（温度 37℃）

离子	细胞内浓度（mmol/L）	细胞外浓度（mmol/L）	平衡电位（mV）
Na⁺	12	145	+67
K⁺	155	4	−98
Cl⁻	3.8	120	−90

为了理解 K⁺、Na⁺ 和 Cl⁻ 的跨膜扩散在静息电位形成中的作用，首先假设细胞膜仅对一种离子有通透性，如 K⁺。这时，K⁺ 将在浓度差的驱动下由细胞内向细胞外扩散，同时由于细胞膜对膜内带负电的大分子几乎不通透，使它们聚集在膜的内表面，并将外流的 K⁺ 限制于膜的外表面。随着 K⁺ 的外移，膜外表面正电荷增多，膜内表面负电荷也随之增多，膜的两侧就产生了内负外正的电位差。

然而，膜两侧内负外正的电位差形成指向细胞内的跨膜电场力，与化学驱动力（浓度差）的方向相反，是一个阻止 K⁺ 外流的力量。K⁺ 外流得越多，膜两侧的电位差越大，形成的电场力也越大，因此，K⁺ 的外流随着 K⁺ 外移数量的增多变得困难。当浓度差（促使 K⁺ 外流的动力）和电位差（阻止 K⁺ 外流的阻力）大小相等时，电化学驱动力为零，K⁺ 不再有跨膜的净移动，此时，由于 K⁺ 外流所造成的膜两侧的电位差也稳定于某一数值，称为 K⁺ 平衡电位（图 2-12）。K⁺ 平衡电位（K⁺ equilibrium potential，E_K）的数值与膜两侧原有的 K⁺ 浓度有关，可根据 Nernst 方程计算，即：

$$E_K = \frac{RT}{ZF} \ln \frac{[K^+]_o}{[K^+]_i} \tag{2-1}$$

上式中 E_K 是以细胞外为零电位的细胞内数值（单位：V），R 是气体常数，T 为绝对温度，Z 是离子的化合价，F 是法拉第常数，$[K^+]_o$ 和 $[K^+]_i$ 分别为细胞外液和细胞内液中 K⁺ 的浓度。如果离子为正 1 价，环境温度设为 29.2℃，再把自然对数转换为常用对数，E_K 的单位用 mV 表示，则式 2-1 可简化成：

$$E_K = 60 \log \frac{[K^+]_o}{[K^+]_i} \tag{2-2}$$

1939 年，英国生理学家 Alan L. Hodgkin 和 Andrew F. Huxley 将直径仅 0.1mm 的微电极插入枪乌贼的巨大神经轴突横断面，第一次观察和记录到了静息电位。他们发现实际测得的静息电位数值非常接近由 Nernst 公式计算所得的 K⁺ 平衡电位，改变细胞外液中的 K⁺ 的浓度，使 $[K^+]_o/[K^+]_i$ 发生变化，结果静息电位的数值也发生相应的变化，且与根据 Nernst 公式计算的值基本一致，从而证实了静息电位主要是安静时细胞内的 K⁺ 外流所产生。

在哺乳动物体内温度为 37℃ 条件下，公式 2-2 的系数为 61.5mV。哺乳动物多数细胞的 E_K 为 −100 ～ −90mV。利用 Nernst 公式，同样可以根据 Na⁺ 和 Cl⁻ 在膜内、外的浓度计算出各自的平衡电位。大多数细胞的 Na⁺ 平衡电位（E_{Na}）为 50 ～ 70mV，Na⁺ 的平衡电位为正值，意味着当细胞膜仅对 Na⁺ 通透时，Na⁺ 顺浓度差流入细胞，达扩散平衡时膜内电位相对于膜外为正值（图 2-12）。细胞外的 Cl⁻ 浓度比细胞内高，但 Cl⁻ 的平衡电位（E_{Cl}）却类似 K⁺（表 2-1），这是因为 Cl⁻ 带负电荷，所以达扩散平衡时膜内电位偏负。需要指出，仅需少量的离子跨膜扩散就能建立平衡电位，即达到平衡状态时，各离子跨膜扩散的量只占扩散起始时高浓度侧离子总量的很小一部分，所以不会明显改变细胞膜两侧各离子的浓度差。

2. 静息时细胞膜对离子的相对通透性　细胞膜对各种离子的相对通透性是影响静息电位的重要因素。通透性大意味着该离子更容易穿过细胞膜（这实际与离子通道的开放数量有关）。如果安静状态下细胞膜真的仅对 K⁺ 有通透性，那么静息电位就应该等于 E_K。但通常实际测得的静息电位比用 Nernst 公式计算的 E_K 要小一些（即偏正一些），说明细胞膜并不是原来设想的仅对 K⁺ 有通透性，

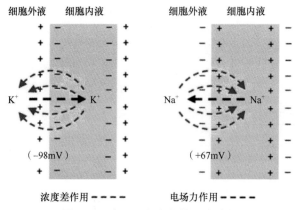

图 2-12　离子平衡电位的形成过程

左图示细胞膜只对 K^+ 有通透性时，K^+ 从细胞内向细胞外扩散，同时形成指向细胞内的跨膜电场力。当浓度差（促使 K^+ 外流的动力）和电位差（阻止 K^+ 外流的阻力）大小相等时，K^+ 扩散达平衡，膜内出现负电位，即 K^+ 平衡电位。右图同理，细胞膜只对 Na^+ 有通透性时，当 Na^+ 扩散达平衡，膜内出现正电位

可能对其他离子也有一定的通透性。事实上，在静息状态下，细胞膜对 Na^+ 和 Cl^- 也有一定的通透性，在细胞膜两侧浓度差的驱使下，细胞膜外 Na^+ 和 Cl^- 流入细胞，内流的 Na^+ 使膜电位向偏正的方向改变，而内流的 Cl^- 使膜电位趋向更负。在安静状态下，细胞膜对各种离子的通透性以 K^+ 为最高，约为 Na^+ 和 Cl^- 通透性的 15 ～ 100 倍，这主要是因为细胞膜中存在持续开放的钾漏通道。

　　由于细胞膜在安静时对 K^+ 的通透性远大于对 Na^+ 的通透性，因此静息电位总是接近于 E_K，同时由于少量 Na^+ 内流，抵消部分细胞膜内侧的负电荷，所以静息电位比 E_K 略小。一般认为，Cl^- 对静息电位形成的贡献很小，多数细胞膜对 Cl^- 不存在原发性的主动转运，因此 Cl^- 在细胞膜两侧的分布是被动的，不是由它决定膜电位，而是由膜电位决定它在细胞膜内的浓度，所以 Cl^- 的平衡电位总是等于或非常接近静息电位。但对某些能够继发性主动转运 Cl^- 的细胞，如 K^+-Cl^- 同向转运体，导致细胞膜两侧有较大的 Cl^- 浓度梯度。这些细胞的 Cl^- 平衡电位比静息电位更负，因此存在净 Cl^- 内流，倾向于让膜电位变大。

　　3. 钠泵的生电作用　静息电位是多种离子跨细胞膜扩散达动态平衡时的膜电位，数值上和每一种离子的平衡电位都不相同，这就造成每种离子都会受到一定的驱动力流进或流出细胞。如 K^+ 的平衡电位总是比静息电位略大，因此静息状态时 K^+ 总是有向细胞外移动的趋势；而 Na^+ 受到的化学驱动力（浓度差）和电场力（内负外正）都有利于 Na^+ 流入细胞。因此如果没有对抗因素，细胞内的 Na^+ 会逐渐增加，细胞外的 K^+ 则越来越多。实际上，因为细胞膜上存在钠泵，通过钠泵的主动转运，可排出细胞内的 Na^+，同时摄入细胞外的 K^+，保持膜内、外离子不均匀分布。钠泵每分解一个 ATP，能排出 3 个 Na^+ 和摄入 2 个 K^+，这就使膜外多了一个正电荷，因此其活动是生电性的，会使细胞膜超极化，但这一作用对不同细胞影响不同，通常对静息电位的影响不超过 5mV。由于 Cl^- 的平衡电位非常接近静息电位，受到的驱动力很小，因此静息状态时 Cl^- 跨膜移动量很少。只要细胞膜两侧各离子的浓度差能保持稳定，膜对各离子的通透性也不改变，膜两侧的电位差就能稳定存在，这也是静息电位的数值能保持稳定的原因。

　　因此，细胞实际测得的静息电位的数值是 K^+ 平衡电位（E_K）、少量 Na^+ 内流和生电性钠泵活动的综合反映（图 2-13）。根据以上静息电位的形成机制，可见影响静息电位水平的主要因素有：①细胞外液 K^+ 浓度，即安静时膜主要对 K^+ 有通透性，改变细胞外 K^+ 浓度可影响 E_K 和静息电位。如当细胞外 K^+ 浓度升高时，K^+ 外流减少，E_K 的负值减小，静息电

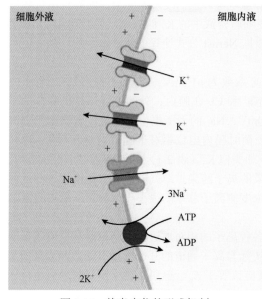

图 2-13　静息电位的形成机制

位也相应减小（去极化）。临床上重度高钾血症可以明显抑制心脏的电活动和泵血功能，其原因就与重度高钾引起静息电位显著减小（约 –40mV），使电压门控钠通道失活有关（参见第四章第一节）。②膜对 K^+ 和 Na^+ 的相对通透性，即如果膜对 K^+ 的通透性增大，则静息电位更接近于 E_K（负值增大）；相反，膜对 Na^+ 的通透性增大，则静息电位更接近于 E_{Na}（负值减小）。在心肌和骨骼肌细胞，K^+ 和 Na^+ 的通透性之比为 20～100，其静息电位为 –90～–80mV，而平滑肌细胞的上述比值为 7～10，静息电位仅约 –55mV。③钠泵活动水平，即钠泵活动增强时，细胞内负值变大，细胞膜发生一定程度的超极化；相反，钠泵活动受抑制时，则可使静息电位减小。

三、局部电位

（一）局部电位的概念和产生机制

安静时，如果细胞膜在外界刺激作用下出现少量离子通道开放（即有膜的主动特性参与），受刺激局部细胞膜将出现轻度、不能远距离传播的膜电位改变，称为局部电位（local potential）或等级电位（graded potential）。局部电位可以表现为膜电位的去极化，也可以表现为超极化，取决于离子通道开放后的跨膜离子流的带电性质和流动方向（图 2-14A）。如细胞膜上少量 Na^+ 通道激活时，细胞膜对 Na^+ 的通透性轻度增加，少量 Na^+ 内流，产生去极化的局部电位。这种去极化膜电位波动又被称作局部兴奋（local excitation），体内的局部兴奋包括骨骼肌终板膜上的终板电位（参见本章第四节）、感觉神经末梢上的发生器电位（参见第九章第一节）和突触后膜上的兴奋性突触后电位（参见第十章第一节）等。而超极化的局部电位，可见于视网膜感光细胞受到光照刺激后产生的感受器电位（参见第九章第四节）、突触后膜在抑制性神经递质作用下产生的抑制性突触后电位等。

（二）局部电位的特征和意义

局部电位中虽然有通道激活的主动成分参与，却仍具有被动电学特性（图 2-14B），即：①反应呈等级性，局部电位的幅度随刺激强度的增大而增大；②衰减性传导，由于存在轴向电阻及沿途不断有电流跨膜流出，局部电位向周围衰减性扩布，范围一般为 1～2mm，主要取决于膜的被动电学特征；③反应可以叠加，连续发生的局部电位，当频率较高时，后一次反应可以在前一次反应尚未完全消失的基础上发生，这种形式的叠加称为时间总和（temporal summation）；空间位置相距较近的多个局部电位，只要在彼此的传播范围内，就可以发生叠加或总和，称为空间总和（spatial summation）。

局部电位不仅发生在可产生动作电位的神经和肌肉细胞，也见于其他不能产生动作电位的细胞，如感受器细胞。局部电位可以通过幅度变化、时间和空间总和等效应在多种细胞上实现信号的编码和整合，因而也是一类与信息传递和处理有关的重要电信号。

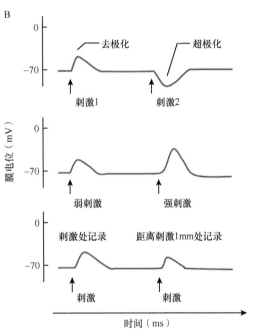

图 2-14　局部电位的形成和特点

A. 局部电位形成过程，刺激引起细胞膜部分离子通道开放，图示为阳离子通道开放，正电荷内流，并在细胞内侧向两端衰减性扩布，形成膜局部去极化；B. 局部电位的特点，反应呈等级性，其幅度随传播距离增加而衰减

四、动作电位

（一）动作电位的概念和特点

被动膜电位波动和局部电位的幅度均随空间扩布而衰减，传播范围仅数毫米，那么电信号如何

可靠地进行远距离传播呢？实际上，神经或肌肉细胞受刺激时，可产生另一种幅度较大的膜电位改变，即动作电位，来实现电信号远距离且不衰减地传播。

动作电位（action potential，AP）是指细胞在静息电位基础上受到适当刺激后产生的一个迅速而短暂的大幅度膜电位波动。图 2-15 为神经纤维受刺激后产生的动作电位模式图。其膜电位首先从 –70mV 去极化达阈电位水平，然后迅速去极化至 +30mV，形成动作电位的升支（去极相），随后迅速复极至接近静息电位的水平，形成动作电位的降支（复极相）。动作电位的整个幅值为 110～130mV。升支和降支共同形成尖峰状的电位变化，因此称为锋电位（spike potential）。锋电位具有动作电位的主要特征，被视为动作电位的标志。在锋电位的下降支恢复到静息电位水平以前，膜电位还要经历一段微小而缓慢的波动，称为后电位（after-potential）。后电位包括两个成分，前一个成分里膜电位的负值仍小于静息电位，称为后去极化电位（after-depolarization），也被称为负后电位（negative after-potential），后一成分的负值大于静息电位，称为后超极化电位（after-hyperpolarization），也被称为正后电位（positive after-potential）。

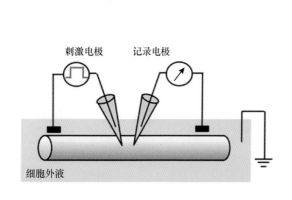
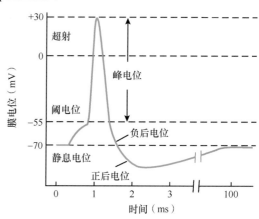

图 2-15　神经纤维受刺激后产生的动作电位模式图

不同细胞受刺激后产生的动作电位都由去极相和复极相组成，但是它们的形状、幅度和持续时间各不相同。如神经细胞动作电位的时程很短，一般仅持续 0.5～2.0ms，升支和降支基本对称；骨骼肌细胞的动作电位时程略长，为数毫秒，波形与神经细胞类似；心室肌细胞动作电位时程长，可达 300ms 左右，而且升支和降支不对称，复极化过程复杂。

动作电位有几个重要的特性：①"全或无"（all-or-none）特性，即刺激必须达到一定的强度才会发生动作电位，如果刺激未达到这一强度，动作电位不会发生。但只要刺激达到这一强度，所引发动作电位的幅度就达到该细胞的最大值，时程也保持不变，不再随刺激强度改变，即更强的刺激并不能产生更大或持续更久的动作电位。②不衰减传播，即动作电位产生后，不会局限于受刺激的局部，而是迅速向周围扩布，直至传遍整个细胞，而且动作电位在同一细胞膜上的扩布是不衰减的，其幅度和波形始终保持不变。③存在不应期，不能叠加，即连续出现的动作电位之间不能发生时间总和与空间总和，即多个动作电位之间总有一定时间间隔，呈现一个个分离的脉冲式发放。

（二）动作电位的触发

1. 兴奋性　一般来说，细胞对刺激发生反应的过程，称为兴奋（excitation）。而兴奋性（excitability）是指机体的组织或细胞接受刺激发生反应的能力或特性。神经细胞、肌细胞和腺细胞这三类细胞在受刺激时虽有不同的外部表现，如肌细胞出现收缩、腺细胞发生分泌活动、神经细胞出现动作电位在神经纤维上的传导，即产生神经冲动，但在发生这些外部表现前，细胞膜都要出现一个共同的膜电位变化，即动作电位。因此，生理学中常将神经细胞、肌细胞和腺细胞这些能够产生动作电位的细胞称为可兴奋细胞（excitable cell）。需要指出，任何活细胞都能对刺激作出某种形式的反应，都具有兴奋性，只是不一定出现明显的膜电位波动。在现代生理学中，为便于实验研究，兴奋性常被理解为细胞在受刺激时产生动作电位的能力或特性，而兴奋就指产生动作电位的过程。所谓可兴奋细胞，是因为它们具有较多的电压门控离子通道，对膜电位变化敏感，能以动作电位作为其兴奋的标志，而不可兴奋细胞，如红细胞、脂肪细胞，缺乏电压门控钠通道和钙通道，受到刺激时不能形成有效动作电位。因此，兴奋及兴奋性概念有广义和狭义之分，仅针对动作电位的为狭义的，泛指所有反应的为广义的。

2. 阈刺激 动作电位的产生是细胞受到适宜刺激的结果。生物体内，细胞受到的刺激可以是邻近细胞或同一细胞其他部位传来的电信号，也可以是细胞外液中化学成分、温度和机械因素等的改变。若要使细胞对刺激发生反应，刺激必须达到一定的量。刺激量通常包括三个参数，即刺激的强度、刺激的持续时间和刺激的强度-时间变化率。刺激的强度越大、持续时间越长或强度-时间变化率越快，则刺激越强。由于电刺激的这三个参数很容易控制，对组织损伤小，故生理学实验中常用矩形波电脉冲刺激作为人工刺激。由于每个矩形波上升的斜率相同，可以认为刺激的强度-时间变化率都相同，再将刺激的作用时间即矩形波的波宽固定，就可以观察刺激强度与细胞反应的关系。能使细胞产生动作电位的最小刺激强度，称为阈强度（threshold intensity）或阈值（threshold）。达到阈强度的刺激称为阈刺激（threshold stimulus），大于或小于阈强度的刺激分别称为阈上刺激和阈下刺激。单个阈下刺激不能引起组织细胞产生动作电位，只有阈刺激或阈上刺激能使细胞产生动作电位。细胞兴奋性的高低可以用刺激阈值的大小来衡量。阈值大，表示组织细胞不容易产生动作电位，需要较强的刺激才能引发，故兴奋性低；阈值小，则表示兴奋性高。

3. 阈电位（threshold potential，TP） 当刺激强度等于或大于阈值时，膜电位去极化达到某一临界值，此时出现膜上的 Na^+ 通道大量开放，Na^+ 大量内流而产生动作电位。引发 Na^+ 通道大量开放的膜电位临界值称为阈电位（图2-16）。这里需要区别阈刺激和阈电位两个不同的概念。阈刺激是从外部加给细胞的刺激，而阈电位是细胞本身膜电位的数值，由细胞内在特性决定。阈电位一般比静息电位的绝对值小 10～20mV，如神经细胞的静息电位为和 –70mV，阈电位为 –55mV。使组织细胞的静息电位变化到阈电位的最小刺激即为阈刺激。从离子跨膜扩散和通道特性的角度解释，当刺激引起的去极化达到膜的阈电位水平时，钾漏通道介导的 K^+ 外流已不足以对抗逐渐增强的 Na^+ 内流，于是在净内向电流作用下，电压门控钠通道的激活开放与膜去极化之间形成正反馈（参见后文动作电位期间钠电导的变化），使细胞膜迅速（约 0.1ms）去极化至峰值，形成动作电位陡峭的升支。所以，阈电位也可以定义为刚好触发细胞膜去极化与钠通道激活开放之间形成正反馈的膜电位水平。某些细胞动作电位的升支由电压门控钙通道开放、Ca^{2+} 内流触发，其阈电位也具有类似特性。动作电位之所以具有"全或无"特征，其原因是刺激强度只决定膜电位是否能达到阈电位水平，一旦达到阈电位，动作电位去极化的幅度和速度等只由钠（或钙）通道本身的性状和离子所受电化学驱动力大小所决定，不再与刺激强度变化相关。需要指出，虽然单个阈下刺激不足以使膜电位去极化至阈电位从而引起动作电位，但单个阈下刺激并不是对细胞膜毫无影响。它可产生较弱的去极化，即局部电位，使膜电位距离阈电位的差值减小，如果这时细胞膜再受到刺激就比较容易达到阈电位而发生动作电位。

影响阈电位水平的主要因素是细胞膜上电压门控钠（或钙）通道的分布密度和功能状态。通道密度较大时，只需较小的膜去极化即可形成较大的内向电流，因此阈电位水平更接近静息电位，如神经元轴突始段细胞膜上有密集的电压门控钠通道，故始段的阈电位水平明显低于胞体或其他突起部位。电压门控离子通道有三种功能状态（静息、激活和失活），有些因素通过影响通道的激活或开放程度改变阈电位水平，比如细胞外液 Ca^{2+} 的浓度。细胞外 Ca^{2+} 浓度降低时，可增大细胞膜对 Na^+ 的通透性，使阈电位下移，较小的刺激就能使细胞产生动作电位，临床上常见的低钙惊厥就与此有关。

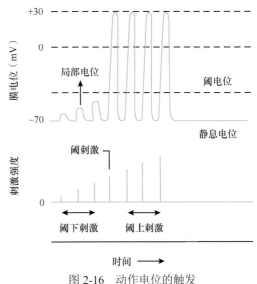

图 2-16 动作电位的触发

阈下刺激引起细胞膜产生局部电位，阈刺激和阈上刺激使膜电位去极化至阈电位从而引起动作电位

（三）动作电位的产生机制

动作电位的形成也是由于细胞膜两侧的带电离子跨膜移动，尤其是 Na^+ 和 K^+。离子能否跨膜流

动取决于该离子受到的电化学驱动力和细胞膜对离子的相对通透性，动作电位的产生正是在静息电位基础上两者发生改变的结果。

1. 电化学驱动力及其变化 电化学驱动力决定离子跨膜流动的方向和速度。当膜电位等于某离子的平衡电位时，该离子的电化学驱动力为零。因此，某离子的电化学驱动力等于膜电位（V_m）与该离子平衡电位（E）之差。以神经细胞为例，假定静息膜电位为 –70mV，E_{Na} 和 E_K 分别为 +60mV 和 –90mV，则此时 Na^+ 受到的驱动力为 –130mV，K^+ 的驱动力为 +20mV（图 2-17）。在这里，负号表示驱动力的方向指向膜内，即推动正电荷由膜外流入膜内，这一方向的离子电流称为内向电流（inward current）；正号表示驱动力为外向，即推动正电荷由膜内流出膜外，这一方向的离子电流称为外向电流（outward current）。内向电流使膜去极化，而外向电流则使膜复极化或超极化。以上分析表明，静息状态时，膜外 Na^+ 受到的内向驱动力明显大于膜内 K^+ 受到的外向驱动力，只是细胞膜在安静时相对地对 Na^+ 不通透，Na^+ 内流才不能实现。

在动作电位期间，膜电位会发生快速变化，而 E_{Na} 和 E_K 基本不变（因为进出细胞的离子仅占总量的几万分之一，细胞膜两侧的离子浓度差基本不受影响），所以动作电位期间的每个瞬间，Na^+ 和 K^+ 受到的驱动力都随膜电位的变化而变化，当膜电位上升至超射顶点时（+30mV），膜外 Na^+ 受到的内向驱动力减小为 –30mV，而膜内 K^+ 受到的外向驱动力增大至 +120mV。

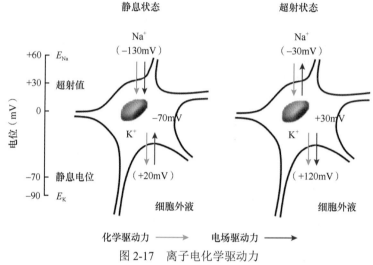

图 2-17　离子电化学驱动力

静息状态下（左）和超射状态下达到最大值时（右），Na^+ 和 K^+ 受到的电化学驱动力，括号内为电化学驱动力的数值，负号表示内向，正号表示外向。E_{Na} 为 Na^+ 平衡电位；E_K 为 K^+ 平衡电位

2. 动作电位期间细胞膜通透性的变化 细胞在安静时细胞膜外 Na^+ 已受到很强的内向驱动力，而细胞发生动作电位时细胞膜内不仅负电位消失、产生正电位，且正电位的数值接近 Na^+ 的平衡电位，这提示细胞膜在受刺激时可能发生了 Na^+ 通透性突然增大，以致 Na^+ 大量内流而造成膜电位迅速上升。为证实这一设想，1950 年，Alan L. Hodgkin 和 Andrew F. Huxley 在成功记录到枪乌贼巨大神经轴突产生的动作电位后，将浸浴液中的氯化钠替换成葡萄糖或不能通过细胞膜的氯化胆碱，动作电位的幅度和去极化的速度都下降了，下降的程度与 Na^+ 被替代的程度成正比，而且用 Nernst 公式计算的理论值的改变和实际测到的动作电位幅度改变非常接近。相反，若增加细胞外 Na^+ 浓度，则超射部分会大大增加，从而证明了 Na^+ 在动作电位发生机制中的重要作用。

但是细胞膜如何变得对 Na^+ 通透的呢？直接测量动作电位期间细胞膜对离子通透性的动态变化是揭示动作电位产生原理的关键。正如前文所介绍，可以通过测量膜电导来反映细胞膜对某种离子的通透性，而膜电导是膜电阻的倒数，也就是通过膜电流（I）与驱动力（$V_m - E_X$）的比值来反映，膜电导（G_X）如下式 [V_m 是膜电位，E_X 是某种离子（X）的平衡电位]：

$$G_X = \frac{I_X}{V_m - E_X}$$

（2-3）

然而，跨膜电流可改变膜电位，后者反过来又会影响膜电流，两者相互影响，从而使膜电流的测量变得复杂。Hodgkin 和 Huxley 利用电压钳（voltage clamp）技术，将轴突膜电位 V_m 固定（或钳制）在一个固定水平，从而保持驱动力（V_m-E_X）恒定，实现对膜电流的定量测量。他们还将电压钳技术结合药理学方法，成功分离构成动作电位的离子流成分，并预测出相应离子通道的结构。动作电位离子基础的揭示过程，是运用新技术、合适的模式生物和分析工具取得突破性科学成果的经典实验。

（1）钠电导和钾电导的变化：图 2-18 是通过电压钳技术在枪乌贼巨大神经轴突上记录膜电流的实验。当膜电位从 –70mV 突然去极化到 –10mV 并持续数毫秒，即膜电位被钳制在 –10mV 时，最初出现一个向下的内向电流，随后又出现一个向上的外向电流。应用 Na^+ 通道特异性阻断剂河豚毒素（tetrodotoxin，TTX）后，内向电流全部消失，表明这些内向电流是 Na^+ 电流（I_{Na}）；应用 K^+ 通道特异性阻断剂四乙胺（tetraethylammonium，TEA），只有内向电流存在，外向电流全部消失，表明这部分外向电流是 K^+ 电流（I_K）。将记录到的膜电流值（I_{Na} 和 I_K）和被钳制的电位值代入式 2-3，即可分别计算出膜的钠电导（G_{Na}）和钾电导（G_K）。如果将膜电位钳制在不同水平并记录 I_{Na} 和 I_K，则可计算不同膜电位水平下的 G_{Na} 和 G_K，由此分析膜电导随膜电位和时间变化的规律（图 2-19A）。

实验发现，细胞膜去极化时，G_{Na} 和 G_K 都随着去极化幅度的增大而增大，具有明显的电压依赖性；G_{Na} 和 G_K 还具有时间依赖性，电导的大小均随着时间改变，其中细胞膜去极化可引起 G_{Na} 迅速增加（小

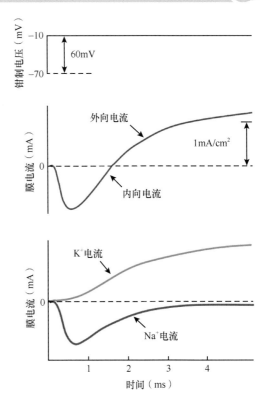

图 2-18　利用电压钳方法结合药理学手段记录全细胞膜电流

将膜电位从 –70mV 钳制到 –10mV 时出现蓝线所示的先内向（向下部分）、后外向（向上部分）的膜电流。虚线表示净电流为 0。绿线表示钾电流，此时用 TTX 阻断了钠通道，因此从混合电流（蓝线）中排除了钠电流。红线表示钠电流，此时用 TEA 阻断了钾通道，因此从混合电流中排除了钾电流

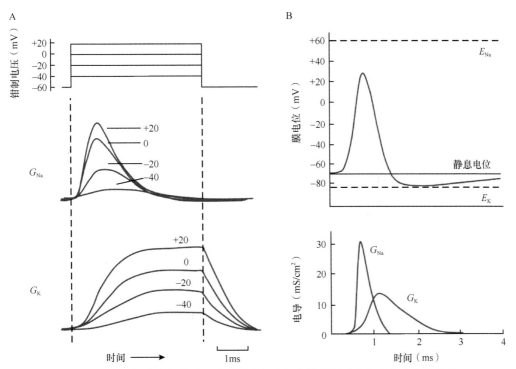

图 2-19　不同程度去极化对细胞膜钠电导和钾电导的影响及与动作电位的关系

A. 膜 G_{Na} 和 G_K 的电压及时间依赖性，两者均随去极化程度增加而增加，而且 G_{Na} 增加出现比 G_K 快；B. 动作电位（上图）过程中 G_{Na} 和 G_K 的连续变化（下图）

于 1ms)，但很快减小，G_K 的激活相对较缓慢（图 2-19A），由此可以绘制出动作电位过程中 G_{Na} 和 G_K 的连续变化（图 2-19B）。不难理解，去极化刺激先增加 G_{Na}，Na^+ 内流首先出现，而 G_{Na} 的电压依赖性特性有助于膜电位的快速去极化，这是因为 G_{Na} 增加时 Na^+ 内流增多，内流的 Na^+ 导致细胞膜进一步去极化，去极化反过来进一步增加 G_{Na}，形成正反馈性激活，所以 Na^+ 内流越来越快，这也可以解释为什么动作电位的上升支那么陡峭。对 G_K 而言，去极化也使 G_K 增大，但稍滞后于 G_{Na} 的增大，此时 G_{Na} 已经开始失活，内流的 Na^+ 减少，G_K 增大所引起的 K^+ 外流将促使膜电位快速向静息电位恢复，即复极化。另外，许多细胞动作电位的升支是 Ca^{2+} 内流产生的，如平滑肌细胞、某些心肌细胞和内分泌细胞等，细胞膜的钙电导也有类似于钠电导的电压依赖性和时间依赖性特征。

（2）膜电导改变的实质：对枪乌贼神经轴突动作电位的研究表明，离子跨膜流动的速度很快，膜电导又具有离子选择性，并可被某些药物特异性地阻断。这些现象提示离子可能是通过专一性的"孔道"样结构穿过细胞膜，由此产生了离子通道（ion channel）的概念。1976 年，德国神经生物学家 Erwin Neher 和 Bert Sakmann 在电压钳工作原理的基础上建立膜片钳（patch clamp）技术，即将微电极尖端下方吸附的一小片膜进行电压钳制，这一小片膜只存在一个或几个离子通道，因而可以观测单个离子通道的活动。该技术第一次从电生理角度证明了离子通道的存在，并揭示出单个离子通道的电学特性，由此两人分享了 1991 年的诺贝尔生理学或医学奖。

图 2-20 是膜片钳工作原理示意图和记录的单通道 Na^+ 电流。单个通道开放可产生皮安级（pA，10^{-12} 安培）电流，功能上通道仅呈现开放和关闭两种状态，两种状态间的转换速度非常快，且开放和关闭的持续时间是随机的，因而单通道电流表现为宽窄不一的矩形波。通过电压钳记录的完整细胞上的膜电流实际上是由细胞膜上大量离子通道的单通道电流叠加形成的，说明膜电导变化的实质是细胞膜上众多离子通道开放和关闭的总和效应。全细胞水平记录到的膜电流（I）和单通道电流（i）的关系，可用下式表示：

$$I = i \cdot P_0 \cdot N \tag{2-4}$$

式中 P_0 和 N 分别为通道开放概率和有效通道的数目，i 取决于单通道电导。单通道的开放概率或单通道电导增加，或离子通道的数目增加，都会使膜电导增大；反之，会使膜电导减小。

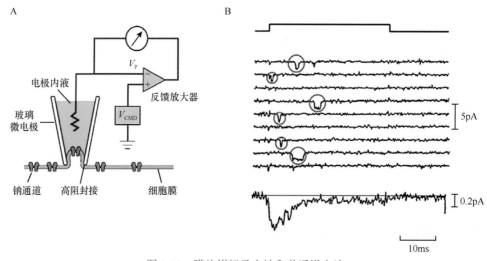

图 2-20　膜片钳记录方法和单通道电流

A 示膜片钳工作原理。V_{CMD} 为指令电压；V_P 为实际测得的电位；B 示大鼠心肌细胞膜片记录的单通道 Na^+ 电流。上方为去极化刺激程序；中间为多次钳制记录到的单通道 Na^+ 电流，圆圈中波形表示通道呈开放状态；下方为多次单通道电流叠加平均得到的总和电流，与完整细胞上记录到的钠电流相似

（3）离子通道的功能状态：由于 G_{Na} 和 G_K 具有电压与时间依赖性，提示神经细胞动作电位期间钠通道和钾通道的开放与关闭可能受膜电位的控制，即具有电压门控特性。结合分子克隆、膜片钳与结构生物学等技术，人们逐渐阐明离子通道的分子结构，并发现电压门控钠通道和钾通道的结构中有带电氨基酸残基的序列，可在电场作用下发生移动，导致通道构象改变，因此通道的形状随着膜电位的变化而可逆地改变。

一般来讲，大多数电压门控离子通道具有三种功能状态，即静息态、激活态和失活态。其中静

息和失活态都是关闭的（对离子不通透），只有在激活态下通道是开放的（允许离子通过）。以电压门控钠通道为例，当膜电位在静息电位水平（如 –70mV 左右）时，通道保持关闭，处于静息态（resting status）；而细胞膜的快速去极化使通道蛋白中的特定带电氨基酸序列移动，通道开放并允许 Na^+ 快速通过，进入激活态（activation status）；激活态之后，通道对去极化刺激不再反应，对 Na^+ 也不再导通，即进入失活态（inactivation status）。"球 - 链"（ball-and-chain）模型可解释钠通道的失活过程（图 2-21）。在这个模型中，通道蛋白位于胞内的部分肽段（球）带正电，通过多肽链（链）与通道其余部分连接，膜电位去极化不仅打开了通道，而且使孔道的膜内侧部分带负电，从而促进了与带正电的球的结合。因此，膜去极化打开通道后，通道很快就被"球"堵住，阻止离子流动。只有当膜复极化，通道关闭，并迫使"球"回到孔外，才能使通道返回原先的静息态。通道从失活态回到静息态的过程称为通道的复活。可见，钠通道的静息和失活状态是稳态，而激活只是一个瞬态，激活的通道会自动进入失活状态。电压门控钙通道和一些电压门控钾通道也具有与钠通道相似的门控机制。

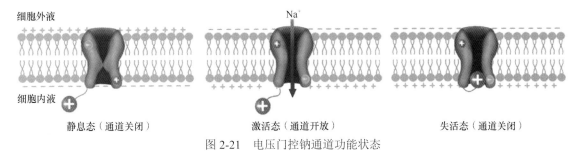

细胞外液

细胞内液

Na^+

静息态（通道关闭）　　　　激活态（通道开放）　　　　失活态（通道关闭）

图 2-21　电压门控钠通道功能状态

目前已发现人体组织和细胞中存在 200 多种离子通道，钾通道是成员最多的家族，其中仅电压门控钾通道就有 40 种。各种通道的动力学特征差异很大，对细胞电活动和功能的影响也表现多样，在多种生理和病理过程中发挥重要作用。神经细胞动作电位期间激活的电压门控钾通道激活开放后并不会自动进入失活状态，即没有明显的失活态，只有当膜电位复极化到静息水平时通道才逐渐关闭。

综上所述，神经或肌肉细胞受刺激而发生动作电位时，动作电位的发生原理如下：①在静息状态，电压门控钠通道和钾通道都处于关闭状态（形成静息电位的外流钾离子通过钾漏通道扩散出细胞）。②细胞受到一定强度的刺激时，电压门控钠通道开放，G_{Na} 迅速增加，膜外 Na^+ 在很强的电化学驱动力作用下内流进入细胞，膜去极化达到阈电位，去极化与 G_{Na} 之间出现正反馈，膜迅速去极化，直至接近 Na^+ 平衡电位，形成动作电位升支。③电压门控钠通道很快失活关闭，电压门控钾通道打开，所以 G_{Na} 迅速减小、G_K 逐渐增大，K^+ 在外向驱动力作用下快速外流，使膜复极化，形成动作电位的降支。需要指出，G_{Na} 失活是复极化的主要因素，因为膜上的钾漏通道本身就可以介导 K^+ 的外流，G_K 增大只是进一步加快复极速度。④钠泵活动增加促进动作电位后膜内外离子的恢复。每发生一次动作电位，都会出现膜内 Na^+ 的增加和 K^+ 的减少，虽然变化的值很小，但仍然刺激膜上的钠泵，使其活性增加，将动作电位期间内流的 Na^+ 运出胞外，外流的 K^+ 摄入细胞，使膜内外的离子浓度恢复到安静时的水平，为下一次动作电位做准备。因为钠泵活动是生电性的，这也可以部分解释膜电位在恢复至静息水平之前会出现一段超极化的正后电位波动。

（四）动作电位的传播

1. 动作电位在同一细胞上的传播　细胞膜某一处产生的动作电位可以沿着膜不衰减地传遍整个细胞，这是动作电位的一个重要特征，该过程也称为传导（conduction）。动作电位传导的原理可以用局部电流学说解释（图 2-22）。在动作电位的发生部位（A 点）由于 Na^+ 内流，膜两侧电位呈内正外负的反极化状态，与之相邻的静息部位（B 点和 C 点）仍处于外正内负的状态；由于这种电位差的存在，在动作电位的发生部位和邻接的静息部位之间便产生局部电流（local current）。膜内侧，正电荷由兴奋部位流向静息部位；膜外侧，正电荷由静息部位返回兴奋部位，构成电流回路（图中箭头所示）。局部电流流动的结果是使邻接的静息部位发生去极化，当膜电位到达阈电位时，该静息部位即可爆发动作电位，类似的，也与其前方安静区再形成新的局部电流。就像点燃了一条火药的尾巴，动作电位不会移动，但它会在前方的静息区域"引发"一个新的动作电位。这个过程可在膜上连续进行下去，使整个细胞膜都依次产生动作电位。因此，动作电位在同一细胞上传导的实

笔记栏

质是细胞膜依次再生新的动作电位，只要各处细胞膜对 Na^+ 的通透性和 Na^+ 受到的电化学驱动力保持不变，动作电位的形态就不会改变，所以到达细胞膜末端的动作电位在形式上与最初的动作电位几乎完全相同，这就是动作电位在同一细胞上能不衰减传播的原因。此外，由于局部电流的刺激强度远大于细胞产生动作电位所需的阈值，因而在生理情况下动作电位的传导相当安全，不会发生传导阻滞。

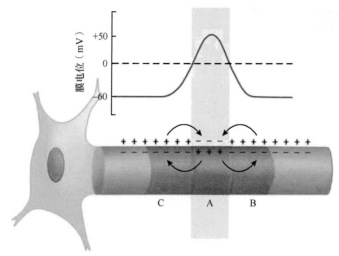

图 2-22　局部电流介导动作电位沿神经纤维传导

阴影部分（A 点）为动作电位的发生部位，局部细胞膜去极化，B 点和 C 点是与之相邻的静息部位，AB 之间和 AC 之间形成局部电流，使静息部位去极化产生新的动作电位

上述动作电位的传导过程和机制是在无髓鞘神经纤维和肌细胞上发生的，在有髓鞘的神经纤维上则有所不同。有髓神经纤维的髓鞘由神经胶质细胞反复包绕轴突形成，每段髓鞘长 1 ～ 2mm，每段髓鞘之间有 1 ～ 2μm 的轴突裸露区，即郎飞结（node of Ranvier）。在郎飞结处，轴突膜上的电压门控钠通道密集，且直接暴露于细胞外液中，有利于离子跨膜移动，所以此处容易发生动作电位。在髓鞘区，轴突膜中几乎没有钠通道，且轴突膜被多层胶质细胞膜包裹，轴突的跨膜电阻显著增大，膜电位的波动难以达到阈电位。所以有髓神经纤维只有郎飞结处能够发生动作电位，局部电流也仅在发生动作电位的郎飞结和静息的郎飞结之间产生（图 2-23）。这种动作电位跨越髓鞘区从一个郎飞结"跳跃"到下一个郎飞结的传导方式称为跳跃式传导（saltatory conduction）。需要指出，动作电位实际上并不是真的从一个区域跳到另一个区域，而是在每个结点处再生。

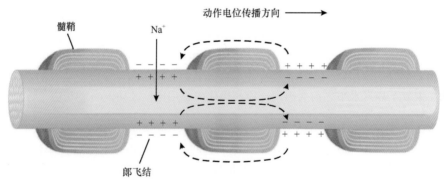

图 2-23　动作电位在有髓神经纤维上的传导过程

神经纤维髓鞘化大大加快了动作电位的传导速度，同时减少了能量消耗，是生物进化的结果。有髓神经轴突动作电位的传导速度可高达 120m/s，而无髓神经轴突动作电位的传导速度一般小于2m/s。在无脊椎动物，提高动作电位传导速度的方式是增加轴突直径，所以在枪乌贼出现了直径达1mm 的巨大神经轴突；而高等动物则是以轴突的髓鞘化来提高传导速度，这使得直径 600μm 的无髓鞘神经和直径仅 4μm 的有髓神经具有相同的传导速度（25m/s）。因为轴突可以变得更细，在高等动物体内，神经纤维髓鞘化也节省了神经系统所占的空间。跳跃式传导还可以减少能量消耗。由于动

作电位只发生在郎飞结，减少了传导过程中跨膜流入和流出的离子数，所以减少了通过钠泵等将它们主动转运返回时所消耗的能量。由于髓鞘在脊椎动物神经轴突动作电位的正常传导中非常重要，髓鞘形成异常会导致神经纤维传导速度减慢，甚至完全中断，如多发性硬化症，患者有髓神经纤维髓鞘进行性丢失，可出现瘫痪或感觉丧失等症状。

2. 动作电位在细胞之间的传播 一般而言，动作电位不能由一个细胞直接传播到另一个细胞，这是由于细胞间的电阻很大，无法形成有效的局部电流。但在某些组织，细胞膜电位的变化可通过缝隙连接通道直接传给邻近细胞，或转变成为神经递质携带的化学信号，间接实现电信号在细胞之间的传递。

缝隙连接（gap junction）是位于细胞间的低电阻通道，将相邻细胞偶联起来（图 2-24）。缝隙连接在神经元、神经胶质细胞和心肌细胞间普遍存在，在其他组织如某些类型的平滑肌和晶状体上皮细胞间也较为常见。在缝隙连接部位，相偶联的两个细胞的膜靠得很近（< 3nm），每侧细胞膜分布有若干个连接子（connexon），每个连接子都是由 6 个连接子蛋白（connexin）单体蛋白构成的六聚体，中央形成一个亲水性孔道。两侧膜上的连接子端端相接，形成缝隙连接通道（gap junction channel），连通两个细胞的细胞内液。这些缝隙连接通道通常是开放的，允许离子和水溶性小分子通过。一个细胞产生动作电位后，和与之偶联的安静细胞间出现电位差，带电离子流过缝隙连接通道，形成局部电流，从而刺激安静细胞去极化产生动作电位。缝隙连接通道电阻很低，所以动作电位在有丰富缝隙连接的细胞群中扩布非常快，其生理意义在于实现细胞群的同步活动，如心肌细胞的同步收缩有利于射血，子宫平滑肌的同步收缩有利于胎儿娩出。神经元之间的缝隙连接也称电突触（electrical synapse），有利于电信号的快速传播。缝隙连接通道可在细胞内 Ca^{2+} 浓度增高或 pH 降低等情况下关闭。

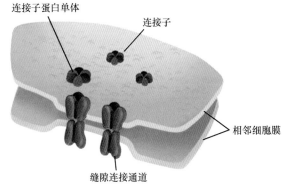

在神经元之间或神经元与效应细胞（如骨骼肌）之间，更多的是通过神经递质等化学信号起中介作用，间接实现电信号的跨细胞传递。这类跨细胞结构称为化学性突触（chemical synapse）。与电突触相比，化学性突触传递动作电位的速度较慢，有时间延搁，只能单向传递。本书将在第十章讨论神经元化学性突触的信号传递过程。

图 2-24 缝隙连接模式图

（五）兴奋性的周期性变化

可兴奋细胞受刺激而发生动作电位时，其兴奋性会发生一系列周期性变化（图 2-25）。

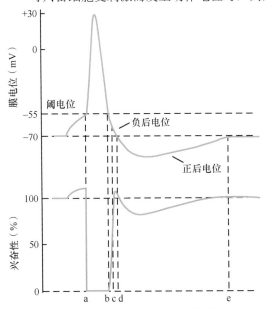

图 2-25 兴奋性变化与动作电位的时间关系

ab. 绝对不应期；bc. 相对不应期；cd. 超常期；de. 低常期

1. 绝对不应期 在兴奋发生的最初一段时间内，如果给细胞施加第二次刺激，则无论多大的刺激均不能使之产生第二次兴奋，这段时间称为绝对不应期（absolute refractory period）。在此时期内，细胞的兴奋性降为零，阈值无限大。其原因是，动作电位产生的最初一段时间，因受膜电位的影响，大部分电压门控钠（或钙）通道已激活开放或进入失活关闭状态，对刺激不再有反应。在神经细胞和骨骼肌细胞，绝对不应期的长短正好对应于锋电位发生的时期，所以锋电位不会发生叠加，呈现一个个分离的脉冲式发放。神经细胞或骨骼肌细胞的绝对不应期为 0.5 ～ 2.0ms，而心肌细胞的绝对不应期可达 200 ～ 400ms。绝对不应期的长短，决定了细胞在单位时间内所能接受刺激产生兴奋的最大次数，如神经细胞的绝对不应期约为 2ms，则理论上其产生动作电位的最大频率不超过 500 次 /s。

2. 相对不应期 在绝对不应期之后，细胞的兴奋性逐渐恢复，接受新刺激后可再次发生兴奋，但刺激强度必须大于原来的阈值，这段时期称为相对不应期（relative refractory period）。相对不应期是细胞兴奋性从零逐渐恢复到接近正常的一个时期，这段时期里电压门控钠（或钙）通道正从失活态转变为静息态，但尚未全部恢复，因此需要较强的刺激（阈上刺激）才能引起兴奋。在神经纤维，相对不应期相当于动作电位中的负后电位前半段。

3. 超常期 相对不应期过后，有的细胞还会出现一段兴奋性轻度增高的时期，称为超常期（supranormal period）。此时电压门控钠（或钙）通道已基本复活，但膜电位尚未完全回到静息电位，距离阈电位水平较近，因而只需阈下刺激就能使膜去极化达到阈电位而再次兴奋。在神经纤维，超常期对应于动作电位中负后电位的后半段。

4. 低常期 超常期后有的细胞又出现兴奋性轻度减低，此期称为低常期（subnormal period）。低常期相当于动作电位波形曲线的正后电位时期，此时膜呈超极化状态，离阈电位水平较远，需要阈上刺激才能引起细胞再次兴奋，故兴奋性低于正常。

第四节 骨骼肌细胞的兴奋和收缩

动物最显著的特点是具有运动功能，而各种运动都是通过肌肉收缩实现的。根据肌肉的结构特征和收缩特性，可将肌肉组织分为骨骼肌（skeletal muscle）、心肌（cardiac muscle）和平滑肌（smooth muscle）三类。其中骨骼肌和心肌在光学显微镜下显现明暗交替的横纹，统称为横纹肌。另外，依据所受神经支配和控制的差异，肌肉组织又可分为受躯体运动神经支配和控制的随意肌（骨骼肌）和受自主神经调控的非随意肌（心肌和平滑肌）。心肌和平滑肌的收缩将分别在第四章和第六章详细介绍，本节主要介绍骨骼肌细胞的收缩。

一、骨骼肌神经肌肉接头处的兴奋传递

骨骼肌的神经肌肉接头（neuromuscular junction）是运动神经末梢与其所支配的骨骼肌细胞之间的一种特化的突触（synapse），由接头前膜（prejunctional membrane）、接头后膜（postjunctional membrane）和接头间隙（junctional cleft）构成。与脊椎动物中枢神经系统中的大多数突触不同，此种类型的突触由于电生理研究的可及性而被广泛研究。接头前膜是运动神经轴突末梢膜的一部分。接头后膜是与接头前膜相对的骨骼肌细胞膜，也称为终板膜（end-plate membrane），呈向内凹陷的浅槽。运动神经纤维在到达末梢处失去髓鞘，以裸露的轴突末梢嵌入终板膜浅槽中。槽底部的终板膜又向内凹陷，形成许多皱褶以增大其表面积。接头间隙位于接头前膜与接头后膜之间，宽 20 ～ 30nm，间隙内充满细胞外液。接头前膜内侧的轴浆中含约 3×10^5 个突触囊泡（synaptic vesicle）或突触小泡，每个囊泡内含约 1×10^4 个乙酰胆碱（acetylcholine，ACh）分子。接头后膜上含有 N_2 型 ACh 受体阳离子通道（N_2-ACh receptor cation channel），集中分布于皱褶的开口处（图 2-26）。

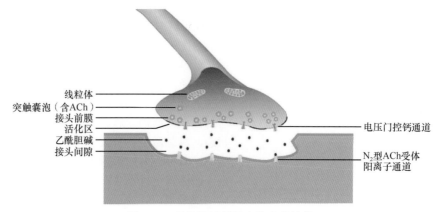

线粒体
突触囊泡（含ACh）
接头前膜
活化区
乙酰胆碱
接头间隙
电压门控钙通道
N_2型ACh受体阳离子通道

图 2-26 骨骼肌神经肌肉接头的结构

骨骼肌的神经肌肉接头处采用电 - 化学 - 电传递的方式进行信号传递，即由运动神经纤维传到轴突末梢的动作电位（电信号）触发接头前膜 Ca^{2+} 依赖性突触囊泡出胞，释放 ACh 至接头间隙（化学信号），再由 ACh 激活终板膜中 N_2 型 ACh 受体阳离子通道而产生膜电位变化（电信号）。正常情况下，

在 ACh 释放后的 1ms 内，ACh 即在终板膜外侧的乙酰胆碱酯酶的作用下迅速水解而消除其作用，使终板膜恢复到接受新兴奋传递的状态。N_2 型 ACh 受体阳离子通道直径约 0.65nm，可允许 Na^+、K^+ 和 Ca^{2+} 跨膜移动，但主要是 Na^+ 内流和 K^+ 外流。这是因为在静息状态下 Na^+ 的电化学驱动力更大，该通道开放时 Na^+ 内流超过 K^+ 外流，其速度最高可达每毫秒每个通道 3×10^4 个 Na^+。Na^+ 的净内流使终板膜发生去极化反应，可引发幅度为 $50 \sim 75mV$ 的终板电位（endplate potential，EPP）。正常情况下，终板电位总是达到阈值并引发肌肉产生动作电位。EPP 属于局部电位，可以电紧张方式向周围扩布，刺激邻近的普通肌膜（非终板膜）中的电压门控钠通道开放，引起 Na^+ 内流和普通肌膜的去极化；当去极化达到阈电位水平时即可触发动作电位，并传导至整个肌细胞膜。综上，骨骼肌神经 - 肌接头的兴奋传递的主要步骤概括如下：①运动神经末梢的动作电位导致接头前膜去极化，电压门控性钙通道开放，Ca^{2+} 得以进入运动神经末梢。②运动神经末梢的突触囊泡出胞，释放 ACh，激活终板膜中 N_2 型 ACh 受体阳离子通道。③终板膜对 Na^+、K^+ 等通透性增高，以 Na^+ 内流为主，引起终板膜的去极化。④终板膜的去极化导致邻近非终板膜处电压门控性钠通道被激活，最终引发骨骼肌的动作电位。

ACh 的释放是骨骼肌神经肌肉接头的兴奋传递过程中的一个关键性步骤。首先，接头前膜释放 ACh 是 Ca^{2+} 依赖性的。该观点最早由我国著名生理学家冯德培在神经肌肉接头传递的研究中提出。接头前膜产生的动作电位通过激活前膜中的电压门控钙通道，导致 Ca^{2+} 内流而触发囊泡的出胞，故细胞外 Ca^{2+} 浓度的改变可以明显影响兴奋的传递。其次，运动神经末梢释放 ACh 是一种量子释放（quantal release），即 ACh 的释放是以囊泡为基本单位进行的。量子概念来源于 20 世纪初普朗克为解决黑体辐射问题而提出，此处借鉴了其意义。一个囊泡被称为一个"量子"，释放时囊泡内的 ACh 倾囊而出。到达接头前膜的一次动作电位可引发大约 125 个囊泡释放，同时激活约 2×10^5 个通道而产生 EPP。在静息状态下，囊泡的随机运动也会引发单个囊泡的自发释放，并引起终板膜电位的微弱去极化，称作微终板电位（miniature endplate potential，MEPP），其频率平均约 1 次 /s。每个 MEPP 的幅度平均仅 0.4mV。大量囊泡同步释放所引起的 MEPP 发生总和就形成了接头前膜一次兴奋时的 EPP。

由于骨骼肌神经肌肉接头的兴奋传递中有神经递质的参与，因此易受到各种因素的影响。首先是使用性增强现象，即神经肌肉接头部位发生强直刺激后 EPP 可持续增大数分钟的现象，也称为强直后增强（post-tetanic potentiation，PTP）。其次是药物和病理因素的影响，如筒箭毒碱和 α- 银环蛇毒可特异性阻断终板膜中的 N_2 型 ACh 受体阳离子通道而松弛肌肉；机体产生自身抗体破坏 N_2 型 ACh 受体阳离子通道可导致重症肌无力，新斯的明可抑制乙酰胆碱酯酶而改善肌无力患者的症状；有机磷农药中毒因胆碱酯酶被磷酸化丧失活性而引起中毒症状等。

二、骨骼肌细胞的兴奋收缩偶联

（一）骨骼肌细胞的结构特征

骨骼肌细胞的结构特征是细胞内含有大量的肌原纤维和高度发达的肌管系统。骨骼肌细胞内含有上千条纵向平行排列的肌原纤维，在光学显微镜镜下可见沿长轴明暗交替的横纹，分别称为明带和暗带（图 2-27）。在暗带的中央有一条横向的线，称为 M 线，M 线两侧有相对较亮的区域称为 H 带；在明带的中央也有一条横线，称为 Z 线（立体看为 Z 盘）。肌节（sarcomere）是肌肉收缩和舒张的基本单位，是位于相邻两 Z 线之间的区段。肌原纤维由粗肌丝和细肌丝构成，正是由于粗、细肌丝在肌节中的规则排列，才呈现明带和暗带交替的横纹。

骨骼肌细胞中有横管和纵管两种肌管系统（图 2-27）。横管（transverse tubule）又称 T 管，是与肌原纤维走行方向垂直的膜性管道，由骨骼肌细胞膜内陷并向深部延伸而成。纵管也称 L 管（L tubular），是与肌原纤维走行方向平行的膜性管道，即肌质网（sarcoplasmic reticulum，SR），其中在肌原纤维周围包绕、交织成网的称为纵行肌质网（longitudinal SR，LSR）。SR 与 T 管膜相接触的末端膨大或呈扁平状，称为连接肌质网（junctional SR，JSR）或终池（terminal cisterna）。JSR 内的 Ca^{2+} 浓度约比胞质中高近万倍。JSR 膜中嵌有钙释放通道（calcium release channel）或称雷诺丁受体，其分布与 T 管膜或肌膜上的 L 型钙通道（L-type calcium channel）相对应。骨骼肌细胞中的一个 T 管与其两侧的终池形成三联管（triad）结构，是兴奋收缩偶联的关键部位。

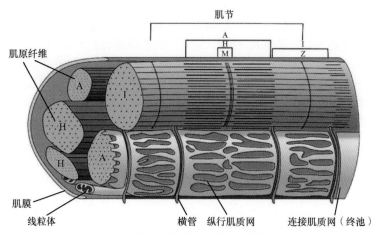

图 2-27　骨骼肌的肌原纤维和肌管系统

A.暗带；H.暗带中的 H 带；I.明带；M.M 线；Z.Z 线

（二）兴奋收缩偶联过程

兴奋收缩偶联（excitation contraction coupling）是指将骨骼肌细胞产生动作电位的电兴奋过程与肌丝滑行的机械收缩联系起来的中介机制。Ca^{2+} 是重要的偶联因子，兴奋收缩偶联的发生部位在骨骼肌的三联管结构。

1.骨骼肌细胞的电兴奋过程　骨骼肌细胞的动作电位是在约 –90mV 的静息电位基础上产生的，其电位变化与神经细胞的动作电位相似，持续时间稍长（2～4ms），其形成机制亦与神经细胞的动作电位相同。

2.兴奋收缩偶联的基本步骤　由肌膜上的动作电位引发的骨骼肌收缩，涉及以下基本步骤：
①T 管膜的动作电位传导，即 ACh 从运动神经元释放出来，在肌纤维中引发一个动作电位。肌膜上的动作电位可沿 T 管膜传至肌细胞内部，并激活 T 管膜和肌膜中的 L 型钙通道。②JSR 内 Ca^{2+} 的释放，即肌膜的去极化可通过构象变化触发骨骼肌的钙释放机制，在心肌则通过钙诱导钙释放（calcium-induced calcium release，CICR）机制，使 JSR 内的 Ca^{2+} 顺浓度差释放到胞质中，胞质内的 Ca^{2+} 浓度由静息时的 0.1μmol/L 水平迅速升高百倍以上（图 2-28）。③Ca^{2+} 触发肌丝滑行，即胞质内 Ca^{2+} 浓度的升高促使 Ca^{2+} 与 TnC（肌钙蛋白）结合而触发肌肉收缩。④JSR 回摄 Ca^{2+}，即骨骼肌胞质内增加的 Ca^{2+} 几乎全部经激活 LSR 膜中的钙泵而被回摄进 SR 中。胞质中 Ca^{2+} 浓度降低导致肌肉舒张，可见肌肉舒张的过程亦耗能。Ca^{2+} 是肌肉收缩的重要信号，表明钙在细胞内可以

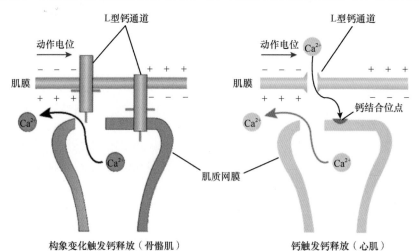

图 2-28　骨骼肌和心肌的 Ca^{2+} 释放机制

左侧为构象变化触发钙释放机制，显示肌膜的去极化引起 L 型钙通道电压敏感性肽段的位移，使肌质网膜中的钙释放通道开放；右侧为钙触发钙释放机制，肌膜去极化激活了 L 型钙通道和少量 Ca^{2+} 内流，流入胞质的 Ca^{2+} 结合于肌质网膜中的结合位点，引发钙通道的释放

起到信使的作用。最初，科学家们认为钙信号只发生在肌细胞中，而现在我们知道，Ca^{2+} 几乎是普遍存在的第二信使。近年来，通过使用钙离子指示剂（calcium indicator）来观测生理过程中细胞内 Ca^{2+} 浓度的变化，对我们理解钙信号在生理过程的重要作用提供了清晰直观的帮助。该技术也称为钙离子成像技术，由于可以直接测量神经元中动态的钙流动，从而判断神经元的活动状态，在神经科学的研究中被广泛应用。

三、骨骼肌细胞的收缩机制

在光学显微镜下观察到，骨骼肌收缩时肌肉缩短，只有明带和 H 带相应变窄，而暗带宽度不变，表明骨骼肌的收缩并非构成肌原纤维的粗肌丝或细肌丝缩短所致。一般用肌丝滑行学说（sliding filament theory）来解释骨骼肌的收缩机制，即骨骼肌的肌原纤维由与其走向平行的粗肌丝和细肌丝构成，骨骼肌的缩短和伸长是粗肌丝与细肌丝在肌节内发生相互滑行所致，而粗肌丝和细肌丝本身的长度并不改变。该理论由 Hugh E. Huxley 和 Andrew F. Huxley 于 1954 年在观察肌肉收缩时所提出。

（一）肌丝的分子结构

粗肌丝主要由数百个肌球蛋白（myosin），或称肌凝蛋白分子聚合而成，长约 1.6μm。单个肌球蛋白分子呈豆芽状，有一个杆部和两个球形的头部，由 6 条肽链构成。两条重链组成杆状部（粗肌丝的主干），两条重链的头端各结合一对轻链而构成头部，头部连同与它相连的一小段的杆状部从肌丝中向外伸出而形成横桥（cross-bridge）。在粗肌丝中，肌球蛋白杆状部集合在一起，且都以尾端朝向暗带中央的 M 线排列，形成粗肌丝的主干（图 2-29）。每条粗肌丝上有 300 ~ 400 个横桥，而靠近 M 线末端约 0.2μm 处并没有横桥。横桥能与肌动蛋白（细肌丝的主要成分）结合，并具有 ATP 酶活性。横桥被激活后可向 M 线方向扭动，成为肌丝滑行的动力来源。

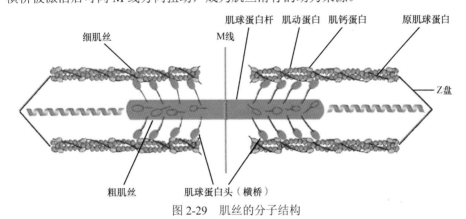

图 2-29 肌丝的分子结构

粗肌丝由肌球蛋白组成，包括杆状部和头部；细肌丝由肌动蛋白、原肌球蛋白和肌钙蛋白组成

细肌丝主要由肌动蛋白（actin）或称为肌纤蛋白、原肌球蛋白（tropomyosin，又称原肌凝蛋白）和肌钙蛋白（troponin）三种蛋白质按照 7∶1∶1 的比例构成，长约 1.0μm。球形的肌动蛋白单体分子通过聚合成两条链，并相互缠绕成螺旋状，构成细肌丝的主干。肌动蛋白分子上有多个能与粗肌丝横桥结合的位点。原肌球蛋白分子呈长杆状，由两条肽链缠绕成双螺旋结构，其长度相当于肌动蛋白中连续 7 个单体的总长度。多个原肌球蛋白分子首尾相接，形成沿肌动蛋白双螺旋的浅沟旁走行的长链。当肌肉处于舒张状态时，原肌球蛋白所处位置恰好能掩盖肌动蛋白分子上的横桥结合位点，从而抑制了肌丝滑行的发生。肌钙蛋白由肌钙蛋白 T（troponin T，TnT）、肌钙蛋白 I（troponin I，TnI）和肌钙蛋白 C（troponin C，TnC）三个亚单位构成，并以一定的间距（7 个肌动蛋白单体的长度）出现在原肌球蛋白的双螺旋结构上。在肌肉舒张时，TnT 与 TnI 分别与原肌球蛋白和肌动蛋白紧密相连，将原肌球蛋白保持在遮盖肌动蛋白上横桥结合位点的位置。TnC 上有 Ca^{2+} 结合位点，TnC 分子可与 Ca^{2+} 以 1∶4 的比例结合。在胞质中 Ca^{2+} 浓度升高时，Ca^{2+} 与 TnC 结合可以导致肌钙蛋白发生构象变化，从而引起 TnI 与肌动蛋白的结合减弱、原肌球蛋白分子向肌动蛋白双螺旋沟槽的深部移动，暴露出肌动蛋白上的横桥结合位点，引发横桥与之结合，产生肌丝滑行而收缩。

肌球蛋白和肌动蛋白因直接参与肌肉收缩的缘故被称为收缩蛋白（contractile protein）；而原肌球蛋白和肌钙蛋白不直接参与肌肉收缩，但可调控收缩蛋白间的相互作用，故称为调节蛋白（regulatory protein）。

（二）肌丝滑行的过程

粗肌丝与细肌丝间的相互滑行是通过横桥周期（cross-bridge cycle）完成的（图 2-30）。横桥周期是指肌球蛋白的横桥与肌动蛋白结合、扭动、复位的过程：①在舒张状态下，横桥的 ATP 酶分解与之结合的 ATP，产生能量使上次扭动过的横桥复位，横桥同时与 ADP 和磷酸结合而处于高势能和高亲和力状态；②胞质中的 Ca^{2+} 浓度升高触发横桥与肌动蛋白结合；③横桥构象发生改变，其头部向桥臂方向扭动 45°，产生"棘齿作用"（ratchet action）而拖动细肌丝向 M 线方向滑行，横桥储存的势能转变为克服负荷的张力，同时与横桥结合的 ADP 和无机磷酸被解离；④横桥再与 ATP 结合导致亲和力降低而与肌动蛋白分离，重复上述过程。一个横桥周期所需时间为 20～200ms，其中横桥与肌动蛋白结合的时间约占一半。当胞质中的 Ca^{2+} 浓度降低时，横桥周期停止。

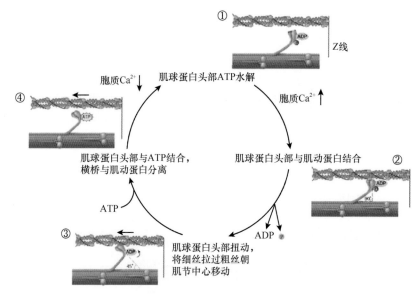

图 2-30　横桥周期过程

（三）横桥周期的转运模式

肌肉通过横桥周期完成肌丝滑行而实现肌肉收缩的表现，实质上是通过肌动蛋白与肌球蛋白的相互作用，将 ATP 分解获得的化学能转变为机械能的过程。肌肉在保持长度不变的条件下进行收缩，横桥的扭动可使桥臂被拉长，借其弹性回缩而产生张力（肌丝不滑行），这是由于横桥头部与杆状部之间的桥臂具有弹性。若产生的张力能克服阻力而发生肌丝滑行，则表现肌肉缩短。肌肉收缩所能产生的张力由每一瞬间与肌动蛋白结合的横桥数决定，而肌肉缩短的速度则取决于横桥周期的长短。

四、影响骨骼肌收缩效能的因素

骨骼肌收缩效能（performance of contraction）是指骨骼肌收缩时产生的张力大小、缩短程度以及产生张力或缩短的速度。根据其外在表现，骨骼肌收缩可分为等长收缩（isometric contraction）和等张收缩（isotonic contraction）两种形式。等长收缩时，长度保持不变而张力在增加；而等张收缩时，张力保持不变而长度在缩短。骨骼肌收缩最常见的形式是先等长收缩增加张力，当张力增大到足以克服阻力时，发生等张收缩从而使肌肉缩短。影响肌肉收缩效能的因素，既有单个肌纤维本身的内在因素，也包括收缩的总和，还有外在的负荷。

（一）单个肌纤维内在的影响因素

1. 肌肉收缩能力　肌肉收缩能力（contractility）是能影响肌肉收缩效能的肌肉内在特性。肌肉收缩能力涉及多方面与肌肉收缩相关的内在因素，是肌肉内在结构和功能特性的总和，如兴奋收缩

偶联过程中胞质内 Ca^{2+} 浓度的变化、与肌丝滑行有关的横桥 ATP 酶活性、肌细胞能量代谢水平以及各种功能蛋白及其亚型的表达水平等。更为重要的是，机体的神经和体液调节系统、免疫调节系统、一些致病因素和治疗药物也可通过影响这些内在特性影响肌肉收缩能力而发挥作用。

2. 肌纤维类型　根据收缩速度可将肌纤维划分为慢缩型肌纤维和快缩型肌纤维。慢缩型肌纤维（slow-twitch muscle fiber），一般呈红色，肌浆网不够发达，对钙离子的控制能力较慢、ATP 酶的活性水平也不高；却含有大量的线粒体和线粒体酶，增强了有氧代谢能力，因此也被称 I 型肌纤维或慢速氧化纤维。快缩型肌纤维（fast-twitch muscle fiber），也称为 II 型肌纤维，与慢肌纤维相比，其直径较大，含有较多收缩蛋白质，钙离子的释放较快，肌球蛋白内含有大量的 ATP 酶以及高度发达的肌浆网。根据快肌纤维氧化和糖酵解能力的不同，又分为 II$_a$ 型肌纤维快速氧化糖酵解纤维、和 II$_x$ 型肌纤维快速氧化糖酵解纤维（图 2-31）。

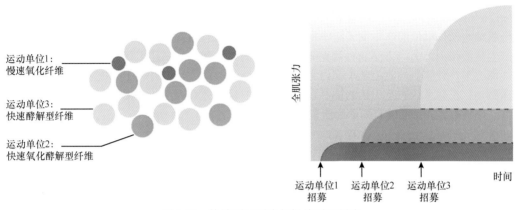

图 2-31　快缩型肌纤维与慢缩型肌纤维

在人体骨骼中，快缩型肌纤维运动单位与慢缩型肌纤维运动单位是相互混杂的，一般不存在单纯的快缩型肌纤维与慢缩型肌纤维。但每块肌肉中快缩型肌纤维与慢缩型肌纤维运动单位的分布比例是不同的。肌肉中如果快缩型肌纤维的百分比较高，肌肉的收缩速度较快（图 2-32）。此外，由于快缩型肌纤维的直径大于慢缩型肌纤维，而且快缩型肌纤维运动单位中所包含的肌纤维数量多于慢缩型肌纤维运动单位，快缩型肌纤维运动单位的收缩力量明显大于慢缩型肌纤维运动单位。

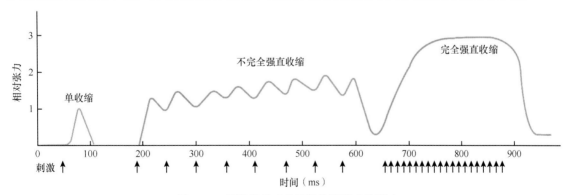

图 2-32　刺激频率对骨骼肌收缩形式的影响

慢缩型肌纤维抵抗疲劳的能力比快缩型肌纤维强很多，这是因为慢缩型肌纤维中的线粒体体积大而且数目多、线粒体有氧代谢酶活性高。快缩型肌纤维比较容易疲劳，这与快缩型肌纤维的有氧代谢能力低有关。快缩型肌纤维含有丰富的葡萄糖酵解酶，有氧代谢能力低，而无氧酵解能力高，所以在收缩时所需的能量大都来自糖的无氧代谢，从而引起乳酸大量积累，最终导致肌肉疲劳。

（二）多运动单位收缩总和的影响因素

1. 多纤维总和　多根肌纤维同步收缩产生的叠加效应是多纤维总和（multiple fiber summation）。在整体情况下，骨骼肌是以一个运动神经元及其轴突分支所支配的全部肌纤维所构成的运动单位（motor unit）为基本单位进行收缩的，其叠加效应通常是参与同步收缩运动单位数目的增加，故又称为多运动单位总和。运动单位有大小之分，而且大小相差较大。运动单位的总和是按照一定的规律进行的，即当收缩逐渐增强时，先小后大的运动单位收缩；而当舒张时，先大后小的运动单位停止收缩，这种调节收缩强度的方式称之为大小原则（size principle）。因为收缩强度较弱时参与收缩的运动单位既小又少，调节就比较灵活，所以这种方式不仅能有效地实现收缩强度的调控，也有利于精细活动的调节。

2. 频率总和 提高骨骼肌收缩频率而产生的叠加效应是频率总和（frequency summation）。这是运动神经元通过改变冲动发放频率调节骨骼肌收缩形式和效能的一种方式。当动作电位频率很低时，每次动作电位之后出现一次完整的收缩和舒张过程，这种收缩形式称为单收缩（twitch）。由于完成一次收缩过程需要的时间远长于动作电位的时间，因此动作电位频率增加到一定程度时，可使后一次动作电位所触发的收缩叠加于前一次收缩，产生收缩的总和。当后一次收缩过程叠加在前一次收缩过程的舒张期所产生的收缩总和，则称之为不完全强直收缩（incomplete tetanus）；而当后一次收缩过程叠加在前一次收缩过程的收缩期所产生的收缩总和，则称之为完全强直收缩（complete tetanus）。在等长收缩条件下，完全强直收缩所产生的张力可达单收缩的 $3 \sim 4$ 倍。这是因为肌细胞动作电位的高频发放能使胞质中 Ca^{2+} 浓度持续升高，一方面可保证收缩蛋白的充分活化并产生最大张力，另一方面能有效克服肌肉组织的弹性缓冲而表达出稳定的最大收缩张力。在整体生理情况下，骨骼肌的收缩几乎都以完全强直收缩的形式进行，有利于完成各种躯体运动和对外界物体做功。在静息状态下，运动神经也会经常发放较低频率的冲动，使骨骼肌进行一定程度的强直收缩，这种微弱而持续的收缩即为肌紧张。

（三）收缩前后承受的负荷

1. 前负荷 肌肉在收缩前所承受的负荷是前负荷（preload）。由于前负荷为牵拉肌肉的力量，前负荷越大肌肉就被拉得越长，因而前负荷可以决定肌肉在收缩前的长度，即初长度（initial length），此时因肌肉受到牵拉而弹性回位的张力属于被动张力。通常可将前负荷与初长度看成同义词，在肌肉收缩实验中常用初长度来表示前负荷。如在等长收缩实验中，可测定不同初长度条件下肌肉主动收缩产生的张力（即主动张力），对应作图即得到长度 - 张力关系曲线（length-tension relationship curve）。在一定范围内，肌肉收缩张力随初长度的增加而增大，但过度增加初长度也会导致收缩张力下降，表明肌肉收缩存在一个最适初长度（optimal initial length），即产生最大收缩张力的初长度。肌肉初长度对收缩张力的影响与肌节长度的变化有关，与最适初长度相对应的肌节长度为 $2.0 \sim 2.2 \mu m$，此时不仅全部横桥都能发挥作用，而且肌丝间的相互关系也最适合于横桥的活动，故能产生最大的收缩张力（图 2-33）。在整体情况下，肌肉一般都处于最适初长度状态，以利于产生最大的收缩张力。

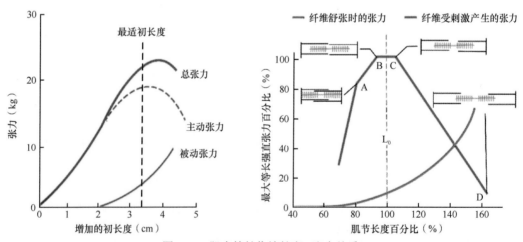

图 2-33 肌肉等长收缩长度 - 张力关系

左侧为肌肉长度 - 张力关系曲线，总张力 = 主动张力 + 被动张力；右侧为肌节的长度 - 张力关系曲线，A、B、C、D 分别表示图中肌节在不同的初长度下的张力大小

2. 后负荷 肌肉在收缩后所承受的负荷为后负荷（afterload）。肌肉在等张收缩时会产生与后负荷大小相等，方向相反的收缩张力，故在数值上可用后负荷反映收缩张力的大小。通过测定不同后负荷（张力）时肌肉缩短的速度，对应作图得到的张力 - 速度关系曲线（tension-velocity relationship curve) 表明后负荷增大时肌肉收缩张力和速度呈反比关系，这是由于后负荷对横桥周期的影响所致（图 2-34）。后负荷在理论上为零时肌肉缩短速度最大，称为最大缩短速度（V_{max}），表现为等张收缩；随着后负荷的增大，表现为先等长收缩后等张收缩；当后负荷增加到使肌肉不能缩短时，肌肉产生的张力达到最大，称为最大收缩张力（P_0），表现为等长收缩。

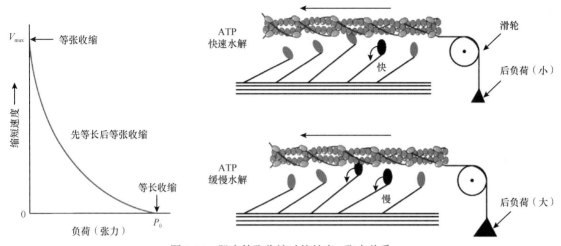

图 2-34 肌肉等张收缩时的长度 - 张力关系

左侧为张力 - 速度关系曲线；右侧为负荷对横桥周期的影响

后负荷较小时（右上图），横桥摆动并与肌动蛋白解离的速度较快，每瞬间处于张力状态（黑色）下的横桥数量较少，产生的张力亦较小；
后负荷较大时（右下图），横桥头部摆动速度减慢，横桥周期延长，每瞬间有更多数量的横桥处于产生和维持张力的状态

临床案例： **肉毒杆菌中毒**

患者，女，58 岁，进食自制豆豉 3 天后，出现腹胀、腹泻、呕吐、口干、头晕、视物模糊、吞咽困难和眼睑下垂等症状。在当地治疗无效，症状逐渐加重，并出现双下肢瘫痪，遂紧急送往上级医院救治。查体：发音困难，眼睑下垂，瞳孔对光反射迟钝，颈软，心肺听诊无异常，肠鸣音减弱，上、下肢肌力检测均明显下降。实验室检查：血钾 3.6mmol/L（参考值 4.1～5.6mmol/L），血钠、钙、氯正常。患者尿常规、便常规、血液生化、心脏及腹部彩超均正常，脑电图正常。血气分析正常。治疗：补液、抗炎、营养支持、纠正电解质紊乱，肌内注射新斯的明等。后患者又出现呼吸困难，给予吸氧、呼吸兴奋剂治疗。最终经实验室检测确定为 B 型肉毒杆菌毒素（+），立即静脉滴注肉毒抗毒血清 B 30 000U，每日 1 次，静脉滴注 3 天，除瞳孔对光反射未恢复正常、复视存在外，余症状消失。门诊随访至半年，患者瞳孔对光反射恢复正常。

思考题：

1. 肉毒杆菌毒素的作用是什么？
2. 肉毒杆菌中毒的最常见的症状是什么，其治疗方法是什么？

（何西森 王 维 张国花 卢剑飞 徐天乐）

重点名词

单纯扩散 simple diffusion	易化扩散 facilitated diffusion
原发性主动转运 primary active transport	继发性主动转运 secondary active transport
出胞作用 exocytosis	入胞作用 endocytosis
静息电位 resting potential	动作电位 action potential
去极化 depolarization	超极化 hyperpolarization
复极化 repolarization	阈电位 threshold potential
不应期 refractory period	终板电位 end-plate potential
兴奋收缩偶联 excitation contraction coupling	等长收缩 isometric contraction

等张收缩　isotonic contraction

前负荷　preload

后负荷　afterload

不完全强直收缩　incomplete tetanus

完全强直收缩　complete tetanus

参 考 文 献

Eriksson MJFI, 2009. Current concepts in neuromuscular transmission. Br J Anaesth, 103(1): 108-114.

Rao AK, Sobel J, Chatham-Stephens K, et al, 2021. Clinical Guidelines for Diagnosis and Treatment of Botulism. MMWR. Recomm. Rep. 70:1-30.

第二章
微课类视频、练习题、思考题答案

第三章 血 液

本章重点：

血浆的理化特性；红细胞的生理特性及其功能；血型；血小板的生理特性及其功能；生理性止血的基本过程；血液凝固及其负性调控；纤维蛋白的溶解。核心知识概括示意图见图3-1。

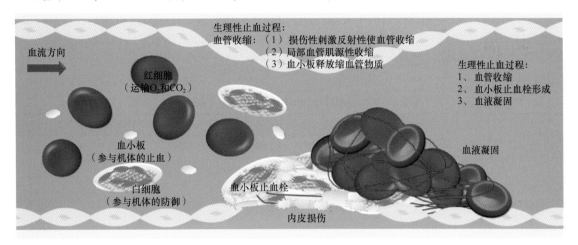

图3-1 核心知识概括示意图

血液（blood）是一种流体组织，在心脏和血管内循环流动，具有多种功能。运输是血液的基本功能。血液将从肺获取的 O_2 和从肠道吸收的营养物质运送到各器官、组织和细胞，将内分泌细胞产生的激素运输到相应的靶细胞；另一方面，血液又将细胞代谢产生的 CO_2 运送到肺，将其他代谢终产物运送到肾脏等排泄器官而排出体外。血液又具有缓冲功能，它含有多种缓冲物质，可缓冲进入血液的酸性或碱性物质引起的血浆 pH 变化。血液中的水比热较大，有利于运输热量，参与维持体温的相对恒定。因此，血液在维持机体内环境稳态中起着非常重要的作用。此外，血液还具有防御和保护功能，参与机体的生理性止血、抵御细菌、真菌、病毒和寄生虫等病原体引起的感染和各种免疫反应。当血液总量或组织、器官的血流量不足时，可造成组织和器官损伤，严重时甚至危及生命。很多疾病可导致血液的成分或性质发生特征性的变化，故临床血液检查在医学诊断上有重要的价值。

第一节 血液的组成和理化特性

一、血液的组成

一般以体重 7%～8% 来估测正常人血量。而在临床工作中，则需要综合考虑患者的体重、体表面积、血红蛋白质量及血氧饱和度等指标。血液由血浆（plasma）和悬浮于其中的血细胞（blood cell）组成。

（一）血浆

血浆是一种晶体物质溶液，同时也是血细胞生活的环境，占全血容积的55%～60%，包括水和溶解于其中的多种电解质、小分子有机化合物和一些气体。血浆中的电解质阳离子主要为钠离子，阴离子主要是氯离子，是产生血浆晶体渗透压的最主要成分。小分子有机化合物及气体主要是葡萄糖、氨基酸及少量的 O_2、CO_2 等。由于这些溶质和水很容易透过毛细血管壁与组织液中的物质进行交换，所以血浆中电解质的含量与组织液的基本相同（表3-1）。临床检测循环血浆中各种电解质的浓度可大致反映组织液中这些物质的浓度。血浆的主要作用是运载血细胞以及运输维持人体生命活动所需的物质和体内产生的废物。血浆中含多种蛋白，统称为血浆蛋白（plasma protein）。从表3-1 中可以看出，血浆与组织液的主要差别是后者蛋白含量甚少，因为血浆蛋白的分子很大，不易通过毛细血管壁。用盐析法可将血浆蛋白分为白蛋白、球蛋白和纤维蛋白原三类；用电泳法又可进一步将球蛋白区分为 α_1-、α_2-、β- 和 γ- 球蛋白等。正常成年人血浆蛋白含量为 65 ～ 85g/L，其中白蛋白为 40 ～ 48g/L，球蛋白为 15 ～ 30g/L。除 γ- 球蛋白来自浆细胞外，白蛋白和大多数球蛋白主要由肝脏产生。肝病时白蛋白减少，γ- 球蛋白增高，常引起血浆白蛋白 / 球蛋白的比值下降（正常人为 1.5 ～ 2.5）。血浆蛋白具有以下功能：①维持血浆胶体渗透压，可保持部分水于血管内，防止水在组织间隙潴留而出现水肿；②维持血浆正常的 pH，蛋白质钠盐 / 蛋白质是血浆中的主要缓冲对之一；③与甲状腺激素、肾上腺皮质激素、性激素等可逆性的结合，既可使血浆中的这些激素不会很快地经肾脏排出，又可因结合状态和游离状态的激素处于动态平衡之中，从而维持这些激素在血浆中相对较长的半衰期；④作为载体运输脂质、离子、维生素、代谢废物以及一些异物（包括药物）等低分子物质；⑤参与血液凝固、抗凝和纤溶等生理过程；⑥免疫功能，抵御病原微生物（如病毒、细菌、真菌等）的入侵；⑦营养功能；⑧催化作用，一些血浆蛋白属于血清酶，可发挥催化功能。

表 3-1　人体各部分体液中电解质的含量（mmol/L）

正离子	血浆	组织液	细胞内液	负离子	血浆	组织液	细胞内液
Na^+	142	145	12	Cl^-	104	117	4
K^+	4.3	4.4	139	HCO_3^-	24	27	12
Ca^{2+}	2.5	2.4	＜ 0.001（游离）*	$HPO_4^{2-}/H_2PO_4^-$	2	2.3	29
Mg^{2+}	1.1	1.1	1.6（游离）*	蛋白质 #	14	0.4	54
				其他	5.9	6.2	53.6
总计	149.9	152.9	152.6	总计	149.9	152.9	152.6

注：* 表示游离 Ca^{2+} 和 Mg^{2+} 的浓度；# 蛋白质以当量浓度（mEq/L）表示

（二）血细胞

血液中的有形成分包括红细胞（erythrocyte，或 red blood cell，RBC）、白细胞（leukocyte，或 white blood cell，WBC）和血小板（platelet，或 thrombocyte），这些细胞分别在细胞代谢、防卫和止血等方面起重要的作用。将一定量的血液与抗凝剂混匀，置于比容管中，以每分钟 3000 转的速度离心 30 分钟，由于血液各组分比重的不同，血细胞将沉向管底，比容管内上层的淡黄色液体为血浆，下层深红色为红细胞，二者之间有一薄层白色不透明的白细胞和血小板。血细胞在血液中所占的容积百分比称为血细胞比容（hematocrit）。正常成年男性的血细胞比容为 40% ～ 50%，成年女性为 37% ～ 48%。由于血液中红细胞的数量最多，约占血细胞总数的 99%，故血细胞比容很接近红细胞比容，可反映血液中红细胞的相对浓度。临床上贫血患者循环血液的血细胞比容降低。由于红细胞在血管系统中的分布不均匀，大血管中血液的血细胞比容略高于微血管。

（三）血液中的活性物质

作为细胞、组织和器官重要的物质交换场所，血液中含有大量生物活性物质和各种代谢产物，如二氧化碳等。代谢物组学（metabonomics）是继基因组学后新发展起来的一门系统学科，研究生物体受外界刺激或扰动后产生的低分子量（MW＜1000）代谢产物的变化情况，是探明生物体代谢途径的一种研究方法。1999 年，Nicholson 和同事们革命性地提出，以核磁共振波谱和代谢图谱为主的分析化学技术进行毒理学领域研究，建立了代谢物组学的雏形。代谢物组学近年来发展十分迅速，在植物学、毒理学、临床诊断、药物开发、营养科学等研究领域都已有取得出色的成果，作为一种新的组学研究技术，大大丰富了系统生物学的研究内容，成为生命科学研究的一种最有前景的方法之一。而临床上则通过检测谷草转氨酶、谷丙转氨酶、总白蛋白、白蛋白、球蛋白、白蛋白球蛋白比值、总胆红素、直接胆红素、间接胆红素、碱性磷酸酶、谷酰转肽酶、尿素氮、肌酐、尿酸、尿酸肌酐比值、尿素氮肌酐比值、胱抑素 C、β_2 微球蛋白，还包括钠、钾、氯、二氧化碳的比值等电解质指标等来评估肝肾功能。

MicroRNAs（miRNAs）是一类小的非编码 RNA，具有转录后调控基因表达的功能。通过 miRNA 敲除模型和转基因过表达实验的研究，人们广泛探索了个体 miRNA 的生物学功能，揭示了

miRNAs 在许多生物学功能中的重要作用,如发育时间、细胞分化、胚胎发生、代谢、器官发生和凋亡。血液中含有大量的 miRNAs,有人提出循环 miRNAs 可能有助于细胞间的通信。目前,miRNAs 介导的癌症和慢性丙型肝炎病毒感染的治疗在人类临床试验中显示出了良好的结果。

二、血液的理化特性

（一）血液的比重

正常人全血的比重为 $1.050 \sim 1.060$,其高低主要取决于红细胞的数量,血液中红细胞数量越多,全血比重越大。血浆的比重为 $1.025 \sim 1.030$,其高低主要取决于血浆蛋白的含量。红细胞的比重为 $1.090 \sim 1.092$,与红细胞内血红蛋白的含量呈正相关关系。利用红细胞和血浆比重的差异,可进行血细胞比容和红细胞沉降率的测定,以及红细胞与血浆的分离。

（二）血液的黏度

液体的黏度(viscosity)来源于液体内部分子或颗粒间的摩擦,即内摩擦。在温度为 37℃ 时,如果以水的黏度为 1,则全血的相对黏度为 $4 \sim 5$,血浆的相对黏度为 $1.6 \sim 2.4$。当温度不变时,全血的黏度主要取决于血细胞比容的高低,此外还受血流切率的影响。血浆的黏度主要取决于血浆蛋白含量的多少。血液的黏度是形成血流阻力的重要因素之一。

（三）血浆渗透压

当不同浓度的同种溶液被半透膜分隔时,低浓度侧溶液中的水分子将在两侧渗透压差的驱动下通过半透膜进入高浓度侧的溶液中,这一现象称为渗透(osmosis)。溶液渗透压(osmotic pressure)的高低取决于单位容积溶液中溶质颗粒(分子或离子)数目的多少,而与溶质的种类和颗粒的大小无关。血浆渗透浓度约为 300mmol/L,即约 $300mOsm/(kg \cdot H_2O)$,相当于 770kPa 或 5790mmHg。在血浆中,由晶体物质所形成的渗透压称为晶体渗透压(crystal osmotic pressure),其 80% 来自 Na^+ 和 Cl^-。血浆的渗透压主要来自晶体渗透压。由蛋白质所形成的渗透压称为胶体渗透压(colloid osmotic pressure)。由于蛋白质的分子量大,血浆中蛋白分子数量少,所形成的渗透压低,一般为 $1.3mOsm/(kg \cdot H_2O)$,约相当于 3.3kPa 或 25mmHg。白蛋白是血浆中最丰富的蛋白质,约占血浆总蛋白 50%,其分子数量远多于其他血浆蛋白,故血浆胶体渗透压的 $75\% \sim 80\%$ 来自白蛋白。若血浆中白蛋白的含量减少,即使其他蛋白相应增加而保持血浆蛋白总量基本不变,血浆胶体渗透压也将明显降低。

体液中的水分分布受血浆胶体渗透压和晶体渗透压的控制,水和晶体物质可自由通过毛细血管壁,血浆与组织液中晶体物质的浓度以及它们所形成的晶体渗透压基本相等。血浆蛋白不易通过毛细血管壁,当血浆蛋白浓度发生变化时,毛细血管两侧的胶体渗透压发生变化,从而影响毛细血管两侧的水的平衡。因此,虽然血浆胶体渗透压较低,但在调节血管内、外水的平衡和维持正常的血浆容量中起重要的作用。当肝、肾疾病或营养不良导致血浆蛋白降低时,可因血浆胶体渗透压的降低导致毛细血管处血浆滤过增多而出现组织水肿。正常情况下细胞外液和细胞内液总渗透压相等。细胞外液中的大部分晶体物质不易通过细胞膜,当其浓度发生变化时,可引起细胞外液晶体渗透压及总渗透压的变化,而影响细胞内外水的平衡。因此,细胞外液晶体渗透压的相对稳定对保持细胞内、外水的平衡和细胞的正常体积极为重要。低血浆晶体渗透压诱导细胞内水肿,而低血浆胶体渗透压诱导细胞外水肿。

渗透压与血浆渗透压相等,称为等渗溶液(iso-osmotic solution),渗透压高于或低于血浆渗透压的溶液分别称为高渗或低渗溶液。各溶液在临床及实验室应用广泛,浓度为 0.9% 的 NaCl(即生理盐水)溶液为等渗溶液。由不能自由通过细胞膜的溶质所形成的等渗溶液,红细胞悬浮于其中可保持正常形态和大小,一般把这种能够使悬浮于其中的红细胞保持正常形态和大小的溶液称为等张溶液(isotonic solution)。常见的等张溶液有 0.9% 的 NaCl 溶液、1.87% 的乳酸钠溶液、1.4% 的碳酸氢钠溶液等。

（四）血浆pH

正常人血浆 pH 为 $7.35 \sim 7.45$。血浆 pH 的相对恒定有赖于血浆内的缓冲物质以及肺和肾的正常功能。血浆内的缓冲物质主要包括 $NaHCO_3/H_2CO_3$、蛋白质钠盐 / 蛋白质和 Na_2HPO_4/NaH_2PO_4 三对缓冲对，其中 $NaHCO_3/H_2CO_3$ 最重要，其比值为 20。此外，红细胞内还有血红蛋白钾盐／血红蛋白等缓冲对，参与维持血浆 pH 的恒定。当血浆 pH 低于 7.35 和高于 7.45 时，分别称为酸中毒和碱中毒。当血浆 pH 低于 6.9 或高于 7.8 时，机体会发生严重的酸碱失衡和电解质紊乱，进而危及生命。

第二节　血细胞生理

　　成人各类血细胞均起源于骨髓造血干细胞，造血（hemopoiesis）过程也就是各类造血细胞增殖、分化和成熟的过程。根据造血细胞的功能与形态特征，一般把造血过程分为造血干细胞（hematopoietic stem cell，HSC）、定向祖细胞（committed progenitor cell）和形态可辨认的前体细胞（precursor cell）三个阶段。造血干细胞具有自我复制（self-renewal）、多向分化与重建造血的能力，可保持自身细胞数量的稳定，并可形成各系定向祖细胞。将各系列的定向祖细胞在体外培养时，可形成相应血细胞的集落形成单位（colony forming unit，CFU）。红系定向祖细胞形成红系集落形成单位（colony forming unit-erythrocyte，CFU-E），同理，粒 - 单核系定向祖细胞形成粒 - 单核系集落形成单位（CFU-GM），巨核系定向祖细胞形成巨核系集落形成单位（CFU-MK），淋巴系定向祖细胞形成淋巴系集落形成单位（CFU-L）。在前体细胞阶段，造血细胞已发育成为形态学上可辨认的各系幼稚细胞，这些细胞进一步分化成熟，便成为具有特殊功能的各类终末血细胞，然后有规律地释放入血液循环（图 3-2）。造血微环境（hematopoietic microenvironment）是指造血干细胞定居、增殖、分化和成熟的场所（T 淋巴细胞在胸腺中成熟），包括造血器官中的基质细胞、基质细胞分泌的细胞外

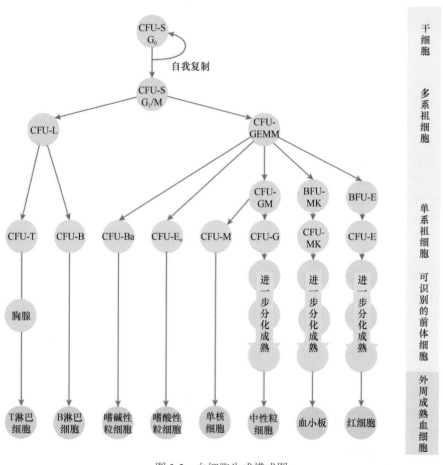

图 3-2　血细胞生成模式图

CFU-S. 脾集落形成单位（造血干细胞）；CFU-GEMM. 粒红巨核巨噬系集落形成单位（髓系多向造血祖细胞）；BFU-E. 红系爆式集落形成单位；CFU-E. 红系集落形成单位；BFU-MK. 巨核系爆式集落形成单位；CFU-MK. 巨核系集落形成单位（巨核细胞系祖细胞）；CFU-GM. 粒单系集落形成单位（粒细胞单核细胞系造血祖细胞）；CFU-G. 粒系集落形成单位（中性粒细胞造血祖细胞）；CFU-M. 巨噬系集落形成单位（单核系造血祖细胞）；CFU-Eo. 嗜酸系集落形成单位（嗜酸性粒细胞造血祖细胞）；CFU-Ba. 嗜碱系集落形成单位（嗜碱性粒细胞造血祖细胞）；CFU-L. 淋巴系集落形成单位（淋巴系祖细胞）；CFU-B. B 淋巴细胞集落形成单位；CFU-T. T 淋巴细胞集落形成单位；G_0. G_0 期；G_1/M. G_1 期 /M 期

基质和各种造血调节因子以及进入造血器官的神经和血管，在血细胞生成的全过程中发挥调控、诱导和支持的作用。在进行造血干细胞移植时，造血干细胞的定居、增殖、分化仅局限于造血组织，这表明造血的发生十分依赖造血微环境。机体在受到某些物理因素（γ射线、X射线）、化学因素（如氯霉素、苯等）和生物因素（如细菌、病毒等）等损害时，造血干细胞和造血微环境发生异常，从而引起贫血性疾病（如再生障碍性贫血）和血液恶性肿瘤（如白血病）。在临床上，给造血或免疫功能低下的患者进行骨髓造血干细胞移植（又称骨髓移植），可重建患者的造血和免疫功能。

一、红细胞生理

（一）红细胞的数量和形态

红细胞是血液中数量最多的一种血细胞，其主要功能是气体运输，用来携带肺部吸入的氧气和细胞产生的二氧化碳。正常男性每升血液中含有（4.5～5.5）×10^{12}个红细胞；女性较少，每升血液中含有（3.5～5.0）×10^{12}个红细胞。红细胞内富含血红蛋白（hemoglobin，Hb），使血液呈现红色。血红蛋白属于色蛋白中的血红素蛋白类，约占红细胞总蛋白量的90%，它的蛋白质部分为珠蛋白（globin），其辅基部分为亚铁血红素（heme）。男性血红蛋白平均浓度为15.5g/100mL，成年女性为14g/100mL。正常人的红细胞数量和血红蛋白浓度不仅有性别差异，还可因年龄、生活环境和机体功能状态不同而有差异。例如，儿童的红细胞数量少于成年人，但新生儿的却高于成年人；高原地区居民高于平原地区居民；妊娠后期的红细胞比例和血红蛋白浓度都会相对减少。若血液中红细胞数量减少、血红蛋白生成障碍等会导致一种血液疾病，称为贫血（anemia）。

正常成熟的红细胞没有细胞核，且体积很小，直径只有7～8μm，形状呈双凹圆碟形，中间下凹，边缘较厚，最厚处约为2.5μm，中央最薄处约为1μm（图3-3）。红细胞的体积小和特有形状的特征赋予了它们一个高的表面积体积比，因此氧气和二氧化碳可以迅速扩散到细胞内部或从细胞内部扩散出来。红细胞保持正常双凹圆碟形需消耗能量。成熟的红细胞无线粒体等细胞器，但它仍具有能量代谢功能，糖酵解是其获得能量的唯一途径。红细胞从血浆摄取葡萄糖，通过糖酵解途径产生ATP，维持细胞膜上钠泵的活动，以保持红细胞内外钠、钾离子的正常分布、细胞容积和双凹圆碟状的形态。

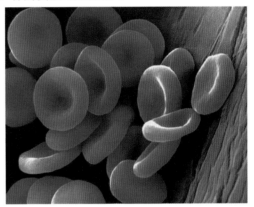

图3-3　红细胞的电子显微照片

（二）红细胞的生理特征与功能

1. 红细胞的生理特征　包括可塑变形性、悬浮稳定性和渗透脆性，这些特征都与红细胞特殊的双凹圆碟形结构有关。

（1）可塑变形性：正常红细胞在外力作用下具有变形的能力，红细胞的这种特性称为可塑变形性（plastic deformation）。外力撤销后，变形的红细胞又可恢复其正常的双凹圆碟形。红细胞在全身血管中循环时，须变形才能通过口径比它小的毛细血管或血窦孔隙。可塑变形性是红细胞最重要的特性。红细胞的变形性取决于红细胞的几何形状、红细胞内的黏度和红细胞膜的弹性，其中红细胞正常的双凹圆碟形的几何形状最为重要。健康成人红细胞的体积约为90μm³，表面积约为140μm²。若红细胞为规则的等体积球形，则其表面积仅为100μm²。因此，正常的双凹圆碟形使红细胞具有较大的表面积与体积之比，这使得红细胞在受到外力时易于发生变形。如果红细胞成为球形，则其表面积与体积之比降低，变形能力就减弱。另外，若红细胞内的黏度增大或红细胞膜的弹性变弱，也会使红细胞的变形能力降低。血红蛋白发生变性或细胞内血红蛋白浓度过高时，均可造成红细胞内黏度增高，进而降低红细胞的变形性。

（2）悬浮稳定性：悬浮稳定性是指红细胞在血浆中保持悬浮状态而不易下沉的特性。将盛有抗凝血的血沉管垂直静置，尽管红细胞的比重大于血浆，但正常时红细胞下沉缓慢，表明红细胞能相对稳定地悬浮于血浆中，红细胞的这一特性称为悬浮稳定性（suspension stability）。通常以红细胞在第一小时末下沉的距离来表示红细胞的沉降速度，称为红细胞沉降率（erythrocyte sedimentation rate, ESR）。健康人的血沉数值波动在一个较窄的范围，许多病理情况可以使血沉明显增快。健康成年男性红细胞沉降率为 0～15mm/h，成年女性为 0～20mm/h。沉降率越快，表示红细胞的悬浮稳定性越小。红细胞能相对稳定地悬浮于血浆中，是由于红细胞与血浆之间的摩擦阻碍了红细胞的下沉。具有双凹圆碟形的红细胞的表面积与体积之比较大，能够产生较大的摩擦力，造成自身下沉缓慢。在某些疾病（如急性炎症、活动性结核、风湿病活动期、组织严重破坏、贫血、恶性肿瘤等）会造成沉降病理性加快，红细胞彼此之间能较快地以凹面相贴，形成红细胞叠连（erythrocyte rouleaux formation）现象。红细胞发生叠连后，红细胞团块的总表面积与总体积之比减小，摩擦力相对减小而造成沉降率加快。决定红细胞叠连快慢的因素不在于红细胞本身，而在于周围血浆成分的变化。实验发现，将健康人的红细胞置于红细胞沉降率快的人的血浆中，红细胞也会较快发生叠连而沉降率加速，而将红细胞沉降率快者的红细胞置于健康人的血浆中，则沉降率恢复正常。通常血浆中纤维蛋白原、球蛋白和胆固醇的含量增高时，可加速红细胞叠连和沉降率；血浆中白蛋白、卵磷脂的含量增多时则可抑制红细胞叠连，使沉降率减慢。

（3）渗透脆性：红细胞在低渗盐溶液中发生膨胀破裂而溶血的特性称为红细胞渗透脆性（osmotic fragility），简称脆性。红细胞在等渗的 0.9% NaCl 溶液中可保持其正常形态和大小。若将红细胞悬浮于一系列浓度递减的低渗 NaCl 溶液中，水将在渗透压差的作用下渗透进入红细胞，造成红细胞正常双凹圆碟形逐渐胀大，成为球形；当 NaCl 浓度降至 0.42% 时，部分红细胞开始破裂而发生溶血；当 NaCl 浓度降至 0.35% 时，红细胞全部发生溶血。这一现象表明红细胞对低渗盐溶液具有一定的抵抗力，且同一个体的红细胞对低渗盐溶液的抵抗力并不相同。生理情况下，衰老红细胞对低渗盐溶液的抵抗力低，即脆性高；而初成熟的红细胞的抵抗力高，即脆性低。有些疾病也会影响红细胞的脆性，临床上红细胞脆性特别增大见于遗传性球形红细胞增多症，球形红细胞与双凹盘形的正常红细胞相比，其红细胞表面积 / 容积的比值显著变小。因此在临床上测定红细胞的渗透脆性有助于一些疾病的临床诊断。

2. 红细胞的功能 红细胞的主要功能是运输氧气和二氧化碳。人体 98.5% 的氧是由红细胞完成运输，是通过氧气与血红蛋白结合形成氧合血红蛋白的形式来实现。红细胞运输的氧量约为溶解于血浆中氧的 65 倍。血液中的 CO_2 主要以碳酸氢盐的形式存在，约占 CO_2 运输总量的 88%，另外还以氨基甲酰血红蛋白的形式存在，约占 CO_2 运输总量的 7%。红细胞内含有丰富的碳酸酐酶，在它的催化下，CO_2 迅速与 H_2O 反应生成碳酸，后者再解离为 HCO_3^- 和 H^+。在红细胞的参与下，血液运输 CO_2 的能力可提高 18 倍。双凹圆碟形使红细胞具有较大的气体交换表面积，由于从红细胞中心到大部分表面的距离都很近，这种结构有利于细胞内、外氧气和 CO_2 的交换。红细胞运输氧的功能是靠血红蛋白来实现，若红细胞发生破裂，血红蛋白逸出到血浆中，会丧失其运输氧的能力。此外，红细胞内含有多种对血液中的酸、碱物质有一定的缓冲作用的物质。红细胞除了气体运输功能，还具有增强吞噬和免疫黏附等免疫调节的作用。红细胞能够通过表面 I 型补体的受体（CR1），与抗原 - 抗体 - 补体免疫复合物结合，促进巨噬细胞对该免疫复合物的吞噬，防止抗原 - 抗体 - 补体免疫复合物沉积于组织内而引起免疫性疾病。另外，红细胞膜表面含有过氧化物酶，可发挥巨噬细胞样的杀伤作用。红细胞还可以与细菌、病毒等微生物免疫黏附后，不仅可以通过过氧化物酶对它们产生直接的杀伤作用，而且还可以促进吞噬细胞对它们的吞噬作用。因此，红细胞的免疫功能可以看作是机体抗感染免疫的因素之一。

（三）红细胞的生成和调节

骨髓是成人生成红细胞的唯一场所，正常人红细胞的生成包括：造血干细胞阶段、红系祖细胞阶段、红系前体细胞（原红细胞至晚幼红细胞）的增殖与分化阶段、网织红细胞的增殖及成熟阶段，以及网织红细胞向外周血释放成熟红细胞的过程。造血干细胞在骨髓造血微环境的影响下分化为红系祖细胞，再经过原红细胞、早幼红细胞、中幼红细胞、晚红细胞和网织红细胞的阶段，最后成为成熟的红细胞。从原红细胞到中幼红细胞阶段，经历 3～5 次有丝分裂，每次有丝分裂约持续 1 天。一个原红细胞可产生 8～32 个晚幼红细胞。晚幼红细胞不再分裂，细胞核逐渐消失，成为网织红细胞。网织红细胞在骨髓中停留 2 天左右。因此，由原红细胞发育至网织红细胞并释放入血，约历时 6～7 天。

1. 红细胞生成所需物质 在红细胞生成的过程中，需要有足够的蛋白质、铁、叶酸和维生素

B_{12} 的供应。蛋白质和铁是合成血红蛋白的重要原料，而叶酸和维生素 B_{12} 是红细胞成熟所必需的物质。此外，红细胞生成还需要碳水化合物、维生素 B_2、维生素 C、维生素 E 和微量元素铜、锰、钴、锌等。由于红细胞可优先利用体内的氨基酸来合成血红蛋白，故单纯因缺乏蛋白质而发生贫血者较为罕见。

（1）铁：是血红蛋白合成的必需原料，也是使氧结合在血红素上的重要元素。正常成年人体内共含有铁 3～4g，其中约 67% 存储于血红蛋白中。血红蛋白的合成从原红细胞开始，持续到网织红细胞阶段。成人每天需要 20～30mg 的铁用于红细胞的生成，但每天仅需从食物中获取 1mg 即可以补充排泄的铁，其余 95% 来自体内铁的再利用。衰老的红细胞被巨噬细胞吞噬后，血红蛋白在脾脏和肝脏中被分解，铁离子会被重新释放到血液中，并与转铁蛋白（transferrin）结合而被运送到骨髓中幼红细胞。当铁的摄入不足或吸收障碍，或长期慢性失血以致机体缺铁时，可造成血红蛋白合成减少，引起低色素小细胞性贫血，即缺铁性贫血。

（2）叶酸和维生素 B_{12}：是合成 DNA 所需的重要辅酶。叶酸是构成胸腺嘧啶（thymine）的重要物质，对于 DNA 的合成相当重要；当其含量不足时，便会影响细胞的正常分裂。因此，如果叶酸缺乏的时候，红细胞的制造量就会减少。叶酸的转化需要维生素 B_{12} 的参与。维生素 B_{12} 缺乏时，可引起叶酸的相对不足。因此，缺乏叶酸或维生素 B_{12} 时，DNA 的合成减少，幼红细胞分裂增殖减慢，红细胞体积增大，导致巨幼红细胞性贫血。正常情况下，食物中叶酸和维生素 B_{12} 的含量能满足红细胞生成的需要，但在正常情况下，体内储存有 1000～3000mg 维生素 B_{12}，而红细胞生成每天仅需 1～3mg，故当维生素 B_{12} 吸收发生障碍时，通常在 3～4 年后才会出现贫血症状。正常人体内叶酸的储存量为 5～20mg，每天叶酸的需要量约为 200mg，当叶酸摄入不足或吸收障碍时，通常 3～4 月后可发生巨幼红细胞性贫血。

2. 红细胞生成的调节 红细胞生成的调节因素十分复杂。一般情况下，外周血中红细胞的数量和生理性平衡主要是通过骨髓内红细胞生成来调节。循环中的红细胞总量是通过对红细胞生成速率的反馈调节而维持恒定。目前对红细胞生成的调节机制还不十分清楚。近年来的研究认为，当外周血中红细胞数量减少和血红蛋白浓度降低时，红细胞运输氧的能力下降，血液和组织内氧浓度降低，可刺激肾脏产生和释放促红细胞生成素（erythropoietin，EPO），促进骨髓内红细胞的生成。还有影响红细胞生成的其他因素如血容量、心肺功能、血红蛋白与氧的亲和力以及红细胞中 2,3- 二磷酸甘油酸含量等，都可能通过肾脏内的 EPO 释放，对红细胞的生成产生反馈调节作用。

众所周知，红系祖细胞向红系前体细胞的增殖分化是红细胞生成的关键环节。红系祖细胞可分为两个亚群：①早期红系祖细胞称为 BFU-E，早期红系祖细胞在体外形成集落，依赖于爆式促进活性（burst promoting activity，BPA）的刺激作用。据报道，IL-3 和 GM-CSF 均具有 BPA 的效应。②晚期红系祖细胞称为 CFU-E，它们在体外培养时只能形成较小的集落。晚期红系祖细胞对 BPA 不敏感，主要受 EPO 的调节。

（1）促红细胞生成素：研究人员在进行失血性动物实验时，将失血性贫血动物的血浆输入正常动物体内，引起了正常动物的红细胞增多，说明在贫血动物体内存在某种可以促进红细胞生成的因子。经过多年的研究，研究人员获得了含有刺激红细胞生成的物质，被称为促红细胞生成素，现已将其分离纯化。EPO 是一种糖蛋白激素，基因定位于 7 号染色体，由 166 个氨基酸残基组成，分子量约 34 000。

EPO 通过多方面的作用对红细胞生成进行调节，不同发育阶段的红系祖细胞上 EPO 受体的表达数量不同，随着红系祖细胞发育成熟，EPO 受体的数目增加；此后红细胞发育成熟，而 EPO 受体的数目又进行性下降。EPO 主要是促进晚期红系祖细胞（CFU-E）的增殖，并向原红细胞分化。EPO 也可作为存活因子（survival factor）抑制 CFU-E 的凋亡而促进红细胞的生成。此外，EPO 还可加速幼红细胞的增殖和血红蛋白的合成，促进网织红细胞的成熟与释放，对早期红系祖细胞的增殖与分化也有一定的促进作用。血浆 EPO 的水平与血液中血红蛋白浓度呈负相关，严重贫血时血浆中 EPO 浓度可增至正常水平的 1000 倍左右，高浓度的 EPO 促进红细胞生成；当红细胞数量升高时，EPO 的分泌就会减少，这一负反馈调节使血中红细胞的数量能保持相对稳定（图 3-4）。目前临床上已将重组人 EPO 应用于贫血患者，以促进患者红细胞生成。

EPO 在体内产生的部位主要是肾，肾小管周围细胞的间质细胞如成纤维细胞、内皮细胞等都可产生 EPO。缺氧可迅速引起 EPO 基因表达增加，从而使 EPO 的合成和分泌增多。切除双肾后，血

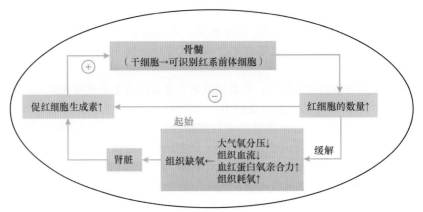

图 3-4　促红细胞生成素调节红细胞生成的反馈环

＋表示促进；－表示抑制

浆中 EPO 的浓度急剧降低。双肾实质严重破坏的晚期肾脏病患者常因缺乏 EPO 而发生肾性贫血。组织缺氧是促进 EPO 分泌的生理性刺激因素。低氧促进 EPO 基因表达的机制与低氧诱导因子 -1（hypoxia-inducible factors-1，HIF-1）的作用有关。HIF-1 作为一种转录调控因子，可与位于 EPO 基因 3′端的增强子结合而促进 EPO 的表达。此外，肾外组织缺氧也可促进 EPO 分泌，这可能是由于肾外组织产生去甲肾上腺素、肾上腺素和若干种前列腺素，后者再刺激肾产生 EPO。除肾来源外，正常人体内有 5% ～ 10% 的 EPO 是由肾外组织（如肝）产生的。与一般内分泌细胞不同的是，肾细胞内没有 EPO 的储存。缺氧可迅速引起 EPO 基因表达增加，使 EPO 的合成和分泌增多。

（2）性激素：雄激素如睾酮可刺激 EPO 生成，提高血浆中 EPO 的浓度。若切除双肾或给予抗 EPO 抗体，可阻断雄激素的促红细胞生成作用。因此，雄激素主要通过刺激 EPO 的产生而促进红细胞生成。此外，雄激素刺激骨髓红系祖细胞增殖的效应先于体内 EPO 的增加，这表明雄激素也可直接刺激骨髓中红细胞的生成。雌激素可降低红系祖细胞对 EPO 的反应，抑制红细胞的生成。雄激素和雌激素对红细胞生成的不同效应，可能是成年男性红细胞数高于女性的原因之一。此外，甲状腺激素、肾上腺皮质激素和生长激素等，也可促进红细胞生成。

（四）红细胞的破坏

1946 年，Shemin 和 Rittenborg 就测定出正常人红细胞成熟后，在血液循环中可以存活 120 天。每天约 0.8% 的衰老红细胞被破坏。衰老红细胞的消亡途径一般有两个：一是衰老细胞自身破溶；二是被吞噬细胞吞噬，后者约占 90%。脾和骨髓中的巨噬细胞吞噬红细胞后，将血红蛋白消化，释出铁、氨基酸和胆红素，其中铁和氨基酸可被重新利用，而胆红素则由肝排入胆汁，最后排出体外，这称为血管外破坏。此外，还有 10% 的衰老红细胞在血管循环中受机械剪切力等冲击而破损，此现象被称为血管内破坏。血管内破坏所释放的血红蛋白立即与血浆中的触珠蛋白结合，进而被肝摄取。当血管内的红细胞大量破坏，血浆中血红蛋白浓度过高而超出触珠蛋白的结合能力时，未能与触珠蛋白结合的血红蛋白会经肾脏排出，出现血红蛋白尿。另外，红细胞破坏过多也可引起溶血性贫血。

（五）血型与红细胞凝集

血型（blood group）通常是指红细胞膜表面上特异性抗原的类型。这种抗原是由种系基因控制的多态性抗原，称为血型抗原，人类 ABO 血型抗原表现出不同的表型和遗传衍生的糖结合结构，它们位于红细胞表面，在细胞的生理和病理中起着积极的作用。抗原特有的寡糖结构决定了血型。若将血型不相容的两个人的血液滴加在玻片上并使之混合，由于抗原抗体反应，则红细胞聚集在一起凝集成簇，这一现象称为红细胞凝集（agglutination）。在补体的作用下，最终可引起凝集的红细胞破裂，发生溶血。当给人体输入血型不相容的血液时，在血管内可发生红细胞凝集和溶血反应，甚至危及生命。因此，血型鉴定是安全输血的前提。由于血型是由遗传决定的，血型鉴定对法医学和人类学的研究也具有重要的价值。

红细胞凝集的本质是抗原抗体反应。红细胞膜表面上抗原的特异性取决于其抗原决定簇，起抗原作用的是镶嵌在红细胞膜上的一些特异蛋白质或糖脂，这些抗原在凝集反应中被称为凝集原

（agglutinogen）。根据红细胞血型抗原决定簇的生物化学结构可将其分为糖和多肽两类。人出生时，抗原决定簇为多肽的红细胞表面血型抗原已发育成熟，而决定簇为糖分子的血型抗原则在出生后逐渐发育成熟。能与红细胞膜上凝集原起反应的特异抗体是存在于血浆中的 γ- 球蛋白，称为凝集素（agglutinin）。发生抗原抗体反应时，由于每个抗体上具有 2 ～ 10 个抗原结合位点，因此抗体可在若干个带有相应抗原的红细胞之间形成桥梁，使它们聚集成簇。输血反应就是由于在体内发生了红细胞凝集。在体外可利用红细胞凝集进行血型鉴定。

除了红细胞外，白细胞和血小板表面也存在一些与红细胞相同的血型抗原，另外，它们还具有自己特有的血型抗原。白细胞上最强的同种抗原是人类白细胞抗原（human leukocyte antigen，HLA），1958 年 Dausset 等用存在不同特异性的白细胞抗体的血清鉴定出许多不同特异性的白细胞抗原。其基因定位于人类 6 号染色体。HLA 系统是一种极为复杂的抗原系统，在体内分布广泛，是免疫细胞识别自我和非自我的关键抗原分子，是引起器官移植后免疫排斥反应的最重要的抗原。由于在无关个体间 HLA 表型完全相同的概率极低，所以 HLA 的分型成为法医学上用于鉴定个体或亲子关系的重要手段之一。人类血小板表面也具有一些特异的血小板抗原系统，即 HPA 抗原（human platelet antigen，HPA）。HPA 是位于血小板膜糖蛋白（glycoprotein，GP）上的抗原表位，也是通过相应抗体的检出而发现的。如 HPA-1（Zw，PI）、HPA-2（Ko）、HPA-3（Bak）、HPA-4（Yuk）、HPA-5 及 HPA-15 等。血小板抗原与输血后血小板减少症的发生及血小板输注无效相关。

自 1901 年 Landsteiner 发现第一个人类血型系统——ABO 血型系统以来，至今已发现 43 个不同的红细胞血型系统抗原共 343 个。医学上较重要的血型系统是 ABO、Rh、MNSs、Lutheran、Kell、Lewis、Duff 和 Kidd 等，将这些血型的血液输入血型不相容的受血者，都可引起溶血性输血反应，其中，与临床关系最为密切的是 ABO 血型系统和 Rh 血型系统。Landsteiner 因为发现人类红细胞血型而获得 1930 年诺贝尔生理学或医学奖。

1. ABO 血型系统

（1）ABO 血型的分型：根据红细胞膜上是否存在 A 抗原和 B 抗原可将血液分为四种血型：红细胞膜上只含 A 抗原而无其他抗原类型者为 A 型；只含 B 抗原而无其他抗原类型者为 B 型；既含有 A 抗原，又含有 B 两种抗原者为 AB 型；A 抗原和 B 抗原两种抗原均无者为 O 型。不同血型的人的血清中含有不同的抗体，但不会含有与自身红细胞抗原相对应的抗体。A 型血者的血清中只含有抗 B 抗体；在 B 型血者的血清中，只含有抗 A 抗体；AB 型血型者的血清中抗 A 和抗 B 抗体均没有；而 O 型血型者的血清中含有抗 A 和抗 B 的两种抗体。ABO 血型还有几种亚型，A、B 血型均有亚型，常见的 A 型有 A_1、A_2、A_3、A_x 和 A_m 等，其中 A_1、A_2 亚型占全部 A 型血的 99.9%。由于 A 抗原有 A_1、A_2 亚型，故 AB 血型中也有 A_1B、A_2B 两个亚型（表 3-2）。亚洲人中 A_2、A_2B 亚型非常少见，白种人中 A_2 亚型约占 A 型人中的 20%。B 亚型较少见，主要有 B、B_3、B_m 等亚型，由于其抗原性弱，临床意义不大。

表 3-2 ABO 血型系统的抗原和抗体

血型		红细胞上的抗原	血清中的抗体
A 型	A_1	$A+A_1$	抗 B
	A_2	A	抗 B+ 抗 A_1
B 型		B	抗 A
AB 型	A_1B	$A+A_1+B$	无
	A_2B	$A+B$	抗 A_1
O 型		无 A，无 B	抗 A+ 抗 B

（2）ABO 血型系统的抗原：ABO 血型系统各种抗原的特异性决定于红细胞膜上的糖蛋白或糖脂上所含的糖链。这些糖链都是由暴露在红细胞表面的少数糖基所组成的寡糖链。ABO 血型系统主要有 A、B 和 H 三种抗原，A 和 B 抗原的特异性就决定于这些寡糖链的组成与连接顺序。A 型抗原表位是 N- 乙酰半乳糖，B 型是半乳糖，O 型即是 H 血型抗原表位，为岩藻糖，H 抗原是 A 和 B 抗原的前体。A、B 抗原都是在 H 抗原的基础上形成的。

37 天的胎儿就可以产生 A、B 及 H 抗原，5 ～ 6 周胎儿红细胞已可检测出抗原的存在，出生时红细胞所带的抗原数量大约为成人的 25% ～ 50%，以后随年龄的增长而不断增加，到 20 岁左右达高峰，进入老年期逐渐减低，大多数个体每个红细胞有 200 万个以上的抗原，ABO 血型抗原的抗原性终身不变。

（3）ABO 血型系统的抗体：ABO 血型系统抗体为免疫球蛋白，按其产生原因可分为天然抗体和免疫性抗体。天然抗体分子量大，多属 IgM，不能通过胎盘。免疫抗体分子量小，属于 IgG 抗体，是机体受到自身所不存在的红细胞抗原刺激而产生。其能通过胎盘进入胎儿体内。A 型或 B 型人的抗 B 或抗 A 以 IgM 为主，还有少量 IgG、IgA；O 型人血清中含有抗 A 和抗 B 抗体，以 IgG 为主。所以，O 型血的母亲当母子血型不合时易发生新生儿溶血病。

新生儿体液免疫尚未发育成熟，出生时血液中尚无自身产生的 ABO 血型抗体，仅存在来自母体的 IgG 型抗体。ABO 凝集素在出生后 3 个月方可检出，之后凝集素效价会逐渐增加，5 ～ 10 岁时可达到成人的水平，称之为"自然发生"的抗体。H 基因缺损的孟买型人的血清中，有抗 A、抗 B和抗 H 抗体。因此，除了同血型者外，他们的血清与所有其他血型人的红细胞均不相容。

（4）ABO 血型的遗传：9 号染色体（9q34.2）上的 A、B 和 O 三个等位基因决定了人类 ABO 血型系统的遗传。在一对染色体上只会出现上述三个基因中的两个，分别由父母双方各遗传一个给子代。三个基因组成了六组基因型（genotype），见表 3-3。A、B 基因为显性基因，O 基因为隐性基因，所以血型的表现型（phenotype）有四种。血型相同的人其遗传基因型不一定相同。表现型为 A 型血型者，其遗传型可为 AA 或 AO。O 型血型者，其基因型只能是 OO。ABO 血型系统有 4 种表现型（A、B、AB、O 型），6 种基因型（AA、AO、BB、BO、AB、OO 型），由于 ABO 基因表达抗原的遗传特性，故以父母的血型可以推测子代的血型，有助于亲子鉴定。

表 3-3 ABO 血型的基因型和表现型

基因型	表现型
OO	O
AA，AO	A
BB，BO	B
AB	AB

（5）ABO 血型的鉴定：正确鉴定血型是保证输血安全的基础。ABO 血型鉴定主要是利用抗原抗体之间的反应来完成，包括正向定型（forward typing）和反向定型（reverse typing）。前者是用已知的特异性抗体（标准血清）检查红细胞的未知抗原，后者是利用已知血型的标准红细胞检查血清中的未知抗体。结果判断见表 3-4。同时进行正反向定型是为了相互印证。新生儿血液中的血型抗体来自母体，故新生儿血型鉴定时只进行正向定型。

表 3-4 红细胞常规 ABO 血型定型

正向定型			反向定型			
B 型血清（抗 A）	A 型血清（抗 B）	O 型血清（抗 A，抗 B）	A 型红细胞	B 型红细胞	O 型红细胞	血型
－	－	－	＋	＋	－	O
＋	－	＋	－	＋	－	A
－	＋	＋	＋	－	－	B
＋	＋	＋	－	－	－	AB

"＋"示有凝集反应，"－"示无凝集反应。ABO 系统中除 A_1、A_2 亚型之外，还有 Ax 等亚型。Ax 红细胞与 B 型血清不发生凝集（或甚弱），但可与 O 型血清发生凝集，故加用 O 型血清可发现 Ax 型，避免误定为 O 型。加用 O 型标准红细胞可检出血清中是否含有与 ABO 血型系统无关的红细胞抗体

2. Rh 血型系统

（1）Rh 血型的发现和分布：Landsteiner 和 Wiener 在 1940 年用恒河猴的红细胞多次输入家兔体内，使之产生抗恒河猴红细胞的抗体，再用含这种抗体的家兔血清与人的红细胞混合，发现约 85%的白种人的红细胞可被这种血清凝集，表明这些人的红细胞抗原与恒河猴红细胞的抗原相同，这种血型被称为 Rh 阳性血型；而 15% 的人的红细胞不被这种血清凝集，称为 Rh 阴性血型。这种血型系统称为 Rh 血型系统。中国人约 99.6% 为 Rh 阳性，0.4% 为 Rh 阴性。少数民族的 Rh 阴性者较多，如塔塔尔族约 15.8%，苗族约 12.3%，布依族和乌孜别克族约 8.7%。故在这些民族中，Rh 血型的问题应受到特别重视。

（2）Rh 血型系统的抗原与分型：Rh 抗原系统比较复杂，目前已发现 55 种 Rh 抗原（也称 Rh 因子）。与临床关系最密切的有 D、E、C、c、e 五种。Rh 抗原由位于 1 号染色体短臂（1p36.11）上两

个紧密连锁的基因所编码,一个编码 D 抗原(RhD),另外一个编码 C/c 和 E/e 抗原(RhCE)。Rh 抗原特异性由蛋白质的氨基酸序列决定。Rh 阳性者有 RhD 基因和 RhCE 基因。Rh 阴性者只有 RhCE 基因。RhD 和 RhCE 基因的变异形成了复杂的 Rh 血型系统的表型。由于尚未发现 d 抗体,也未发现 d 抗原。D 最先发现,且抗原性最强,临床上将表达 D 抗原的红细胞称为 Rh 阳性,不表达 D 抗原的红细胞称为 Rh 阴性。但从血清学角度看,Rh 阴性只有一种,即 ccdee。Rh 抗原只存在于红细胞上,出生时就已发育成熟。

(3) Rh 血型的特点及其临床意义:与 ABO 血型系统不同,人的血清中一般不存在 Rh 天然抗体,只有当 Rh 阳性的血液输注至 Rh 阴性者后,才会通过体液免疫产生 Rh 抗体,输血之后的 2 ~ 4 月血清中抗 Rh 抗体的水平达到高峰。故 Rh 阴性受血者在首次接受 Rh 阳性血液的输血后,一般不产生明显的输血反应,而在第二次或多次输入 Rh 阳性血液时,会产生抗原抗体反应,Rh 阳性红细胞被破坏发生溶血。值得注意的是,缺乏 D 抗原的 Rh 阴性者,也可由于其他 Rh 抗原的存在而产生输血反应。Rh 血型系统与 ABO 血型系统的另一个不同表现在抗体的特性。Rh 血型系统的抗体主要是分子量较小的 IgG,如果母体血液中含有针对胎儿红细胞的 IgG 类 Rh 抗体,IgG 类 Rh 抗体可以通过胎盘,破坏胎儿红细胞,引起新生儿溶血病。故鉴定新生儿及母亲 Rh 血型及检查 Rh 不完全抗体,以利于发现新生儿溶血病。因一般只有在妊娠末期或分娩时才会有足量的胎儿红细胞进入母体,母体血液中的抗体浓度缓慢增加,所以 Rh 阴性的母体怀第一胎 Rh 阳性的胎儿时,极少发生胎儿新生儿溶血。如果在 Rh 阴性母亲生育第一胎后,及时注射特异性抗 D 免疫球蛋白,中和进入母体的 D 抗原,以避免 Rh 阴性母亲致敏,可预防第二次妊娠时发生胎儿新生儿溶血。

二、白细胞生理

(一) 白细胞的分类与数量

白细胞是无色、球形、有核的血细胞。白细胞可分为中性粒细胞(neutrophil)、嗜酸性粒细胞(eosinophil)、嗜碱性粒细胞(basophil)、单核细胞(monocyte)和淋巴细胞(lymphocyte)五类。前三者因其胞质中含有嗜色颗粒,故总称为粒细胞(granulocyte)。正常成年人血液中白细胞数为 $(4.0 \sim 10.0) \times 10^9/L$,其中中性粒细胞占 50% ~ 70%,嗜酸性粒细胞占 0.5% ~ 5%,嗜碱性粒细胞占 0% ~ 1%,单核细胞占 3% ~ 8%,淋巴细胞占 20% ~ 40%。白细胞数量男女无明显差异。

正常人血液中白细胞的数目可因年龄和机体处于不同机能状态而在一定范围内变化:①随着年龄而变化,新生儿血液中白细胞数较高,一般在 $15 \times 10^9/L$ 左右,婴儿期维持在 $10 \times 10^9/L$ 左右。新生儿血液中的白细胞主要为中性粒细胞,随着年龄增长淋巴细胞逐渐增多,可达到 70%,3 ~ 4 岁后淋巴细胞逐渐减少,当到达青春期时与成年人基本相同。②有昼夜波动,早晨血液中白细胞数稍低于下午。③进食、疼痛、情绪激动和剧烈运动等均可使白细胞数目显著增多。④女性在妊娠末期白细胞数波动于 $(12 \sim 17) \times 10^9/L$ 之间,分娩时可高达 $34 \times 10^9/L$。

(二) 白细胞的生理特性和功能

白细胞是人体与疾病斗争的"卫士"。当病菌侵入人体体内时,白细胞能通过变形而穿过毛细血管壁,集中到病菌入侵部位,将病菌包围、吞噬。如果体内的白细胞的数量高于正常值,很可能是机体发生了炎症。各类白细胞均可参与机体的防御功能。白细胞具有的变形、游走、趋化、吞噬和分泌等特性,这些特性是其执行防御功能的生理基础。白细胞主要通过两种方式抵御外源性病原生物的入侵:通过吞噬作用清除入侵的细菌和病毒;通过形成抗体和致敏淋巴细胞来破坏或灭活入侵的病原体。多数白细胞仅在血液中稍作停留,随后进入组织中发挥作用。除淋巴细胞外,所有的白细胞都能伸出伪足做变形运动。凭借着这种变形运动,白细胞可以从毛细血管内皮细胞的间隙逸出,进入血管周围组织内,这一过程称为白细胞渗出(diapedesis)。白细胞的渗出有赖于白细胞与内皮细胞间的相互作用和黏附分子的介导。渗出到血管外的白细胞也可借助变形运动在组织内游走,在某些化学物质的吸引下,可迁移到炎症区发挥其生理作用。白细胞朝向某些化学物质运动的特性,称为趋化性(chemotaxis)。能吸引白细胞发生定向运动的化学物质,称为趋化因子(chemokine)。人体细胞的降解产物、抗原 - 抗体复合物、细菌毒素和细菌等都具有趋化活性。白细胞按照这些趋化因子的浓度梯度游走到炎症部位,然后将入侵的细菌等异物吞噬(phagocytosis),进而将其消化、杀灭。通常情况下炎症组织释放的趋化因子对周围影响的有效距离可达 100μm，而组织细胞距离毛细血管的距离一般不超过 50μm，因此，来自炎症区域的趋化信号易于吸引白细胞到达炎症部位。白细胞还可分泌白细胞介素、干扰素、肿瘤坏死因子、集落刺激因子等多种细胞因子，通过自分泌、旁分泌作用参与炎症和免疫反应的调控。

白细胞的吞噬具有选择性。正常细胞表面光滑，其表面存在可以排斥吞噬的保护性蛋白，故不易被吞噬。坏死的组织和外源性颗粒，因缺乏相应的保护机制而易被吞噬。此外，在特异性抗体和某些补体的激活产物的作用下，白细胞对外源性异物的识别和吞噬作用加强。

1. 中性粒细胞　中性粒细胞在骨髓中从祖细胞起始，经过增殖和发育而成熟，其发育程序是：原始粒细胞 → 早幼粒细胞 → 中性中幼粒细胞 → 中性晚幼粒细胞 → 中性杆状（带状）核粒细胞 → 多形核粒细胞。中性粒细胞的胞核呈分叶状，故又称多形核白细胞（polymorphonuclear leukocyte）。血管中的中性粒细胞约有一半随血液循环，称为循环池，通常白细胞计数即反映这部分中性粒细胞的数量；另一半则滚动在小血管的内皮细胞上，称为边缘池。这两部分细胞可以相互交换，保持动态平衡。肾上腺素可促进中性粒细胞自边缘池进入循环池，在 5 ～ 10 分钟可使外周血中的中性粒细胞增多 50%。此外，在骨髓中还储备有约 $2.5×10^{12}$ 个成熟的中性粒细胞，约为外周血液中性粒细胞总数的 15 ～ 20 倍。在机体需要时，储存的中性粒细胞可在数小时内大量进入循环血液。中性粒细胞在血管内停留的时间平均只有 6 ～ 8 小时，一旦进入组织，它们就不再返回血液。

中性粒细胞是血液中主要的吞噬细胞，其变形游走能力和吞噬活性均较强。中性粒细胞的防御功能是由其受体感受趋化物质而开始，随后依次出现形态改变、黏附性增加、肌动蛋白装配、定向移动、吞噬体形成及氰化物不敏感性氧消耗增加（呼吸爆发作用）等一系列有序变化。当细菌入侵时，中性粒细胞在炎症区域产生的趋化性物质作用下，自毛细血管渗出而被吸引到炎症区域吞噬细菌。中性粒细胞是体内游走最快的细胞，最高可达 30μm/min。中性粒细胞黏附在内皮细胞的表层是中性粒细胞通过变形从内皮细胞间隙"挤"出去的先决条件。当感染发生时，中性粒细胞是首先到达炎症部位的效应细胞，它开始吞噬时，本身又能释放出吸引中性粒细胞的物质，使更多的中性粒细胞趋向炎症区域，6 小时左右局部中性粒细胞数量达到高峰，可增高 10 倍以上，直到把所有异物或细菌吞噬掉。中性粒细胞吞噬细菌后几乎同时开始非氧杀菌和依氧杀菌进程，并且相互配合，协同完成杀菌。随着吞噬作用的引发，中性粒细胞开始启动脱颗粒作用，而这些颗粒移位并与细胞质膜内陷形成的吞噬体融合。然后通过颗粒中含有的水解酶、乳铁蛋白（可与铁螯合而抑制细菌生长）、杀菌性通透性增加蛋白（bactericidal permeability increasing protein，可增加细菌外膜的通透性而杀菌）等抗菌性蛋白分子对细菌进行非氧杀伤；同时，中性粒细胞也可通过产生大量具有很强细胞毒性作用的活性氧基团（如超氧阴离子、过氧化氢、羟自由基及单线态氧等）进行依氧杀菌。中性粒细胞颗粒内的非氧杀菌能力低于依氧杀菌能力，杀菌后对细菌的分解依赖于溶酶体中大量的溶酶体酶来实现。当中性粒细胞吞噬 3 ～ 20 个细菌后，其本身即解体，释放的各种溶酶体酶又可溶解周围组织而形成脓液。炎症时，由于炎症产物的作用，可使骨髓内储存的中性粒细胞大量释放而使外周血液的中性粒细胞数目显著增高，有利于更多的中性粒细胞进入炎症区域。当血液中的中性粒细胞数减少到 $1×10^9$/L 时，机体的抵抗力就会明显降低，容易发生感染。此外，中性粒细胞还可吞噬和清除衰老的红细胞和抗原抗体复合物等。

2. 单核细胞　单核细胞（monocyte）是血液中最大的血细胞，也是体积最大的白细胞，是机体防御系统的一个重要组成部分。单核细胞来源于骨髓中的造血干细胞，并在骨髓中发育，随后会迁移到组织中继而发育成体积增大 5 ～ 10 倍的巨噬细胞（macrophage）。根据巨噬细胞所定居的组织可以把其分为不同的特异性巨噬细胞，如肝脏的库普弗（Kupffer）细胞、肺脏的间质巨噬细胞和肺泡巨噬细胞、脾巨噬细胞、肠巨噬细胞、骨骼的破骨细胞、皮肤的朗格汉斯（Langerhans）细胞、脑小胶质细胞、浆膜腔（腹膜、胸膜和心包膜）的巨噬细胞和乳汁巨噬细胞等。单核细胞与器官组织内的巨噬细胞构成单核吞噬细胞体系（mono-nuclearphagocyte system）。单核 - 巨噬细胞能够分泌和释放多种生物活性物质，如集落刺激因子（CSF）、白细胞介素（IL-1、IL-3、IL-6 等）、肿瘤坏死因子（TNFα）、干扰素（INF-α、INF-β）等，参与其他细胞活动的调控。除此之外，单核 - 巨噬细胞还具有吞噬和杀伤作用，能够吞噬灭杀多种病原微生物，是机体非特性免疫的重要防线。此外，单核 - 巨噬细胞还参与免疫调节，被激活后能有效地杀伤肿瘤和病毒感染细胞，并加工处理将抗原呈递给 T 细胞，刺激 T 细胞反应。当机体发生炎症或其他疾病都可引起单核细胞总数百分比发生变化，因此检查单核细胞计数成为辅助诊断的一种重要方法。单核细胞还可在组织中发育成抗原呈递能力远强于巨噬细胞的树突状细胞（dendritic cell）。

3. 嗜酸性粒细胞　嗜酸性粒细胞是一种胞质中含有较大的椭圆形嗜酸性颗粒的白细胞。血液中嗜酸性粒细胞的数目在清晨时减少，午夜时增多，具有明显的昼夜周期性波动性，这种周期性波动可能与血液中肾上腺皮质激素含量的昼夜波动有关，随着血液中糖皮质激素浓度增高时，嗜酸性粒细胞数目减少。成熟的嗜酸性粒细胞的胞质中因含有对酸性染料有特殊亲和力的过氧化物酶和主要碱性蛋白（major basic protein，MBP）、嗜酸性粒细胞阳离子蛋白等带大量正电荷的蛋白质而嗜酸性。嗜酸性粒细胞在机体发生过敏反应和寄生虫感染时发挥着重要作用，其主要功能是：①限制嗜碱性粒细胞和肥大细胞在Ⅰ型超敏反应中的作用。嗜酸性粒细胞可以通过产生前列腺素E抑制嗜碱性粒细胞合成和释放生物活性物质；同时又通过吞噬嗜碱性粒细胞、肥大细胞所排出的颗粒，以及释放组胺酶和芳香硫酸酯酶等酶类分别灭活嗜碱性粒细胞所释放的组胺、白三烯等生物活性物质。②参与对蠕虫的免疫反应。在特异性免疫球蛋白IgG、IgE抗体和补体C3的调理作用下，嗜酸性粒细胞可借助细胞表面的Fc受体和C3受体黏着于多种蠕虫的幼虫上，释放颗粒内所含的主要碱性蛋白、嗜酸性粒细胞阳离子蛋白和过氧化物酶等，损伤幼虫虫体。但其成虫在体内和体外均能抵抗嗜酸性粒细胞的损伤作用。除了杀寄生虫外，嗜酸性粒细胞还参与炎症反应。甲状腺炎、肺结核、真菌感染、葡萄球菌感染、霍奇金淋巴瘤和某些肿瘤进程，均可引起嗜酸性粒细胞的增多和在急慢性炎症部位的聚集。此外，在某些情况下，嗜酸性粒细胞也可导致组织损伤。嗜酸性粒细胞可释放多种促炎介质，释放的主要碱性蛋白对支气管上皮具有毒性作用，并能诱发支气管痉挛，目前认为嗜酸性粒细胞是在哮喘发生发展中组织损伤的主要效应细胞。

4. 嗜碱性粒细胞　嗜碱性粒细胞来源于骨髓，是外周血白细胞种群中最小的群体。正常情况下成熟的嗜碱性粒细胞存在于血液中，只有在发生炎症时受趋化因子的诱导才迁移到组织中。超微结构观察显示，嗜碱性粒细胞中有圆形或卵圆形碱性染色颗粒，颗粒内含有肝素、组胺、嗜酸性粒细胞趋化因子A等物质。当嗜碱性粒细胞被活化时，颗粒中的肝素、组胺、嗜酸性粒细胞趋化因子A等会被释放出来，并行使其功能，如肝素具有抗凝血作用，有利于保持血管的通畅，使吞噬细胞能够到达抗原入侵部位而将其破坏，还可作为酯酶的辅基，加快脂肪分解为游离脂肪酸的过程。组胺和过敏性慢反应物质可使毛细血管壁通透性增加，引起局部充血水肿，并可使支气管平滑肌收缩，从而引起荨麻疹、哮喘等Ⅰ型超敏反应症状。嗜酸性粒细胞趋化因子A，可吸引嗜酸性粒细胞，使之聚集于局部，以限制嗜碱性粒细胞在过敏反应中的作用。嗜碱性粒细胞在迟发型过敏反应中，是重要的效应细胞，会在迟发型过敏反应者的鼻腔和皮肤集结，表明嗜碱性粒细胞可能是引起迟发型过敏反应的源头。被激活的嗜碱性粒细胞除了会释放其颗粒中的物质外，还可合成释放白三烯（过敏性慢反应物质）和IL-4等细胞因子。近年来的研究还显示，嗜碱性粒细胞还在机体抗寄生虫免疫应答中起重要作用。

5. 淋巴细胞　淋巴细胞（lymphocyte）是白细胞的一种，是体积最小的白细胞。其由淋巴器官产生，主要存在于淋巴管中循环的淋巴液中，是机体免疫应答功能的重要细胞成分，是淋巴系统几乎全部免疫功能的主要执行者，是对抗外界感染和监控体内细胞变异的一线"士兵"。淋巴细胞是一类具有免疫识别功能的细胞系，按其发生迁移、表面分子和功能的不同，可分为T淋巴细胞（又名T细胞）、B淋巴细胞（又名B细胞）和自然杀伤（natural killer cell，NK cell）细胞。T细胞和B细胞都是抗原特异性淋巴细胞，它们的最初来源是相同的，都来自造血组织。T细胞主要与细胞免疫有关，B细胞主要与体液免疫有关，而NK细胞则是机体天然免疫的重要执行者，能够直接杀伤被病毒感染的自身细胞或者肿瘤细胞。淋巴细胞的功能详见免疫学。

（三）白细胞的生成和调节

白细胞主要来源于骨髓中的造血干细胞。在胚胎第七周时，胎肝中开始生成粒细胞，但此时粒细胞的量还很少。第十周时，骨髓中开始大量生成粒细胞。粒细胞和单核细胞的生成受粒细胞-巨噬细胞集落刺激因子（granulocyte-macrophage colony-stimulating factor，GM-CSF）、粒细胞集落刺激因子（granulocyte colony-stimulating factor，G-CSF）、巨噬细胞集落刺激因子（macrophage colony-stimulating factor，M-CSF）等调节。GM-CSF能刺激中性粒细胞、单核细胞和嗜酸性粒细胞的生成。GM-CSF与骨髓基质细胞产生的干细胞因子联合作用，还可刺激早期造血干细胞与祖细胞的增殖与分化。G-CSF 和 M-CSF 分别促进粒细胞和单核细胞的生成。此外，乳铁蛋白和转化生长因子 β 等抑制因子可以直接抑制白细胞生成，或是限制上述的集落刺激因子的释放或作用，与促白细胞生成的刺激因子共同维持正常的白细胞生成过程。

（四）白细胞的破坏

白细胞主要在组织中发挥作用，循环血液只是将白细胞从骨髓和淋巴组织运送到机体所需部位的通路，因此，白细胞在血液中停留的时间较短。一般来说，中性粒细胞在循环血液中停留 8 小时左右即进入组织，4 ～ 5 天后即衰老死亡，或经消化道排出；若有细菌入侵，中性粒细胞在吞噬过量细菌后，因释放溶酶体酶而发生"自我溶解"，与破坏的细菌和组织碎片共同形成脓液。单核细胞在血液中停留 2 ～ 3 天，然后进入组织，并发育成巨噬细胞，在组织中可生存 3 个月左右。嗜酸性粒细胞和嗜碱性粒细胞在组织中可分别生存 8 ～ 12 天和 12 ～ 15 天。

（五）血液的免疫学特性

机体在日常活动中不断暴露于细菌、真菌、病毒、寄生虫等病原生物，这些病原生物的入侵可使机体产生各种疾病。免疫系统不但可以抵御病原体的感染，还能通过清除体内衰老、损伤以及突变的细胞发挥免疫自稳和监视功能。免疫系统包括免疫器官、免疫细胞和免疫分子。血液中的各种血细胞、抗体及补体均是机体免疫系统的重要组成部分，同时血液也是免疫反应发生的重要场所。

1. 固有免疫　固有免疫（innate immunity）由遗传获得，与生俱来，因不具有针对某一类抗原的特异性，又称非特异性免疫（nonspecific immunity），是机体抵御病原生物入侵的第一道防线，启动并参与获得性免疫应答。固有免疫反应主要依靠固有免疫细胞和分子。固有免疫细胞包括吞噬细胞（如中性粒细胞和单核巨噬细胞系统）、树突状细胞（dendritic cell，DC）、自然杀伤细胞（natural killer cell，NK cell）、自然杀伤 T 细胞、γδT 细胞和 B1 细胞等。吞噬细胞可识别、吞噬并杀灭病原体（单核细胞需发育为巨噬细胞，才具有强的吞噬能力）。NK 细胞能非特异性杀伤肿瘤细胞和被病毒及胞内病原体感染的靶细胞。DC 是功能最强的抗原提呈细胞，可摄取、加工处理并提呈抗原，进而激活初始 T 细胞。此外，巨噬细胞也具有一定的抗原提呈能力。法国科学家 Hoffmann JA 因为发现 DC 细胞及其在获得性免疫调控中的作用获得 2011 年诺贝尔医学或生理学奖。固有免疫分子包括补体、细胞因子、抗菌肽及酶类物质（防御素、溶菌酶、乙型溶素）。固有免疫对接触过的病原体无记忆性，免疫应答时间为几分钟至几十个小时。

2. 获得性免疫　获得性免疫（acquired immunity）是个体在出生后与抗原物质接触后产生的防御功能，可特异地与某种抗原物质起反应，又称特异性免疫（specific immunity）。获得性免疫包括体液免疫和细胞免疫，分别通过免疫系统产生针对某种抗原的特异性抗体和活化的淋巴细胞而清除相应的入侵病原生物或毒素。获得性免疫依赖特异性免疫细胞（T 淋巴细胞和 B 淋巴细胞）、抗原提呈细胞（APC）以及免疫分子（抗体）的参与。抗体是由 B 细胞发育而来的浆细胞（plasma cell）所产生的能与抗原特异性结合的免疫球蛋白（immunoglobulin，Ig）。Ig 按其重链结构可分为 IgM、IgG、IgA、IgD 和 IgE 五类。抗体可发挥多种免疫功能。抗体与侵入机体的抗原物质结合，使病毒失去进入细胞的能力或中和细菌毒素的毒性（中和作用）；抗体与病原体结合可促进吞噬细胞吞噬病原体（免疫的调理作用），并可增强中性粒细胞、单核细胞、巨噬细胞及 NK 细胞对靶细胞的杀伤作用（抗体依赖细胞介导的细胞毒性作用）；抗体与靶细胞上的抗原结合后还可激活补体，在靶细胞膜上形成小孔而导致病原体细胞溶解。B 淋巴细胞通过分化为具有抗原特异性的浆细胞产生抗体而引起体液免疫。T 淋巴细胞通过形成活化的效应淋巴细胞以及分泌细胞因子引起细胞免疫。B 淋巴细胞和 T 淋巴细胞负责识别和应答特异性抗原，是获得性免疫反应的主要执行者。红细胞也参与机体的免疫反应，红细胞表面的补体受体可识别抗原，当相关抗原进入血液后可被黏附到红细胞表面（免疫黏附作用），形成的免疫复合物在经过肝、脾时被巨噬细胞所吞噬，从而清除病理性循环免疫复合物。需要指出的是，免疫应答是一把双刃剑，异常免疫应答（通常是免疫反应过强）可导致多种免疫相关疾病的发生。有关机体的免疫功能详见免疫学教材。

三、血小板生理

（一）血小板的数量和功能

血小板是小的圆盘状无核细胞，直径为 2～3μm。它们以静息状态在机体中循环。当血小板受到刺激时，可伸出伪足而呈不规则形状。血小板含有大量颗粒物质，包括 α- 颗粒、致密体和溶酶体颗粒，其内容物的释放在血小板活化中起到重要作用。血小板质膜表面表达多种受体，其中糖蛋白（glycoprotein，GP）Ⅰb-Ⅸ-Ⅴ 和 GPⅡb/Ⅲa（整合素 αⅡbβ3）最为重要。GPⅠb-Ⅸ-Ⅴ 复合物由 GPⅠb-Ⅸ 和 GPⅤ 通过非共价键组成，是 von Willebrand 因子（简称 vWF）的受体，介导血小板在血管破损处的黏附。GPⅡb/Ⅲa 是血小板膜上含量最丰富的糖蛋白，可与纤维蛋白原和 vWF 结合，引起血小板聚集。GPⅠb-Ⅸ-Ⅴ 及 GPⅡb/Ⅲa 与相应配体结合是引起血小板黏附、聚集及血小板内信号途径活化的重要机制（图 3-5）。

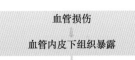

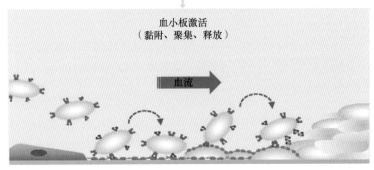

图 3-5 血小板激活、聚集过程

正常成年人血液中的血小板数量为（100～300）×10⁹/L。正常人血小板计数可有 6%～10% 的变动范围，通常午后较清晨高，冬季较春季高，剧烈运动后和妊娠中、晚期升高，静脉血比毛细血管内血液高。

在生理情况下，血小板的主要作用是参与止血。循环中的血小板一般处于静息状态，当血小板遇到受损的血管壁并暴露于内皮下基质成分时，血小板被迅速激活并黏附在血管壁和其他血小板上以恢复血管完整性，在生理止血过程中起重要作用。活化的血小板还可为凝血因子提供负电荷表面，促进凝血酶的形成，增强凝血反应。在病理情况下，如动脉粥样硬化斑块破裂时，血小板由于过度活化和聚集，可能导致血栓形成，从而引起心肌梗死或脑卒中。

血小板除在止血与血栓形成中起关键作用外，近年来研究发现血小板还参与许多其他生理和病理过程。例如，血小板对机体的免疫功能具有重要的调控功能，甚至被认为是一种免疫细胞。血小板几乎可与所有已知的免疫细胞相互作用，在感染或者炎症刺激下，血小板可直接通过表面分子如 P- 选择素、CD40L 等与白细胞表面 PSGL-1、CD40 等结合，血小板在活化时还释放出大量免疫调节分子，调节固有免疫和适应性免疫。血小板还与肿瘤转移密切相关。肿瘤细胞与原发肿瘤分离并侵入血液循环。肿瘤细胞立即激活血小板并被血小板包裹，逃逸机体免疫监视，例如血小板在激活时分泌大量的生长因子和趋化因子，如血管内皮生长因子（vascular endothelial growth factor，VEGF）、转化生长因子（transforming growth factor，TGF-β）等，诱导自然杀伤细胞失能，逃逸免疫细胞对肿瘤细胞的杀伤。血小板还可通过表面的 P- 选择素介导肿瘤细胞在血管壁的停滞，促进肿瘤细胞向远端器官的内皮下基质外渗。为了建立转移灶，血小板源生长因子，如 TGF-β、VEGF 等，可促进肿瘤细胞增殖和血管新生。此外，血小板还在淋巴管形成、动脉粥样硬化等过程中起重要作用。

（二）血小板的生理特性

1. 黏附 血小板与非血小板表面的黏着称为血小板黏附（platlet adhesion）。血小板不能黏附于正常内皮细胞表面。当血管内皮受损时，暴露内皮下成分，血小板即可黏附于内皮下组织。血小板的黏附需要血小板膜上的 GP I b-IX-V 复合物、内皮下成分（主要是胶原纤维）和 vWF 的参与。GP I b-IX-V 复合物是血小板表面主要的黏附受体。在正常情况下，血液中 vWF 不能与血小板表面 GP I b 结合。当血管受损后，内皮下胶原暴露，vWF 首先与胶原纤维结合，引起 vWF 构象改变，获得与血小板膜上 GP I b 结合的能力，从而使血小板黏附于胶原纤维上，这使得血小板能在高剪切力条件下（如小动脉和狭窄的血管等）黏附于受损局部。在 GP I b-IX-V 复合物缺乏（巨大血小板综合征）、vWF 缺乏（血管性血友病或 von Willebrand 病）和胶原纤维变性等情况下，血小板的黏附功能受损，因而可能发生出血倾向。

2. 释放 血小板受刺激后将储存在致密体颗粒、α- 颗粒或溶酶体内的物质排出的现象，称为血小板释放（platelet release）或血小板分泌（platelet secretion）。从致密体颗粒释放的物质主要有 ADP、ATP、5- 羟色胺（5-HT）、Ca^{2+}；从 α- 颗粒释放的物质主要有 β- 血小板球蛋白、血小板因子 4（platelet factor 4，PF4）、vWF、纤维蛋白原、凝血因子 V（factor V，FV）、凝血酶敏感蛋白、血小板衍生生长因子（platelet-derived growth factor，PDGF）等。此外，被释放的物质除来自血小板颗粒外，也可能是临时合成并即时释放的物质，如血栓烷 A_2（thromboxane A_2，TXA_2）。大多数能引起血小板聚集的因素都能引起血小板释放反应，而且血小板的黏附、聚集和释放几乎同时发生。血小板释放的许多物质可进一步促进血小板的活化、聚集，加速止血过程。临床上也可通过测定血浆 β- 血小板球蛋白和 PF4 的含量来了解体内血小板的活化情况。此外，血小板 α- 颗粒还可释放趋化因子、促血管生成因子和抗血管生成因子等，参与免疫调控和血管生成等。

3. 聚集 血小板与血小板之间的相互黏着，称为血小板聚集（platelet aggregation）。这一过程需要纤维蛋白原、Ca^{2+} 和血小板膜上 GP II b/III a 的参与。纤维蛋白原是一种血浆蛋白，血小板 GP II b/III a 含有纤维蛋白原结合位点。静息血小板表面的 GP II b/III a 处于低亲和力状态，并不能与纤维蛋白原结合。当血小板黏附于血管破损处或在诱导剂的激活下，GP II b/III a 活化，发生构象改变，在 Ca^{2+} 的作用下纤维蛋白原可与之结合，连接相邻的血小板，使血小板聚集成团。GP II b/III a 的异常（血小板无力症）或纤维蛋白原缺乏（纤维蛋白原缺乏血症）均可引起血小板聚集障碍。

体外实验中，在洗涤血小板悬液或富含血小板的血浆中加入诱导剂诱导血小板聚集时，悬液的光密度降低（透光度增加），根据血小板悬液光密度的变化动态了解血小板的聚集情况。血小板的聚集通常出现两个时相，即第一聚集时相和第二聚集时相。第一聚集时相发生迅速，也能迅速解聚，为可逆性聚集；第二聚集时相发生缓慢，但不能解聚，为不可逆性聚集。目前已知多种生理性因素和病理性因素均可引起血小板聚集。生理性致聚剂主要有 ADP、肾上腺素、5-HT、组胺、胶原、凝血酶、TXA_2 等；病理性诱导剂有细菌、病菌、免疫复合物、药物等。诱导剂与血小板膜表面相应受体结合启动下游信号通路诱导聚集，不同诱导剂结合不同的受体，同一诱导剂也可能对应多个受体。例如，ADP 可与血小板表面 $P2Y_1$ 和 $P2Y_{12}$ 受体结合，$P2Y_1$ 的激活起始 ADP 诱导的血小板聚集，而 $P2Y_{12}$ 进一步放大和稳定血小板聚集。人血小板含有蛋白酶激活受体 1（protease-activated receptor-1，PAR-1）和 PAR-4 两个凝血酶受体，前者对低浓度凝血酶敏感，后者需要高浓度凝血酶才可被激活。血小板聚集的形式可能随诱导剂的类型和浓度而变化。例如，低浓度 ADP 诱导的血小板聚集只出现第一聚集时相，并迅速解聚；中等浓度 ADP 引起的聚集在第一时相结束和解聚后不久，又出现不可逆的第二聚集时相。第二聚集时相的出现是由于血小板释放内源性 ADP 所致；高浓度 ADP 引起的聚集，由于第一聚集时相和第二聚集时相相继发生，只出现单一的不可逆性聚集。凝血酶所引起的血小板聚集反应与 ADP 相似，也呈剂量依赖方式引起单相或双相血小板聚集。胶原只引起血小板单相的不可逆聚集，聚集反应与释放反应同时发生，故胶原所诱发的血小板单相聚集与内源性 ADP 的释放和 TXA_2 的形成有关。抑制血小板聚集是抗血小板药物的主要靶点之一。血小板 $P2Y_{12}$ 和 GP II b/III a 受体拮抗剂，是目前抗血小板药物的主要来源。

血小板释放的 TXA_2 具有强烈的诱导血小板聚集和收缩血管的作用。血小板内并无 TXA_2 的储存，当血小板受刺激而被激活时，血小板内的磷脂酶 A_2 也被激活，磷脂酶 A_2 通过水解膜磷脂，释放出花生四烯酸，花生四烯酸在环氧化酶（cyclooxygenase，COX）的作用下代谢为中间产物前列腺素 G_2 和 H_2（PGG_2 和 PGH_2），并进一步在血小板的血栓烷合成酶的催化下生成 TXA_2。TXA_2 与 G_q/G_{13} 偶联受体结合，启动下游信号，包括降低血小板内 cAMP 的浓度，对血小板的聚集有正反馈促进作用。阿司匹林可抑制环氧化酶的作用而减少 TXA_2 的生成，具有抗血小板聚集的作用。此外，血管内皮细胞中含有前列环素合成酶，可使 PGH_2 转化为前列环素（prostacyclin, PGI_2）（图3-6）。PGI_2 与 TXA_2 的作用相反，可提高血小板内 cAMP 的含量，具有较强的抑制血小板聚集和舒张血管的作用。正常情况下，血管内皮产生的 PGI_2 与血小板生成的 TXA_2 之间保持动态平衡，使血小板不发生聚集。若血管内皮受损，局部 PGI_2 生成减少，将有利于血小板聚集的发生。除了前列环素合成酶，邻近的血管内皮细胞还可释放一氧化氮（NO）。NO 可通过提高血小板内 cGMP 含量抑制聚集。近年来研究者提出 NO-cGMP 信号通路对血小板活化的双向作用，即高浓度的 NO（如 NO 供体提供的 NO）对血

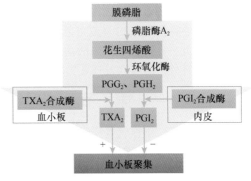

图 3-6 血小板和内皮细胞中前列腺素的代谢

TXA_2. 血栓烷 A_2；PGI_2. 前列环素；+ 表示促进；− 表示抑制

小板活化有抑制作用，而血小板活化过程中内源性合成的低浓度 NO 和 cGMP 促进血小板活化。

4. 收缩 血小板具有收缩能力。血小板收缩与血小板收缩蛋白有关。在血小板中存在着类似肌细胞的收缩蛋白系统，包括肌动蛋白、肌球蛋白、微管和各种相关蛋白。其中肌球蛋白ⅡA（myosinⅡA）在血小板收缩中起到关键作用。血小板活化后，胞质内 Ca^{2+} 浓度增高，通过 ATP 分解诱导血小板收缩。目前的血小板收缩模型提出，肌球蛋白运动启动向心收缩，微管提供肌动蛋白 - 肌球蛋白收缩的结构支撑。在血凝块中，血小板的伪足通过膜上活化的 GPⅡb/Ⅲa 结合于纤维蛋白索上。当血凝块中的血小板发生收缩时，可使血块回缩。血小板收缩驱动的血块回缩对于止血和伤口愈合以及恢复血管内阻塞性血栓的血流非常重要。血小板数量减少或 GPⅡb/Ⅲa 缺陷，可使血块回缩不良。临床上可根据体外血块回缩的情况大致估计血小板的数量或功能是否正常。

5. 吸附 血小板表面可吸附血浆中多种凝血因子（如凝血因子Ⅰ、Ⅴ、Ⅺ、ⅩⅢ等）。当血管内皮受损时，血小板在受损区域黏附聚集，可使局部凝血因子浓度升高，有利于血液凝固和生理止血。

血小板的生理特性是血小板发挥生理性止血功能的基础。血小板的异常活化也与动脉硬化和血栓形成有关。目前抗血小板药物广泛应用于临床血栓性疾病的治疗。

（三）血小板的生成和调节

血小板是从成熟的巨核细胞（megakaryocyte）胞质脱落下来的具有生物活性的小部分胞质成分。巨核细胞由造血干细胞分化而来，巨核细胞在成熟过程中，进行核内有丝分裂时不伴随胞质的分裂，使细胞的染色体数成倍增加，形成 4N、8N、16N、32N 和少量的 64N 细胞，即多倍体细胞。多倍体巨核细胞核内有丝分裂完成后，开始快速的细胞质扩张期，其特征是形成复杂的分界膜系统（demarcation membrane system, DMS），并积累血小板功能所必需的蛋白和颗粒。成熟巨核细胞最后经过胞质重组，细胞质向骨髓窦腔延伸，并脱落成血小板进入血液。一个巨核细胞可产生 2000 ～ 5000 个血小板。原始巨核细胞需要 8 ～ 10 天才能将血小板释放到血液中。进入血液的血小板有 2/3 存在于外周循环血液中，其余储存在脾脏和肝脏。有研究报道，肺也是血小板生成的重要部位。

血小板产生主要由血小板生成素（thrombopoietin, TPO）调控。TPO 主要由肝细胞产生，肾也可少量产生。TPO 是由 332 个氨基酸残基组成的糖蛋白，其分子量为 50 000 ～ 70 000。TPO 可促进巨核系祖细胞的存活和增殖，也可促进不成熟巨核细胞的分化，是刺激巨核祖细胞增殖和分化作用最强的细胞因子。TPO 的促血小板生成作用是通过其受体 Mpl（为原癌基因 *c-mpl* 的表达产物）实现的。TPO 的生成速率并不受血小板数目的影响，肝脏的 TPO 以恒定的速率生成并释放。TPO 的清除由血小板膜上 Mpl 结合 TPO 介导，当外周血的血小板计数正常时，血浆中大量的 TPO 与血小板结合并被清除，以维持血浆中正常的 TPO 浓度。当外周血的血小板计数降低时，血浆中 TPO 清除减少，导致血浆 TPO 浓度增高，进而促进骨髓血小板的生成。临床试验显示，重组人血小板生成素可有效促进血小板的生成。

（四）血小板的破坏

血小板进入血液后，其寿命为 7 ～ 10 天。血小板含有调节其存活的内源性凋亡途径。促凋亡

蛋白 Bak/Bax 增加血小板线粒体膜通透性，导致 caspase3/7 活化，磷脂酰丝氨酸（phosphotidylserine, PS）暴露在外膜表面。PS 暴露可能是触发吞噬作用的信号之一。衰老的血小板在脾、肝等组织中被吞噬破坏。此外，在生理止血活动中，血小板自身会在聚集后解体并释放所有活性物质，表明血小板除衰老破坏外，还可在发挥其生理功能时被消耗。

第三节　生理性止血与纤维蛋白的溶解

正常情况下，小血管受损后引起的出血，在几分钟内就会自行停止，这种现象称为生理性止血（hemostasis）。当血管受损，一方面要求迅速形成止血栓以避免血液的流失；另一方面要使止血反应限制在损伤局部，保持全身血管内血液的流体状态。因此，生理性止血是由血液和血管中促凝和抗凝机制的微妙平衡来维持的，是机体重要的保护机制之一。临床上常用小针刺破耳垂或指尖，使血液自然流出，然后测定出血持续的时间，这段时间称为出血时间（bleeding time），正常人不超过 9 分钟（模板法）。出血时间的长短可反映生理性止血功能的状态，生理性止血功能减退时，可有出血倾向，发生出血性疾病；而生理性止血功能过度激活，则可导致病理性血栓形成。

一、生理性止血

生理性止血过程主要包括血管收缩、血小板血栓形成和血液凝固三个过程。

1. 血管收缩　生理性止血首先表现为受损血管局部和附近的小血管收缩，使局部血流减少，有利于减轻或阻止出血。引起血管收缩的原因有以下三个方面：①损伤性刺激反射性使血管收缩；②血管壁的损伤引起局部血管肌源性收缩；③黏附于损伤处的血小板释放 5-HT、TXA_2 等缩血管物质，引起血管收缩。

2. 血小板止血栓的形成　血管损伤后，由于内皮下胶原的暴露，1～2 秒内即有少量的血小板黏附于内皮下的胶原上，这是形成止血栓的第一步。通过血小板的黏附，可"识别"损伤部位，使止血栓能正确定位。黏附的血小板进一步激活血小板内信号途径导致血小板的活化并释放内源性 ADP 和 TXA_2，进而激活血液中其他血小板，募集更多的血小板相互黏着而发生不可逆聚集；局部受损红细胞释放的 ADP 和局部凝血过程中生成的凝血酶均可使流经伤口附近的血小板不断地黏着聚集在已黏附固定于内皮下胶原的血小板上，最终形成血小板止血栓堵塞伤口，达到初步的止血，也称一期止血（first hemostasis）。一期止血主要依赖于血管收缩及血小板止血栓的形成。此外，受损血管内皮的 PGI_2、NO 生成减少，也有利于血小板的聚集。

3. 血液凝固　血管受损也可启动凝血系统，在局部迅速发生血液凝固，使血浆中可溶性的纤维蛋白原转变成不溶性的纤维蛋白，并交织成网，以加固止血栓，称二期止血（secondary hemostasis）（图3-7）。最后，局部纤维组织增生，并长入血凝块，达到永久性止血。生理性止血虽然分为血管收缩、血小板血栓形成和血液凝固三个过程，但这三个过程相继发生并相互重叠，彼此密切相关。只有在血管收缩使血流减慢时，血小板黏附才易于实现；血小板激活后释放的 5-HT、TXA_2 又可促进血管收缩。活化的血小板可为血液凝固过程中凝血因子的激活提供磷脂表面。血小板表面结合有多种凝血因子，血小板还可释放纤维蛋白原等凝血因子，从而大大加速凝血过程。而血液凝固过程中产生的凝血酶又可加强血小板的活化。此外，血凝块中血小板的收缩，可引起血块回缩，挤出其中的血清，使得血凝块变得更为坚实，牢固封住血管的破口。因此，生理性止血的三个过程彼此相互促进，使生理性止血能及时而快速地进行。由于血小板与生理性止血过程的三个环节均有密切关系，因此，血小板在生理性止血过程中居于极为重要的地位。当血小板减少或功能降低时，出血时间就会延长。

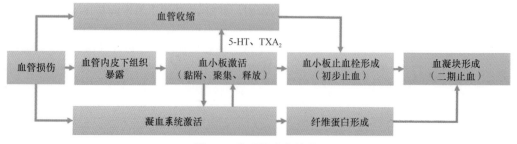

图 3-7　生理性止血过程

5-HT. 5-羟色胺；TXA_2. 血栓烷 A_2

二、血液凝固

血液凝固（blood coagulation）是指血液由流动的液体状态变成不能流动的凝胶状态的过程，是生理性止血的重要环节。其实质就是血浆中的可溶性纤维蛋白原转变成不溶性的纤维蛋白的过程。纤维蛋白交织成网，把血细胞和血液的其他成分网罗在内，从而形成血凝块。纤维蛋白是迄今为止所发现的弹性最好的天然蛋白质，这使得血液凝块具有较好的弹性。血液凝固是一系列复杂的酶促反应过程，需要多种凝血因子的参与，这一过程受到稳定成分网络和反馈机制的调节，将血块限制在损伤部位，防止系统性血块的形成。

（一）凝血因子

血浆中含有至少 16 种促凝物，又称凝血因子（coagulation factor）。它们几乎全部是在肝脏中合成的糖蛋白，只有少数是由单核细胞、内皮细胞和巨核细胞所制造，因此当肝脏病变时，可出现凝血功能障碍。其中有 12 种被血液凝血因子命名标准化委员会按照发现或最初被描述的顺序，采用罗马数字，分别给予官方正式命名，即凝血因子 I～XIII（简称 F I～F XIII，其中 F VI 是血清中活化的 FVa，已不再视为一个独立的凝血因子），此外还有高分子激肽原、前激肽释放酶等（表 3-5）。在这些凝血因子中，除 F IV 是 Ca^{2+} 外，其余的凝血因子均为蛋白质，而且 F II、F VII、F IX、F X、F XI、F XII 和前激肽释放酶都是丝氨酸蛋白酶，能对特定的肽链进行有限水解；但正常情况下这些蛋白酶是以无活性的酶原形式存在，必须通过其他酶的有限水解而暴露或形成活性中心后，才具有酶的活性，这一过程称为凝血因子的激活。习惯上在凝血因子代号的右下角加一个"a"（activated）表示其"活化型"，如 F II 被激活为 F II a。F III、F V、F VIII 和高分子激肽原在凝血反应中起辅因子的作用，可使相应的丝氨酸蛋白酶凝血因子的催化速率增快成千上万倍。因子 II、VII、IX 和 X 在蛋白质的氨基端具有维生素 K 依赖的谷氨酸（GLA）结构域，这些结构域包含 10 个以上 γ- 羧谷氨酸（GLA）。这种修饰使钙与这些蛋白质结合，钙的结合改变了蛋白质的构象，进而使它们与磷脂表面结合。肝脏 GLA 氧化还原反应依赖于维生素 K（维生素 K 凝血），如果没有这种维生素，就会产生功能失调的凝血蛋白，在凝血反应中功能很差，故它们又称依赖维生素 K 的凝血因子。药物华法林阻断维生素 K 的循环利用，导致功能性凝血因子的减少。大多数遗传性出血性疾病都是单基因的，由一种单独的基因缺陷引起的相应的凝血因子异常。最显著的出血疾病是血友病 A（F VIII）、血友病 B（F IX）和血管性血友病（血管性血友病因子）。其他凝血因子的缺陷（如纤维蛋白原，F II，F V，F VII，F X，F XI，F XII，和 F XIII）是十分少见的。

表 3-5　凝血因子的某些特性

因子	同义名	合成部位	主要激活物	主要抑制物	主要功能
I	纤维蛋白原	肝细胞			形成纤维蛋白，参与血小板聚集
II	凝血酶原	肝细胞（需维生素 K）	凝血酶原酶复合物	抗凝血酶	凝血酶促进纤维蛋白原转变为纤维蛋白；激活 FV、F VIII、F XI、F XIII 和血小板，正反馈促进凝血；与内皮细胞上的凝血酶调节蛋白结合而激活蛋白质 C 和凝血酶激活的纤溶抑制物（TAFI）
III	组织因子（TF）	内皮细胞和其他细胞			作为 F VIIa 的辅因子，是生理性凝血反应过程的启动物
IV	钙离子（Ca^{2+}）	—			辅因子
V	前加速素易变因子	内皮细胞和血小板	凝血酶和 F X a 以凝血酶为主	活化的蛋白质 C	作为辅因子加速 F X a 对凝血酶原的激活
VII	前转变素稳定因子	肝细胞（需维生素 K）	F X a、F IX a、F VII a	TFPI，抗凝血酶	与 TF 形成 VIIa-TF 复合物，激活 F X 和 F IX
VIII	抗血友病因子	肝细胞	凝血酶，F X a	不稳定，自发失活；活化的蛋白质 C	作为辅因子，加速 F IX a 对 F X 的激活
IX	血浆凝血活酶	肝细胞（需维生素 K）	F IX a、VIIa-TF 复合物	抗凝血酶	F IX a 与 VIII a 形成内源性途径 FX 酶复合物激活 F X

续表

因子	同义名	合成部位	主要激活物	主要抑制物	主要功能
X	Stuart-Prower 因子	肝细胞(需维生素 K)	Ⅶa-TF 复合物,FⅨa-Ⅷa 复合物	抗凝血酶,TFPI	与 FⅤa 结合形成凝血酶原酶复合物激活凝血酶原;FⅩa 还可激活 FⅦ、FⅧ和 FⅤ
XI	血浆凝血活酶前质	肝细胞	FⅫa,凝血酶	α₁ 抗胰蛋白酶,抗凝血酶	激活 FⅨ
XII	接触因子或 Hageman 因子	肝细胞	胶原、带负电的异物表面、K	抗凝血酶	激活 FⅪ、纤溶酶原及前激肽释放酶
XIII	纤维蛋白稳定因子	肝细胞和血小板	凝血酶		使纤维蛋白单体相互交联聚合形成纤维蛋白网
—	高分子量激肽原	肝细胞			辅因子,促进 FⅫa 对 FⅪ和对 PK 的激活,促进 PK 对 FⅫ的激活
—	前激肽释放酶	肝细胞	FⅫa	抗凝血酶	激活 FⅫ

注:TF,组织因子;TFPI,组织因子途径抑制物;K,激肽释放酶

（二）凝血的基本过程

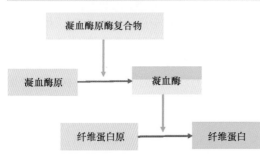

图 3-8　凝血过程三个基本步骤

血液凝固就是血液由液体状态转为固体状态的过程,它是由一系列的凝血反应来实现的,即凝血因子按一定顺序相继激活生成凝血酶(thrombin)并最终使纤维蛋白原(fibrinogen)变为纤维蛋白(fibrin)的过程。因此,凝血过程可分为凝血的启动、凝血酶的激活和纤维蛋白的生成三个基本步骤(图 3-8)。

1. 凝血的启动　过去将凝血过程分为内源性凝血途径和外源性凝血途径,内源性凝血途径(intrinsic pathway)是指参与凝血的因子全部来自血液,通常因血液与带负电荷的异物表面(如玻璃、白陶土、硫酸酯、胶原等)接触而启动。当血管内皮受损后,当血液与带负电荷的暴露胶原接触时,首先是 FⅫ结合到异物表面,并被激活为 FⅫa。FⅫa 的主要功能是激活 FⅪ成为 FⅪa,从而启动内源性凝血途径。由来自血液之外的组织因子(tissue factor,TF)暴露于血液而启动的凝血过程,称为外源性凝血途径(extrinsic pathway),又称组织因子途径。近年来的资料支持生理性止血只由外源性凝血途径启动。组织因子是一种跨膜糖蛋白,存在于大多数组织细胞。在生理情况下,直接与循环血液接触的血细胞和内皮细胞不表达组织因子。但约有 0.5% 的 FⅦ处于活化状态(FⅦa)。当血管损伤时,暴露出组织因子,后者与 FⅦa 和 Ca^{2+} 相结合而形成 FⅦa-组织因子复合物。

FⅦa-组织因子复合物可催化两个重要的反应:①激活 FⅩ生成 FⅩa。在此过程中,组织因子既是 FⅦ和 FⅦa 的受体,使 FⅦa-组织因子复合物定位于损伤部位;组织因子又是辅因子,它能使 FⅦa 激活 FⅩ的效力增加 1000 倍。生成的 FⅩa 又能反过来激活 FⅦ,进而激活更多 FⅩ,形成外源性凝血途径的正反馈效应。②激活 FⅨ生成 FⅨa。FⅨa 除能与 FⅧa 结合而激活 FⅩ外,也能正反馈激活 FⅦ。此外,在组织因子的辅助下,FⅦa 也能自身激活 FⅦ和 FⅦa。须指出的是,在病理状态下,细菌内毒素、补体 C5a、免疫复合物、肿瘤坏死因子等均可刺激血管内皮细胞和单核细胞表达组织因子,从而启动凝血过程,引起弥散性血管内凝血(disseminated intravascular coagulation,DIC)。FⅩa 在 Ca^{2+} 存在的情况下可与 FⅤa 在磷脂膜表面形成 FⅩa-FⅤa-Ca^{2+}-磷脂复合物,即凝血酶原酶复合物(prothrombinase complex),进而激活凝血酶原。

2. 凝血酶原的激活及纤维蛋白的形成　凝血酶原在凝血酶原酶复合物的作用下激活成为凝血酶。凝血酶原酶复合物中的 FⅤa 为辅因子,可使 FⅩa 激活凝血酶原的速度提高 10 000 倍。凝血酶具有多种功能:①使纤维蛋白原(四聚体)从 N 端脱下四段小肽,即两个 A 肽和两个 B 肽,转变为纤维蛋白单体;②激活 FⅩⅢ,生成 FⅩⅢa。在 Ca^{2+} 的作用下,FⅩⅢa 使纤维蛋白单体相互聚合,形成不溶于水的交联纤维蛋白多聚体凝块,完成凝血过程;③激活 FⅤ、FⅧ和 FⅪ,形成凝血过

程中的正反馈机制；④使血小板活化。在未激活的
血小板，带负电荷的磷脂（如磷脂酰丝氨酸等）存
在于膜的内表面。当血小板活化后，带负电荷的磷
脂翻转到外表面，为因子 X 酶复合物和凝血酶原酶
复合物的形成提供有效的磷脂表面，也可加速凝血
（图 3-9）。

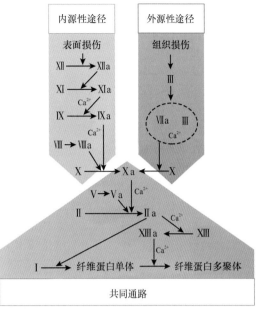

图 3-9　凝血过程
罗马数字表示相应的凝血因子

（三）血液凝固的负性调控

正常人在日常活动中常有轻微的血管损伤发生，
体内也常有低水平的凝血系统的激活，但循环血液
并不凝固。即使当组织损伤而发生生理性止血时，
止血栓也只局限于损伤部位，并不延及未损部位。
这表明血液凝固具有负性调控，即体内的生理性凝
血过程在时间和空间上受到严格的控制，是一个多
因素综合作用的结果（图 3-10），其中血管内皮细胞
在防止血液凝固反应的蔓延中起重要作用。

1. 血管内皮的抗凝作用　血管和血液成分共同
维持促凝和抗凝过程的动态平衡，以保证血液的正
常循环，起关键作用的血管成分为血管内皮细胞。
血管内皮细胞通过维持血管结构的完整性发挥屏障作用的同时，与血液中的凝血因子、抗凝因子及
血小板的相互作用，保证血液在血管中的正常流动。血管内皮细胞能合成和释放前列环素（PGI$_2$）、
内皮衍生松弛因子来抑制血小板聚集，合成和分泌抗凝血酶Ⅲ、结合肝素，分泌肝素样黏多糖，参
与蛋白 C 系统抗凝，合成和释放纤溶酶原活化剂，对纤溶成分进行装配并增强其活性，以达到抗血
栓的作用。

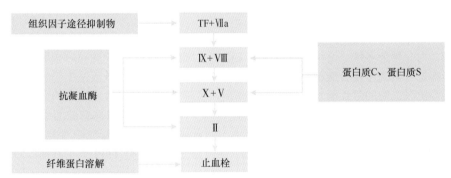

图 3-10　血液凝固负性调控过程

2. 纤维蛋白的吸附、血流的稀释和单核吞噬细胞的吞噬作用　纤维蛋白与凝血酶有高亲和力。
在凝血过程中所形成的凝血酶，85% ～ 90% 可被纤维蛋白吸附，这不仅有助于加速局部凝血反应
的进行，也可避免凝血酶向周围扩散。进入循环的活化凝血因子可被血流稀释，并被血浆中的抗凝
物质灭活和被单核吞噬细胞吞噬。实验证明，给动物注射一定量的凝血酶时，若预先用墨汁封闭单
核吞噬细胞系统，则动物可发生血管内凝血；如未封闭单核吞噬细胞系统，则不会发生血管内凝血，
这表明单核吞噬细胞系统在体内抗凝机制中起重要的作用。

3. 生理性抗凝物质　凝血机制是一系列相互衔接的酶促反应。有三种天然抗凝机制能在每一步
凝血阶梯反应中衰减凝血效应。抗凝血酶Ⅲ（antithrombin，AT Ⅲ）和蛋白 C（protein C，PC）是机
体的两种主要抗凝物，分别调控丝氨酸蛋白酶及活化的辅因子。第三种天然抗凝物，组织因子途径
抑制物（tissue factor pathway inhibitor，TFPI）能抑制活化因子Ⅶ - 组织因子（F Ⅶa-TF）复合物。
这些天然抗凝机制互相补充、协同其他血浆蛋白酶抑制物，产生一种体内强有力的抗凝应答反应；
使凝血反应既能立即发生，又能局限于局部。

（1）丝氨酸蛋白酶抑制物：丝氨酸蛋白酶抑制物超家族（Serine protease inhibitor 总称 Serpins）包

括抗凝血酶Ⅲ（AT Ⅲ）、肝素辅因子Ⅱ（HC$_{II}$）、α_2 巨球蛋白、α_1 抗胰蛋白酶、TFPI、PC 抑制物（PCI）、α_2 抗纤溶酶、纤溶酶原激活抑制物（PAI-1）和 C$_1$ 抑制物等。生化及先天缺乏者的临床资料分析结果显示：AT Ⅲ、PCI、TFPI、α_2 抗纤溶酶及 PAI-1 为止血功能的主要调控者；α_1 抗胰蛋白酶和 C$_1$ 抑制物则主要拮抗白细胞衍生介质、补体和激肽生成中丝氨酸蛋白酶，而对凝血相关的丝氨酸蛋白酶的调控较为不重要。抗凝血酶（antithrombin）是最重要的抑制物，负责灭活 60% ～ 70% 的凝血酶，其次肝素辅因子Ⅱ，可灭活 30% 的凝血酶。抗凝血酶由肝和血管内皮细胞产生，能与内源性途径产生的蛋白酶如凝血酶和凝血因子 F Ⅸ a、F X a、F Ⅺ a、F Ⅻ a 等分子活性中心的丝氨酸残基结合而抑制其活性。在缺乏肝素的情况下，抗凝血酶的直接抗凝作用慢而弱，但它与肝素结合后，其抗凝作用可增强 2000 倍。但正常情况下，循环血浆中几乎无肝素存在，抗凝血酶主要通过与内皮细胞表面的硫酸乙酰肝素结合而增强血管内皮的抗凝功能。

（2）蛋白 C（protein C，PC）系统：是由凝血酶调节蛋白（thrombomodulin，TM）、蛋白质 C、蛋白质 S（PS）、内皮细胞 PC 受体（PCR）和蛋白质 C 抑制物（protein C inhibitor，PCI）所组成。蛋白质 C 由肝脏合成，其合成需要维生素 K 的参与，以酶原的形式存在于血浆中。在凝血过程中，F Ⅷ a 和 F V a 分别是 F X 和凝血酶原激活的限速因子，蛋白质 C 系统可灭活 F Ⅷ a 和 F V a。当凝血酶离开损伤部位而与正常血管内皮细胞上的凝血酶调节蛋白结合后，可激活蛋白质 C。活化蛋白 C（activated protein C，APC）是一种生理性抗凝物，有助于避免凝血过程向周围正常血管部位扩展，并通过中和 PAI 而刺激纤溶过程。血浆中的蛋白质 S 是活化蛋白 C 的辅因子，可显著增强活化的蛋白质 C 对 F Ⅷ a 和 F V a 的灭活作用。蛋白质 C 基因的缺陷者发生静脉血栓的危险性增高。

（3）组织因子途径抑制物（tissue factor pathway inhibitor，TFPI）：是一种糖蛋白，血管内皮是合成这一血浆蛋白的主要部位，但是在体外培养的人脐静脉内皮细胞、胎盘、肝肾、肺、膀胱等细胞都能合成、分泌这种抑制物。在 Ca^{2+} 存在下，TFPI 与 FXa、F Ⅶ a 和 TF 形成四聚体而抑制外源性凝血途径。目前认为，TFPI 是体内主要的生理性抗凝物质。TFPI 虽能与 F X a 和 F Ⅶ a- 组织因子复合物结合而抑制其活性，但它只有结合 F X a 后才能结合 F Ⅶ a- 组织因子复合物而抑制其活性。因此，TFPI 并不阻断组织因子对外源性凝血途径的启动，待到生成一定数量的 F X a 后才负反馈地抑制外源性凝血途径。

（4）肝素（heparin）：是一种氨基（多）聚糖（acidic mucopolysaccharide），即含糖醛酸和氨基糖残基的多糖，为一种杂多糖。近年来认为内皮下的肥大细胞（mast cell）颗粒内含肝素。肥大细胞和血管内皮细胞是肝素的主要合成部位。肥大细胞生成的肝素在血管抗凝活性中起的作用很小。肝素主要通过增强抗凝血酶的活性而发挥间接抗凝作用，生理情况下只有内皮生成的血管腔的小部分肝素参与调节血液 - 血管中抗凝血酶的反应；然而，内皮广泛损伤时大量血管腔面累积的肝素库将成为凝血瀑布反应的调节者。在受损区周围环境中，肝素加强血浆中抗凝血酶对凝血酶的灭活作用。此外，肝素还可促进结合于血管内皮细胞表面的 TFPI 释放，使血浆 TFPI 水平升高，故肝素在体内的抗凝作用强于体外。

临床观察发现，先天性缺乏 F Ⅻ 和前激肽释放酶或高分子量激肽原的患者，几乎没有出血症状，这表明这些凝血因子并不是机体生理性止血所必需的，亦即这些因子所参与的表面接触激活过程在体内生理性凝血的启动中不起重要作用。目前认为，外源性凝血途径在体内生理性凝血反应的启动中起关键性作用，组织因子是生理性凝血反应过程的启动物。由于组织因子镶嵌在细胞膜上，可起"锚定"作用，有利于使生理性凝血过程局限于受损血管的部位。

当组织因子与 F Ⅶ a 结合成复合物后，可激活 F X 为 F X a，从而启动凝血反应。由于组织因子途径抑制物的存在，在启动阶段由外源性凝血途径仅能形成少量凝血酶，尚不足以维持正常凝血功能。但这些少量的凝血酶通过对血小板的激活及对 F V、F Ⅷ、F Ⅺ 的激活作用而绕过 F Ⅻ，激活居于下游的 F Ⅸ；同时，组织因子 -F Ⅶ a 复合物也可激活 F Ⅸ 形成 F Ⅸ a，形成内源性因子 X 酶复合物，最终激活足量的 F X a 和凝血酶，完成纤维蛋白的形成过程。这也就可以理解为什么遗传性 F Ⅺ 缺乏（曾被称为血友病 C）患者的出血症状比血友病 A（F Ⅷ缺陷）和血友病 B（F Ⅸ缺陷）要轻微。因此，组织因子是生理性凝血反应的启动物，而"截短的"内源性途径在放大阶段对凝血反应开始后的维持和巩固发挥非常重要的作用。

临床工作中可用温热盐水纱布等进行压迫止血，因为纱布是异物可激活因子Ⅻ和血小板；且适当加温可使一系列的酶促凝血反应加速。枸橼酸钠、草酸铵和草酸钾可除去血浆中的 Ca^{2+}，抑制血

液凝固多个环节中 Ca^{2+} 的作用；维生素 K 拮抗剂（如华法林纳片）通过抑制 F Ⅱ、F Ⅶ、F Ⅸ、F Ⅹ 等维生素 K 依赖性凝血因子的合成起到抗凝作用。

<h2 style="text-align:center">三、纤维蛋白溶解系统</h2>

正常情况下，组织损伤后所形成的止血栓在完成止血使命后将逐步溶解，从而保证血管的畅通，也有利于受损组织的再生和修复。止血栓的溶解主要依赖于纤维蛋白溶解系统（简称纤溶系统）。若纤溶系统活动亢进，可因止血栓的提前溶解而有重新出血的倾向；而纤溶系统活动低下，则不利于血管的再通，加重血栓栓塞。因此，生理情况下止血栓的溶解液化在空间与时间上也同样受到严格控制。

（一）纤溶系统的组成

纤维蛋白被分解液化的过程称为纤维蛋白溶解（fibrinolysis，简称纤溶）。纤溶系统主要包括纤维蛋白溶解酶原（plasminogen，简称纤溶酶原，又称血浆素原）、纤溶酶（plasmin，又称血浆素）、纤溶酶原激活物（plasminogen activator）与纤溶抑制物。

（二）纤溶的基本过程

纤溶可分为纤溶酶原的激活与纤维蛋白（或纤维蛋白原）的降解两个基本阶段（图 3-11）。

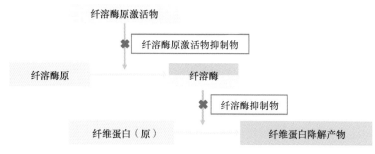

图 3-11 纤维蛋白溶解系统激活与抑制过程

1. 纤溶酶原的激活 血浆中的纤溶酶是以无活性的纤溶酶原形式存在的，人纤溶酶原基因位于染色体 6q26 ～ q27，天然形式的纤溶酶原为单链糖蛋白，分子量约为 92kDa，主要在肝脏合成。生理情况下，纤溶酶原在纤溶酶原活化物，主要是组织型纤溶酶原激活物（tissue plasminogen activator，tPA）和尿激酶型纤溶酶原激活物（urinary-type plasminogen activator，uPA）的作用下发生有限水解，脱下一段肽链而激活成纤溶酶。tPA 是血液中主要的内源性纤溶酶原活化物，生理情况下主要由内皮细胞合成并贮存。在人血浆中，tPA 主要以与其主要抑制物 PAI-1 形成复合物的形式存在，健康人在静息状态下，血浆中仅 20% 以下的 tPA 为游离形式。正常情况下新分泌的 tPA 已具有较低的纤溶酶原激活作用。在纤维蛋白的存在下，tPA 对纤溶酶原的亲和力大大增加，激活纤溶酶原的效应可增加 1000 倍。tPA 以非酶原的低活性单链形式分泌以及与纤维蛋白结合后活性增加的特性有利于确保纤维蛋白生成时纤溶的即刻启动和将纤溶限制于血凝块局部，并增强局部的纤溶强度。重组人组织型纤溶酶激活剂已经作为溶栓药物广泛用于临床血栓栓塞的溶栓治疗。uPA 是血液中仅次于 tPA 的生理性活化物，主要由肾小管、集合管上皮细胞产生，人尿、眼泪和唾液中也发现 u-PA。在正常人血浆中未发现 uPA 与 PAI-1 所形成的复合物，此与 tPA 不同。初合成的 uPA 无酶活性或活性极低，同时 uPA 对纤维蛋白的亲和性低于 tPA。u-PA 通过与细胞膜上的尿激素型纤溶酶原激活物受体（urokinase-plasminogen activator receptor，uPAR）结合，促进结合于细胞表面的纤溶酶原的激活。因此，uPA 的主要功能是在组织溶解血管外纤维蛋白，也有助于防止肾小管、泪管或唾液腺管栓塞的作用。

此外，F Ⅻa、激肽释放酶等也可激活纤溶酶原，但正常情况下其激活活性不足总激活能力的 15%。当血液与异物表面接触而激活 F Ⅻ时，一方面启动内源性凝血系统，另一方面也通过 F Ⅻa 激活激肽释放酶而激活纤溶系统，使凝血与纤溶相互配合，保持平衡。在体外循环的情况下，由于循环血液大量接触带负电荷的异物表面，此时 F Ⅻa、激肽释放酶可成为纤溶酶原的主要激活物。

2. 纤维蛋白与纤维蛋白原的降解 纤溶酶属于丝氨酸蛋白酶，它最敏感的底物是纤维蛋白和纤维蛋白原。在纤溶酶作用下，纤维蛋白和纤维蛋白原可被分解为许多可溶性小肽，称为纤维蛋白降解产物。纤维蛋白降解产物通常不再发生凝固，其中部分小肽还具有抗凝血作用。纤溶酶是血浆中活性最强的蛋白酶，特异性较低，除主要降解纤维蛋白和纤维蛋白原外，对 F Ⅱ、F Ⅴ、F Ⅷ、F Ⅹ、F Ⅻ 等凝血因子也有一定的降解作用。当纤溶亢进时，可因凝血因子的大量分解和纤维蛋白降解产物的抗凝作用而存在出血倾向。

（三）纤溶的影响因素

通过不可逆地裂解肽键把酶原活化为有活性的丝氨酸蛋白酶是生理性刺激下快速反应的常见机制，如纤溶酶原活化物使纤溶酶原活化为纤溶酶。但丝氨酸蛋白酶的蛋白溶解活性若反应过度则极为有害，故需对其进行调控。对纤溶系统的抑制既可以在纤溶酶水平（如纤溶酶抑制物）也可在纤溶酶原活化物水平（如纤溶酶原活化抑制物）。体内有多种物质可抑制纤溶系统的活性，主要有纤溶酶原活化抑制物 -1（plasminogen activator inhibitor type-1，PAI-1）和 α_2- 抗纤溶酶（α_2-antiplasmin，α_2-AP）。一般认为，PAI-1 为血浆中最重要的纤溶酶原活化抑制物，主要由血管内皮细胞产生，通过与 tPA 和 uPA 结合而灭活 tPA 和 uPA。α_2-AP 主要由肝脏合成，血小板 α- 颗粒中也含有 α_2-AP，但仅占循环 α_2-AP 的 0.5%。α_2-AP 是体内主要的生理性纤溶酶抑制物，与纤溶酶的相互作用极为迅速。血小板中所含的 α_2-AP 在血小板活化时释放出来，这对防止纤维蛋白过早降解可能具有一定作用。在纤维蛋白凝块中，纤溶酶上 α_2-AP 的作用部位被纤维蛋白所占据，因此不易被 α_2-AP 灭活。此外，凝血酶通过与凝血酶调节蛋白的结合还可激活凝血酶激活的纤溶抑制物（thrombin-activatable fibrinolysis inhibitor，TAFI），抑制纤维蛋白的溶解，稳定凝血块。

在正常安静情况下，由于血管内皮细胞分泌的 PAI-1 量比 tPA 多 10 倍，加之 α_2-AP 对纤溶酶的灭活作用，血液中的纤溶活性很低。当血管壁上有纤维蛋白形成时，血管内皮分泌 tPA 增多。同时，由于纤维蛋白对 tPA 和纤溶酶原具有较高的亲和力，t-PA、纤溶酶原与纤维蛋白的结合，既可避免 PAI-1 对 tPA 的灭活，又有利于 tPA 对纤溶酶原的激活。结合于纤维蛋白上的纤溶酶还可避免被血液中 α_2-AP 的灭活。这样就能保证血栓形成部位既有适度的纤溶过程，又不至于引起全身性纤溶亢进，维持凝血和纤溶之间的动态平衡。

临床案例：　　　　　　　　　　　**急性髓系白血病**

男，16 岁，发热伴四肢皮肤瘀点 3 天。血常规：白细胞计数 52×10^9/L，血红蛋白 92g/L，血小板计数 22×10^9/L；骨髓形态学：全片原幼 72.5%，过氧化物酶染色：43% 阳性，57% 阴性。考虑急性髓细胞白血病，急性单核细胞白血病可能，急性粒细胞白血病待排；急性白血病免疫分型组套：分析 88.2% 的幼稚细胞群体，CD34、CD14、CD13、CD33、CD117、CD15、CD11b、CD64 阳性，为髓系，单核系表达；染色体：46，染色体 XY，t（16；21）（p11；q22）[10]；融合基因：未检测到 43 种白血病相关的融合基因转录本，泛白血病基因定量：7290 拷贝 / 10000 ABL 基因拷贝，EVT1 基因阴性；二代测序：检测到 PDGFRB 基因 E563K 突变（51.9%），CSMD1 基因 T1959S 突变（52%），突变比例高，不排除胚系突变，诊断为 "急性髓细胞白血病"。拟进行全身化疗以减轻肿瘤负荷，对症支持治疗改善发热，出血，贫血等症状，必要时进行输血或者造血干细胞移植。

知识拓展　　　　　　　　　　　**输血原则**

输血是现代卫生医疗的重要组成部分，为了保证输血的安全和提高输血的效果，必须遵守输血的原则。在准备输血时，首先必须鉴定血型，保证供血者与受血者的 ABO 血型相合。对于生育年龄的妇女和需要反复输血的患者，还必须使供血者与受血者的 Rh 血型相合。输血最好坚持同型输血。O 型血的人曾被称为 "万能供血者" 和 AB 血型的人曾被称为 "万能受血者" 的说法是不严谨的。即使在 ABO 系统血型相同的人之间进行输血，输血前也必须进行交叉配血试验（cross-match test），交叉配血试验是在血型鉴定的基础上，进一步检查受血者和供血者血液中是否含有不相配的抗原和抗体成分的试验。把供血者的红细胞与受血者的血清进行配合试验，称为交叉配血主侧；将受血者的红细胞与供血者的血清作配合试验，称为交叉配血次侧。两侧都不凝集称为配血相合，主侧不凝集而次侧凝集称为配血基本相合。由于输血时首先考虑供血者的红细胞不被受血者血清所凝集破坏，所以在缺乏同型血源的紧急情况下可以输入少量（＜200ml）配血基本相合的血液，且血清中抗体效价需低于1：200，输血速度不宜太快，输血过程中需密切观察受血者的情况，如果发生输血反应，必须立即停止输注。

　　成分输血（component transfusion）是将供者血液的不同成分，如红细胞、粒细胞、血小板和血浆，应用科学方法分开，依据患者病情的实际需要，分别输入有关血液成分，具有疗效好、副作用小、节约血液资源以及便于保存和运输等优点。自体输血（autologous transfusion）采集患者自身的血液或血液成分，经过储存或一定的处理，以满足本人手术或紧急情况下需要的一种输血疗法。该方法可以避免血液传播性疾病和免疫抑制，对一时无法获得同型血的患者也是唯一血源。

思考题：

　　1. 结合血小板在生理性止血中的作用，阐述患者出现皮肤瘀点的机制。

　　2. 若要对患者进行输血，需要遵循什么输血原则？

　　3. 急性髓系白血病是髓系造血干细胞恶性克隆性疾病，当患者病情危重时需进行造血干细胞移植，以红细胞生成为例，阐述造血干细胞分化为外周成熟血细胞的具体过程。

（戴克胜　赵丽丽）

重点名词

血浆　plasma	血细胞比容　hematocrit
渗透压　osmotic pressure	晶体渗透压　crystal osmotic pressure
胶体渗透压　colloid osmotic pressure	等渗溶液　iso-osmotic solution
等张溶液　isotonic solution	可塑变形性　plastic deformation
悬浮稳定性　suspension stability	渗透脆性　osmotic fragility
血型　blood group	红细胞凝集　agglutination
血小板黏附　platelet adhesion	血小板聚集　platelet aggregation
凝血因子　coagulation factor	

参考文献

Burn GL, Foti A, Marsman G, et al, 2021. The Neutrophil. Immunity, 54(7): 1377-1391.

Estevez B, Du X, 2017. New concepts and mechanisms of platelet activation signaling. Physiology, 32(2): 162-177.

Xu XR, Zhang D, Oswald BE, et al, 2016. Platelets are versatile cells: New discoveries in hemostasis, thrombosis, immune responses, tumor metastasis and beyond. Critical Reviews in Clinical Laboratory Sciences, 53(6): 409-430.

第三章
微课类视频、练习题、思考题答案

第 四 章　循 环 系 统

本章重点：

心脏的泵血过程；心脏泵血功能的调节；自律细胞和工作细胞的跨膜电位及其形成机制；心脏的生理特性；动脉血压形成机制和影响因素；微循环调控机制；组织液生成过程；压力感受性和化学感受性反射过程及意义；调控心血管活动主要体液因素的作用机制。核心知识概括示意图见图 4-1。

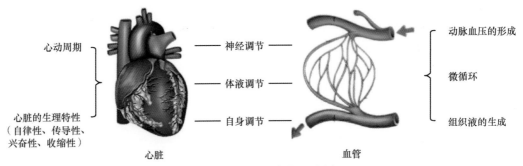

图 4-1　核心知识概括示意图

循环系统（circulation system）包括心血管系统和淋巴系统。心脏、血管和血液一起构成了心血管系统（cardiovascular system）。血管是运送血液的一个连续且相对密闭的管道系统，包括动脉、毛细血管和静脉。从心室泵出的血液，依次流经动脉、毛细血管和静脉，最后返回心房。心脏作为泵，驱动血液流动；血管则调节血压并分配血液流向各种组织。在整个生命活动过程中，心脏不停地跳动，推动血液在心血管系统内循环流动，成为血液循环（blood circulation）。血液循环的主要功能是通过物质运输维持机体的稳态：通过血液将机体需要的营养物质和 O_2 输送到全身各组织器官，并将代谢产物和 CO_2 运输到排泄器官排出体外；同时将某些细胞分泌的物质（激素和生物活性物质等）输送到相应的靶细胞，实现机体的体液调节。血液循环是高等动物机体生存的最重要条件之一，对维持机体内环境的稳态和血液的防卫免疫功能非常重要。一旦循环发生障碍，机体就不能进行正常的新陈代谢，严重损害一些重要的器官，甚至危及生命。淋巴系统由淋巴细胞、淋巴管、淋巴结及一些淋巴组织或器官组成，对血液循环起辅助作用。淋巴液由外周淋巴管收集的部分组织液形成，淋巴液沿着淋巴管从外周汇入静脉，流向心脏。本章内容主要有心脏的泵血功能和生物电现象；血管的功能；心血管活动的调节以及心、肺、脑几个主要器官的血流循环特征。

第一节　心 脏 生 理

一、心脏的泵血过程和机制

心脏是血液循环的动力器官。一生中，心脏不断地进行收缩和舒张的交替活动，舒张时容纳从静脉返回的血液，收缩时把血液射入动脉，并为血液流动提供能量。通过心脏的这种节律性活动以及因此而引起的瓣膜规律性开启和关闭，推动血液从动脉经毛细血管流向静脉直至回到心脏。心脏的活动与水泵相似，故可以把心脏看作是循环系统的血泵。

（一）心动周期

心脏的活动是有条不紊地节律性的周期活动。心动周期（cardiac cycle）指心脏每舒、缩一次（一次心跳或一次心搏）所构成的机械活动周期。在每一个心动周期中，心房与心室各收缩和舒张一次。两侧心房的收缩或舒张是同步的，两侧心室的收缩或舒张也是同步的，但心房和心室不会同时收缩。

心动周期持续的时间与心跳频率有关，成年人心率（heart rate，HR）平均每分钟 75 次，每个心动周期持续 0.8s（图 4-2），其中，心房收缩 0.1s，心房舒张 0.7s；心室收缩 0.3s，心室舒张 0.5s。在一个心动周期中，两心房收缩，继而舒张。当心房收缩时，心室处于舒张的最后0.1s。心房进入舒张后，心室开始收缩，心室收缩0.3s后，心室舒张。心室舒张的最初0.4s期间，心房也处于舒张期，故这一时期称为心脏舒张期（relaxation period）。心室舒张的最后0.1s，心房收缩，这已经是下一个心动周期了。由于心室的活动较心房重要，以及医生可以从心音（见下面）或心尖搏动从体外判断心室的收缩和舒张时期，故临床上一般将心动周期仅分为心室收缩期（ventricular systolic phase）和心室舒张期（ventricular diastolic phase）两期。如果心率增快，心动周期持续时间将缩短，心室收缩期和舒张期均缩短，但主要是

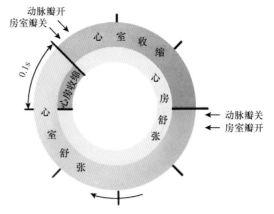

图4-2　心动周期中心房和心室活动的顺序与时间关系

图示心动周期为0.8s时，心房和心室的收缩和舒张时间。内圈为心房，外圈为心室

舒张期缩短。因此，心率增快时心肌的工作时间相对延长，休息时间相对缩短，这对心脏的持久活动是不利的。

（二）心脏泵血的过程和机制

在心脏泵血过程中，心室的活动起着重要的作用，故常以心室的射血和血液充盈为例，来分析心动周期中发生的各种变化与血流的关系。这些变化包括心室的收缩或舒张；心室内压的变化以及心室与心房或大动脉之间的压力差；房室瓣与动脉瓣的开放或关闭等。由于左、右心室的泵血原理基本相同，下面以犬左心为例说明心脏的泵血过程和原理（图4-3和表4-1）。

1. 心室收缩期　根据心室容积、压力、瓣膜和血流变化，心室收缩期可分为等容收缩期（isovolumic contraction phase）、快速射血期（period of rapid ejection）和减慢射血期（period of reduced ejection）三个时期。

（1）等容收缩期（0.05s）：心室收缩开始前，心室内压低于心房内压，房室瓣处于开放状态，动脉瓣处于关闭状态。心室开始收缩后，室内压快速上升，很快超过房内压，推动房室瓣并使之关闭，血液不会倒流回心房。此时的室内压仍低于动脉压，故半月瓣也仍处于关闭状态，心室暂时成为一个封闭的腔。从房室瓣关闭到动脉瓣开启的这段时期，由于心室收缩不能使心室容积改变，故称为等容收缩期。在这段时间内心室内压急剧升高。

（2）快速射血期（0.1s）：当心室继续收缩，室内压超过动脉压时，半月瓣被打开，进入射血期。在射血的早期，心室肌收缩速度很快，约占射血总量2/3的血液被射入主动脉中，血液流速也很快。心室内压上升达到峰值，主动脉压也随之升高。

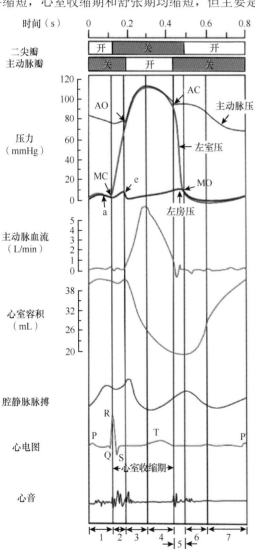

图4-3　犬心动周期各时相中的左心内压力、容积和瓣膜等变化

图中显示了心动周期中的心房压、心室压、主动脉压、主动脉血流、心室容积、心音和心电图

1. 心房收缩期；2. 等容收缩期；3. 快速射血期；4. 减慢射血期；5. 等容舒张期；6. 快速充盈期；7. 减慢充盈期

AO与AC分别表示半月瓣开放与关闭；MC与MO分别表示二尖瓣关闭与开放

（3）减慢射血期（0.15s）：快速射血期后，心室内血液减少以及心室收缩强度减弱，室内压开始降低，射血速度减慢。此时虽然室内压可略低于大动脉压，但因心室射出的血液具有较大的动能，故仍继续流向动脉。

2. 心室舒张期　根据心室容积、压力、瓣膜和血流变化，心室舒张期可分为等容舒张期（isovolumic relaxation phase）、快速充盈期（period of rapid filling）和减慢充盈期（period of reduced filling）三个时期。

（1）等容舒张期（0.06～0.08s）：心室开始舒张，室内压很快低于大动脉压，半月瓣关闭。此时由于室内压仍高于房内压，房室瓣也处于关闭状态。因此，心室虽舒张，但由于两端瓣膜关闭，心室容积不变，室内压急剧下降。

（2）快速充盈期（0.11s）：心室继续舒张，当室内压低于心房压时，血液冲开房室瓣进入心室。在开始充盈的这段时间，心房和大静脉的血液迅速流入心室，心室充盈速度较快，心室容积迅速增大，称为快速充盈期。此期充盈的血量约占舒张期中总充盈量的2/3。

（3）减慢充盈期（0.32s）：随着心室内血液的充盈，心室与心房和大静脉间的压力差逐渐减小，血液流回心脏的速度减慢。在此期的前2/3时间（0.22s），仅有少量血液流入；但在后1/3时间（0.1s），因心房收缩，心室内又注入额外的血液，这对心室充盈有辅助作用。心房收缩的这段时间也常被称为心房收缩期。

表 4-1　心动周期中心腔内压力、瓣膜、血流和容积的变化

心动周期分期		心室压力升降和比较	外瓣膜开闭		血流方向	心室容积
			房室瓣	半月瓣		
心室收缩期						
等容收缩期		房内压＜室内压（迅速升高）＜动脉压	关闭	关闭	无血液进出心室	不变
快速射血期		房内压＜室内压（增至最高）＞动脉压	关闭	开放	心室→动脉	快速减小
减慢射血期		房内压＜室内压（↓）＞动脉压	关闭	开放	心室→动脉	减至最小
心室舒张期						
等容舒张期		房内压＜室内压（下降最快）＜动脉压	关闭	关闭	无血液进出心室	不变
快速充盈期		房内压＞室内压（降至最低）＜动脉压	开放	关闭	心房→心室	快速增大
减慢充盈期	前2/3	房内压＞室内压（↑）＜动脉压	开放	关闭	心房→心室	增大
	后1/3心房收缩	房内压＞室内压（↑）＜动脉压	开放	关闭	心房→心室	增至最大

3. 心房和心室在心脏泵血过程中的作用　心室收缩时，心房暂时接纳和储存从静脉回流的血液；在心室舒张的大部分时间里，心房也处于舒张状态（全心舒张期），这时的心房只是血液从静脉回流入心室的通道。但在心室舒张期的最后阶段（前面已述），心房的收缩可使心室再增加一部分充盈量，这一时期射入心室的血液量约占心室舒张末期容积的1/4。因此，心房收缩不是心室充盈的主要原因，只有起到辅助作用。如果心房的收缩作用丧失（如心房颤动时），心室充盈量虽有一定程度的减少，但心脏的泵血量仍能维持机体静息状态下的需求。但在心率加快时，由于心室舒张期缩短引起心室充盈减少时，心房收缩的作用就显现出其重要性。

从关于心室充盈及射血的叙述中可以看出，心室的节律性收缩和舒张是心脏完成泵血功能必需的基本条件。如果心室功能发生严重障碍，如心室颤动，心室不能有效收缩，将导致心脏泵血活动的停止，甚至危及生命。

综上所述，左心泵血的机制可以简述如下：心肌的收缩和舒张，是造成室内压变化，从而导致心室与心房之间、心室与主动脉之间压力差的根本原因；而压力差是推动血液在腔室之间流动的主要动力；血液的单方向流动则是在瓣膜的配合下实现的。还应注意，瓣膜的作用对于室内压的变化也有着重要的作用，没有瓣膜的配合，等容收缩期和等容舒张期内室内压的大幅升降，心脏的泵血是不能完美实现的。

虽然左、右心室的泵血过程相同，但肺动脉压力仅为主动脉压力的1/6，因此，在一个心动周期中右心室压力变化幅度比左心室要小得多。

（三）心音

心动周期中，心肌收缩、瓣膜启闭、血流流度改变形成的湍流和血液对心脏和血管壁的冲击作用，都可引起机械振动并形成声音向周围组织传导，这些声音可以用听诊器在胸壁的某些部位听到，即为心音（heart sound）。如用传感器将这些机械振动转换为电信号记录下来，便可得到心音图（phonocardiogram），见图 4-3。

正常情况下，用听诊器在心前区一般可听到第一和第二两个心音。在某些健康儿童和青年，有时可以听到第三心音。

1. 第一心音　发生在心室收缩的早期，是由于房室瓣关闭、心室收缩时血流冲击房室瓣引起心室振动及心室射出的血液冲击动脉壁引起的振动而产生的，标志着心室收缩开始。于心尖搏动处，即左胸壁第五肋间锁骨中线内侧听得最清楚。与第二心音比较，其音调较低、强度较响（心室收缩力量强时，响度更明显）、性质较钝、持续时间较长；与心尖搏动同时出现；与第二心音的时间间隔较近。

2. 第二心音　发生在心室舒张早期，由半月瓣和肺动脉瓣突然关闭、血流冲击大动脉根部及心室内壁振动形成。标志着心室舒张期的开始。在胸骨旁第二肋间（即半月瓣和肺动脉瓣听诊区）可听得最清楚。与第一心音比较，其音调较高、强度较低、性质较清脆、持续时间较短；在心尖搏动后出现；与下个第一心音的时间间隔较长。其强弱可反映主动脉压和肺动脉压力的高低。

3. 第三心音　出现在心室舒张早期，是一种低频、低振幅的振动。可能与心室舒张早期血流从心房突然冲入心室，使心室壁和乳头肌等发生振动有关。

4. 第四心音　与心房收缩有关，发生在心室舒张的晚期，也称为心房音。在正常心房收缩时一般不产生，只有在异常强烈的心房收缩或左心室壁顺应性下降时才可能产生。

5. 异常心音及杂音　心音听诊是临床体格检查的常规项目，对于心脏疾病的诊断有一定的意义。临床上不正常的心音包括：第一心音增强、减弱或强弱不等；第二心音增强（半月瓣区或肺动脉瓣区）、心音分裂；三音心律（如奔马律等）；心脏杂音（收缩期杂音、舒张期杂音或连续性杂音）；心包摩擦音等。

（四）心输出量与其影响因素

心脏的主要功能是泵血。在临床医疗实践和科学研究中，常常需要对心脏泵血功能进行判断，或对心脏的功能状态进行评价。以下是一些常用的评定心功能的指标（表 4-2）。

表 4-2　心脏射血功能评定的指标及意义

指标	概念	参考值	生理意义
每搏输出量（SV）	一次心搏由一侧心室射出的血量	60～80ml	心功能基础参数
射血分数（EF）	每搏输出量占心室舒张末期容积的百分比	55%～65%	评价心脏射血能力
每分输出量（CMO）	每分钟由一侧心室输出的血量	4.5～6.0（L/min）	评价不同状态下的心功能
心指数（CI）	空腹和安静状态下，每平方米体表面积的每分输出量	3.0～3.5（L/min/m²）	比较不同个体的心功能
每搏功（SW）	心室一次收缩所做的功	约 0.8J	评定心脏功能较全面的指标
每分功（MW）	心室每分钟收缩所做的功	约 60.2J/min	

1. 心输出量

（1）每搏输出量（stroke volume，SV）和射血分数：每搏输出量简称搏出量，指一次心搏由一侧心室射出的血量，可在一定程度上反映心脏的功能。成年人在安静时每搏输出量约为 70ml。射血分数（ejection fraction，EF）是指每搏输出量占心室舒张末期容积的百分比，即搏出量占搏出前心室内血液容量的百分比。在心室舒张末期，血液充盈心室的容量可达 125ml（等于舒张末期容积），收缩末期容积约 55ml，二者的差值为 70ml，可见，心室在每次射血时，并未将心室内充盈的血液全部射出。按上述数值计算，射血分数＝搏出量（ml）/心室舒张末期容积（ml）×100%。在安静状态下健康成年人为 55%～65%。

射血分数比每搏输出量能更准确地反映心脏功能。因为正常情况下，每搏输出量始终与心室舒张末期容积相适应，即当心室舒张末期容积增大时，每搏输出量也相应增加，射血分数基本不变。但是，在心室异常扩大、心功能减退的情况下，每搏输出量可能与正常人没有明显差别，射血分数却明显下降（表示心肌收缩力减弱）。若单纯依据每搏输出量来评定心脏的泵血功能，则可能作出错误判断。因此临床上常检查心脏病患者的射血分数。

射血分数的测定：临床上常常需要以射血分数判断心脏功能，最常用超声心动方法进行检查，先测出心室舒张末期容积和收缩末期容积，以舒张末期容积减去收缩末期容积为每搏输出量，再按上述公式算出射血分数。严重的心功能减退和心室扩大患者，因心室内残留的血量可以比每搏输出量还多，导致射血分数降低。可以给这类患者服用强心苷类药物，以增加心肌收缩力，增加每搏输出量，使心室内残留血量减少，增加射血分数。

（2）每分输出量和心指数：每分输出量（cardiac minute output，CMO）指每分钟由一侧心室泵出的血量。一般所说的心输出量即指每分输出量，等于每搏输出量与心率的乘积。成年人安静状态下每分输出量为 5～6L，每分输出量受机体活动和代谢情况的影响很大。心指数是为比较不同个体的心输出量而设计的。因为身材高大和矮小的人新陈代谢总量不同，用心输出量的绝对值作指标比较心功能是不全面的。人在安静时的心输出量和基础代谢率，均与体表面积成正比。因此，为比较心功能，把空腹和安静状态下，每平方米体表面积的每分输出量，称为心指数（cardiac index，CI）或静息心指数。一般身材的成年人，体表面积为 1.6～1.7m^2，以安静时心输出量 5～6L 计算，则心指数为 3.0～3.5L /(min·m^2)。

在同一个体，心指数因生理情况不同而不同。年龄在 10 岁左右时，心指数最高，可达 4L/(min·m^2)以上，以后随年龄增长而逐渐下降（因代谢降低），到 80 岁时，心指数接近 2L/(min·m^2)。肌肉运动时心指数随运动强度的增加大致成比例地增高。妊娠、情绪激动和进食时，心指数均有不同程度的升高。

（3）心脏做功：血液在心血管系统中流动所需的能量，是由心脏做功所供给的。也就是说，心脏做功所释放的能量转化为压强能和血流的动能，血液才会循环流动。每搏功和每分功是用来表示心脏做功量的指标。

每搏功（stroke work，SW）指心室一次收缩所做的功，也称为搏功，可以用搏出的血液所增加的动能和压强能来表示。

$$每搏功 = 每搏输出量 \times 射血压力 + 动能$$
$$射血压力 = 平均动脉压 - 平均心房压$$

安静时，动能极低，可忽略不计。如某人搏出量为 70ml，平均动脉压为 92mmHg，平均心房压为 6mmHg，则可按上式计算出搏功为 0.803J（J = 焦耳）。

每分功（minute work，MW）等于搏功乘以心率，如心率为 75 次 / 分，每搏功为 0.803J，则每分功为 60.2J/min。

搏功指标的优点在于它考虑到动脉血压对心脏泵血功能的影响，例如高血压患者的心脏要克服更大的阻力（因动脉血压高），必须加强收缩，才能与正常血压者射出相等的每搏输出量。因此，用做功量来评定心脏泵血功能较每搏输出量和心输出量更有意义。

2. 影响心输出量的因素

（1）每搏输出量的调节：心脏的每搏输出量可因前负荷（preload）、心肌收缩能力（cardiac contractility）和后负荷（afterload）变化而改变。

1）前负荷对每搏输出量的调节：前面学过骨骼的前负荷，是指肌肉收缩前的初长度。在完整心脏，心室肌的前负荷是指收缩前（即舒张末期）心室肌纤维的长度。心室舒张时，随着血液的充盈，肌纤维被拉长。舒张末期充盈结束时，充盈量越大，被拉长得越长，前负荷越大。因而心室肌的前负荷常用心室舒张末期的血液充盈量，即心室舒张末期容积或心室舒张末期压力来表示。

许多年前人们就考虑到，心室每次搏出量与每次回心血量不可能绝对相等，设想一定有一种机制，对其进行精细的调节，以确保血液不会在静脉蓄积，也不会使心脏完全排空。1895 年，德国生理学家 Otto Frank 观察到心肌收缩力随初长度增加而增强的现象；1914 年，英国生理学家 Ernest Starling 也观察到类似现象，这一机制被称为 Frank-Starling 定律（简称心定律），指"在一定范围"内，回心血量越多，心室舒张末期充盈量越大（心室肌被拉得越长），心室收缩力量越强，每搏输出量越多。

这种通过改变心肌初长度，而引起心肌收缩强度改变的调节，称为心肌异长自身调节（myocardial

heterometric auto regulation）。在去除神经体液因素影响的离体心脏，这一调节机制仍然起作用，故它是心脏泵功能的自身调节。正常情况下，这一方式经常对搏出量的微小变化进行精细的调节，使心室射血量与静脉回心血量之间保持平衡，从而使心室舒张末期的容积和压力保持在正常范围内。例如改变体位引起静脉回流突然增加或减少，或动脉血压突然升高时，或当左、右心室搏出量不平衡等等情况下所出现充盈量的微小变化时，通过心肌异长自身调节机制，改变心室肌收缩力，使搏出量与回心血量之间重新达到平衡状态。

凡能影响心室舒张期充盈量的因素（心室充盈时间、静脉回流速度、心包内压和心室顺应性等）都能通过心肌异长自身调节机制使搏出量发生改变。

初长度对心肌收缩力影响的机制与骨骼肌类似，在骨骼肌，最适前负荷即最适初长度时，肌小节的初长度为 2.0 ～ 2.2μm。此时粗、细肌丝处于最佳重叠状态，收缩时产生的张力最大。但超过最适初长度以后，随着前负荷和肌小节长度的继续增加，粗、细肌丝的有效重叠程度减少，收缩时产生的张力下降。心肌与骨骼肌不同，心室肌有较强的抗过度牵拉的特性，即使在前负荷很大的情况下，心肌肌小节的初长度一般也不超过 2.25 ～ 2.30μm，这主要是由于肌节内存在连接蛋白，其为一种大分子的蛋白质，可将肌球蛋白固定在肌节的 Z 盘上；同时它又具有很强的黏弹性，可限制肌节的被动拉长。心肌的这种能抵抗被过度牵拉的特性，对心肌泵血功能具有重要的生理意义，使心脏不会在前负荷明显增加时发生搏出量和做功能力的下降（图 4-4）。只有发生严重病理变化时，心脏过度扩张，心室收缩力才开始下降，导致每搏输出量减少。

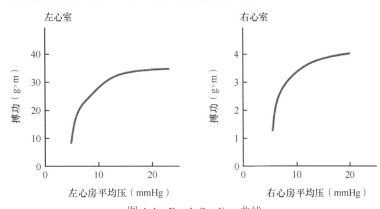

图 4-4　Frank-Starling 曲线

实验中分别以左、右心房平均压代替左、右心室舒张末期压

2）后负荷对每搏输出量的调节：心室肌的后负荷是指心室收缩时所遇到的阻力，即动脉血压。因此，动脉压的变化将影响心室肌的收缩过程。在其他因素（心率、心肌初长度和收缩能力）不变的情况下，如果动脉血压增高，心室射血的阻力就大，必须待室内压升高到超过已增高的动脉血压时，半月瓣才打开，故心脏的等容收缩期延长和射血期缩短，同时心肌缩短的程度和速度均减小，使射血速度减慢，以致每搏输出量暂时减少。应该看到，后负荷对心肌收缩活动的影响，是一种单纯的机械效应，并不是某种调节机制进行调节的后果。

但动脉压的改变在影响搏出量的同时，也会继发地引起心脏一些调节机制的活动。当动脉压升高引起搏出量减少时，造成心室内剩余血量增加，心室舒张末期容积增大，后者又通过前负荷自身调节（Frank-Starling 定律）使搏出量恢复正常，即通过心肌异长自身调节可以使动脉压增高所造成的搏出量减少的现象得到纠正。随着搏出量的恢复，心室舒张末期容积也恢复到原来水平。然而在整体内，尽管此时动脉血压仍维持在高水平，但心脏的搏出量不再减少。进一步分析发现，后一情况的出现乃是心肌收缩力增强所致。为什么这种情况下，心肌收缩力会增强，其调节机制尚不十分清楚。

综上所述，心室后负荷直接影响着搏出量，随后通过心肌异长自身调节和其他调节机制，使前负荷和心肌收缩能力与后负荷和心肌收缩能力相互匹配，从而使机体在动脉压增高的情况下，能够维持适当的心输出量，对于机体有重要的生理意义。但如果主动脉压超过一定范围（如 160mmHg 以上）后，后负荷持续增高，使心肌长期加强收缩而出现病理性心肌肥厚，最终将导致心脏泵血功能减退。

3）心肌收缩能力：人们在剧烈运动或强体力劳动时，每搏输出量和搏功可成倍增加，而心室舒张末期容量或充盈压并不明显增大，甚至有所减少。此时机体可通过神经体液因素调节心肌收缩能力来调节每搏输出量。这种心肌收缩能力的变化不是因为改变肌肉的初长度，而是通过改变心肌细胞兴奋 - 收缩偶联的环节（如活化的横桥数、粗肌丝肌纤凝蛋白的 ATP 酶的活性、兴奋后 Ca^{2+} 浓度升高的程度、肌钙蛋白对 Ca^{2+} 的亲合力等）而引起的，故也称为心肌等长调节（myocardial homometric regulation）。

心肌等长调节属于神经体液调节。交感神经对心房肌和心室肌有支配作用，当其兴奋时，心肌收缩能力增强；血液中的肾上腺素与去甲肾上腺素对心脏的直接作用都引起心肌收缩能力加强，增加每搏输出量。与上述相反，老年人和甲状腺功能低下患者的心脏，心肌肌凝蛋白分子结构变化，致使其 ATP 酶活性较低，收缩力减弱。

（2）心率的调节：正常成年人安静状态下，心率为 60 ～ 100 次 / 分，在不同生理情况下，心率可以发生较大的变动。新生儿的心率较快，可达 130 次 / 分，随着年龄的增长而逐渐减慢，至青春期接近成年人的心率。在成年人中，女性的心率比男性稍快。经常进行体育锻炼的人，平时心率较慢。同一个人在安静和睡眠时心率较慢，运动或情绪激动时心率较快。

心输出量等于每搏输出量与心率的乘积。在一定范围内，心率增快，心输出量增加。但是，如果心率增加过快，达到 180 次 / 分时，由于过度消耗供能物质，会使心肌收缩能力降低，而且，心室充盈时间明显缩短，充盈量减少，每搏输出量可以明显减少，致使每分输出量不但不增加，反而开始下降。反之，如心率太慢，低于 40 次 / 分，心室舒张期过长，心室充盈已接近最大限度，心舒期的延长已不能再进一步增加充盈量和每搏输出量，故心输出量亦减少。

在完整机体内，心率主要受神经体液因素调节。心交感神经活动增强时，心率加快；迷走神经活动增强时，心率减慢。影响心率的体液因素主要为循环血液中的肾上腺素和去甲肾上腺素，以及甲状腺激素。肾上腺素和去甲肾上腺素，可升高心率；甲状腺素也使心率升高（甲状腺功能亢进者的心动过速就是因为血液中甲状腺激素浓度升高引起的），此外，心率还受体温的影响，体温升高 1℃，心率将增加 12 ～ 18 次 / 分。

现将上述影响心输出量的因素和调节方式归纳如下：

心输出量
- SV
  - 前负荷　　在一定范围内，前负荷（心肌初长度）增加时心肌收缩力增强，搏功增大。 —— 异长自身调节
  - 后负荷　　指动脉血压，当其增高时，射血期缩短，射血时收缩力也下降，每搏输出量减少
  - 心肌收缩能力　　改变兴奋 - 收缩偶联各环节而影响心肌的收缩强度和速度（心肌等长调节）
- HR
  - 在一定范围内心率加快时每分输出量增加
  - HR ≥ 180 次 / 分时，每搏输出量↓，每分输出量↓
  - HR ≤ 40 次 / 分时，每搏输出量↑达极限，每分输出量↓

（后三项 —— 神经体液和其他因素调节）

3. 心功能的评定　心脏的主要功能是通过收缩泵血，推动血液流动。因此科学研究和临床工作中需要评估心脏的泵血功能，心脏的泵血功能评定包括心脏射血功能的评定和心脏舒张功能的评定。

（1）从心室内压变化评定心功能：从心室内压评价心功能包括两个方面，即心脏射血功能评价和心室舒张功能评价。通过计算搏出量、射血分数、心指数和每博功来评价心室的射血功能，还可以计算心室收缩压曲线的一阶导数，从而计算出心室收缩压变化速率曲线（dP/dt），据此判断心脏的收缩能力。对心室舒张功能评价是通过计算心脏舒张期压力变化的一阶导数，产生心室舒张压变化速率曲线（–dP/dt），以其作为心室舒张功能的指标。检测心室内压，在临床上通常使用心导管术，即从周围血管插入导管，送至心腔及大血管，用以获取相关信息的方法。

（2）从心室容积变化评定心功能：临床上也可从心室容积变化进行心脏射血功能评价和心室舒张功能评价。主要的方法是在超声心动检测的状态下，通过测量心室、心房的容积，以及射血分数（EF）等指标来评价心脏的收缩能力，超声心动图可以不受心脏形态和位置的影响，兼具准确性和可重复性，在数秒内即可获得可靠的、可重复的数据，从而能更准确地评价心脏功能，同时由于其安全无创、费用低廉、结果可靠等特点备受临床医生的青睐。心室舒张能力评价是通过对心室容积

时间变化曲线以及其一阶导数来反映的。

近年来，大量新的检查技术出现，如心导管术、心脏磁共振成像等，这些方法对于评价心功能有着非常重要的临床意义。

（3）从心室压力和容积变化评价心功能：以每个相对时间心室的压力和容积值绘制的压力-容积曲线（图4-5）也被称为心室压力-容积环（ventricular P-V loop），表达的是在心动周期中心室内压力与容积的变化关系。它汇集了影响每搏输出量的主要因素。通过心室压力-容积环不仅可以了解到心室在射血过程中的血流动力学变化，而且可以动态地监测临床治疗的效果。

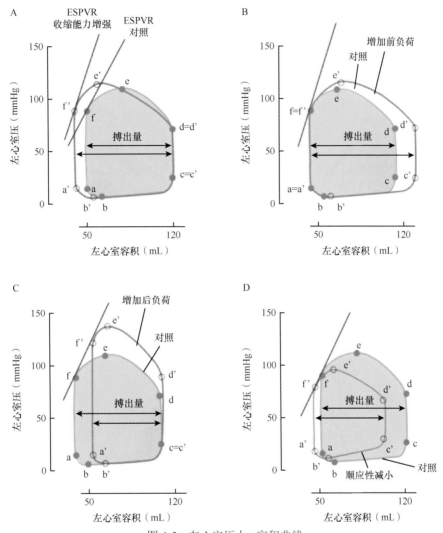

图4-5 左心室压力-容积曲线

a-c 与 a'-c' 为心室充盈期，其中 b 为充盈期心室压力的最低值；c-d 和 c'-d' 为等容收缩期；d-f 和 d'-f' 为心室射血期；f-a 和 f'-a' 为心室等容舒张期；e 和 e' 为射血期心室压力的最高值，b 和 b' 为舒张期心室压力的最低值。有色彩填充的压力-容积环为对照，无色彩填充的压力-容积环为各种条件改变后压力-容积环的变化

（五）心功能储备与体育锻炼

心功能储备（cardiac reserve）又称心力储备，是指心输出量随机体代谢需要而增加的能力。例如健康成年人在安静状态下的心输出量 5～6L，强体力劳动时最大可增加到 30L 左右。说明健康成年人有相当大的心功能储备。

心功能储备能力取决于心率和每搏输出量的储备。心率的最大变化约为静息时的 2 倍多，充分动用心率储备，可使心输出量增加 2 倍多。由于每搏输出量是心室舒张末期容积与收缩末期容积之差，故每搏输出量的储备又可分为舒张期储备和收缩期储备。一般说来，舒张期储备要比收缩期储备小，舒张期储备只有 15ml 左右，因为心肌伸展性较小，心室不能过分扩大，舒张末期容积最多能达到 140ml（静息状态下舒张末期容积为 125ml）；而静息时，左心室收缩末期容量通常为 75ml，心肌收缩能力增强时甚至使心室剩余血量不足 20ml，故收缩期储备较大，能使每搏输出量增加达 55～60ml。

当进行较强的体力活动时，由于交感 - 肾上腺系统活动，主要通过动用心率储备和心肌收缩能力增强的收缩期储备；另一方面，由于肌肉泵的作用（参见本章第二节）使静脉回流增加，心室舒张末期的容积有所增大，动用了舒张期储备，也导致收缩力增强。因此，体力活动时，既动用了心率储备、也动用了每搏输出量储备（收缩期储备和舒张期储备）。

任何年龄的人，有规律地体育锻炼，都对心功能有益。坚持体育锻炼可使骨骼肌中的毛细血管网增多，心肌纤维变粗，心肌收缩力加强，从而使收缩期储备增加；同时心率储备也增加（在安静时心率较慢，运动时心率可明显增加，见图 4-6）。训练有素的运动员在安静时的心输出量与不活动的健康人相同，但强体力活动时的心输出量明显增多，心功能储备可以是他们的两倍。由此可说明，经常进行体育锻炼有助于增进心脏的储备能力。

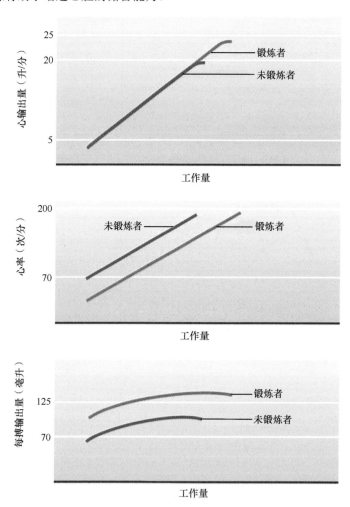

图 4-6　体育锻炼对心功能的影响

经常体育锻炼的人的心功能储备（HR、SV 和 CMO）均较一般人高。心率：安静时较低，需要时增加幅度高；每搏输出量：安静时较不锻炼者高，需要时可增加；每分输出量：安静时较不锻炼者同，需要时可达到的最高值高

此外，有规律的体育锻炼还可以帮助降低血压、减少焦虑和抑郁、控制体重、并因增加纤维蛋白溶解系统的活动而提高溶解血凝块的能力。这些都是对机体非常有利的。

二、心脏的电生理学

心房与心室有顺序协调地收缩和舒张活动，是心脏实现泵血功能、推动血液循环的必要条件。收缩活动是由细胞膜的动作电位所触发的，然而，心肌的兴奋从哪里开始？又是怎样保证四个腔室活动协调？为什么心肌的收缩不是强直收缩，而是收缩与舒张交替？要回答这些问题，必须学习心肌的生物电现象和心肌生理特性。我们首先介绍心肌细胞的生物电现象，然后分析心肌兴奋的起搏点和兴奋传导的规律，以及心肌的收缩性与兴奋性之间的关系。

根据组成心肌细胞的组织学、电生理特性和功能的不同，可将它们粗略地分为两大类型：一类是普通心肌细胞，包括心房肌和心室肌，称为工作细胞（working cell）。工作细胞不能自动地产生节律性兴奋，但在外来刺激作用下可产生兴奋和传导兴奋（但传导性较低）；另一类是特殊分化了的心肌细胞，组成心脏的特殊传导系统（心传导系）。主要包括窦房结细胞和浦肯野细胞，它们除有兴奋性（excitability）和传导性（conductivity）外，还有自动产生节律性兴奋的能力，故称为自律细胞（autorthmic cell）。心传导系是心脏内发生兴奋和传播兴奋的组织，起着控制心脏节律性活动的作用。

心脏细胞的生物电现象及其原理

1. 自律细胞生物电现象及其原理 自律细胞的静息电位不稳定，在 3 期复极达最大复极电位后，会逐渐自动去极化，形成起步电位，即起搏电位（pacemaker potential），当其达到阈电位水平后即触发动作电位诱发兴奋。4 期自动去极化是进行性地形成净内向电流，可由于内向电流逐渐增强或外向电流逐渐减弱，抑或二者兼之。不同类型的自律细胞其 4 期自动去极化的速度及机制亦不完全相同。起搏电位是心脏产生自动节律兴奋的基础。

（1）窦房结细胞的动作电位：窦房结含有丰富的自律细胞，是心脏生理情况下的起搏点（pacemaker），故称 P 细胞。P 细胞的最大复极电位（maximum repolarization potential）为 –70mV，阈电位为 –40mV，二者差距较大；去极化相复极化速度较慢、时程较长；自动去极化相去极化速度较其他自律细胞（如浦肯野细胞）快（各个时相的命名及其原因，参见本章：《工作细胞的生物电现象及其原理》的相关内容）。窦房结细胞的动作电位（A）与心室肌动作电位（B）的比较见图 4-7。

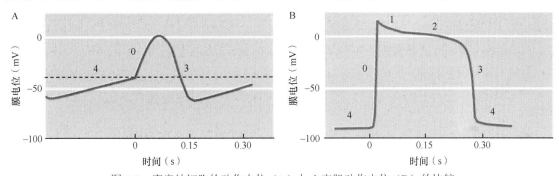

图 4-7 窦房结细胞的动作电位（A）与心室肌动作电位（B）的比较

与心室肌动作电位比较，只有 0 期（去极化较慢）、3 期和自动去极的 4 期，最大复极电位约 –70mV，阈电位约 –40mV

1）去极化相：窦房结 P 细胞膜中 K^+ 通道（I_{K1}）较为缺乏，因此其最大复极电位仅约 –70mV，当自动去极化达到阈电位水平（–40mV）时，由于 P 细胞缺乏 Na^+ 通道，其动作电位去极化相的产生主要依赖膜上的 L- 型钙通道，激活膜上的 Ca^{2+} 通道，引起 Ca^{2+} 内流，导致 0 期去极化。由于 Ca^{2+} 通道的激活和失活都较缓慢，故窦房结细胞动作电位去极化比较缓慢且持续时间较长。因此，由慢 Ca^{2+} 通道开放引起去极化的细胞称为慢反应细胞（slow response cell），其动作电位称为慢反应动作电位。钙通道阻滞剂维拉帕米可导致窦房结 P 细胞动作电位去极化速率减慢，从而降低心率。

2）复极化相：P 细胞动作电位去极化达峰值时，Ca^{2+} 通道逐渐失活关闭，Ca^{2+} 内流减少；同时，K^+ 通道被激活开放，出现 K^+ 外流，由于 Ca^{2+} 内流的逐渐减少和 K^+ 外流的逐渐增加，使细胞膜逐渐复极化并达到最大复极电位。

3）自动去极化相：自动去极化是复杂的外向电流减弱和内向电流增强共同作用的结果。在复极达最大复极电位后，细胞膜上有一种特殊类型的 K^+（I_K）通道，其是时间依赖性失活的，在动作电位复极到 –50mV 时开始，这引起了 K^+ 外流的逐步衰减。逐渐增强的内向离子流是 Ca^{2+} 流，在 P 细胞存在另一种缓慢激活的钙通道，被称为 T- 型钙通道，其特点是开放时间较短。当膜电位在 –70 ～ –60mV 时 T- 型钙通道被激活，Ca^{2+} 内流，在膜电位去极至 –40mV 时又会进一步激活 L- 型钙通道，引起慢内向 Ca^{2+} 电流，形成 P 细胞动作电位的去极化相（图 4-8）。因与心脏工作细胞的动作电位相比较，P 细胞动作电位去极化相、复极化相和复极达最大复极电位后的自动去极化，也分别被称为 0 期、3 期和 4 期的自动去极化。

（2）浦肯野细胞动作电位：浦肯野细胞动作电位去极化速度较心室肌快，V_{max}可达 200～800V/s；在心脏电生理学中通常将由快 Na^+ 通道引起快速去极化的心肌细胞称为快反应细胞（fast response cell）。浦肯野细胞属快反应自律细胞，其动作电称为快反应动作电位。浦肯野细胞的动作电位与心室肌细胞动作电位的形态相似，但不同的是其复极达最大复极电位后膜电位不稳定，可自动去极化，这是与心室肌细胞最大的区别。

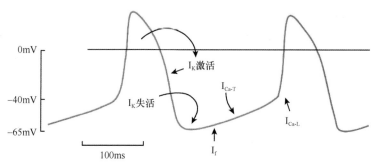

图 4-8　窦房结 P 细胞 4 期自动去极化与动作电位产生的离子机制

　　浦肯野细胞自动去极化相的自动去极化同样是由内向电流和外向电流共同作用的结果，内向电流逐渐增强，而外向电流逐渐减弱。在动作电位 3 期复极到 –50mV 左右时，K^+（I_K）通道开始关闭，外向的钾电流逐渐减小。同时，内向离子流通道（I_f 通道）开放，内向的电子流主要由 Na^+ 内流构成。I_f 通道在复极至 –60mV 左右被激活，到 –100mV 充分激活。I_f 的产生与增强是复极达最大复极电位后细胞膜去极化的主要原因，当去极化达到阈电位时引起新的动作电位，故此，I_f 又被称为浦肯野细胞起搏电流。自动去极化相的自动去极化也被称为 4 期的自动去极化。但是由于 I_f 通道密度很低，其激活与开放的速度较慢，这导致了自动去极化相期间自动去极化所需的时间较长，因此在正常窦性心律的状态下，浦肯野细胞的节律性活动受到来自窦房结的超速驱动抑制。

2. 工作细胞的生物电现象及其原理

（1）静息电位：人和哺乳动物心室肌的静息电位（resting potential，RP）约为 –90mV，其产生的原理与神经和骨骼肌细胞类似，都是因为 K^+ 顺浓度差跨细胞膜扩散达到电化学平衡所致。通过心肌细胞膜上的内向整流钾通道产生的 K^+ 平衡电位是构成膜静息电位的主要组成，这种类型的通道属于非门控离子通道，但是其开放程度受膜电位的影响。在静息状态下心肌细胞膜对 Na^+ 等离子也具有一定的通透性，Na^+ 的内流抵消了一部分 K^+ 外流形成的电位差，导致静息电位值略低于 K^+ 的平衡电位。故此，由于细胞膜内外 K^+ 浓度差和膜对 K^+ 的通透性引起的 K^+ 向膜外扩散是形成工作细胞静息电位的主要原因。

（2）动作电位：心室肌细胞的动作电位（action potential，AP），与骨骼肌和神经细胞明显不同。后二者的动作电位时程都比较短，复极化速度和去极化速度相近，动作电位曲线呈尖锋状。心室肌细胞动作电位的主要特征是复极过程长而且形状复杂，动作电位的降支和升支不对称。为研究和分析方便，通常将心室肌动作电位分为 0 期、1 期、2 期、3 期、4 期五个时期（图 4-9）。

　　1）去极过程（0 期）：在适宜的外来刺激下，心室肌细胞兴奋，膜内电位由静息状态下的 –90mV 迅速上升到 30mV，构成动作电位的上升支。此期去极化（depolarization）以致反极化（reverse polarization）的持续时间很短，仅 1～2ms；幅度大，约 120mV；速度快，最大速度（V_{max}）可达 200～400V/s。

　　0 期形成机制与神经纤维类似，在外来刺激作用下，首先引起部分电压门控 Na^+ 通道开放和少量 Na^+ 内流，使细胞膜去极化。当去极化达到阈电位水平（约 –70mV）时，膜上 Na^+ 通道突然大量开放，Na^+ 顺其浓度梯度和电位梯度快速大量内流，直至接近 Na^+ 平衡电位。决定 0 期去极的 Na^+ 通道是一种快通道，激活开放和失活的速度都很快，因此心室肌细胞属于快反应细胞。

　　2）复极过程：当 0 期达到顶峰时，Na^+ 通道失活关闭，立即开始复极，复极化（repolarization）过程缓慢，历时 200～300ms，包括 1 期、2 期和 3 期三个阶段。

　　A. 1 期复极（快速复极初期）：膜内电位由去极的顶峰 30mV 迅速下降至 0mV 左右，时间约 10ms。1 期又称为快速复极初期。因 0 期去极和 1 期复极期间膜电位变化的速度都很快，在动作电位图形上表现为尖锋状，故一般把这两部分合起来称为锋电位。在 1 期快钠通道失活。在膜去极化到 –30mV 时，激活了瞬时外向钾通道，通道开放 5～10ms，引起 K^+ 外流，产生瞬时外向电流使

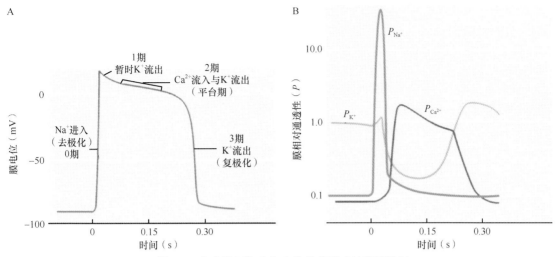

图 4-9 心室肌细胞动作电位及其形成的离子机制

P_{K^+}，P_{Na^+}，$P_{Ca^{2+}}$ 表示相应离子通透性

膜内电位迅速复极到 0mV 水平。也就是说 1 期复极化的离子基础是由 K^+ 的短暂外流形成的。

B. 2 期复极（平台期）：膜电位停滞在 0mV 左右，形成平台状，又称平台期，历时 100～150ms，这是心室肌细胞动作电位持续时程较长的主要原因。平台期是心室肌细胞动作电位区别于神经纤维和骨骼肌动作电位的主要特征，也是心肌细胞动作电位持续时间长，有效不应期（见后面相关内容）特别长的原因。

2 期形成是由于同时存在 Ca^{2+} 内流和 K^+ 外流，二者相互抗衡而使膜电位保持在 0mV，形成平台式的缓慢复极。内向电流是 Ca^{2+} 通过心室肌细胞膜上存在的一种电压门控型钙通道（L- 型钙通道）产生的，这种通道的特性是失活慢，电流持续时间长。L- 型钙通道可以被二氢吡啶类的药物和 Mn^{2+} 阻滞，使平台期缩短。钙通道阻断剂在临床上广泛用于治疗高血压、心律失常和冠心病。外向电流形成的主要原因之一是内向整流钾电流（inward rectifying potassium current，I_{K1}），I_{K1} 通道的电活动是电压依赖性的，在静息期时 I_{K1} 通道处于开放状态，K^+ 外流导致细胞膜呈极化状态；当膜去极化时，I_{K1} 通道的通透性降低，K^+ 外流减少，这种现象称为内向整流。I_{K1} 通道的这一特性可以阻碍平台期细胞内的 K^+ 外流。平台期另一个起重要作用的外向电流是逐渐增强的延迟整流钾电流，在平台期早期，I_K 形成的外向电流主要起到抗衡以钙离子为主的内向电流的作用，而在晚期，I_K 则成为引起膜复极化的主要离子流。I_K 的强弱变化与平台期长短之间有着直接的相关性。大部分钙电流的阻断剂可以促进 I_K 电流的增强，可进一步使平台期缩短。

在平台期早期，钙离子内流和钾离子外流基本处于平衡状态，膜电位保持在零电位左右，随着时间增加，钙通道逐渐失活，钙离子流减小；同时 K^+ 外流逐渐增强，膜电位逐渐下降，缓慢地复极，形成了平台晚期。除此之外，平台期还有少量的钠泵活动引起的泵电流，但幅值较小，影响不大。

C. 3 期复极（快速复极末期）：此时膜内电位由 0mV 左右迅速降至静息电位，它是复极的主要部分，也称为快速复极末期，历时 100～150ms。该期主要是外向电流，主要是 K^+ 外流逐渐递增所致。K^+ 外向电流随时间而递增，其特征为再生性，K^+ 外流导致膜两侧电位差加大，膜内负值增加，这导致 K^+ 外流的增强，复极速度加快，直至到达极化状态。

在动作电位过程中，从 0 期开始到 3 期结束这段时间也被称为动作电位时程（action potential duration，APD）。心室肌的 APD 为 200～300ms。

在离体蛙心实验中可以观察到，在灌流液中加入过量 Ca^{2+} 时，蛙心立即收缩加强但舒张不完全，逐渐停止于收缩状态（挛缩）；而加入过量 K^+ 时，蛙心立即收缩幅度减小，舒张完全，并逐渐停止于舒张状态。由于心室肌动作电位有多种离子机制参与，特别是 Ca^{2+} 和 K^+ 在细胞外液中浓度的稳定，对于维持心脏的正常活动十分重要，临床许多实例也已得到证明。因此，当临床上为维持细胞外液 K^+ 平衡，需补 K^+ 时，以及因抗过敏等原因需要而补 Ca^{2+} 时，只能口服或稀释后由静脉点滴，绝对不能由静脉快速推入。

3）静息期（4 期）：也称电舒张期，膜电位处于稳定的时期。但由于在上述各期中 Na^+ 和 Ca^{2+} 内

流及 K^+ 外流，离子分布有一些变化，膜上 Na^+-K^+ 泵和 Na^+-Ca^{2+} 交换活动活跃，排出细胞内的 Na^+ 和 Ca^{2+}，摄回细胞外的 K^+，以恢复细胞内、外离子的正常浓度梯度。

实际上，钠泵与 Na^+-Ca^{2+} 交换体的活动并不是只发生在 4 期，而是持续进行的，在动作电位的不同时期，它们的活动强度与当时膜内外不同的离子浓度相关，在维持细胞内外离子分布的稳态的过程中发挥重要作用。临床常用洋地黄类药物治疗心衰，就是通过阻断心肌细胞膜上的 Na^+-K^+ 泵，减少 Na^+-Ca^{2+} 交换，增加细胞内的 Ca^{2+} 浓度，从而增加心肌的收缩能力。

下面将心室肌细胞动作电位及其形成机制归纳为表 4-3。

表 4-3　心室肌细胞动作电位及其形成机制

动作电位分期	膜电位变化（mV）	历时（ms）	形成机制
0 期	$-90 \sim 30$	$1 \sim 2$	Na^+ 迅速内流
1 期	$30 \sim 0$	10	K^+ 外流
2 期	0	$100 \sim 150$	同时存在 Ca^{2+} 内流和 K^+ 外流
3 期	$0 \sim -90$	$100 \sim 150$	K^+ 外流逐渐递增
4 期	-90		钠钾泵和钠钙泵等机制使膜内外离子成分恢复原态

三、心脏的生理特性

心肌细胞的生理特性是心脏活动的基础，其自律性、传导性和兴奋性与心肌电活动产生的原理直接相关，故将它们称电生理特性；而收缩性则属于心肌细胞的机械特性。心自律细胞具备兴奋性、传导性和自律性，但不具备收缩性；而工作细胞则具备兴奋性、传导性和收缩性，但不具备自律性。

（一）兴奋性

心肌细胞兴奋性表现为受刺激后能在静息电位的基础上产生动作电位。兴奋性的高低与神经和其他肌肉组织的表示方法相同，即用刺激阈值表示。根据兴奋后刺激阈值的变化，可以了解心肌兴奋后兴奋性的变化。

1. 心肌细胞兴奋性的周期性变化　心室肌细胞发生一次兴奋时，其兴奋性发生一系列有规律的变化，分别称为有效不应期、相对不应期和超常期（图 4-10）。

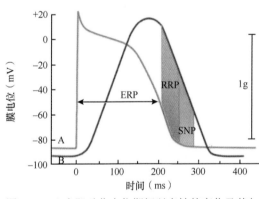

图 4-10　心室肌动作电位期间兴奋性的变化及其与机械收缩的关系

心室肌动作电位期间经历了有效不应期（ERP）、相对不应期（RRP）和超常期（SNP）的变化

（1）有效不应期：从去极化开始到复极达 $-55mV$，在这一期间，无论给予多强的刺激，心室肌细胞均不发生反应，即兴奋性为 0，称为绝对不应期（absolute refractory period），这是由于在此期内膜电位太小，钠通道完全失活，还没有恢复到备用状态；即 $-55 \sim -60mV$ 这段时间内，钠通道刚开始复活，给予强刺激可使膜发生部分去极化和局部兴奋（出现局部电位），但不能爆发动作电位。因此，从去极化开始到复极至 $-60mV$ 这段时间内，给予刺激均不能产生动作电位，称为有效不应期（effective refractory period，ERP）。

（2）相对不应期：相当于从复极 $-60 \sim -80mV$ 的时期。由于在此期间内，大于正常阈值的强刺激才能产生动作电位，故称为相对不应期（relative refractory period，RRP）。此期，大部分 Na^+ 通道已复活到备用状态，心室肌的兴奋性正在逐渐恢复，但仍低于正常，产生的动作电位幅度也比正常值低。

（3）超常期：相当于复极的 $-80 \sim -90mV$ 的时期。在这一期内，用低于正常阈值的刺激，就可引起动作电位，表示其兴奋性超过正常，称为超常期（supranormal period，SNP）。但在超常期 Na^+ 通道开放能力依旧没有完全恢复正常，产生的动作电位幅度仍然低于正常。

最后，复极过程完毕，膜电位恢复正常，兴奋性也恢复至正常水平。

2. 兴奋性周期性变化对收缩活动的影响　　心肌细胞的兴奋性变化与骨骼肌细胞不同，其有效不应期特别长（200～300ms），约相当于心室肌收缩活动的整个收缩期及舒张早期，这个特征保证了心室肌在收缩期和舒张早期的一段时间内，不能接受刺激而产生第二次兴奋和收缩，即保证了心肌不会发生完全强直收缩，从而保证了心室收缩和舒张的交替进行，以完成其正常的充盈和泵血功能。

如果在心室的有效不应期后，心室肌受到人为的刺激，或起自窦房结以外的病理性刺激时，心室可产生一次正常节律以外的、先于窦房结兴奋引起的收缩，称为期外收缩或期前收缩（premature systole）。期前收缩也有自己的有效不应期，当紧接在期前收缩后的一次窦房结兴奋传到心室时，常常正好落在期前兴奋（premature excitation）的有效不应期内，因而不能引起心室的兴奋和收缩。必须等到下一次窦房结的兴奋传来，才能发生收缩。所以，在一次期前收缩之后常出现较长的心室舒张期，称代偿间歇（compensatory pause）（图4-11）。

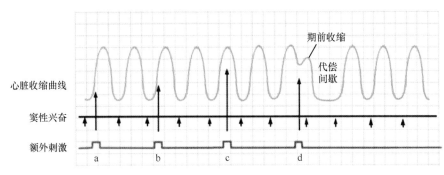

图 4-11　期外收缩和代偿间歇

刺激 a、b、c 落在有效不应期（约相当于机械收缩的全部收缩期）时，不引起反应；刺激 d 落在相对不应期（相当于机械收缩的舒张期的大部分时间）内，引起期外收缩和代偿间歇。

期前收缩又称过早搏动，简称早搏，根据起搏点的部位，早搏可分为房性、交界性和室性三种类型。室性早搏是临床上最常见的心律失常之一，24小时动态心电图检查发现60%以上的正常人可以有少量室性早搏。室性早搏可以发生于任何病因的心脏病患者，多见于冠心病、心肌炎，也可发生于没有器质性心脏病的患者。在心电图中看到，室性早搏可以单个出现，也可表现为二联律、三联律或四联律。早搏的常见症状为心悸，症状轻重主要与患者的耐受性有关，有些患者是体检中才发现的；相反，有的偶发早搏，但患者心悸症状明显。对于没有器质性心脏疾病的患者，没有症状的室性早搏不需要治疗；对有器质性心脏病的室性早搏，多与心功能不全有关，需首先改善患者的心功能，治疗早搏的目的在于改善预后而不是抑制早搏本身。

3. 影响心肌细胞兴奋性的因素　　影响心肌细胞兴奋性的因素包括细胞膜电位与阈电位水平的相对关系，以及引起 0 期去极化相关离子通道的激活。任何能够对它们产生影响的因素均可改变心肌细胞的兴奋性。

（1）膜电位水平：如阈电位水平不变，但静息电位（最大复极电位）负值减小，则膜电位与阈电位之间的差距减小，兴奋性增高，需较小的刺激即可达到阈电位引起兴奋；反之，则会引起兴奋性降低。当细胞外 K^+ 轻度增高，可引起膜的轻度去极化，膜电位与阈电位之间的差距减小，细胞兴奋性升高；而当细胞外 K^+ 明显升高，会引起膜电位去极化程度过大，即膜电位负值过小，进而导致部分钠通道失活，兴奋性反而降低。

（2）阈电位：阈电位本质是体现离子通道电压依赖性的一种内在属性，即导致该通道可被激活而大量开放的条件。若静息电位（最大复极电位）不变而阈电位水平下移，则其与静息电位（或最大复极电位）之间的差距缩小，引起兴奋所需刺激减小，兴奋性增高；反之，兴奋性降低。

（3）引起 0 期去极化相关离子通道的性状：心肌细胞膜上的快 Na^+ 通道和慢 Ca^{2+} 通道都存在"备用""激活"和"失活"三种功能状态。下文以 Na^+ 通道为例进行说明。Na^+ 通道在这三种状态之间的相互转换是电压依赖性和时间依赖性的。Na^+ 通道从备用状态到激活状态又到失活状态，最后再复活到备用状态的过程，不是简单的激活、失活的逆转换，失活状态的 Na^+ 通道不能直接进入激活状态，必须先转化为备用状态，再进入激活状态。因此 Na^+ 通道是否处于备用状态是决定心肌细胞兴奋性的前提条件，静息膜电位的水平是决定 Na^+ 通道能否进入备用状态的先决条件。

（二）自律性

心肌在无外来刺激的情况下，自动发生节律性兴奋的特性，称为自动节律性（autorhythmicity），简称自律性。心肌自律性起源于心肌中的自律细胞，即心脏内特殊传导系统的细胞。心肌细胞中的工作细胞（心房肌和心室肌）没有自律性，其活动节律依赖于自律细胞。

1. 心脏的起搏点　自律性产生的原理是自律细胞动作电位的 4 期自动去极化。由于自动去极化的速度不同，单位时间内自动发生兴奋的频率也不同。单位时间内自动发生兴奋的频率越高，自律性就越高。

心肌特殊传导系统各部位自律性的高低不等，窦房结 100 次 / 分，房室交界 50 次 / 分，房室束 40 次 / 分，浦肯野纤维 25 次 / 分。整个心脏总是依照当时情况下，自律兴奋频率最高的部位所发出的节律性兴奋来进行活动的。由于窦房结（P 细胞）的自律性最高，因而主导整个心脏的兴奋和跳动，故称窦房结为正常起搏点（normal pacemaker）。在生理情况下，自律组织其他部位不能表现出它们的自律性，只是起着兴奋传导的作用，故其他部位的自律细胞称为潜在起搏点（latent pacemaker）。当潜在起搏点自律性异常增高，超过窦房结而控制心脏跳动时，成为异位起搏点（ectopic pacemaker）。

虽然心肌有自律性，但在完整机体中自律细胞的自律性受神经体液调节，能更好地适应机体需要。

临床上有某些患者由于窦房结发放起搏冲动过缓，或冲动向心房传导过程中发生阻滞，通常表现为心动过缓、窦房阻滞、窦性停搏、心房颤动伴有缓慢的心室率等，被称为病态窦房结综合征。可见于器质性心脏病或没有器质性心脏病者。前者病理变化为窦房结起搏细胞减少及心房纤维化，多见于冠心病、风心病、心肌病、心肌炎、高血压；后者由自主神经调节障碍（迷走神经紧张性增高）或药物引起，也见于电解质紊乱、低温和甲状腺功能低下。临床表现与心动过缓严重程度、发生缓急以及患者耐受程度有关。严重者常见晕厥、头晕、乏力、脑慢性缺氧、记忆力下降等，但也有患者没有任何症状。

病态窦房结综合征主要根据心电图诊断。治疗则针对引起窦房结功能低下的原因实施。有器质性病变者和持续性迷走紧张性增高而又有相关症状者，需要安置起搏器。

2. 窦房结控制潜在起搏点的主要机制　窦房结对于心脏的潜在起搏点的控制是通过以下两种方式实现的。

（1）抢先占领（capture）：窦房结的自律性高于其他潜在起搏点，即 4 期自动去极化速度快于其他自律细胞，使其他潜在起搏点尚未达阈电位之前，窦房结传来的兴奋已抢先将其激活而产生动作电位。由于抢先占领的作用，使潜在起搏点的自动节律性不能表现出来。

（2）超速驱动压抑（overdrive suppression）：窦房结对潜在起搏点的影响不仅有驱动作用，还会对潜在起搏点产生抑制。当窦房结对心室潜在起搏点的控制突然消失时，心脏会出现短时间的停搏，然后才能按其自身潜在起搏点的节律发生兴奋。这是因为在窦房结的长期"超速"驱动下，潜在起搏点自身的节律活动被压抑；一旦窦房结的驱动中断，潜在起搏点需要一定的时间才能从被压抑的状态中恢复过来，表现出其自身的节律。这种自身节律性由于超速驱动而受到压抑的现象称为超速驱动压抑。超速驱动压抑程度与二者自动兴奋的频率之差呈正相关。频率差越大，受压抑的程度越强，超速驱动中断后，停搏时间越长。因此在病理情况下，当窦房结兴奋停止或发生传导阻滞后，一般是与窦房结自动兴奋频率差最小、受超速驱动压抑最轻的房室交界作为新的起搏点替代窦房结。临床上给患者更换起搏器时，为避免发生心脏停搏，应在更换之前逐步减慢起搏器的驱动频率，然后再予以更换。

3. 决定和影响自律性的因素　自律性的高低与自律细胞 4 期自动去极化的速度、阈电位水平和最大复极电位水平有密切关系，其中 4 期自动去极化速度的影响最大。

（1）4 期自动去极化速度：在其他因素不变的情况下，4 期自动去极化速度越快，到达阈电位的时间越短，单位时间内产生的兴奋次数越多，表现为自律性增高。反之，则自律性降低。交感神经兴奋和儿茶酚胺（CA）浓度升高均可通过增加 I_{Ca-T} 和 I_f 加快 4 期自动去极化速度，使心率增加（图 4-12）。

（2）最大复极电位水平：在其他两个因素不变的情况下，最大复极电位变大（绝对值），则与阈电位距离变大，自动去极化达阈电位所需的时间增加，自律性降低，心率变慢。迷走神经兴奋时，

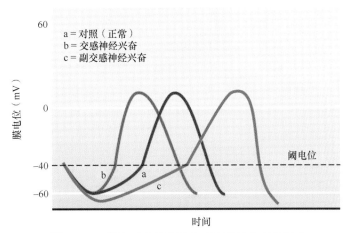

图 4-12　4 期自动去极化速率对窦房结心率的影响

a. 交感神经刺激；b. 正常心率；c. 迷走神经刺激

释放的乙酰胆碱（ACh）可使细胞膜对 K^+ 通透性增高，最大复极电位增大，心率减慢（图 4-12）。

（3）阈电位水平：在其他因素不变的情况下，阈电位水平下移可减小最大复极电位与阈电位的距离，使得自律性升高，心率加快。反之，则自律性降低。

（三）传导性

传导性（conductivity）指细胞具有传导兴奋的能力。传导性的高低可用兴奋（动作电位）的传播速度来衡量。心肌细胞之间存在电阻很低的闰盘（缝隙连接），兴奋可以不衰减地从一个细胞传导到相邻的细胞实现同步性活动，使心室和心房各自构成一个功能性合胞体（functional syncytium）。因此，只要一个细胞兴奋就可引起所有心肌细胞几乎同步兴奋。但是由于心房与心室之间有纤维结缔组织环将二者隔开，心房与心室不能同步兴奋和同步收缩。心房和心室之所以能按一定顺序先后收缩和舒张，则是因为心内有特殊传导系统的缘故。

1. 兴奋在心脏内的传导　心内的兴奋正常来自窦房结，窦房结发出的兴奋通过心房肌直接传到左心房和右心房，引起两心房几乎同步的兴奋和收缩。同时也将兴奋通过传导性更强的结间传导通路迅速传导到房室交界区，并在房室交界区有一定的时间延搁，再经房室束、左右束支、浦肯野纤维网传导到心室心内膜下的心肌，然后靠心室肌间的闰盘将兴奋传向心外膜下心肌，引起左、右心室肌几乎同步兴奋和收缩（图 4-13）。

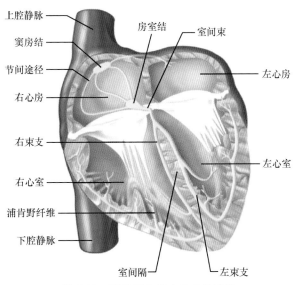

图 4-13　兴奋在心脏内传导的途径

兴奋在各部位传导的速度不同。心房肌传导速度约 0.4m/s，兴奋左、右心房只需 0.06 s，可使两心房几乎同步兴奋和收缩。房室交界区的传导速度很慢（约 0.02m/s），兴奋通过房室交界约需 0.1s，称为房室延搁，房室延搁使心室在心房收缩完毕后才开始收缩，对于避免心房和心室同时收缩有重要意义。传导速度最快的是浦肯野纤维网（约4m/s），心室肌传导速度约1m/s。故兴奋从房室束传遍左、右心室仅0.06s，因此，两心室肌细胞也几乎是同步兴奋和收缩的。

2. 决定和影响传导性的因素

（1）结构因素：在心肌细胞上，兴奋传导的速度与细胞直径（横截面积）及闰盘密度有直接关系。细胞直径越大，电阻越小，传导速度越快，反之亦然。例如，浦肯野细胞直径最大（约70μm），在心脏内兴奋传导速度最快（2～4 m/s）；房室结区细胞直径小（3～4μm），兴奋传导速度慢（约0.02m/s）。而闰盘是心肌细胞间的缝隙连接，浦肯野细胞的闰盘密度高，传导速度快；心房肌闰盘密度低，传导速度慢。某些病理情况下，如心肌缺血、缺氧等，可使细胞间缝隙连接关闭，使兴奋的传导明显减慢。

（2）生理因素：心肌细胞的电生理特性是影响心肌传导性的主要因素。首先是动作电位0期去极化的速度和幅度，去极化速度越快，局部电流的形成越快，故传导速度越快；去极化幅度越高，与邻近未兴奋部位膜电位差越大，形成的局部电流越强，电紧张扩布的距离也越大，传导速度越快。其次是邻近部位细胞的阈电位水平和兴奋性，当其阈电位水平下移，兴奋性增高，易产生动作电位，最终兴奋传导快；反之，则兴奋传导减慢。

临床上有一种常见的疾病称之为房室传导阻滞，是指冲动从心房传导到心室的过程异常延迟，甚至部分或所有起自阻滞点以上的冲动不能到达心室（阻滞部位可以在房室结、房室束或束支）。按照阻滞严重程度分为三度：一度传导阻滞为传导时间延长，但全部冲动仍能传导；二度分为两型，Ⅰ型表现为传导时间进行性延长，直至漏掉一次，Ⅱ型表现为间歇出现的传导阻滞，但冲动传导时间不变；三度又称为完全性传导阻滞，全部冲动在阻滞部位被阻断。

房室传导阻滞可因传导组织的功能障碍和轻度病变（缺血、缺氧、炎症、水肿）使其不应期延长，也可因传导组织结构的严重病变（两侧束支坏死或广泛纤维化病变）造成，前者为暂时性或间歇性，后者多为永久性。一度一般无症状，二度可引起心悸与心搏漏跳，三度的症状取决于心室率的快慢与伴随病变，常见症状有体力活动后头晕、心悸、乏力、气短，严重者可因脑缺血发生晕厥，甚至诱发心力衰竭或休克。

一度与二度Ⅰ型者应治疗病因，无需特殊处理；二度Ⅱ型与三度应早期植入永久性起搏器。

（四）收缩性

1. 心肌细胞的收缩　心肌中完成射血功能的心房肌细胞和心室肌细胞没有自律性，它们接受心脏窦房结细胞产生并下传的冲动而产生兴奋。与骨骼肌相比，心肌细胞的动作电位复极化时间较长，有一个明显的平台期。心肌细胞为短柱状，一般只有一个细胞核，多位于细胞中部。成熟的心肌细胞进行终末端分化时，出现单核多倍体化或多核化，从而失去分裂能力不能再生。心肌细胞两端富有肌浆，其中含有丰富的糖原颗粒和线粒体，以适应心肌持续性节律收缩的需要。心肌细胞之间具有丰富的缝隙连接，故兴奋能够在细胞之间快速传播，使得心房肌或心室肌的所有细胞几乎在同一时间发生兴奋和收缩，因而可以将心房肌或心室肌分别视为一个电合胞体（electrical syncytium）。

与骨骼肌不同的是，心肌细胞胞质内升高的Ca^{2+}除大部分来自肌质网释放，另外，心肌细胞T管膜上的L型Ca^{2+}通道在心肌动作电位持续开放的时间较长（心室肌大约200ms），允许少量的Ca^{2+}经通道内流。并且T管膜上的L型Ca^{2+}通道与肌质网膜上的钙释放通道之间被一个厚度约数十纳米的胞质层隔开而没有形成连接。另外，终池膜上的钙释放通道属于2型RyR受体（RyR2），这一点与骨骼肌不同。该受体具有两种不同的Ca^{2+}结合位点，一种是Ca^{2+}激活位点，另一种是Ca^{2+}失活位点。RyR2的激活和失活受胞质侧Ca^{2+}的调控。

由心肌膜上的动作电位引发的收缩（兴奋-收缩偶联）涉及如下主要步骤（图4-14）：①质膜去极化：动作电位触发钠通道开放，Na^+内流，引起质膜去极化。②L型Ca^{2+}通道开放：去极化引起质膜上L型Ca^{2+}通道开放，胞外Ca^{2+}迅速内流。③Ca^{2+}与RyR2受体结合并激活肌质网上的Ca^{2+}通道：Ca^{2+}迅速内流时，在快速升高的Ca^{2+}刺激下，Ca^{2+}与RyR2通道的激活位点快速结合，使通道开放。④肌质网Ca^{2+}释放：肌质网Ca^{2+}通道开放，肌质网内大量的Ca^{2+}通过RyR2释放到胞质中。随后，因Ca^{2+}与启动缓慢的RyR2通道失活位点结合，而使通道关闭。据测定，在心肌细胞的兴奋-收缩偶联过程中，经L型Ca^{2+}通道内流的Ca^{2+}仅占最终进入胞质Ca^{2+}总量的10%～20%，但它是导致肌质网大量释放其余 80% ~ 90% Ca^{2+} 的触发因素。在无 Ca^{2+} 的细胞外液中，心肌细胞即使出现了电兴奋，也不能引起肌质网释放 Ca^{2+} 和肌肉收缩，称为兴奋 - 收缩脱偶联。⑤ Ca^{2+} 结合到肌钙蛋白，引起细肌丝活化。⑥通过横桥周期，构象改变触发粗细肌丝的滑行，形成心肌细胞收缩。⑦肌质网钙泵回收 Ca^{2+}：在 Ca^{2+} 浓度升高触发心肌收缩的同时，高浓度的 Ca^{2+} 也激发了肌质网膜上的钙泵（肌质网 Ca^{2+}-ATP 酶：sarcoplasmic reticulum Ca^{2+} ATPase，SERCA），启动了 Ca^{2+} 回收，但此过程只能回收胞质中增多的 Ca^{2+} 的 80% ~ 90%。⑧胞内 Ca^{2+} 外排：通过质膜上的钙泵（质膜 Ca^{2+}-ATP酶：plasma membrane Ca^{2+} ATPase，PMCA）和 Na^+-Ca^{2+} 交换体将 Ca^{2+} 外排。⑨质膜复极化：K^+ 外流，动作电位结束，质膜复极化。

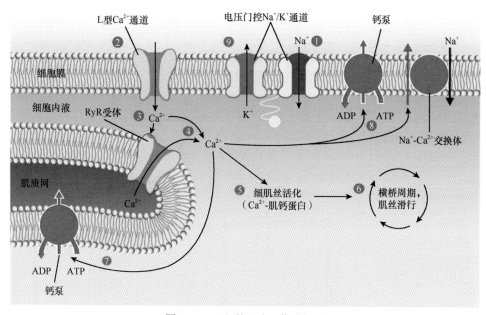

图 4-14　心肌的兴奋 - 收缩偶联

　　心脏的每次搏动是所有心房肌或心室肌细胞几乎同步发生的"全或无"式收缩（经缝隙连接快速传播兴奋），不存在参与活动细胞数量的变化，因此不能通过增加细胞数量来提高收缩效能；心肌特别长的有效不应期（相当于收缩期和舒张早期）也使得心肌细胞不能通过频率效应总和发生"完全强直收缩"，只能进行交替的收缩和舒张活动，以实现正常的充盈和射血功能。因此，心肌收缩效能的改变不是通过增加细胞数量或改变刺激频率形成的。

　　心肌的收缩效能受到前负荷影响。与骨骼肌在体内的自然长度接近最适初长度不同，心室舒张末期压力（左心室 5 ~ 6mmHg），即前负荷明显小于其最适前负荷（12 ~ 15mmHg）。因此，增加前负荷（如增加回心血量）可使心肌收缩力加强，搏出量增加。这种通过改变心肌初长度而引起心肌收缩力改变的调节属于心肌内在的异长自身调节，其意义是对搏出量进行微小而精细的调节，使搏出量与回心血量两者保持平衡。

　　2. 心肌收缩的特点　　收缩性是心肌工作细胞的机械特性，心肌细胞和骨骼肌细胞一样，在发生兴奋时，首先是产生动作电位，然后通过兴奋 - 收缩偶联，使粗细肌丝滑行而引起收缩。与骨骼肌比较，心肌收缩有以下特点：

　　（1）"全或无"式的收缩：心肌细胞间的闰盘结构和电传递，使心房肌或心室肌均相当于一个功能合胞体，即可呈现"全或无"式的同步收缩，同步收缩有助于心肌产生强大的收缩力，可提高泵血效果。

　　（2）依赖外源性 Ca^{2+}：兴奋 - 收缩偶联需要 Ca^{2+} 作为中间媒介。心肌的肌质网及终末池不发达，细胞内贮备的 Ca^{2+} 量不如骨骼肌。所以，心肌细胞的收缩对细胞外液的 Ca^{2+} 浓度具有较强的依赖性。心肌细胞兴奋时膜上 Ca^{2+} 通道开放正好起到这个作用。细胞外液 Ca^{2+} 浓度降低或某些使 Ca^{2+} 内流减少的因素，都会造成心肌收缩能力的减弱。

　　（3）不发生强直收缩：由于心肌细胞兴奋时有效不应期特别长（图 4-10），它相当于心肌的整个收缩期和舒张早期。因此，心肌不可能像骨骼肌那样发生多个收缩过程的融合，形成强直收缩。从而使心肌始终保持收缩与舒张交替进行的节律性活动,保证心脏有序地充盈和射血。

临床上应用肾上腺素 β 受体阻断剂或钙拮抗剂,降低心收缩力(前者可对抗交感兴奋的作用,后者可减少细胞内 Ca^{2+} 浓度)和减慢心率,以降低心肌耗氧量,保护缺血心肌(减少胞内 Ca^{2+} 积聚,有利于氧化磷酸化作用)和使血管平滑肌舒张,以缓解心绞痛和治疗高血压,已取得很好的效果。

3. 影响心肌收缩的因素 生理条件下支配心脏的交感神经兴奋及血液中的儿茶酚胺浓度增加是增加心肌收缩能力的最重要因素。儿茶酚胺能促进 L- 型钙通道开放,增加 Ca^{2+} 内流并触发肌质网 Ca^{2+} 释放增多,导致心肌收缩能力增强。反之,支配心脏的迷走神经释放的乙酰胆碱可抑制 L- 型钙通道开放,使 Ca^{2+} 内流减少,心肌收缩力减弱。

心肌收缩对细胞外 Ca^{2+} 有很强的依赖性,故血 Ca^{2+} 浓度变化对心脏收缩有重要影响。在一定范围内,血 Ca^{2+} 升高,心肌兴奋时 Ca^{2+} 内流增多,心肌收缩增强;反之,则心肌收缩减弱。

（五）体表心电图

每个心动周期中,由窦房结产生的兴奋,依次传向心房和心室。兴奋的产生和传播时所伴随的生物电变化,可通过周围组织影响到全身,使身体各部位在每一心动周期中都可记录到有规律的电变化。将引导电极置于肢体和躯体一定部位,记录到的反映心脏兴奋的产生、传导和恢复过程中的生物电变化的波形,称为心电图(electrocardiogram,ECG)。

1. 正常心电图的波形及生理意义 心电图从英文字母 P 开始命名各波,分别为 P、QRS、T 波。其中 QRS 由三个小波 Q、R、S 波组成。随着引导电极位置不同,各波的形态、幅度均有差异。图 4-15 是典型的心电模式图,图 4-16 是心电图与心肌电活动对应关系图。

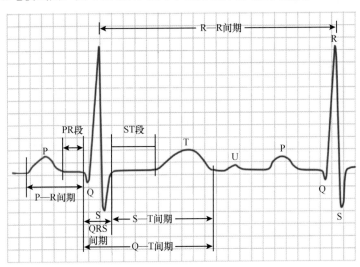

横0.04s/纵0.1mV

图 4-15 正常人心电模式图

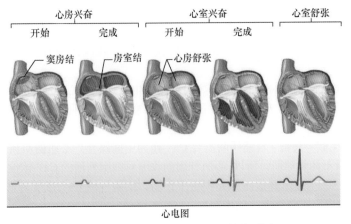

图 4-16 心电图与心肌电活动的关系图

心电图中的橙色表示去极化;灰色表示复极化;白色表示安静状态

（1）P波：代表两心房的去极化过程，波形小而圆钝，历时0.08～0.11s，肢体导联波幅不超过0.25mV。

（2）P—R间期：指从P波的起点到QRS波起点之间的时程，一般为0.12～0.20s。此段时间反映去极化从窦房结产生经过房室交界、房室束、左右束支和浦肯野纤维网到达心室肌所需的时间。

（3）QRS综合波：是去极化在心室内传导时出现的三个紧密相连的电位波动。典型的QRS波群表现为第一个向下的Q波，随后是高而尖峭向上的R波，最后是向下的S波。因心室肌组织的体积比心房大，故QRS综合波比P波大；但因去极化通过浦肯野纤维和心室肌的传播速度很快，故QRS综合波的时程历时短，仅0.06～0.10s。QRS综合波在不同导联变化很大。

（4）ST段：QRS综合波之后，电位回到基线，直到T波开始。这段时间中，心室各部分都处在去极化状态，各引导电极间等电位，不存在电位差。

（5）T波：T波是由心室肌复极化产生的（心房肌复极时也产生电位差，但被比它大很多的QRS综合波所覆盖，一般不能看到）。

（6）Q—T间期：Q—T间期指从QRS综合波开始至T波结束的时间，表示心室开始去极至完全复极的时间。

心电图各波的幅度、形态以及持续时间的变化，在临床诊断心脏的节律和传导异常以及心肌梗死中有重要的意义。由于心电图与心脏的机械活动无直接关系，故不能直接反映心功能水平。

心电图是心脏病患者最常用的一项检查，也是对人群进行健康普查中主要项目之一。适合于任何人，无禁忌证，无任何副作用。心电图可分为普通心电图和动态心电图。

普通心电图常用于辅助诊断各种心律失常（节律异常、传导异常等）以及心肌梗死（确定部位、范围、演变过程），能够提示心肌肥厚、房/室扩大、心肌炎、心肌病、心肌缺血等心脏问题，也能够提示药物中毒（洋地黄、奎尼丁等）及电解质紊乱等问题，可对危重患者进行心电监测等。

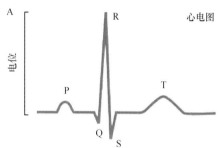

动态心电图（Holter monitoring electrocardiogram）能连续记录24小时以上的心电图，能监测患者日常活动中身体和精神状况不断变化时的影响。因能测出"一过性"心电图的改变，对24小时内的心电图异常做出综合的统计和评估，并能将患者记录的当时活动与心电图的异常改变联系起来，故有利于找出心电图异常的诱因。动态心电图已成为评价心律失常的重要手段（特别是对发作性心律失常进行定性、定量分析，并进行危险性评估），也可以作为心肌缺血监测的辅助手段，评定起搏器工作情况以及预测某些心脏疾病可能出现的致命型心律失常等。

2. 心肌动作电位与心电图的关系　图4-17表示心电图和心房、心室肌动作电位的关系。心房肌和心室肌动作电位是微电极插入单根肌纤维的细胞内记录，是肌细胞膜内外的电位差；体表心电图是整个心脏的综合电活动在体表的反映。QRS综合波相当于心室肌细胞动作电位的去极化0期；ST段相当于平台期；T波相当于3期复极。

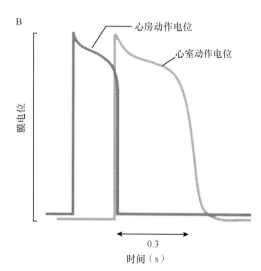

图4-17　心肌细胞动作电位与心电图的时间关系示意图

A. 体表心电图；B. 心房和心室动作电位

第二节　血管生理

血管（blood vessel）是指运送血液的一个连续且相对密闭的管道系统。血管分布于人体的各个组织和器官，包括动脉（artery）、毛细血管（capillary）和静脉（vein），与心脏器官一起构成了心血管系统。人体的血液从心房进入心室，继而从心室泵出，按照动脉、毛细血管和静脉的顺序流过，最终返回心房，形成一个循环，并不断往复。英国生理学家 William Harvey 首次发现了血液循环的规律和心脏在血液循环过程中的作用，奠定了近代生理科学发展的基础，被誉为心血管生理学的创始人、近代生理学之父。

一、血管生理学概述

血管系统通过动脉、毛细血管和静脉依次串联来发挥生理功能，实现血液运输和物质交换。虽然血管的结构特征随器官组织区域的变化而变化，但是所有血管都含有一个共同的结构——血管内皮细胞（endothelial cell，EC）。EC 是组成血管腔内衬面单层扁平上皮的一种细胞，与血液直接接触，一般呈梭形，胞核居中，核仁明显。微丝、中间纤维和微管组成 EC 的骨架，它们是细胞形态维持、跨膜信息传递、物质运输和细胞迁移的重要结构基础。EC 通过黏附连接、紧密连接和缝隙连接等形成的连续性单层细胞结构，是血管内皮通透性的重要结构基础。血管 EC 的功能主要包括：①屏障功能，限制大分子物质的通过；②运输功能，能选择性调节血管壁对小分子物质的通透性，进行物质交换；③合成和分泌多种血管活性物质，调节血管张力；④促凝与抗凝作用；⑤调控血管重构、血管生长、血管平滑肌增殖等生理功能。虽然所有血管的内膜均有 EC 参与构成，但是位于不同血管的 EC 之间的功能和表型有很大区别（表 4-4），导致不同的血管功能存在差别。在生理和病理情况下，EC 的结构和功能受到多种理化及生物因素的影响。特别是在高血压、高胆固醇血症、糖尿病等代谢综合征中，EC 受到氧化应激、高同型半胱氨酸、血管紧张素 II、血管动力学和血管应力、氧化型低密度脂蛋白、缺氧、游离脂肪酸、非对称性二甲基精氨酸、烟草、毒素等细胞毒性物质和衰老等多种因素的损伤，最终导致 EC 相关的心血管疾病（如动脉粥样硬化）的发生。

表 4-4　三类 EC 表型的区别

血管类型	形状	表型	瓣膜
动脉	梭形	形态排列与血流方向一致，细胞连续并连接紧密	—
静脉	扁圆形	形态排列与血流方向无关，细胞连续并连接紧密	有
毛细血管	细胞表面有小凹	形态表型因微环境不同而不同	—

除了毛细血管管壁仅由一层 EC 和基底膜（也叫基膜）组成外，其他动脉和静脉管壁都由三层被膜构成，从内向外依次为内膜、中膜和外膜（图 4-18）。它们围成血管腔。

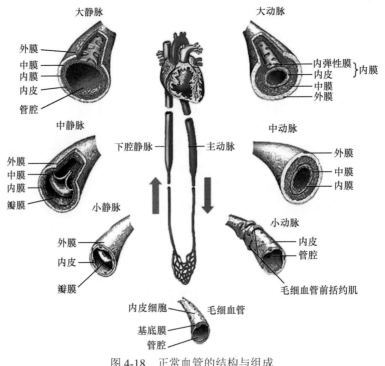

图 4-18　正常血管的结构与组成

血管内膜（tunica intima）是指最内侧的、与血液直接接触的血管膜。EC 作为血管的内衬面，通常不附着血细胞，形成光滑的表面，有利于血液的流动。它构成通透性屏障，用于血浆和组织液之间的营养物、代谢最终产物和液体的交换，调节大分子和其他物质的运输。它还具有内分泌功能，能合成和分泌血管扩张剂（例如前列环素和 NO）和血管收缩剂（例如内皮素 -1）等多种生物活性物质。

血管中膜（tunica media）主要由血管平滑肌细胞（vascular smooth muscle cell，VSMC）、弹性纤维及胶原纤维组成，是动脉壁中最厚的一层。VSMC 是构成血管的主要成分，与弹性纤维层交替构成血管中膜，通过舒缩活动调节血压和人体各部位的血液分布。在生理情况下，VSMC 大多呈梭状，长 $50 \sim 200\mu m$，宽 $2 \sim 8\mu m$，胞质内富含粗、细肌丝蛋白，细胞核位于中央，核周为滑面内质网与线粒体。血管平滑肌收缩和舒张反应是通过肌球蛋白与肌动蛋白相互作用产生的，根据机体的需要调节血管的舒缩活动，受神经、激素及代谢产物等一系列化学物质调控。VSMC 还可以合成、分泌肾素和血管紧张素，调节局部血管的紧张性和血流量。此外，VSMC 还能合成和分泌胶原、弹性蛋白和蛋白多糖等，构成细胞外基质。

血管外膜（tunica adventitia）主要由包裹在血管外层的疏松的弹性纤维、胶原纤维等结缔组织组成，还含有多种细胞，可以对血管起保护、支撑和营养作用。血管壁外膜中的脂肪细胞、成纤维细胞、肥大细胞、巨噬细胞和淋巴细胞还能分泌多种血管活性物质，以旁分泌、自分泌的方式调节血管的舒缩功能及结构变化。

细胞外基质是血管壁的主要成分，统称为基质。细胞外基质主要包括胶原蛋白和弹性蛋白，还包括纤连蛋白、微纤维、非晶质或可溶性蛋白多糖、亮氨酸糖蛋白等。血管基质的含量取决于血管的类型以及不同的病理条件及阶段。这些基质蛋白通过相互作用共同完成它们的交联和排列。不同的基质蛋白位于血管壁的不同部位，并连同不同的血管细胞形成各种不同的血管壁组分，包括基底膜、内膜、中膜、外膜和间质。除了它们的基本结构支撑血管外，这些基质蛋白还通过细胞表面的整合素受体或非整合素受体与不同的血管细胞（如 VSMC、EC、成纤维细胞）相互影响。血管周围脂肪为贴近血管外膜层的脂肪组织，主要由脂肪细胞、成纤维细胞、干细胞、肥大细胞以及神经细胞等构成。其被看作是血管的支撑组织，是血管壁在邻近组织收缩时的保护层。近年来，"血管周围脂肪 - 血管轴"已经成为研究心血管疾病发病机制的一个新视角，但其具体的生理或病生机制仍有待进一步研究。

动脉厚厚的肌层使它们能够输送从心脏射出的高压血液。毛细血管促进血液和组织液之间的快速物质交换。静脉较薄的肌层使之被血液充盈时扩张。静脉内单向瓣膜确保血液能够流向心脏。根据结构和功能特点的不同，可将血管分为以下几类。

（一）动脉

动脉是运送血液离开心脏的血管，从心室发出后，不断分支，越分越细，最后行至毛细血管。根据解剖结构和功能的不同，动脉又分为大动脉、中动脉、小动脉和微动脉（表 4-5）。

表 4-5 各类动脉的特征

动脉类型	直径	外膜	中膜	内膜
大动脉	>1cm	弹性纤维、结缔组织，比中膜薄	平滑肌、弹性纤维	内皮、结缔组织、平滑肌、多层弹性膜
中动脉	$1 \sim 10mm$	部分弹性纤维、结缔组织，比中膜薄	平滑肌、胶原纤维、少量弹性组织	内皮、结缔组织、平滑肌、内弹性膜明显
小动脉	$0.3 \sim 1mm$	部分弹性纤维、结缔组织，比中膜薄	平滑肌、胶原纤维	内皮、结缔组织、平滑肌、内弹性膜
微动脉	$10 \sim 300um$	或有结缔组织覆盖，比较薄	平滑肌（$1 \sim 2$ 层细胞）	内皮、结缔组织、平滑肌

1. 弹性贮器血管 主动脉和肺动脉主干及其发出的最大分支，因管壁较厚，含有大量的弹性纤维，具有明显的弹性和可扩张性，能承受并缓冲巨大的血压波动，被称为弹性贮器血管（windkessel vessel），也叫作大动脉或者弹性动脉（elastic artery）。当心室射血时，射出的血液一部分向前流入外周，另一部分则暂时储存于大动脉中，使其管壁扩张，动脉压升高，同时也将心脏收缩产生的

部分动能转化为血管壁的弹性势能。在心室舒张期，主动脉瓣关闭，大动脉管壁的弹性回缩使得储存的弹性势能又转变为动能，推动储存于大动脉内的血液继续向外周流动。由于大动脉的弹性贮器作用，心室虽然是间断地射血，但血液在血管中能够连续流动。弹性贮器血管发挥了缓冲收缩压和维持舒张压的作用，使心动周期中血压的波动幅度减小。大动脉虽然存在平滑肌，但它们并没有表现出明显的血管收缩效应，同时由于管腔大，血流受到的阻力较小，作为低阻力血管，能够将血液很快从心脏运输到下级动脉。

2. **分配血管**　从大动脉以后分支至小动脉之前的动脉管道，其管壁主要由平滑肌组成，收缩性较强，故叫作肌性动脉（muscular artery），因为管径介于大动脉与小动脉之间，故也称中动脉。中动脉负责将血液运输到各组织器官，具有分配血流的功能，故也被称为分配血管（distribution vessel）。

3. **阻力血管**　小动脉（管径 0.3～1mm）和微动脉（管径 10～300μm）的管径较细，管壁含有丰富的平滑肌，其可以通过平滑肌舒缩活动改变血管口径，从而改变对血流的阻力。血液在血管系统中流动时受到的阻力大部分发生在小动脉，尤其是微动脉，故称它们为阻力血管（resistance vessel），又因为它们位于毛细血管之前，所以也叫毛细血管前阻力血管（precapillary resistance vessel）。毛细血管前阻力血管对动脉血压的维持有重要的意义。

（二）毛细血管

毛细血管（capillary）几乎渗透到身体的每个组织，位于动、静脉之间，相互连接成网状，形成毛细血管网。毛细血管的口径很小，平均直径为 6～9μm，红细胞只能单行通过。管壁仅由单层 EC 构成，内皮外面有一薄层基膜，血管通透性大，管内血流速度较慢，有利于血液与组织液之间进行充分的物质交换，是血管内、外物质交换的主要场所，故又称交换血管（exchange vessel）。不同组织器官的毛细血管结构相似，根据 EC 等的结构特点一般分为连续毛细血管、有孔毛细血管和窦状毛细血管（表4-6）。

表4-6　各类毛细血管的特征

类型	分布	EC	基膜	功能
连续毛细血管	肌肉、肺和中枢神经系统等	连续、有紧密连接、细胞质小泡多	连续而完整	选择性通透
有孔毛细血管	肾脏、内分泌腺和小肠等	EC 较薄、具有很多的贯穿细胞的小孔、孔上多数有膜覆盖	连续	通透性较大
窦状毛细血管	骨髓、肝脏和脾脏等	细胞有孔、无隔膜、细胞间间隙大	不连续或缺失	通透性最大

虽然毛细血管内血量仅占总循环血液的 5%，但这少量血液却实现了整个循环系统的营养、代谢终产物和细胞分泌物等物质的交换。1920 年，丹麦动物生理学家 Schack August Steenberg Krogh 由于"发现毛细血管运动的调节机理"，获得了诺贝尔生理学或医学奖，为组织学、生理学、病理学及临床医学的发展奠定了重要的基础。组织中毛细血管会影响细胞外液分布，受到刺激时还能促进血管生成；另外还可见一种扁而突起的细胞贴在毛细血管壁外面，称为周细胞，参与微血管通透性的调节，还有一定的吞噬功能和多向性干细胞的潜能等。

（三）静脉血管

静脉是引导、输送血液返回心脏的血管。血液从毛细血管流入微静脉、小静脉，然后进入大静脉。紧接着毛细血管的微静脉称为毛细血管后微静脉，其管壁的结构与毛细血管的相似，管径略大，EC 间间隙较大，通透性较大，与组织液之间也发生一些物质交换。与同级动脉相比，静脉数量多，管腔大，管壁薄，弹性小，血流速度较慢。根据管腔的大小，静脉可分为大静脉、中静脉、小静脉和微静脉（各类静脉的结构特点见表4-7）。

表4-7　各类静脉的特征

静脉类型	直径	外膜	中膜	内膜
大静脉	>1cm	部分弹性纤维、结缔组织、纵向平滑肌，明显比中膜厚	平滑肌、胶原纤维、心肌（靠近心脏血管）	内皮、结缔组织、平滑肌
中静脉	1～10mm	部分弹性纤维、结缔组织，比中膜厚	平滑肌、胶原纤维	内皮、结缔组织、平滑肌、部分血管存在内弹性膜

续表

静脉类型	直径	外膜	中膜	内膜
小静脉	0.1～1mm	部分弹性纤维、结缔组织、比中膜厚	平滑肌（2～3层细胞，与内膜连续）	内皮、结缔组织、平滑肌（2～3层细胞）
微静脉	50～100μm	部分弹性纤维、结缔组织、比中膜厚	平滑肌（1～2层细胞）	内皮、周细胞
毛细血管后微静脉	10～50μm	—	—	内皮、周细胞

安静状态下，静脉系统容纳循环系统 60%～70% 的血量，具有血液储存库的作用，故又称静脉系统为容量血管（capacitance vessel）。静脉的管壁有一至数层的平滑肌，其舒缩活动可使静脉容量发生较大变化，明显影响回心血量和心输出量。

（四）短路血管

短路血管（shunt vessel）是指那些主要分布在手指、足趾、耳廓等处的皮肤中小动脉和小静脉之间的直接吻合的血管，功能上一般参与体温调节。

机体的动脉从大动脉不断分支成中动脉和小动脉，小动脉分支成微动脉，进而分支为大量非常小的毛细血管，这些毛细血管汇聚形成小静脉，汇入大静脉。小动脉、微动脉、毛细血管和小静脉统称为微循环系统。血管负责将心脏泵出的血液输送到全身各组织器官，同时将代谢终产物运回心脏，通过肾、肺等器官排出体外。肺循环中血液通过一条大动脉（即肺干）离开右心室，肺动脉干分为两个肺动脉，一个向右肺供血，另一个向左肺供血。血液通过四个肺静脉离开肺部，进入左心房。血液流经肺毛细血管时，会获得由呼吸提供的氧气。因此，肺静脉、心脏左侧和全身动脉中的血液中氧含量很高。

体循环静脉系统内血量约占机体总血量的 64%，大、中动脉内血量约占 13%，小动脉和毛细血管内血量约占 7%，心腔的血量约占 7%，肺循环中的血量约占 9%（图 4-19）。因为是由众多互相并联的血管环路组成的体循环，所以即使某一局部并联结构的血流量发生了较大的变动，也很难对整个体循环产生很大的影响。1912年，法国外科医生、生物学家 Alexis Carrel 因"在血管结构以及血管和器官移植研究上的贡献"，被授予诺贝尔生理学或医学奖。

由于血管对血流的阻力作用，全身性血管环路任何位置的平均压力都低于上游从心脏流出的平均压力。当血液从每个环路返回心房时，由心室收缩产生的最初压力已经大部分消散。血管除了具有运输功能外，还是一个内分泌器官，可分泌多种生物活性物质，参与调节血管本身和其他组织器官的生理活动，维持血液的流动性及血细胞的功能，维持机体内稳态。淋巴系统是由淋巴组织、淋巴管道和淋巴液组成的，对血液循环起辅助作用，它参与组织液的回流，使淋巴液从外周汇入静脉，流向心脏。

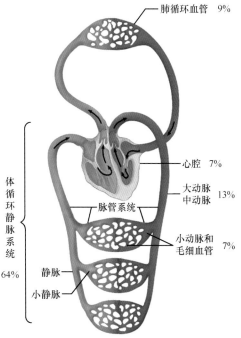

图 4-19　心血管系统中的血液分布

二、血管系统中的血流动力学

血液在血管内流动的一系列物理力学称为血流动力学（hemodynamics），是流体力学的一个分支，主要研究内容是研究血流量、血流阻力与血压及其相互关系。英格兰生理学家 Stephen Hales 被称为血流动力学的创始人，他是在血液流动中引用外周阻力的概念的第一人。由于血管具有弹性，不是刚性管道，而且血液中含有血细胞和胶体物质等许多成分，不是物理学中的理想液体，因此，血流动力学在具有一般流体力学规律的基础上，还具有其自身特点。

（一）血流量和血流速度

1. 血流量　通过血管的血液流动与通过管子的任何流体的流动一样，部分取决于管道两端压力差：如果血管两端的压力相等，那么就不会有血流；如果血管一端的压力值高于另一端，那么血液就会由压力高的一端流向压力低的一端，血流速率与血管两端的压力差（P_1-P_2）成正比，压差用 ΔP 表示，Δ 是希腊字母表示"变化"。如果把全身的循环系统当作一根从心脏到心脏的导管，血流就是由于起始端（主动脉）和终末端（静脉腔与右心房的交界处）之间的压力差导致的。平均动脉压约为 100mmHg，右心房的压力为 0mmHg，因此起始端的压力约为 100mmHg。

血流量（blood flow）也被叫作容积速度（volume velocity），是单位时间流过血管某一横截面的血量，单位通常为 mL/min 或 L/min。根据流体力学的原理，在一段管道中，液体的流量与该段管道两端的压力差值成正比关系，与管道对液体流动的阻力成反比关系。法国生理学家 Jean Louis Marie Poiseuille 研究了液体在管道系统内流动的规律，推导出了可计算出液体流量的泊肃叶定律（Poiseuille law）。该定律指出单位时间内液体的流量（Q）与管道两端的压力差 ΔP（或（P_1-P_2））以及管道半径 r 的 4 次方成正比，与血管的长度 L 成反比。泊肃叶定律可表示为

$$Q = K \frac{r^4}{L}(P_1-P_2) \tag{4-1}$$

这一公式中 K 为常数，与液体的黏度 η 有关。因此泊肃叶定律又可写成为

$$Q = \frac{\pi \Delta P r^4}{8 \eta L} \tag{4-2}$$

泊肃叶定律适用于刚性管道内黏滞性液体的稳定流动。但是，血液黏度不是固定的，可以随着血细胞比容的增加而增加。因为血管的弹性和可扩张性，r 会随着 ΔP 的变化而变化，所以，在实际应用于血液循环时，Q 与 ΔP 并不是线性关系的。

2. 血流速度（blood velocity）　指的是血液在血管内流动的线速度，即某一质点在血流中的前进速度。血液在血管内流动过程中，血流速度与血流量（Q）成正比关系，与血管的横截面积成反比关系。各类血管的血流速度因血管横截面积的不同而不同。例如血液在主动脉（血管横截面积小）内流得快，在毛细血管床（血管横截面积大）内流得慢。动脉内的血流速度还受心脏活动的影响，心缩期的流速比心舒期的快，因此，血液流速的测定对心脏收缩功能的判断有一定的参考意义。

3. 血流方式　血液在血管内流动的方式可分为层流（laminar flow）和湍流（turbulence）两类。血流速度还与血流方式有关。

（1）层流：在血流中，血液中每个质点的流动方向一致，与血管的长轴平行，称为层流。在层流的情况下，血液在血管内流动时，以管道轴心处流速最快，越靠近管壁，流速越慢。如图 4-20 所示，图中的箭头方向指示血流的方向，箭头的长度表示流速，在血管的纵剖面上各箭头的连线形成一抛物线。在这种层流情况下，血流量与血管两端的压力差成正比。只有层流状态才适用泊肃叶定律。

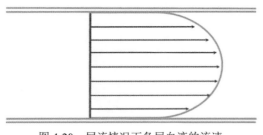

图 4-20　层流情况下各层血液的流速

（2）湍流：当血液的流速快到一定的程度时，血流中各个质点流动方向不一致导致出现的旋涡，叫作湍流，也被称为涡流，此状态不再适用泊肃叶定律。1883 年英国人 Osborne Reynolds 观察流体在圆管内的流动，提出流体的流动形态与流速（V）、管径（D）、流体的黏度（η）和密度（ρ）这四个因素有关。一般用雷诺数（Reynolds number，Re）来判断层流和湍流的形成条件，公式为：

$$Re = \frac{VD\rho}{\eta} \tag{4-3}$$

当 Re ＞ 2000 时，一般就会发生湍流。通常在管腔口径大、血液黏度低、血管内膜表面粗糙、血流速度快、血流受到阻碍或发生急转向的情况下，容易产生湍流。在湍流的情况下，血小板离开血管轴心向管壁靠近，与血管内膜的接触增加，容易黏附于内膜上，从而形成血栓。静脉血栓之所以一般多发生于静脉瓣处，就是因为静脉瓣处的血流容易形成湍流。

一般在生理情况下，心室腔、主动脉和动脉分支处的血流方式是湍流，有利于血液的充分混合，其他血管系统中的血流方式是层流。当血管发生局部狭窄时，如血管壁有粥样硬化、房室瓣狭窄、主动脉瓣狭窄以及动脉导管未闭等病理情况，在狭窄处下游可形成湍流，甚至产生杂音。

（二）血流阻力

血液在血管内流动时所遇到的阻力，称为血流阻力（blood resistance）。血液流动时，血液内部各成分之间的摩擦、血液与血管壁之间的摩擦产生阻力。由于摩擦消耗的能量一般转化为热能，不能再转换成血液的势能或者动能，因此血液在血管内流动时压力逐渐降低。湍流状态下，血液中各个质点的流动方向不断改变，受到的阻力加大，能量消耗更多。血流阻力一般通过计算得出。血液流动与电荷在导体中流动有相似之处。根据欧姆定律，电流强度与导体两端的电位差成正比，与导体的电阻成反比，这一关系也适用于血流，即血流量 Q 与血管两端的压力差 ΔP 成正比，与血流阻力 R 成反比，公式为：

$$Q = \frac{\Delta P}{R} \tag{4-4}$$

结合泊肃叶定律，可得计算血流阻力的公式为：

$$R = \frac{8\eta L}{\pi r^4} \tag{4-5}$$

公式中 R 是血流阻力，η 是血液黏度，L 是血管长度，r 是血管半径。但是这一公式仅适用于血流为层流时；在湍流的状态下，不再适用。从该公式可以看出，血流阻力与血液黏度和血管长度成正比，与血管半径的 4 次方成反比。即在血管长度相同的情况下，血液黏度越大，血管直径越小，那么血流阻力就越大。在大多数生理条件下，血细胞比容不会有太大变化，在控制血流阻力方面没有作用。由于一段时间内血管长度保持恒定，变化较小，所以长度也不是控制这些血管阻力的主要因素。因此，r 是影响血流阻力的最主要因素，即血流阻力的大小主要受阻力血管口径大小的影响，故小血管（尤其是微动脉）是产生阻力的主要部位。由此可见，机体主要是通过控制各器官阻力血管的口径来调节分配循环系统的血流量。血液能否流向一个器官，很大程度上取决于该器官的小动脉和微动脉的舒缩程度。器官内的血液流速会随着微动脉的舒张而提升，随着微动脉的收缩而降低。在一般生理状态下，主动脉及大动脉的血管阻力约占体循环中血流阻力的 9%，小动脉与分支大概占有 16%，微动脉大概占有 41%，毛细血管大概占有 27%，静脉系统大概占有 7%。某些病理情况下，例如血细胞比容、血流的切率、血管口径、温度等因素的改变，可导致血液黏度的改变进而影响到血流阻力。

1. 血细胞比容　血细胞在全血中所占的容积百分比，称为血细胞比容。决定血液黏度的最重要因素是血细胞比容，血液黏度随着血细胞比容的增加而增加。在某些情况下，血细胞比容的变化可能会对血流阻力产生重大影响。例如，在极端脱水的情况下，体内水分的减少导致血细胞比容相对增加，增加血液黏度，影响血流阻力。

2. 血流的切率　层流状态下，相邻两层血液流速之间差值与液层厚度的比值，称为血流的切率（shear rate）。切率越高，层流现象就越明显，血液黏度就较低。反之，切率越低，那么血液黏度便增高。

3. 血管口径　血管口径越大对血液黏度的影响越小。但当血液流经微动脉，切率足够高时，血液黏度随血管口径的变小而降低。

4. 温度　血液的黏度还跟温度有关。当温度降低时，血液黏度会升高，因此，血液经过体表位置时，黏度会升高。

（三）血压

血压（blood pressure）指的是血管内流动的血液对血管侧壁单位面积上的压力，即压强。国际标准计量单位是帕（Pa）或千帕（kPa），通常也以毫米汞柱（mmHg）表示，1mmHg = 0.1333kPa。各种类型的血管都具有血压，分别称为动脉血压、毛细血管血压和静脉血压。静脉压比较低，常以厘米水柱（cmH$_2$O）表示，1cmH$_2$O =0.098kPa。通常所说的血压是指动脉血压，临床上特指肱动脉血压。

人体的血液从心脏搏出，然后从大动脉依次流向小动脉、微动脉、毛细血管、小静脉、大静脉，再返流到心脏的血液循环过程中，需要克服血流阻力而不断消耗能量，所以血管之间存在着递减性的血压差（图 4-21）。血压在各段血管中下降的幅度随该段血管对血流阻力的增大而增加。据粗略测定，人体的体循环主动脉平均压约 100mmHg；直径为 3mm 的动脉处，平均压为 95mmHg；微动脉首端处压力在 85mmHg 左右；毛细血管首端处血压在 30mmHg 左右，微静脉血压 15～20mmHg，当血液最后由大静脉回右心房时，压力接近 0mmHg。

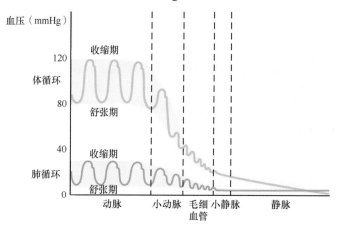

图 4-21　正常人平卧位时不同血管的血压值

血压形成的基本因素主要有以下两方面。

1. 循环系统内足够的血液充盈　血压形成的前提条件是循环系统内有足够的血液充盈。循环系统中由血液充盈所产生的压力，称循环系统平均充盈压（mean circulatory filling pressure），可表征血液的充盈程度。动物实验表明，使心搏暂时停止，心脏暂停射血，则血流暂停，此时在循环系统中各部位的压力相同，血管中的压力仍比大气压高，压力数值为循环系统平均充盈压。狗的循环系统平均充盈压约为 7mmHg，人的循环系统平均充盈压估计接近这一数值。循环系统平均充盈压的高低取决于循环系统血量和血管系统容积之间的相对关系。当循环系统血量增加（如输液）或血管系统容积变小（如血管收缩）时，循环系统平均充盈压就会相应增高；反之，则降低；甚至血液不够充盈时，循环系统平均充盈压低于大气压，血管将会塌陷。

2. 心脏射血　心脏射血是血压形成的必要条件。心室收缩时所释放的能量分为两部分：一部分作为推动血液向前流动的动能；另一部分则转化为对血管壁的侧压力，使血管壁扩张，成为血液的势能，即压强能。在心室舒张时，大动脉会发生弹性回缩，将储存的势能重新转换为动能，使血液在血管中持续流动。由于心脏射血是周期性间断的，故在主动脉、大动脉及中动脉等中等以上动脉系统中，血压也将发生周期性波动。但在小动脉以下动脉系统中，这种波动随着血压下降而减少，甚至消失。

虽然血管内血容量突然增加会引起血压先迅速升高，但由于管壁平滑肌能够缓慢延伸，血压可以在数分钟或数小时内慢慢恢复到正常水平，这样的效应被称为血管的延迟顺应性（delayed compliance）。血管的延迟顺应性在维持机体血压相对稳定中发挥重要意义。例如静脉内血容量的突然改变可改变静脉的可扩张性，但管壁平滑肌纤维的拉伸及回缩相对缓慢，随着平滑肌的逐渐延伸，静脉血管紧张性也相应降低。当人体接受大量输液时，循环系统可通过血管的延迟顺应性机制容纳新增的血量，从而不会使血压发生过大的变化；反之，当人体大量失血时，循环系统也可经过自我调节后，适应低血容量的状态，来保持血压稳定。

三、动脉血压和动脉脉搏

（一）动脉血压

1. 概念　动脉血压（arterial blood pressure）通常是指体循环中的主动脉血压。在每个心动周期过程中，动脉血压随心室收缩和舒张而发生周期性的波动：心室收缩时，主动脉压迅速升高，在心室收缩期中期达到最高值时的血压称为收缩压（systolic pressure）；心室舒张时，主动脉压下降，心室舒张末期动脉血压达最低值时的血压称为舒张压（diastolic pressure）。因此，习惯上用"收缩压/舒张压"的形式来表示动脉血压。收缩压和舒张压的差值是脉搏压（pulse pressure），简称脉压。

在一个心动周期中，各个瞬间动脉血压的平均值称为平均动脉压（mean arterial pressure）。因为在一个心动周期中，舒张期比收缩期长，所以平均动脉压更接近舒张压，约等于舒张压 +1/3 脉压。

2. 形成机制 在心血管系统中，有足够的血液充盈是形成动脉血压的前提条件，心室射血是产生动脉血压的基本条件。除此之外，在动脉血压的形成中，外周阻力和大动脉弹性也起了重要作用。外周阻力主要是指小动脉和微动脉对血流的阻力。外周阻力使得心室收缩射出的血液仅有约 1/3 直接流向外周，其余的 2/3 暂时储存于主动脉和大动脉中，使大动脉血压升高，被动扩张，从而使心室射血所释放的大部分能量转化为势能；进入心室舒张期后，心室停止射血，大动脉壁的弹性回位，将储存的势能转化为动能，推动暂存于大动脉的血液继续流向外周，使舒张压维持在一定水平。如果仅有心肌收缩做功，没有外周阻力，那么在心室收缩时释放的能量将全部表现为动能，射入大动脉的血液将全部迅速地流向外周，既不能维持动脉血压，也不能形成舒张压。主动脉和大动脉的弹性贮器作用对减小动脉血压在心动周期中的波动幅度具有重要意义。一方面维持心室的间断射血期动脉内血液持续流动，另一方面还可缓冲心动周期中动脉血压的波动，使收缩压不会过高，舒张压不会过低。

3. 测量及正常值 动脉血压测量的方法主要有直接测量法和间接测量法两种。由于大动脉内血压降低幅度较小，为测量方便，通常以肱动脉血压代表主动脉的血压。

直接测量法是生理学实验中测量动物血压的经典方法。最早记录的血压测量是由英国牧师兼生理学家 Stephen Hales 完成。他将套管插入马的动脉，并测量了垂直管中血液上升的高度，当心脏经历其收缩和舒张周期时，该血柱的高度在最高收缩压和最低舒张压之间反弹。直接测量法是将导管的一端插入动脉，另一端连接一个装有水银的 U 形管，U 形管内两边水银面的高度差就是该测定部位的血压。因为水银柱的惯性比较大，反映动脉血压的动态变化不是很理想，所以目前多采用能将压强能变化转变为电信号变化的压力换能器连接导管。直接测量法虽然能精确地测出心动周期中每一瞬间的血压数值，不过具有一定的创伤性，并且操作技术要求也比较高，难以普及推广到临床应用。现代临床血压测量采用的是无创、简便的间接测量法，由俄罗斯医生 Nicolai Korotkoff 于 1905 年首次提出，是基于血压和动脉声音的相关性的间接或听诊的方法，被称为 Korotkoff 音法。测量时，要求被测者要保持安静休息至少 5min 以后，一般取坐位或平卧位，上臂的中点与心脏应保持在同一水平位。测量者通过触及动脉搏动（扪诊）定位到肱动脉，将血压计袖带以能插入 1 ～ 2 指为宜的松紧度缠绕于被测者上臂，袖带下线距肘窝 2 ～ 3cm，平整无折地缠在上臂中部，听诊器胸件紧贴肱动脉搏动处。然后关气门，向袖带的气囊内充气加压，当所加的压力高于收缩压时，该处的肱动脉血流会被完全阻断，肱动脉搏动处于消失状态，听诊器听不到脉搏声。继续充气使汞柱再升高 20 ～ 30mmHg，随后缓慢放气，保持每秒 2 ～ 3mmHg 的放气速度，当袖带内压力稍微低于收缩压的瞬间，血液突然流入被压迫的血管段，形成湍流撞击血管壁会发出声响，此时听到第一次声响（Korotkoff 音）时所指读数为收缩压。随后，当袖带内压力降到等于或稍低于舒张压时，血流完全恢复畅通，听诊音变弱至消失所指读数为舒张压（图 4-22）。

我国健康青年人安静的状态下的收缩压为 100 ～ 120mmHg（13.3 ～ 16.0kPa），舒张压为 60 ～ 80mmHg（8.0 ～ 10.6kPa），脉压为 30 ～ 40mmHg（4.0 ～ 5.3kPa），平均动脉压在 100mmHg（13.3kPa）左右。动脉血压因个体、年龄和性别差异存在差异。一般而言，肥胖者的动脉压稍高；女性在更年期前的血压略低于同龄男性，到了更年期后一般与同龄男性大致相同，甚至会稍微超越；血压随着年龄的增长而逐渐升高，并且收缩压升高比舒张压表现更明显。此外，动脉血压还会随着生理情况的改变而发生相应的变动，如情绪变化、运动状态、进食、吸烟、饮酒等状态时，血压可暂时升高，而睡眠状态时，血压会降低。大多数人血压还存在昼夜波动的日节律，表现为"双峰双谷"的现象：一般清晨醒来后血压开始上升，上午 6 ～ 10 时第一次高峰，下午 4 ～ 8 时又有一个高峰，晚上 8 时后开始呈现缓慢下降的趋势，在凌晨 2 ～ 3 时最低谷。这种"双峰双谷"的现象在老年人和高血压患者中表现更为显著。因此，临床上适宜选择高峰时测量血压，有利于指导高血压患者给药方案的制订。

动脉血压的稳定是推动血液循环和保证器官、组织得到充足血液灌注的重要前提。只有全身各个器官、组织得到了足够的血液灌注，其物质代谢和生理功能才能正常进行。因此，动脉血压可以反映综合心血管功能，既是人体的基本生命体征之一，也是临床医生评估患者的病情轻重和危急程度时的主要指标之一。血压过低或者过高都会造成严重后果。

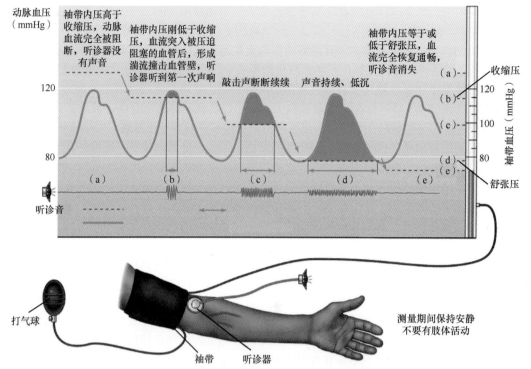

图 4-22　Korotkoff 音听诊法间接测量肱动脉血压过程

4. 高血压和高血压前期　高血压（hypertension）是最常见的心血管疾病，临床特征主要表现是体循环动脉血压升高，是多种心血管疾病的重要危险因素，被称为人类健康的"无形杀手"。根据病因可分为原发性高血压和继发性高血压。流行病学研究显示，血压升高是冠心病和脑卒中发病的独立危险因素。当血压增高时，外周血管阻力升高，心室压力负荷加重。血压持久升高可引起心、脑、肾、血管等重要组织器官的进行性损害，影响其结构与功能，甚至功能衰竭，是心血管疾病死亡的主要原因之一。

随着流行病学调查结果和循证医学证据的不断完善与更新，高血压的诊断标准也在不断重新修订。1979 年世界卫生组织（WHO）把收缩压 ≥ 160mmHg 或舒张压 ≥ 95mmHg 制定为高血压诊断标准。1998 年 WHO 和世界高血压联盟（ISH）将高血压诊断标准重新修订为收缩压 ≥ 140mmHg 或舒张压 ≥ 90mmHg。2003 年 5 月，美国高血压预防、检测、评估与治疗全国联合委员会将收缩压在 120 ～ 139mmHg 或舒张压在 80 ～ 89mmHg 认为是高血压前期（prehypertension）。欧洲高血压学会 / 欧洲心脏病学会（ESH/ESC）在 2013 年发布的高血压诊疗指南中提出了血压分类标准，我国高血压诊断标准目前也采用欧洲这一通用的标准（表 4-8）。2017 年美国心脏协会 / 美国心脏病学会（ACC/AHA）共同并发布了新的高血压指南，将高血压诊断标准修订为收缩压 ≥ 130mmHg 或舒张压 ≥ 80mmHg，并且删除了高血压前期的分类，把收缩压在 120 ～ 129mmHg 之间且舒张压＜ 80mmHg 的范围认为是血压升高（表 4-9）。2020 年国际高血压学会（ISH）首发国际高血压实践指南，将高血压诊断标准修订为连续多次重复测量血压后，收缩压 ≥ 140mmHg 或舒张压 ≥ 90mmHg，并取消了 180/110mmHg 以上 3 级高血压的分级，只分为 2 级：收缩压 140 ～ 159 mmHg 和（或）舒张压 90 ～ 99mmHg 为 1 级高血压；收缩压 ≥ 160mmHg 和（或）舒张压 ≥ 100mmHg 为 2 级高血压（表 4-10）。目前一般把收缩压低于 90mmHg 或舒张压低于 60mmHg 认为是低血压。

表 4-8　血压的分类（2018 中国高血压防治指南标准）

血压分类	收缩压（mmHg）		舒张压（mmHg）
正常血压	＜ 120	和	＜ 80
正常高值	120 ～ 139	和（或）	80 ～ 89
高血压	≥ 140	和（或）	≥ 90
1 级高血压（轻度）	140 ～ 159	和（或）	90 ～ 99

续表

血压分类	收缩压（mmHg）		舒张压（mmHg）
2级高血压（中度）	160～179	和（或）	100～109
3级高血压（重度）	≥180	和（或）	≥110
单纯收缩期高血压	≥140	和	＜90

表 4-9 血压的分类（2017 ACC/AHA 标准）

血压分类	收缩压（mmHg）		舒张压（mmHg）
正常血压	＜120	和	＜80
血压升高	120～129	和	＜80
1级高血压	130～139	或	80～89
2级高血压	≥140	或	≥90

ACC：American College of Cardiology，美国心脏病学会；AHA：American Heart Association，美国心脏协会

表 4-10 血压的分类（2020 ISH 标准）

血压分类	收缩压（mmHg）		舒张压（mmHg）
正常血压	＜130	和	＜85
正常高值血压	130～139	和（或）	85～89
1级高血压	140～159	和（或）	90～99
2级高血压	≥160	和（或）	≥100

注：ISH，International Society of Hypertension，国际高血压学会

5. 影响动脉血压的因素 动脉血压是心血管系统活动的综合表现，影响动脉血压的因素可宏观地分为物理因素和生理因素两方面。如果把动脉系统当成静态的弹性管道，那么物理因素是动脉系统的容积和动脉弹性，生理因素是循环血量、心输出量、每搏输出量、心率及外周阻力。但这些因素都不是以单一形式起作用的，往往同时并存且相互影响。为便于分析，下面是在假设其他因素相对不变的前提下，讨论某一因素变化时对动脉血压的影响。

（1）心脏每搏输出量：通常情况下，每搏输出量的改变主要影响收缩压，所以，收缩压的高低主要反映每搏输出量的多少。当搏出量增加时，心室收缩期射入主动脉的血量就会增多，动脉管壁所承受的压力也随之增大，因而收缩压显著升高。由于血流速度随着动脉血压升高而加快，在心室舒张期末流向外周的血量有所增多，存留在大动脉中的血量增加不多，因而舒张压的升高相对不多，脉压增大；反之，搏出量减少，收缩压降低的幅度比舒张压降低幅度大，脉压减小。

（2）心率：心率加快时，由于心室舒张期明显缩短，此期间流向外周的血量减少，存留在主动脉内的血量增多，舒张压就会升高。在心室收缩期，血流速度随动脉血压升高而加快，有较多的血液流向外周，存留在主动脉内的血量增加不多，使收缩压升高不如舒张压升高程度大，所以脉压减小。反之，当心率减慢时，舒张压降低的幅度比收缩压降低的幅度大，脉压增大。所以，心率的变化主要影响的是舒张压。

（3）外周阻力：通常情况下，外周阻力主要影响舒张压，舒张压的高低主要反映外周阻力的大小。当外周阻力增大时，心舒期内流向外周的血量减少，存留在大动脉的血量增多，因而舒张压升高明显。心缩期内血流速度加快，存留在大动脉的血量增加不多，收缩压升高不如舒张压升高的幅度大，因此脉压减小。反之，当外周阻力减小时，舒张压的降低比收缩压的降低更显著，脉压变大。

（4）主动脉和大动脉的弹性贮器作用：主动脉和大动脉的弹性贮器作用可缓冲心动周期中动脉血压的波动幅度。一般情况下，脉压主要反映动脉弹性。例如，老年人的动脉管壁硬化的程度较大，管壁弹性纤维比较少，并且胶原纤维比较多，血管的可扩张性比较低，大动脉的弹性贮器作用相对减弱，对血压的缓冲作用也减弱，导致收缩压升高而舒张压降低，所以老年人的脉压明显增大。

（5）循环血量与血管系统容量的比值：循环血量与循环系统容量的比值决定了循环系统平均充盈压的高低。血压形成的重要前提是循环血量略多于血管系统容量，产生一定的循环系统平均充盈压，并且循环系统平均充盈压的变化不大。如果循环系统血量减少（如大失血），而此时血管系统容

量改变不大，或者血管系统容量明显增大而循环血量不变，那么体循环平均充盈压降低，动脉血压下降。

（二）动脉脉搏

在每个心动周期中，心脏的舒缩活动导致动脉内压力和容积发生周期性变化，这种变化引起动脉管壁的周期性搏动，称为动脉脉搏（arterial pulse），简称脉搏。脉搏产生后以波的形式从主动脉开始沿着动脉管壁依次向外周传播，一般在身体的浅表动脉部位均可以触摸到。"切脉"在中医理论中就是通过感触桡动脉脉搏来判断机体的某些变化。脉搏能反映心血管系统多方面的状态，如心跳的频率和节律、心脏的收缩能力、血管的充盈程度和动脉管壁的弹性等，因此，脉搏的测定是一项重要的临床检查项目。

1. 动脉脉搏的波形及意义 脉搏图指的是用脉搏描记仪记录到的浅表动脉脉搏的波形曲线图。动脉脉搏的波形可因描记的方法和部位的不同而不同，一般均包括上升支和下降支组成部分。

（1）上升支：正常脉搏的上升支比较陡峭。在心室快速射血期间，动脉血压迅速上升，血管壁被动扩张，形成脉搏波形的上升支。上升支的上升速度（斜率）和幅度受射血速度、心输出量、外周阻力和大动脉的弹性等因素影响。若射血速度慢、心输出量少或 / 及外周阻力大，则上升支的斜率和幅度都小；反之，则斜率和幅度都大。大动脉弹性和可扩张性减弱时，缓冲血压的作用减弱，脉搏压加大，动脉血压波动就会加大，脉搏波上升的速度和幅度都会加大。

（2）下降支：在心室射血的后期，由于射血速度减慢，进入主动脉的血量比流向外周的血量少，所以被扩张的大动脉开始回缩，动脉血压下降，形成脉搏波形下降支的前段。在下降支有一凹陷的切迹，称为降中峡（dicrotic notch），这是由于在心脏射血期结束时，主动脉瓣迅速关闭所形成的，表示心舒期的开始。在降中峡后出现一个小波，称为降中波（dicrotic wave），它是由于心室舒张时，主动脉内的血液向心室方向返流，返流的血液使主动脉根部的容积增大，并且受到关闭的主动脉瓣阻挡，又向主动脉回流引起的一个折返波。随后，血液不断流向外周，动脉血压继续下降，形成脉搏波形下降支的后段。降中波以后的下降支后段坡度比较小，比较平坦。下降支的形状能够大致反映外周阻力的大小。若外周阻力大，血液流向外周的速度慢，则脉搏下降支前段的下降速率慢，降中峡的位置较高；反之，则下降支的下降速度快，降中峡位置较低。

在某些病理情况下，脉搏图的波形和幅度可发生明显异常。例如当发生主动脉瓣关闭不全时，心舒期主动脉内血液返流入心室，使主动脉血压快速降低，故下降支陡峭；当发生主动脉狭窄时，心室射血阻力大，上升支的斜率和幅度就都比较小（图 4-23）。

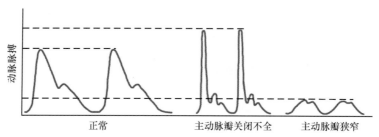

图 4-23　正常及病理情况下的动脉脉搏图

2. 动脉脉搏波的传播速度 动脉脉搏波可沿动脉管壁传向外周血管，其传播速度远快于血液流速，是一种能量的传播。动脉管壁的可扩张性可对脉搏传播速度发生影响。一般情况下，脉搏传播的速度随着管壁的可扩张性增大而变慢。在可扩张性最大主动脉处，脉搏波的传播速度最慢，为 3 ～ 5m/s；在大动脉处传播速度增加到 7 ～ 10m/s；在小动脉处传播速度为 15 ～ 35m/s。老年人因动脉硬化，主动脉壁的可扩张性减弱，其主动脉的脉搏传播速度可加快到 10m/s。相对大动脉处，脉搏波在血流阻力最大的小动脉和微动脉部位处已大大减弱，到毛细血管段几乎消失。

四 、 微 循 环

微循环（microcirculation）是指微动脉和微静脉之间的血液循环，它是组织细胞与外界环境之间进行物质和气体交换的场所。

（一）微循环的组成及血流通路

典型的微循环的结构一般包括微动脉、后微动脉、毛细血管前括约肌、真毛细血管、通血毛细血管、动 - 静脉吻合支和微静脉等部分（图 4-24）。

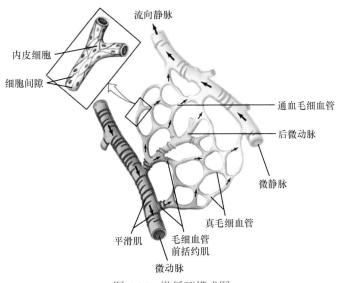

图 4-24　微循环模式图

微动脉与微静脉之间的血管通道，构成了微循环的功能单位。其中微动脉是小动脉的直接延续，有完整的平滑肌成层，当管壁外层的环行肌收缩或舒张时可使管腔内径显著缩小或扩大，可视为微循环血流量控制的"总闸门"；后微动脉是微动脉的分支，其管径更细且管壁内只有一层平滑肌细胞构成，每根后微动脉供血给一根至数根真毛细血管。在真毛细血管的起始端一般有 1～2 个平滑肌细胞，形成一个环，称为毛细血管前括约肌，其舒缩决定着进入毛细血管的血量。后微动脉和毛细血管前括约肌在微循环中起到"分闸门"的作用。真毛细血管在垂直方向从后微动脉分出，是进行物质交换的主要场所。真毛细血管是由单层 EC 组成的管道，各真毛细血管彼此互相连接成网状，称为真毛细血管网。通血毛细血管则是后微动脉的直接延续，也可直接汇入微静脉。动 - 静脉吻合支是连接微动脉和微静脉的吻合血管。微静脉被视为微循环的"后闸门"，其舒缩活动影响毛细血管的血压，从而影响微循环的血流量。微循环体系中微动脉、真毛细血管和微静脉三者是不可缺少的，而其余部分则不定出现在所有的微循环结构中。

微循环的血液有三条途径可从微动脉流向微静脉。

1.迂回通路　血液从微动脉 → 后微动脉 → 毛细血管前括约肌 → 真毛细血管网 → 微静脉的通路称为迂回通路（circuitous channel）。这一通路因真毛血管数量多穿行在细胞间隙且迂回曲折而得名。此通路管壁薄，途径长，血流速度缓慢，通透性佳，有利于物质交换，又称营养通路（nutritional channel）。迂回通路是血液与组织细胞进行物质交换的主要场所。

2.直捷通路　血液从微动脉 → 后微动脉 → 通血毛细血管 → 微静脉的通路，称为直捷通路（thoroughfare channel）。这一通路大多存在于骨骼肌微循环中，该通路途径短且直，血流阻力小、流速快、与组织细胞物质交换量较少。其主要功能是促使一部分血液迅速通过微循环由回流入心，保证静脉回心血量。

3.动 - 静脉短路　血液从微动脉→动 - 静脉吻合支→微静脉的通路称为动 - 静脉短路（arteriovenous shunt）。这一通路的管壁较厚，有丰富的纵行平滑肌层和大量的血管神经末梢、途径最短，血流量大且流速快，基本无物质交换，通常情况下处于常闭状态。动 - 静脉短路有体温调节功能，较多分布在皮肤、手掌、足底和耳廓，其口径变化与体温调节有关。当环境温度升高时，通路开放，组织的血流量增加，增加散热；当环境温度降低时，通路关闭，利于保存体内热量。

（二）微循环的生理特点

1.血压低　血液从动脉流经小动脉及微动脉时，因克服阻力能量消耗，故血液流入真毛细血管后，血压明显降低。经测量，毛细血管动脉端的血压值为 4.0～5.3kPa（30～40mmHg），毛细血管静脉端的血压仅有 1.3～2.0kPa（10～15mmHg）。

2. 血流速度低 毛细血管的分支密，数量多，其总横截面积大，血流速度最慢，仅有主动脉流速的 1/500，流速值为 0.3～0.7mm/s。缓慢的流速给物质交换提供了足够的时间。

3. 血容量潜力大 处于安静状态下时，骨骼肌中约有 20% 真毛细血管开放，毛细血管容纳的血量约占全身血量的 10%。可见毛细血管容纳血量的潜力巨大。

4. 灌流量不定 微循环的真毛细血管是不连续交替开放的，其开放和关闭受微动脉和毛细血管前括约肌的控制。当真毛细血管开放时，微循环的血液灌流量增加；当真毛细血管关闭时，则微循环的血液灌流量锐减。

（三）微循环的血流量调节

微循环血流量的调节主要是通过神经、体液、代谢产物等因素调节血管的舒张收缩活动来实现。

1. 神经调节 交感神经支配微动脉、后微动脉和微静脉，以影响微动脉舒缩为主。当交感神经受刺激（如疼痛、缺氧、损伤等）兴奋时，可支配微动脉、后微动脉和微静脉的收缩，血管口径缩小。血管收缩使微循环的流入量和流出量均减少，交感神经对微动脉的收缩调节作用远大于微静脉，总血流量减少，毛细血管血压下降。

2. 体液调节 全身体液中的去甲肾上腺素、肾上腺素、血管紧张素和血管升压素等可使微循环中血管收缩、微循环血流量减少。缓激肽和组胺则可使微循环中的前、后阻力血管舒张，微循环血流量增加。但这些激素水平一般变化不大，体液调节血流量的波动幅度较小。

3. 局部组织代谢产物的调节 局部组织代谢产物是微循环血流量调节的主要实现途径。在安静状态下，组织代谢水平低，局部代谢产物（CO_2、乳酸、腺苷、H^+ 等）积累慢，血管处于收缩状态，真毛细血管关闭；局部代谢活动增强、代谢产物的聚积较多时，引起后微动脉及毛细血管前括约肌的舒张，导致局部血流量增多，血液提供更多的 O_2 并稀释带走聚积的局部代谢产物；当局部代谢产物被清除后，后微动脉和毛细血管前括约肌又恢复到收缩状态，真毛细血管重新关闭。如此循环，真毛细血管交替开放与关闭，使循环血流量和组织的代谢水平达到稳态。

（四）微循环的物质交换

微循环的基本功能是物质交换，扩散、滤过和重吸收、吞饮是物质在组织液和血液之间交换的三种基本方式。扩散是血液与组织液间物质交换最主要的方式，滤过和重吸收虽在物质交换中占小部分但对组织液的生成非常重要。物质分子不同、性质不同、在血液与组织液间交换的方式不同。

1. 扩散 在所有毛细血管中（不包括大脑的毛细血管），扩散是营养物质、氧气和代谢终产物通过毛细血管壁进行净运动的重要途径。溶质分子在单位时间内扩散的速率与其在血浆和组织液中的浓度差、毛细血管壁对该分子的通透性和毛细血管壁的有效交换面积等因素成正比，与毛细血管壁的厚度（即扩散距离）成反比。脂溶性物质（如 O_2 和 CO_2）可通过毛细血管的细胞膜进行直接扩散，其扩散速率极快；水溶性物质（如 Na^+、Cl^-、葡萄糖、尿素等）需要借助毛细血管壁孔隙进行扩散，其扩散速率较慢。在血液和细胞之间物质交换中扩散的重要性说明了生理学的一般原理，即生理过程是由化学和物理定律支配的。

2. 滤过和重吸收 大多数毛细血管壁对水和几乎所有血浆溶质（血浆蛋白除外）都是高度可通透的。当存在静水压不等时，毛细血管壁的行为就类似于一个多孔过滤器，水分子经由毛细血管壁的孔隙从压力高的一侧向压力低的一侧发生转移，当水中的溶质直径允许通过毛细血管壁的孔隙时，溶质会随水分子共同移动。由于血浆蛋白等胶体物质直径较大，通过毛细血管壁的孔隙受限，所以血浆蛋白形成的胶体渗透压能限制血浆的水分子向毛细血管外移动。当两侧的胶体渗透压有差异时，渗透压低的一侧的水分子会向渗透压高的一侧发生转移。在毛细血管壁两侧的静水压、胶体渗透压差的作用下，液体由毛细血管从内向外的移动称为滤过（filtration），液体的反向移动称为重吸收（reabsorption）。

3. 吞饮 毛细血管 EC 有吞饮的功能。吞饮发生概率较小。EC 一侧的液体（血浆或组织液）及大分子会被 EC 膜包围并吞饮入细胞，形成吞饮囊泡，被运送传递至细胞的另一侧，进而排出细胞外。细胞孔隙只允许少量的蛋白质通过。血浆蛋白主要以吞饮方式通过毛细血管壁进行交换；部分特异性蛋白，如一些激素，也可以通过内吞囊泡的吞饮作用进行转运。

（五）组织液和淋巴液的生成和回流

组织液（tissue fluid）是存在于组织细胞之间的细胞外液，又名细胞间隙液（interstitial fluid）。它是由血浆经过毛细血管壁滤过到组织间隙而形成的一种胶冻状液体。组织液是从毛细血管动脉端渗透到组织间隙内的一部分液体，经与组织细胞进行物质交换后，再由毛细血管静脉端或毛细淋巴管回流入血液或淋巴液。绝大部分组织液不能自由流动，但是其中的水及水溶性物质仍可以与血液和细胞内液进行物质交换。血浆中的蛋白质分子量较大，不能自由通过毛细血管壁，各种离子成分则可以自由渗透弥散，所以组织液中各种离子成分与血浆相同，而蛋白质含量要明显低于血浆。组织液大量存在于动植物体内，是组织细胞赖以生存的液体内环境。

组织液包含基质和能从毛细血管渗出的一些水溶性成分，其中基质是一种无色透明的黏性胶状物质，主要由蛋白多糖、糖蛋白和水组成，空间卷曲盘绕的长链大分子氨基乙糖多糖（透明质酸）构成了蛋白多糖复合物的主要骨架，通过连接蛋白结合许以蛋白质为核心组成的蛋白多糖亚单位（硫酸软骨素、硫酸角质素等）共同形成空间具有许多微孔间隙的分子筛，这种分子筛具有一定的屏障保护作用，小于其孔径的物质如气体分子（O_2、CO_2 等），无机盐，代谢产物，激素，水溶性营养物质等可自由通过，方便物质交换，而大于其孔径的物质如细菌、异物等不能通过，一定程度上限制了细菌的扩散。但是一些细菌（如溶血性链球菌、魏氏梭菌）和肿瘤细胞可分泌透明质酸酶，破坏基质的这种物理屏障防御机制，导致细菌感染加重和肿瘤进一步浸润扩散。

1. 组织液的生成与回流　组织液的生成是指血浆经过毛细血管壁滤过到组织间隙的过程，其生成原理是滤过作用。除了血浆蛋白质分子以外，毛细血管壁对血浆的其他成分均可自由滤过。组织液的回流是指组织液经毛细血管壁重新吸收进入毛细血管的过程。

正常生理条件下，组织液的生成与回流处于动态平衡状态，在这个动态变化过程中，毛细血管壁的通透性是溶液滤过和吸收的前提因素，而起决定作用的是四种作用力的综合效应，即毛细血管血压（P_c）、组织液静水压（P_{IF}）、血浆胶体渗透压（π_c）和组织液胶体渗透压（π_{IF}）。其中，按照作用力方向的不同而归纳为两种力量，P_c 和 π_{IF} 是促使液体从毛细血管内向毛细血管外滤过的力量，即构成组织液生成动力，而 π_c 和 P_{IF} 则是促使液体从毛细血管外向内重吸收入血管内的力量，即阻止组织液生成，促进组织液回流的力量。这两种力量的代数和，称为有效滤过压（effective filtration pressure，EFP）。可用下列公式表示：

有效滤过压 =（毛细血管血压 + 组织液胶体渗透压）-（血浆胶体渗透压 + 组织液静水压）

有效滤过压为正值时，表示血浆会从毛细血管向外滤过到组织间隙，生成组织液；有效滤过压为负值时，表示组织液会从组织间隙回流入毛细血管，发生组织液回流，图 4-25 所示。

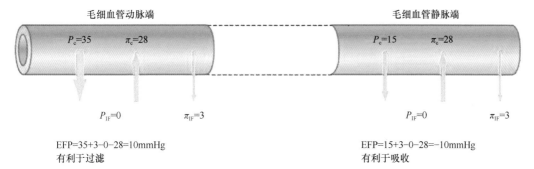

图 4-25　毛细血管动脉端滤过和静脉端吸收力量的变化

EFP 为正值时有利于滤过，而 EFP 为负值时表示组织液的净吸收。图中的箭头粗细表示力的大小，图中没有显示组织液静水压（P_{IF}）的箭头，因为它大约为零，图中数值单位为 mmHg

当血浆流过小动脉时，大部分动脉血压已经消散，这时人体毛细血管动脉端平均血压为 35mmHg，组织液胶体渗透压约为 3mmHg，这两个力促使血浆向组织间隙滤过，由于毛细血管动脉端组织液静水压几乎为零，唯一阻止滤过的向内压力是血浆蛋白引起的血浆胶体渗透压，其值为 28mmHg。因此，在毛细血管的动脉端，向外压力超过向内压力净 10mmHg，因此血浆会大量过滤生成组织液，滤过量约占流经毛细血管血浆量的 0.5% ～ 2%。

当血浆流过毛细血管静脉端时，有效滤过压中唯一实质性变化是由于血液沿毛细血管壁流动时遇到阻力，毛细血管血压已从 35mmHg 降至约 15mmHg，而其他三个力实际上与毛细血管动脉端相同，因此向内压力超过向外压力净 10mmHg，毛细血管会重吸收组织液进入血管。

因此，血浆从毛细血管动脉端向毛细血管静脉端流动过程中，有效滤过压是一个渐变的过程，从正值逐渐下降为零，再逐渐变为负值，组织液不断地生成又在不断地回流。实际上对于体内毛细血管来说，净向外压力总体要略大于向内压力，因此净过滤量约为 4L/天（肾脏中的毛细血管除外）。正常情况下，90% 滤出液在毛细血管静脉端被重吸收，其余的 10% 滤出液则在毛细淋巴管回流，形成淋巴液并通过淋巴系统、大静脉再进入血液循环，以平衡组织液生成与回流的偏差。

单位时间内血浆通过毛细血管壁滤过生成组织液的滤过量除了与有效滤过压有关以外，还与毛细血管壁当时的通透性和有效滤过面积［即滤过系数（K_f）］有关，即滤过量等于有效滤过压与滤过系数的乘积。而滤过系数大小主要取决于具体组织器官的种类以及生理或病理状态等。比如肝脏、肾脏的毛细血管的滤过系数就很大，而脑部、肌肉的毛细血管的滤过系数就很小。

2. 影响组织液生成与回流的因素　正常生理条件下，组织液生成后可以通过两种途径回流来维持其总量相对稳定，保障人体体液的正常分布与物质交换。如果组织液的滤过生成与回流，或人体水盐代谢、蛋白质代谢等发生病理变化时，细胞间隙中的组织液就可能发生潴留增多或减少，导致组织水肿（edema）或脱水（dehydration）。因此凡是能够改变有效滤过压与滤过系数的各种因素都会影响到组织液生成与回流。

（1）毛细血管壁通透性：生理条件下，毛细血管壁滤过时会截留血浆中的蛋白质，从而维持组织液胶体渗透压和血浆胶体渗透压不变。在临床重度烧伤、冻伤、感染或超敏反应过程中产生的组胺效应会促使毛细血管壁通透性异常升高，部分血浆蛋白质滤过进入组织液，造成组织液胶体渗透压增大，血浆胶体渗透压减小，有效滤过压增大，导致组织液生成量增多，回流量相对减少，出现局部组织水肿。

（2）毛细血管有效流体静压：毛细血管有效流体静压是指毛细血管血压与组织液静水压的差值，是生成组织液的正向力量，有利于毛细血管液体的滤出而不利于组织液的回流。全身或局部的静脉压上升，是有效流体静压增大的主要原因。例如，左心衰竭可造成肺静脉压增高导致的肺水肿。右心衰竭可造成全身体循环静脉压增高，逆向传递到微静脉和毛细血管静脉端，静脉淤血回流阻滞，导致全身毛细血管后阻力变大，毛细血管血压逆行性增大，使得毛细血管有效流体静压随之增高，组织液生成增多，出现全身性水肿。血栓阻塞静脉腔，肿瘤或瘢痕压迫静脉壁等可造成局部静脉压增高，也可导致局部组织水肿。

（3）有效胶体渗透压：有效胶体渗透压是指血浆胶体渗透压与组织液胶体渗透压的差值，是生成组织液的负向力量，不利于血浆向毛细血管外滤过而有利于组织液的回流。血浆胶体渗透压主要取决于蛋白质尤其是白蛋白的浓度，例如，某些肾脏疾病导致的血浆蛋白随尿流失；某些消化道疾病引起的蛋白质消化吸收差，营养不良；某些肝性疾病造成肝功能不全，血浆蛋白质合成减少；某些晚期癌症患者会消耗过多白蛋白。这些均可使血浆胶体渗透压和有效胶体渗透压下降，有效滤过压增大，导致组织液在组织间隙潴留，继而出现组织水肿。

（4）淋巴液回流：正常生理条件下，约 10% 的血浆滤出液需要通过毛细淋巴管和淋巴系统回流入血，且这种淋巴回流可以随着组织液滤过增多而代偿性加强，以维持组织液生成与回流的平衡。如果淋巴管堵塞，淋巴液回流受阻，会导致堵塞部位远端出现淋巴水肿（lymphedema），临床常见于丝虫病导致下肢和阴囊淋巴管被虫体阻塞发生的下肢水肿和阴囊水肿；乳腺癌患者做腋窝淋巴结清除术后，由于腋窝淋巴结切除后的局部淋巴液循环破坏，可发生患侧上肢水肿。

3. 淋巴液的生成与回流　淋巴液或称淋巴（lymph），是指在淋巴管内流动的透明无色液体（小肠毛细淋巴管液除外），成分与组织液相似，其中的蛋白质以小分子居多，且含纤维蛋白原，组织液进入淋巴毛细管即成为淋巴。淋巴系统（lymphatic system）是人体脉管系统的重要组成部分，由淋巴细胞、淋巴管、淋巴结及一些淋巴组织或器官（如扁桃体、脾脏及胸腺）组成，许多毛细淋巴管逐级汇合成较大的淋巴管，其形态结构与静脉相似，但管径与管壁较细且薄，瓣膜发达且数量较多。淋巴管根据体内前行位置差异分为深淋巴管、浅淋巴管两种，深淋巴管常与深部血管伴行，收集肌肉与内脏组织的淋巴液；浅淋巴管常与浅静脉伴行，收集皮肤和皮下组织的淋巴液，两者之间有网络交通，组成一个封闭循环系统，最终经右淋巴管和胸导管单向汇流入静脉。在淋巴循环中，淋巴器官产生的淋巴细胞，抗体等也可以进入淋巴液。淋巴细胞是免疫系统中以特定方式对抗原做出反应的细胞，是免疫系统的重要部分。虽然淋巴系统运输淋巴细胞和抗原提呈细胞以提供免疫保护，但它也可以运输癌细胞，这些癌细胞可以进入和稍后离开多孔的淋巴管，从而种植遥远的器官。通过这种方式，淋巴系统可以帮助癌症扩散或转移。转移到区域淋巴结是乳腺癌、结肠癌、前列腺癌和其他一些肿瘤扩散的第一步。因此，癌症治疗有时包括切除淋巴结。

传统认为中枢神经系统（central nervous system，CNS）中不存在淋巴系统，但是近年研究表明，脑脊液（cerebrospinal fluid，CSF）与传统淋巴系统存在某种联系，2012 年，有研究首先发现 CSF 可经脑中一种独特的血管旁路 glymphatic 系统与脑组织间质液（interstitial fluid，ISF）进行密切的物质交换。而硬脑膜上存在沿着血管周围呈管状分布的脑膜淋巴管（meningeal lymphatics），其具有与外周淋巴管相似的结构特征，并含有大量免疫细胞，此淋巴管可沿筛板、颅神经鞘、侧面部三条排出路径将大脑中物质转移到颈深淋巴结（deep cervical lymph node，dCLNs），从而将大脑与外周淋巴系统紧密联系起来。该系统具有迁移免疫细胞和引流大分子物质的作用，在大脑免疫监视中发挥重要作用，参与清除大脑代谢废物的过程。有研究显示，脑膜淋巴管功能的改善可以加快脑脊液中 β-淀粉样蛋白（amyloid β-protein，Aβ）、α- 突触核蛋白（α-synuclein）和 Tau 蛋白等与神经退行性疾病相关的毒性蛋白质的清除，提示可以把脑膜淋巴管当作一种治疗阿尔茨海默病（Alzheimer's disease，AD）的潜在靶点，进而改善神经退行性疾病患者的临床症状。

（1）淋巴液生成与回流及其影响因素：组织液由细胞间隙经毛细淋巴管的盲端吸收进入毛细淋巴管即为淋巴液，毛细淋巴管遍布全身各处，管壁由单层 EC 构成，外周没有基膜层覆盖，通透性很高，盲端部分相邻 EC 的边缘相互呈叠瓦状排列，可以向管腔内方向摆动，形成向管腔内开放的单向活瓣。在组织液积聚在组织间隙内时，组织中的胶原纤维和毛细淋巴管之间的胶原细丝可以将相互叠瓦状排列的 EC 边缘拉开，使相邻 EC 之间出现较大的缝隙，这时，组织间隙中的组织液，包括蛋白质类大分子物质、红细胞、细菌、病毒、癌细胞等可从此缝隙单向流入毛细淋巴管，形成淋巴液。

毛细淋巴管以外的淋巴管管壁上有平滑肌，通过固有的节律性收缩起到"淋巴管泵"样作用，且淋巴管有类似静脉的瓣膜，共同推动淋巴液在管腔里缓慢且不断地单向向心流动。由于淋巴管平滑肌对物理拉伸有反应，当没有组织液积聚，没有淋巴液进入淋巴管时，平滑肌就不运动。当组织液过滤增加时，进入淋巴管的淋巴液会拉伸血管壁并触发平滑肌的节律性收缩，这种运动构成了一种负反馈机制，用于调节淋巴液流量与淋巴液形成速率，从而防止组织水肿。此外，淋巴管平滑肌受交感神经元支配，这些神经元在运动等各种生理状态下的兴奋可能有助于增加淋巴流量。淋巴管外部的力量，比如外周骨骼肌运动、邻近组织的压迫与挤压都会促进淋巴液流动入血。人体每天产生 2 ～ 4L 淋巴液，其中约 80% 经由胸导管，20% 经由右淋巴导管回流进入血液。

淋巴液生成的主要动力是组织液和毛细淋巴管内淋巴液两者之间的压力差，任何能升高组织液压力的因素都能加快淋巴液的生成速度，如毛细血管壁通透性增加，毛细血管血压升高，血浆胶体渗透压降低，组织液中蛋白浓度升高等。研究结果显示适度的体育活动可刺激人体肌肉的收缩，改善淋巴系统机能，促进淋巴液回流。

（2）淋巴液回流的主要生理作用：①淋巴管回流是毛细血管渗漏到组织液的少量蛋白质回收入血液循环的唯一途径。每天约有 75 ～ 200g 蛋白质由淋巴液回收入血浆，同时也可以维持组织液胶体渗透压在较低的水平，有利于毛细血管对组织液的重吸收；②淋巴系统是组织液向血液回流的一个重要的辅助系统，虽然淋巴液流速相当于静脉血的 1/10 左右，但是一天的淋巴液回流量较大，可达 2 ～ 4L/ 天，与全身血浆总量大致相当，可以调节血浆与组织液之间的体液平衡；③小肠吸收的80% ～ 90% 脂肪是由小肠绒毛的毛细淋巴管途径进入淋巴系统，使得小肠的淋巴液常呈现乳白色糜状，这部分脂肪最终被运输到血液中；④当身体某些组织发生病变或炎症时，组织中红细胞、病原微生物、癌细胞或其他异物经毛细淋巴管盲端进入淋巴液，在流经附近的淋巴结及其淋巴窦时，由于巨噬细胞、淋巴细胞、抗体等物质的吞噬功能和免疫反应，致使该局部淋巴结具有拦截和清除淋巴液中的红细胞、病原微生物、癌细胞、异物的作用，阻止病变蔓延和扩散，发挥防御和免疫屏障的作用。当癌细胞脱离肿瘤时，可以通过血液或淋巴系统从原发部位扩散转移到达身体的其他部位，故癌症治疗有时包括切除淋巴结。如果发现癌细胞已经转移到淋巴结，说明至少是中期的癌症，手术后往往需要接受化疗干预，以降低复发和转移的概率。癌症的淋巴结转移分为局部淋巴结转移和远处淋巴结转移，例如乳腺癌，如果扩散部位只是转移到腋窝淋巴结和锁骨下淋巴结的，手术的时候可以一并切除。临床上发生的淋巴水肿是一种慢性疾病，是指淋巴管缺失或阻塞，淋巴液回流受阻，组织液长期滞留在组织间隙，从而引起相关部位组织肿胀变硬、皮下纤维结缔组织增生、组织纤维化、脂肪沉积硬化等一系列临床病理变化，使得患者的肢体和器官增大增粗，而且常伴有反复发作的淋巴管和周围组织炎症，且每一次感染都会持续加重病情，长此以往逐渐形成不可逆的慢性淋巴水肿。例如乳腺癌的腋窝淋巴结清扫后相关淋巴水肿发生率高达 15%～30%，区域放疗可造成局部静脉和淋巴管水肿堵塞，组织纤维化硬化，从而导致淋巴回流不畅引起的上肢淋巴水肿，而且肥胖、糖尿病等基础疾病更容易发生水钠潴留问题，组织液生成增大，淋巴回流负荷不断增加，会进一步加重淋巴水肿。

<h3 style="text-align:center">五、静脉血压和静脉回流</h3>

血液从毛细血管流入小静脉，然后流入静脉，最后回流入心脏。静脉的管腔比动脉的管腔血液容量大，也被称为容量血管。静脉可分为容量较大的外周部分（外周静脉）和容量较小的下腔静脉和右心房的胸内部分（中心静脉）。静脉通过其舒缩活动，有效地调节回心血量和心输出量，维护循环系统正常运行。

（一）静脉血压

1. 中心静脉压　中心静脉压（central venous pressure，CVP）是右心房和胸腔内大静脉的血压，是临床观察循环血流动力学的指标。4～12cmH$_2$O 是正常成年人 CVP 的波动范围。CVP 的高低主要由两个因素决定：①心脏射血能力：若心脏组织的射血能力减弱，CVP 将则会升高；②静脉回流速度：若静脉回流速度加快或静脉回心血量增多（如输液、输血过多、过快或超出心脏超负荷时），CVP 也会升高（图 4-26）。因此，心输出量和静脉回流均参与到 CVP 的调节。在临床应用时，CVP 是控制补液速度和补液量的指标之一。

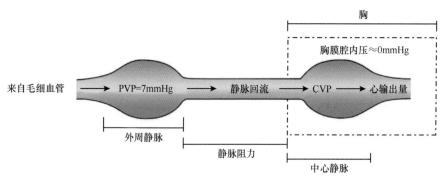

图 4-26　影响静脉回流的因素

2. 外周静脉压　外周静脉压（peripheral venous pressure，PVP）是各器官或肢体的静脉血压。当心脏射血能力减弱时，由于 CVP 的升高，影响外周静脉回流血量，导致 PVP 升高。因此，PVP 可以作为判断心脏射血功能的指标。另外，外周静脉内血容量的改变会引起 PVP 的改变，如输血、肾脏液体滞留或跨毛细血管的重吸收，可使 PVP 升高。

（二）静脉回流

1. 静脉回流与静脉回心血量　静脉回流就是血流从外周静脉通过血管汇入中心静脉。单位时间内血液从静脉回到心脏的量称为静脉回心血量。PVP 和 CVP 之间的差值对静脉回流起决定作用。

2. 影响静脉回心血量的因素

（1）体循环系统平均充盈压：反映循环系统血液充盈的程度，影响循环系统平均充盈压的两个主要因素是外周静脉血管紧张度和循环血容量。当血容量增加或者外周静脉收缩时，体循环系统平均充盈压升高，静脉回流增强；反之，大出血使血容量减少时，静脉回流减弱。

（2）心肌收缩力：心肌收缩程度增强时，心输出量也会增加，CVP 降低，PVP 与 CVP 之间的差值增大，则静脉回流血量增加；反之，则静脉回流减少。例如，右心衰竭时，由于右心室射血功能减弱，升高的 CVP 使静脉回流减少，出现肝脏充血肿大、下肢水肿、颈静脉怒张等现象。左心衰竭时，左心房压力升高同时伴有肺静脉压升高，则会造成肺水肿和肺淤血。

（3）重力和体位的影响：重力作用于血管，对血管壁产生一定的静水压（hydrostatic pressure）。体位发生改变时，全身各部分血管静水压也会发生改变。平卧状态下，血管静水压大致相同。直立不动状态下，在重力作用的影响下，低于心脏水平的静脉血压升高，如足背静脉压升高大约80mmHg。而高于心脏水平的静脉压力比较低，如颅顶矢状窦内压可降至约 –10mmHg。体位的改变主要影响静脉的跨壁压，跨壁压（transmural pressure）是指血液对管壁的压力与血管外组织对管壁的压力之差，体位的改变会影响静脉的跨壁压，跨壁压的变化则会影响静脉的充盈程度。当体位由平卧位迅速转为直立位时，因重力的作用，低于心脏水平的静脉因跨壁压变化而充盈扩张，从而导致静脉回心血量和心输出量的减少。如长期卧床的患者，静脉管壁较松弛，可扩张性较大，腹壁和下肢肌肉的收缩力减弱，对静脉的挤压作用减小，故在突然站立时，下肢的血量增大，造成回心血量减少而出现昏厥。

（4）骨骼肌的挤压作用：骨骼肌收缩时，肌肉间和肌肉内的静脉受到挤压，使静脉回流速度加快，由于静脉瓣的作用，促使血液向心脏方向流动，防止血液回流。因此，骨骼肌节律性舒缩和静脉瓣的协同作用对静脉回流起着"泵"的作用，称为"骨骼肌泵"或"静脉泵"。肌肉的交替舒缩活动（如跑步）对下肢静脉血液的回流以及减少血液在下肢静脉的滞留都起着十分重要的作用。

（5）呼吸运动：吸气导致胸腔容积增大，胸膜腔负压增加，有利于胸腔内大静脉和右心房的扩张，CVP 与 PVP 之间的差值增大，则静脉回流增加。反之，呼气导致胸膜腔负压减少，静脉回流也随之减少。因此，呼吸运动对静脉回流也起着"泵"的作用，称为"呼吸泵"。

第三节 心血管活动的调节

人体在各种不同的生理状态下，各器官组织的代谢水平和血流量的需求不同。心血管活动的调节（神经调节、体液调节和自身调节），是对心脏和各部分血管的活动进行调节，从而使各器官组织适应不同情况下的血流量需求，协调进行各器官之间的血流分配。

一、神经调节

心肌、血管平滑肌均接受自主神经支配。机体对心血管活动的神经调节是通过各种心血管反射而实现的。当动脉血压突然升高时，可反射性引起心率减慢、心输出量减少、血管舒张、外周阻力减小，血压下降，反之血压升高，这一反射称为压力感受器反射（baroreceptor reflex）。反射活动的结构基础称为反射弧，包括感受器、传入神经、神经中枢、传出神经和效应器五个部分。完整的动脉压力感受器反射通路是由两个不同部分组成的控制系统（图 4-27）：①效应器部分，包括心脏和外周血管；②神经部分，包括动脉压力感受器、其传入神经纤维、延髓心血管中枢，以及交感神经和副交感神经传出纤维。平均动脉压是效应器的输出，同时也是神经部分的输入。同样，交感神经和副交感神经的活动是动脉压力感受器控制系统的输出，同时也是效应器的输入。

（一）心血管的神经支配

1. 心脏的神经支配 虽然心脏可以自主跳动，但是心功能接受自主神经系统的交感神经和副交感神经的调节，使我们通过各种心血管反射来实现身体对内环境稳态的需求（表 4-11）。

（1）心交感神经：心交感神经的节前神经元胞体位于脊髓第 1～5 胸段的中间外侧柱，节后神经元胞体位于星状神经节或颈交感神经节内。节后神经元的轴突组成心脏神经丛，支配心脏各个部分，包括窦房结、房室交界、房室束、心房肌和心室肌。交感神经节后纤维释放去甲肾上腺素，与心肌细胞上的 β_1- 肾上腺素受体结合，可导致心率加快，房室交界的传导加快，心肌的收缩能力加强。这些效应分别称为正性变时作用、正性变传导作用和正性变力作用。刺激心交感神经可使收缩和舒张的频率增加。随着心率的加快，舒张期充盈时间减少，但是心交感神经兴奋引起的收缩和舒张速率的增加，有利于心室在舒张期的充盈，部分补偿了由于心率加快而导致的舒张期充盈时间减少。

交感神经节后纤维末梢释放的去甲肾上腺素与 β_1 受体结合后，通过激活腺苷酸环化酶，使细胞内 cAMP 的浓度升高，继而激活蛋白激酶和细胞内蛋白质的磷酸化过程，使心肌细胞膜上的钙通道激活，故在心肌动作电位平台期 Ca^{2+} 的内流增加，细胞内肌浆网释放的 Ca^{2+} 增加，最终引起心率加快、收缩力增强、传导速度加快，此即正性的变时、变力及变传导作用（图 4-28）。正性变时作用的机

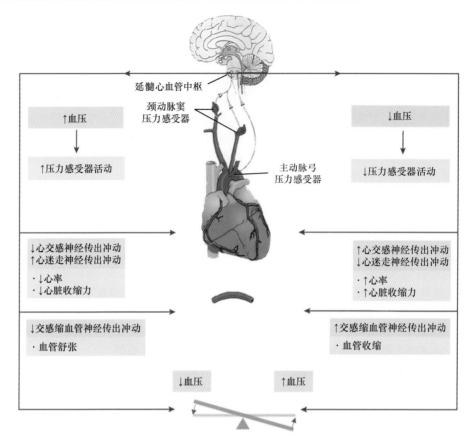

图 4-27　压力感受器反射活动示意图

制如下：去甲肾上腺素能加强窦房结 P 细胞的 4 期内向电流 I_f，使自动去极速度加快，自律性变高，心率加快。正性变传导作用的机制如下：在房室交界，去甲肾上腺素能增加细胞膜上 Ca^{2+} 通道开放的概率和 Ca^{2+} 内流，使慢反应细胞 0 期的幅度及速度增大，传导加快。正性变力作用的机制如下：①平台期 Ca^{2+} 内流增加，肌质网释放 Ca^{2+} 也增加，心肌收缩增强；②去甲肾上腺素促进肌钙蛋白释放 Ca^{2+} 并加速肌质网对 Ca^{2+} 的摄取，故能加速心肌舒张；③去甲肾上腺素促进糖原分解，提供更多能量，有利于心肌活动；④交感神经兴奋引起的正性变传导作用可使心肌纤维的收缩更趋同步化，有利于心肌收缩力的加强。总之，交感神经活动兴奋能加强心泵活动。

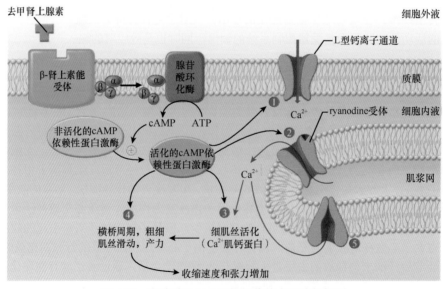

图 4-28　交感神经对心肌细胞收缩力影响的机制

（2）心迷走神经：支配心脏的副交感神经节前纤维分布于神经干中。节前神经元的细胞体位于延髓的迷走神经背核和疑核。在胸腔内，心迷走神经纤维和心交感神经一起组成心脏神经丛，并和交感纤维伴行进入心脏后，与心内神经节细胞发生突触联系。节后神经纤维支配窦房结、心室肌和心房肌。

心迷走神经的节前和节后神经元都是胆碱能神经元，其末梢均可释放乙酰胆碱（ACh）。当迷走神经兴奋时，其节后纤维末梢释放的 ACh 作用于心肌细胞。ACh 与心肌细胞上的毒蕈碱型受体（M 受体）相结合从而导致心率减慢（窦房结），心房肌收缩能力减弱，不应期缩短，房室传导速度减慢，即具有负性变时、变力和变传导作用。支配心室的副交感神经很少，因此副交感神经系统对心室收缩的直接影响通常可以忽略不计。

ACh 激活心肌细胞膜中的 M 受体后，可抑制腺苷酸环化酶，因此细胞内 cAMP 浓度降低，肌浆网释放 Ca^{2+} 减少，进而表现出与 β_1 受体激活相反的效应，即负性变时、变力、变传导作用。负性变时作用的机制如下：①窦房结细胞 3 期 K^+ 外流增多，最大舒张电位绝对值更大，自律性降低、心率减慢；②4 期 K^+ 外流递减的速度变慢，此外，ACh 尚能抑制 4 期的内向电流，故去极速度较慢、心率减慢。负性变力作用的机制如下：① K^+ 外流增加，2 期缩短，Ca^{2+} 内流减少；②乙酰胆碱直接抑制 Ca^{2+} 通道，Ca^{2+} 内流减少；③ M 受体兴奋，抑制腺苷酸环化酶，细胞内 cAMP 水平降低，肌质网释放 Ca^{2+} 减少细胞外的 Ca^{2+} 内流减少，也可导致钙诱导的钙释放减少。结果，肌质 Ca^{2+} 浓度降低，心肌收缩力下降。负性变传导作用的机制如下：ACh 抑制 Ca^{2+} 通道，Ca^{2+} 内流减少，房室交界处慢反应细胞的 0 期速度和幅度均下降，故房室传导速度减慢。

总的来说，副交感神经的兴奋能抑制心泵活动，通常情况下副交感神经活动的增加伴随交感神经活动的降低，反之亦然。但是当两者同时对心脏发生作用时，其总的效应并不等于两者分别作用时发生效应的代数和。在多数情况下，心迷走神经的作用优于交感神经的作用。例如同时刺激迷走神经和心交感神经，常出现心率减慢效应。其机制比较复杂。此外，在交感神经末梢上有接头前乙酰胆碱 M 受体，在迷走神经末梢上有接头前肾上腺素 α 受体。迷走神经末梢释放的乙酰胆碱可作用于交感神经末梢的乙酰胆碱 M 受体，使交感神经末梢释放递质减少；交感神经末梢释放的去甲肾上腺素也可作用于迷走神经末梢的肾上腺素 α 受体，使迷走神经末梢释放递质减少。这种通过接头前受体影响神经末梢递质的释放过程称为递质释放的接头前（或突触前）调制。

表 4-11　自主神经对心脏的作用

影响范围	交感神经（去甲肾上腺素作用于肾上腺素 β 受体）	迷走神经（乙酰胆碱作用于毒蕈碱受体）
窦房结	心率加快	心率减慢
房室结	传导性增加	传导性减慢
心房肌	收缩率增强	收缩力减慢
心室肌	收缩力增强	无明显影响

2. 血管的神经支配　除真毛细血管外，血管壁都有平滑肌分布，小动脉和微动脉较多。绝大多数血管平滑肌都接受自主神经的支配。

（1）交感神经：体内几乎所有的血管都受到交感神经节后神经元的支配，节后神经元释放去甲肾上腺素作用于血管平滑肌，与肾上腺素 α 受体结合引起血管平滑肌收缩，而与 β_2 肾上腺素受体结合引起血管平滑肌舒张。去甲肾上腺素与肾上腺素 α 受体结合的能力较 β_2 受体结合的能力强，因此交感神经兴奋时的主要效应是血管收缩。

不同部位的血管中交感缩血管神经纤维分布的密度不同。皮肤血管中缩血管纤维分布最密，骨骼肌和内脏的血管次之，冠状血管和脑血管中分布较少，因此交感缩血管紧张的变化对心脑血管活动影响较小。在同一器官中，动脉中缩血管纤维的密度高于静脉，微动脉中密度最高，毛细血管前括约肌中密度最低，而毛细血管不受神经纤维支配。

在安静状态下，交感神经元以 1～3Hz 的低频持续放电，使得血管平滑肌保持于一定程度的强直收缩状态，称为交感缩血管紧张（sympathetic vasoconstrictor tone）。当交感缩血管紧张增强时，血管平滑肌进一步收缩；当交感缩血管紧张减弱时，血管平滑肌收缩程度减低，血管舒张，通过将交感神经元的放电频率降低到基础水平以下可实现血管舒张效应。以皮肤为例，室温条件下皮肤血管受到交感神经中等程度放电频率的作用；当受到一定刺激（感冒、恐惧、失血等）时，交感神经元会增加放电频率使血管进一步地收缩；相反，若体温升高则会抑制皮肤组织上的交感神经作用，使血管扩张并散发热量。

在不同的生理状况下，交感缩血管纤维的放电频率在每秒低于 1 次至每秒 8 ～ 10 次的范围内变动，这一变动范围足以使血管口径在很大范围内发生变化，从而调节不同器官的血流阻力和血流量。当支配某一器官的交感缩血管纤维兴奋时，可引起该器官三方面的效应：①血管床的血流阻力增高，血流量减少；②毛细血管前阻力和毛细血管后阻力的比值增大，使毛细血管血压降低，组织液的生成减少而有利于重吸收；③容量血管收缩，器官内的血容量减少，静脉回心血量增加。

（2）副交感神经：血管与组织不同，组织通常受到双重自主神经的支配，血管只有在极少数情况下才会受到副交感神经的调节，也就是说绝大多数的血管只受交感神经的支配。

（3）非胆碱能非肾上腺素能自主神经：还有很多既不释放乙酰胆碱也不释放肾上腺素的神经元被称为非胆碱能非肾上腺素能神经元；非胆碱能非肾上腺素能神经元会释放以一氧化氮为代表的舒血管物质，在肠神经系统中这些神经元的作用尤为突出，在调控胃肠系统血管中起重要作用。

非胆碱能非肾上腺素能神经元也会作用于其他组织，比如介导阴茎和阴蒂的勃起，用于治疗男性勃起功能障碍的西地那非和他达拉非等药物就是通过增强一氧化氮传导途径而达到促进血管舒张的目的。

（二）心血管中枢

神经系统对心血管活动的调节是通过各种神经反射来实现的。心血管中枢（cardiovascular center）是指中枢神经系统与心血管活动有关的神经元胞体集中的部位。控制心血管活动的神经元分布于中枢各级水平，它们各有不同的功能，又互相密切联系，使心血管系统的活动协调一致，以适应整体功能活动的需要。

1. 延髓心血管中枢　延髓是调节心血管活动的最基本中枢。延髓心血管神经元是指位于延髓内的心迷走神经元和控制心交感神经和交感缩血管神经活动的神经元。它们平时都有紧张性活动，分别称为心迷走紧张、心交感紧张和交感缩血管紧张性活动。一般认为，延髓心血管中枢至少可包括以下四个部位。

（1）缩血管区：位于延髓头端腹外侧区（rostral ventral lateral medulla，RVLM），这些神经元的轴突下行到脊髓中间外侧柱，末梢释放兴奋性氨基酸兴奋交感节前神经元，是心交感紧张和交感缩血管紧张的起源处。下丘脑、中脑防御反应区引起升压等心血管反应，经此接替换元下传。

（2）舒血管区：位于延髓尾端腹外侧部（caudal ventral lateral medulla，CVLM）。孤束核的轴突末梢释放兴奋性氨基酸使此区的神经元兴奋，后者的轴突直接投射于缩血管区，其末梢释放抑制性氨基酸 γ- 氨基丁酸，通过减弱缩血管区神经元的活动，导致交感缩血管紧张降低，血管舒张。

（3）传入神经接替站：指延髓孤束核（nucleus of the solitary tract，NTS），它接受来自颈动脉窦、主动脉弓和心脏感受器经舌咽神经和迷走神经传入的信息，然后发出纤维至延髓的缩血管区、舒血管区、心抑制区和中枢神经系统其他部位的神经元，继而影响心血管的活动。

（4）心抑制区：延髓的迷走神经背核（dorsal nucleus of vagus nerve）和疑核（nucleus ambiguus）是迷走神经节前纤维的起源处。压力感受器的传入冲动经 NTS 接替后到达迷走神经背核和疑核，可引起心迷走神经兴奋。

2. 延髓以上的心血管中枢　在延髓以上的脑干部分以及大脑和小脑中，均存在与心血管活动有关的神经元。它们在心血管活动调节中所起的作用表现为对心血管活动和机体其他功能之间的复杂整合（integration）作用。下丘脑在调节体温、摄食、水平衡、情绪反应等活动中，都包含有相应的心血管活动的变化。例如电刺激下丘脑的"防御反应区"，会立即引起动物的警觉状态，同时出现一系列心血管活动的变化，包括心率加快、心搏加强、心输出量增加、皮肤和内脏血管收缩、骨骼肌血管舒张。这些反应显然与机体所处的状态相协调，以适应防御、搏斗或逃跑等行为的需要。一些边缘系统的结构，如颞极、额叶的眶面、扣带回的前部、杏仁、隔、海马等部位，可以影响下丘脑和脑干其他部位的心血管神经元活动，并和机体各种行为的改变相协调。大脑新皮质的运动区兴奋时，除引起相应的骨骼肌收缩外，还能够引起该骨骼肌的血管舒张。刺激小脑的一些部位也可引起心血管活动的反应。例如刺激小脑顶核可引起血压升高、心率加快。顶核的这种效应可能与姿势和体位改变时伴随的心血管活动变化有关。

（三）心血管反射

1. 颈动脉窦和主动脉弓压力感受性反射

（1）动脉压力感受器：当动脉血压突然升高时，可反射性引起心率减慢、心输出量减少、血管舒张、外周阻力减小，血压下降，反之血压升高，这一反射称为压力感受性反射（baroreceptor reflex）。压力感受性反射的感受装置位于颈动脉窦和主动脉弓血管外膜下的感觉神经末梢。颈动脉窦位于左右颈总动脉分支处，此处动脉壁较薄而管腔微膨大，并含有丰富的神经分支。在主动脉弓中上存在与颈动脉窦功能相似的区域，称为主动脉弓压力感受器。两个颈动脉窦和主动脉弓压力感受器构成动脉压力感受器（baroreceptor）。动脉压力感受器属于牵张感受器，直接感受血管壁的机械牵张刺激，对波动的血压变化刺激尤为敏感。当动脉血压升高时，动脉管壁被牵张的程度升高，感受器发放神经冲动增多。在一定范围内，压力感受器的传入冲动频率与动脉管壁的扩张程度成正比（图 4-29）。

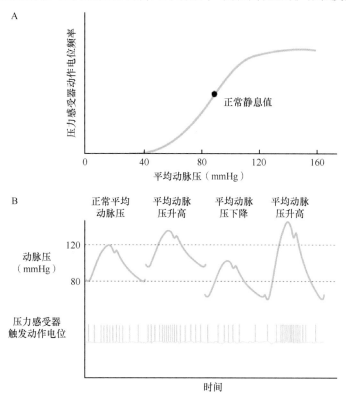

图 4-29　单根窦神经压力感受器传入纤维在不同动脉压时的放电

A. 改变平均动脉压（mmHg）对窦神经放电的影响；B. 压力感受器动作电位的触发频率随动脉压而波动

压力感受器活动也会影响血管紧张素 II 的生成和血管升压素的分泌，帮助调节血压。动脉压降低会引起血浆中这两种激素浓度的升高，而这两种激素通过收缩小动脉来增加动脉压。

（2）动脉压力感受器反射过程：当动脉血压突然升高时，颈动脉窦和主动脉弓压力感受器的机械牵张刺激加强，其发放冲动的频率增高，分别经窦神经与主动脉神经传入冲动增多，终止于延髓背侧两旁的孤束核，换元后经下列三条途径发挥作用：①抑制 RVLM（延髓头端腹外侧部）神经元，减弱交感中枢紧张性活动；②兴奋延髓疑核或迷走神经背核，使心迷走神经活动增强；③通过下丘脑，抑制视上核、室旁核血管升压素的分泌。以上途径的最后结果是使心迷走中枢紧张性加强，心交感中枢和交感缩血管中枢紧张性减弱，分别通过各自的传出神经，作用于心脏和血管，使心率减弱，小动脉、微动脉舒张，外周阻力减小，血压回降。因此，颈动脉窦和主动脉弓压力感受器反射又称降压反射（depressor reflex）。

当动脉血压下降时（如失血时），压力感受器所受的刺激减弱，传入神经冲动减少。进而①使心交感中枢活动加强，心迷走中枢活动减弱，导致心率加快；②使心室肌交感神经活动增加，导致心室收缩力加强；③使小动脉交感活动增加（同时增加血浆中血管紧张素 II 和加压素浓度），导致小动脉收缩；④使静脉交感活动增加，引起静脉收缩。总的结果是心输出量增加（心率和每搏量增加），外周阻力增加（小动脉收缩），血压回升。

压力感受器反射是一种负反馈调节机制，其生理意义在于使动脉血压保持相对稳定。在平静状态时，动脉血压已高于压力感受器的阈值，因此降压反射经常起调节作用，以缓冲血压的变化，故在生理学中将窦神经和主动脉神经合称为缓冲神经（buffer nerve）。由于颈动脉窦和主动脉弓压力感受器正好位于脑和心脏供血通路的起始部，因此，降压反射在维持脑和心脏等重要脏器的正常血供方面具有特别重要的意义。

压力感受器反射主要起动脉血压的短期调节作用。当血压出现变化时会立即激活反射活动进而使血压迅速恢复到正常水平。然而，如果动脉压持续几天高于正常值，那么动脉压力感受器就会适应这种新的压力，并降低在任何给定的压力下动作电位的放电频率。因此，对于慢性高血压患者，动脉压力感受器持续对抗着血压每分钟的变化，处在一个较高的设定点。

2. 颈动脉体和主动脉体化学感受性反射 颈动脉分叉处和主动脉弓区域存在颈动脉体（carotid body）和主动脉体（aortic body），这些小体有丰富的血液循环，当动脉血液缺氧、CO_2 分压过高、H^+ 浓度过高时，感受器兴奋，其感觉信号分别经窦神经（合并入舌咽神经）和迷走神经传至延髓孤束核，然后使延髓内呼吸神经元和心血管活动神经元的活动发生改变，称为化学感受器反射（chemoreceptor reflex）。

与颈动脉窦、主动脉压力感受器反射相比，化学感受器反射具有以下特点：①通常情况下，化学感受器反射对心血管活动无明显的调节作用；②当动脉血压过低达 5.3～10.7kPa（40～80mmHg）时，压力感受器传入冲动很少，此时化学感受器反射明显加强，这是由于化学感受器因局部血流量减少而出现局部低氧、CO_2 分压升高和 H^+ 浓度升高等化学刺激，引起化学感受器反射，使得呼吸加深加快，并由此引起综合性心血管反射效应；③化学感受器反射能够快速引起呼吸运动的调节，在低氧或脑部供血不足时，增加外周阻力，使血量重新分配，以保证心、脑血液供应。因此，也被认为是一种应急反应。但也有资料表明，不能摒除化学感受器传入冲动对维持交感缩血管中枢紧张性的作用。这一反射可能对防止睡眠时血压下降及脑缺血有重要意义。

3. 其他心血管反射

（1）心肺感受器反射：在心房、心室和肺循环大血管壁存在许多感受器，总称为心肺感受器（cardiopulmonary receptor），其传入神经纤维行走于迷走神经干内，也有少数经交感神经进入中枢。引起心肺感受器兴奋的适宜刺激有两大类。一类是血管壁的机械牵张：当心房、心室或肺循环大血管中压力升高或血容量增多而使心脏或血管壁受到牵张时，这些感受器就发生兴奋。和颈动脉窦、主动脉弓压力感受器相比较，心肺感受器位于循环系统压力较低的部分，故常称之为低压力感受器，而动脉压力感受器则称为高压力感受器。在生理情况下，心房壁的牵张主要由血容量增多而引起的，因此心房壁的牵张感受器也称为容量感受器。另一类心肺感受器的适宜刺激是一些化学物质，如前列腺素（prostaglandin，PG）、缓激肽等也可以刺激心肺感受器。

大多数心肺感受器受刺激时引起的反射效应是交感紧张降低，心迷走紧张加强，导致心率减慢，心输出量减少，外周血管阻力降低，故血压下降；另外，尚能抑制肾交感神经导致肾血流量增加，减少血管升压素释放而引起肾排水和排钠量增多，血量减少，血压下降。

（2）躯体感受器引起的心血管反射：刺激躯体传入神经时可以引起各种心血管反射，其反射的效应取决于感受器的性质、刺激的强度和频率等因素。通常体表的传入冲动，例如疼痛、寒冷等刺激，往往引起心率加快和血管收缩，血压升高。中医针刺治疗某些心血管疾病的生理基础，就在于激活肌肉或皮肤的一些感受器传入活动，通过中枢神经系统内复杂的机制，使异常的心血管活动得到调整。

（3）其他内脏感受器引起的心血管反射：上呼吸道感受器兴奋引起的反射，如有时上呼吸道受刺激可导致心跳停止，临床上偶尔可见麻醉下进行呼吸道插管而致患者心跳停止。压迫眼球可反射性引起心率减慢，称为眼心反射。故当阵发性心动过速时，可压迫眼球而缓解心率过快的症状，使心跳减慢。牵张肺、扩张胃、肠、膀胱等空腔器官，或挤压睾丸时，常可引起心率减慢和外周血管舒张等反应。这些内脏感受器的传入神经纤维行走于迷走神经或交感神经内。

二、体 液 调 节

心血管活动的体液调节是指血液和组织液中一些化学物质对心肌和血管平滑肌活动的调节。这些体液因素中，有些是通过血液携带的，可广泛作用于心血管系统；有些则在组织中形成，主要作用于局部的血管，对局部组织的血流起调节作用。

作用于心血管细胞的化学信号包括神经递质（如 ACh）、激素（如肾上腺素）以及心血管组织中形成的多种局部作用的生物活性物质，如心肌细胞分泌的血管紧张素、脑钠肽等，VSMC 分泌的 PG 以及各生长因子等。此外，血管 EC 也可合成和分泌多种血管活性物质，包括内皮源性舒张因子，如 NO、前列环素（prostacyclin，PGI_2），以及内皮源性收缩因子，如内皮素 -1、血管紧张素 II、血栓素 A_2（thromboxane A_2，TXA_2）和 PGH_2 等。这些生物活性物质的释放与机体内的物理信号存在密切联系。物理信号如血压、血流、心脏搏动和血液充盈时对心肌和血管平滑肌所产生的牵张力刺激等机械刺激，不仅能够直接激活细胞的信号转导通路，也能够促使全身和局部激素以及生物活性物质的释放，化学信号与物理信号相互作用、密切联系，共同调节心血管的各项生理功能和病理过程。

（一）经典血管活性物质

1. 肾素 - 血管紧张素系统

（1）血液循环中的肾素 - 血管紧张素系统（renin-angiotensin system，RAS）：RAS 被认为属于内分泌系统（图 4-30），是指由肾近球细胞分泌的肾素（renin）在血液中将肝脏合成的血管紧张素原（angiotensinogen）水解为血管紧张素 I（Ang I），在肺循环经血管紧张素转换酶（angiotensin-converting enzyme，ACE）的作用，转换为血管紧张素 II（Ang II）。Ang II 在血浆和组织中被进一步降解为血管紧张素 III（Ang III）和血管紧张素 IV（Ang IV）。循环中的 Ang II 和 Ang III 是强大的缩血管活性物质，参与调节机体血压和体液平衡、调节红细胞生成和男性生殖功能及肾脏发育等。1999 年，药学家 David Cushman 和药理学家 Miguel Ondetti 因成功研发出历史上第一个 ACE 抑制剂卡托普利（captopril），而获得拉斯克临床医学奖。

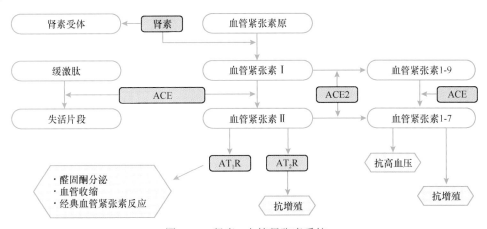

图 4-30 肾素 - 血管紧张素系统

ACE. 血管紧张素转换酶；ACE2. 血管紧张素转换酶 2；AT_1R. 血管紧张素受体 1；AT_2R. 血管紧张素受体 2

多数组织中，Ang I 不具备生理活性。Ang II 是 RAS 系统的重要组成部分，它作为一种强大的血管收缩剂，可以增加总外周阻力，提高动脉血压。血管紧张素 II 通过刺激下丘脑的口渴中心和肾上腺皮质分泌醛固酮，来促进血容量的增加，从而升高血压。Ang II 生理作用的发挥需通过与细胞膜表面的受体结合。Ang II 受体具有四种亚型：AT_1、AT_2、AT_3 和 AT_4。Ang II 通过与 AT_1 受体结合，引起以下作用：①可直接收缩全身微动脉，升高血压；也使得静脉收缩，增加回心血量；②与受体结合后导致肌质网释放 Ca^{2+}，使得心肌细胞收缩力增强；③作用于肾上腺皮质球状带，刺激醛固酮的合成和分泌，引起钠、水潴留。

Ang III 可产生与 Ang II 相似的某些生物学效应，但其收缩效应仅为 Ang II 的 10% ~ 20%，而刺激肾上腺素皮质合成与释放醛固酮的作用较强。Ang IV 可作用于神经系统和肾脏，调节脑和肾皮质血流量。

（2）反调节 RAS 通路：近年来反调节 RAS 通路也逐渐被报道。血管紧张素 I 也可以被血管紧张素转换酶 2（ACE2）和脑啡肽酶（neprilysin，NEP）裂解，分别产生血管紧张素 1-9（angiotensin 1-9，Ang 1-9）和血管紧张素 1-7（angiotensin 1-7，Ang 1-7）。2018 年，全球首个血管紧张素受体脑啡肽酶抑制剂（ARNI）沙库巴曲缬沙坦钠片在中国上市，开创了心衰治疗新纪元。Ang 1-9 可以激活 AT_2 受体触发排钠排泄和 NO 的产生，从而介导血管舒张和降低血压。此外，其亦具有心脏保护作用，可以减轻炎症、心脏肥大和纤维化。Ang 1-7 与原癌基因 *Mas* 受体（Mas receptor，MasR）结合，可降低高血压啮齿动物血压和去甲肾上腺素的释放。相反，MasR 的激活会增加 NO 的产生、尿钠排泄、血管舒张、副交感神经系统紧张和压力感受器反射敏感性。Ang II 既可以经 ACE2 裂解形成 Ang 1-7，并进一步代谢为阿拉曼丁（alamandine），又可以通过天冬氨酸脱羧酶（aspartate decarboxylase，AD）产生血管紧张素 A，其可以被 ACE2 转化为阿拉曼丁。与 Mas 相关 G 蛋白偶联受体 D（Mas-related G protein-coupled receptor member D，MRGD）结合后，阿拉曼丁可以产生与 Ang 1-7 相同的作用，促尿钠排泄作用除外。

RAS 通过调节血压和电解质平衡，在心血管生理中起着至关重要的作用。但是，在病理生理条件下，RAS 的作用会增强，从而引发炎症和结构重塑，导致心脏和血管损伤。非经典 RAS（即反调节 RAS）的发现，挑战了 RAS 仅对心血管和肾脏系统产生有害影响的假设。在经典系统中，肾素裂解血管紧张素原形成 Ang I，随后 ACE 将其转化为 Ang II。相反，ACE2 可以裂解 Ang II 产生 Ang 1-7，并且可以裂解 Ang I 产生 Ang 1-9。越来越多的证据支持这些系统起相反作用的概念，这暗示了两个信号轴在心血管生理和疾病中的平衡调节作用。

（3）组织中的局部肾血管紧张素系统：近几十年来，在心肌、血管平滑肌、骨骼肌、脑、肾、腺体以及脂肪等多种组织中发现肾素和血管紧张素原的基因表达，且这些组织中有 Ang I、Ang II、ACE 和 Ang II 受体的表达。除全身的 RAS，在心、血管等器官组织中存在局部独立的 RAS，称为组织肾素 - 血管紧张素系统（tissue renin-angiotensin system）或局部肾素 - 血管紧张素系统（local renin-angiotensin system）。越来越多证据表明，局部 RAS 通过旁分泌和（或）自分泌对心血管活动进行的调节，可能具有比全身 RAS 更直接、更重要的生理和病理作用。分布于体内大、小动脉（例如主动脉、肾动脉、冠状动脉和肠系膜动脉）和静脉的血管壁局部 RAS 的主要作用为调节血管张力和 EC 功能，调节血管重塑和促进血栓形成。

2. 激肽释放酶 - 激肽系统 激肽释放酶（kallikrein）是体内的一类丝氨酸蛋白酶，可使得目标蛋白激肽原释放激肽（kinin）。激肽释放酶分为：①血浆激肽释放酶，其存在于血浆中；②腺体激肽释放酶（glandular kallikrein）或组织激肽释放酶（tissue kallikrein），存在于肾、唾液腺、胰腺、胃肠黏膜、中枢神经系统等器官组织中。激肽原是存在于血浆中的蛋白质，分为高分子量激肽原和低分子量激肽原。在血浆中，血浆激肽释放酶作用于高分子量激肽原，使之水解，产生缓激肽（bradykinin）。在肾、唾液腺、胰腺、汗腺、胃肠黏膜等组织中，腺体激肽释放酶作用于血浆中的低分子量激肽原，产生赖氨酰缓激肽（lysylbradykinin），也称为胰激肽或血管舒张素。后者在氨基肽酶的作用下失去赖氨酸成为缓激肽。缓激肽和赖氨酰缓激肽在激肽酶 I（kininase I）、激肽酶 II（kininase II）、中性内肽酶、氨基肽酶等作用下水解失活。kininase I 为羧肽酶，可水解 C 端的 1 个氨基酸；kininase II 为二羧肽酶，可水解 C 端的 2 个氨基酸。

有研究证实，ACEI 的治疗效应是通过增加激肽产生而实现的。激肽作用于激肽受体，主要以旁分泌和自分泌的方式在局部组织中发挥作用。已发现的激肽受体分为 B_1 和 B_2 两种亚型。激肽作用于血管 EC 上的 B_2 受体，可刺激 NO、PGI_2 和内皮源性超极化因子（endothelium-derived hyperpolarizing factor，EDHF）的释放，使血管舒张。循环血液中的激肽参与动脉血压的调节，使血管舒张及血压降低。汗腺、唾液腺以及胰腺外分泌部等腺体器官在分泌活跃时激肽释放增多，有助于局部血管的舒张，增加腺体的血流量。

3. 经典激素

（1）胰岛素（insulin）：胰岛素对血管活动的调节作用体现在增强血管 EC 产生一氧化氮（NO）；刺激 VSMC 合成和释放内皮素 1（endothelin 1，ET1）；刺激胰岛素样生长因子 1（insulin-like growth factor 1，IGF1）表达，而间接诱导 VSMC 的增殖和迁移。

（2）生长激素（growth hormone，GH）：生长激素其对血管新生、血管形态和内皮完整性的维持以及内皮功能的维持，具有重要作用。生长激素的缺乏将导致内皮功能障碍以及血管形态的改变。

（3）甲状腺激素：主要指四碘甲状腺原氨酸（T_4），此外有少量三碘甲状腺原氨酸（T_3）。T_3 是甲状腺激素的主要活性形式，体内 85% 的 T_3 由 T_4 在肝、肾组织中转化而来。甲状腺激素对血管的作用表现为舒张外周血管平滑肌，减小外周血管阻力。对心脏主要表现为正性变时、变力作用，对儿茶酚胺有允许作用。

（4）肾上腺素与去甲肾上腺素：肾上腺素与去甲肾上腺素属于儿茶酚胺。肾上腺素主要分泌于肾上腺髓质，而去甲肾上腺素也主要源于肾上腺髓质释放，还有少量来自交感神经末梢释放。基础状态下循环中的儿茶酚胺效应极其微弱。当交感 - 肾上腺系统被激活，循环中的儿茶酚胺增加。肾上腺素和去甲肾上腺素在单胺氧化酶和儿茶酚-O-甲基转移酶的作用下降解。

血管对儿茶酚胺的反应取决于血管平滑肌上肾上腺素 α_1 受体和肾上腺素 β 受体的分布情况。因皮肤肾脏、胃肠道的血管平滑肌肾上腺素 α_1 受体数量较多，占优势，肾上腺素的作用是使这些部位的血管收缩。而骨骼肌和肝脏的血管中，肾上腺素 β 受体占优势。小剂量的肾上腺素通常以兴奋肾上腺素 β 受体效应为主，引起血管舒张；大剂量则兴奋肾上腺素 α_1 受体，引起血管收缩。去甲肾上腺素对肾上腺素 α_1 受体亲和性较高，大多数血管平滑肌的肾上腺素受体以肾上腺素 α_1 受体为主，故去甲肾上腺素能够使大多数血管强烈收缩，从而外周阻力增大，血压升高。

（5）血管紧张素 II（Ang II）：Ang II 作为强大的血管收缩剂，是 RAS 系统重要组成部分，通过多种作用导致血压升高。

（6）钠尿肽（natriuretic peptide，NP）：是一组参与维持机体水盐平衡、血压稳定、心血管及肾脏等器官功能稳定的多肽。其成员有心房钠尿肽（atrial natriuretic peptide，ANP）、脑钠尿肽（brain natriuretic peptide，BNP）和 C 型钠尿肽（C-type natriuretic peptide，CNP）等。ANP 主要由心房肌细胞合成，其受体是细胞膜中的一鸟苷酸环化酶。BNP 是反映心脏功能的一个重要标志物。心力衰竭时循环 BNP 水平升高，其增高程度与心力衰竭的严重程度正相关，可作为评定心力衰竭进程和预后的指标。

4. 血管内皮生成的血管活性物质

（1）血管内皮生成的舒血管物质：一氧化氮（NO）、前列环素（prostaglandin I_2，PGI_2）、内皮源性超极化因子（endothelium-derived hyperpolarizing factor，EDHF）、P 物质（substance P，SP）等血管内皮生成的舒血管物质被称为内皮源性舒张因子（endothelium-derived relaxing factor，EDRF）。这些物质通过不同途径最终产生舒血管效应。如 NO 扩散至 VSMC 并激活胞内可溶性鸟苷酸环化酶，增高胞内 cGMP 水平，降低胞质中游离 Ca^{2+} 浓度，引起血管舒张。

（2）血管内皮生成的缩血管物质：内皮素、血栓素 A_2、超氧阴离子（superoxide anion）、内过氧化物（endoperoxide）、PGH_2、Ang II、血清素（serotonin）等血管内皮生成的缩血管物质被称为内皮源性收缩因子（endothelium-derived contracting factor，EDCF）。它们通过各种不同的途径产生缩血管效应。如内皮素是目前所知最强的血管收缩物质之一，其缩血管和升压效应是与受体结合而介导的。

5. 细胞生长因子 一些生长因子也会影响心血管的活动，如血管内皮生长因子（vascular endothelial growth factor，VEGF）能促进血管内皮生成和血管生成，且可扩张血管、增加毛细血管通透性。VEGF 和成纤维细胞生长因子（fibroblast growth factor，FGF）作为两大旁分泌调节因子，其与酪氨酸激酶受体结合从而促进血管新生。此外，FGF 能促进 NO 产生，调节内皮依赖性的血管舒张，且对肾素 - 血管紧张素系统有较强激活作用。胰岛素样生长因子（IGF）有促进 VSMC 增殖、肥大与迁移的作用。

6. 活性多肽 体内各组织中存在多种活性多肽，调节机体各组织器官多种生理功能，如运动、分泌、感觉、代谢和防御等，统称为调节肽（regulatory peptide）。心血管系统中已发现有三十多种调节肽，其对心血管系统有重要生理作用。如尾加压素 II（urotensin II，U II）是迄今所知最强的缩血管活性肽。

7. 前列腺素 PG 是一组二十碳不饱和脂肪酸，按其分子结构的差别可分为多种类型，如 PGE_1、PGE_2、$PGF_{2\alpha}$、PGI_2 和 PGD_2 等。各种 PG 对血管平滑肌的作用是不同的。如 PGF 使得静脉收缩，PGI_2 在血管组织中合成，具强烈舒血管作用。

（二）非经典血管活性物质

一些非经典的血管活性物质，如气体信号分子、循环 miRNA（microRNA）等也参与血管活动的调节。

1.气体信号分子 近年来，NO、CO 以及 H_2S 等气体分子被发现参与调控血管的张力。1998 年，美国药理学家 Robert F. Furchgott、Louis J. Ignarro、Ferid Murad 因发现气体分子 NO 在心血管系统中的信号传递功能，介导内皮依赖性血管舒张作用，而被授予诺贝尔生理学或医学奖。NO 供体药物硝普钠等是各种高血压急症与缺血性心血管疾病的重要临床用药。气体信号分子在酶催化下内源性产生，产生后即向周围扩散，自由穿透细胞膜；在生理浓度下有明确的功能；其细胞效应可依赖或不依赖于第二信使，但具备特定的细胞内分子靶点；作用半衰期极短。因这些特点，气体信号分子被归类为非经典血管活性物质。

气体信号分子间可发生相互作用，形成具有网络调节关系的气体信号分子"家系"。如：当局部 NO 减少，CO 可为其协同剂；而 NO 充足时，CO 则为其拮抗剂。大部分组织在通常情况下，NO 为支配地位，CO 作用微弱。然而当存在 H_2O_2 时，无论何组织，NO 和 CO 的舒血管作用均显著提高。内源性 CO 可通过与一氧化氮合酶（nitric oxide symthase，NOS）的血红素部分结合而影响其作用。由于 NO 可以增加胱硫醚 γ- 裂解酶（cystathionine γ-lyase，CSE）的表达并刺激其活性，而 CSE 是内源性 H_2S 生成的生理调节物质，因此气体分子间的相互作用很有可能为血管张力的一种"分子开关"。此外，H_2S 可降低 cGMP 通路和 K_{ATP} 通道对 NO 的敏感性，降低 NOS 活性，进而发挥对 NO 信号分子的调节作用。

2.循环 miRNA 循环 miRNA 与心血管疾病密切相关，在各种病理应激条件下，心肌细胞中 miRNA 的表达可发生明显改变，其很有可能成为新的生物标志物而应用于临床心血管疾病的诊断。有关 miRNA 的来源，目前有两点假说。第一，循环 miRNA 是从损伤或坏死组织中被动释放，例如心肌损伤或心肌梗死后，心肌细胞内 miRNA 异常表达并释放入血液。此假说已在动物模型中被证实。第二，循环 miRNA 为细胞主动释放。miRNA 能进入微泡、外染色体、凋亡体等囊泡中或与高密度脂蛋白等形成 miRNA- 蛋白质复合体，被转移至邻近或远处的受体细胞，调节血管发生、细胞增殖或凋亡以及细胞相互作用等，与高血压等多种心血管疾病相关。其具体信号转导通路有待进一步研究。

三、自 身 调 节

心血管活动的自身调节包括心脏泵血功能的自身调节和组织器官血流量的自身调节。心脏泵血功能的自身调节已在本章第一节中叙述。关于组织器官血流量的自身调节机制，一般认为主要有以下两类。

（一）代谢性自身调节机制

组织器官的代谢水平决定了该器官的血流量，代谢水平越高，血流量越多。组织代谢需要氧，并产生各种血管舒张剂，包括 CO_2、H^+、腺苷、乳酸、K^+ 等。

当组织代谢活动增强时（如剧烈运动），局部组织对氧的需求增加，氧分压降低，代谢产物急剧增加。这些代谢产物都使得小动脉血管舒张，局部的血流量增多，以此向组织输送更多的氧，并转移代谢产物。当动脉压自发增高而使流向器官的血流量突然增加，提供更多的氧用于代谢活动时，增加的血流量会移走血管舒张剂代谢产物，引起小动脉血管收缩，阻力增加，血流减少至正常水平，这一效应称为代谢性自身调节。

有些体液因素也可在组织中形成，并对局部的血流量起调节作用，例如激肽、PG、组胺等，由于这些物质都是特殊的体液因素，因此这类自身调节也归入体液调节中。

（二）肌源性自身调节机制

肌源性活动（myogenic activity）指的是血管平滑肌本身经常保持一定的紧张性收缩。肌源性自身调节机制是基于血管平滑肌的特性所提出，即当血管平滑肌受牵张刺激时紧张活动加强。例如，当某一器官的血管的灌注压突然升高时，小动脉平滑肌受到牵张刺激，肌源性活动增强，平滑肌收缩。其结果是器官的血流阻力增大，器官的血流量不致因灌注压升高而增多，即器官血流量能因此保持相对稳定。肌源性自身调节的意义是在血压发生一定程度的变化时使某些器官的血流量能保持相对稳定。

四、动脉血压的长期调节

动脉血压的神经调节主要是在短时间内血压发生变化的情况下起调节作用的。而当血压在较长时间（数小时、数天、数月或更长）内发生变化时，神经反射的效应通常不足以将血压调节到正常水平。在动脉血压的长期调节中起重要作用的是肾脏。具体来说，肾脏通过对体内细胞外液量的调节而对动脉血压起调节作用。有人将这种机制称为肾 - 体液控制系统。此系统的活动过程如下：当体内细胞外液量增多时，血量增多，血量和循环系统容量之间的相对关系发生改变，使动脉血压升高；而当动脉血压升高时，能直接导致肾排水和排钠增加，将过多的体液排出体外，从而使血压恢复到正常水平。体内细胞外液量减少时，发生相反的过程，即肾排水和排钠减少，使体液量和动脉血压恢复。

动脉压力感受器（以及其他压力感受器）适应压力的长期变化这一事实意味着，压力感受器的反射不能调控长期的动脉压力。动脉压力长期调节的主要机制是通过对血容量的控制。如前所述，血液量是动脉压的主要决定因素，因为它会影响静脉压、静脉回流、舒张末期容积、心搏出量和心输出量。因此，增加的血液量会增加动脉压。然而，反过来，增加的动脉压力会通过增加肾脏对盐和水的排泄而减少血液量（更具体地说是血液中的血浆成分）。图 4-31 说明了这两个因果链如何构成血量和动脉压的负反馈回路。由于任何原因引起的血压升高都会导致血容量减少，从而使血压下降。任何原因的血容量增加都会导致血压升高，随后的调节机制又会使血容量下降。重要的一点是由于动脉压力会影响血容量，但血容量也会影响动脉压，因此从长远来看，血压只有在血容量也稳定时才能保持稳定。因此，稳态血容量的变化是血压的最重要的长期决定因素。泌尿系统和循环系统在维持血容量和血压方面的合作是器官系统功能如何相互协调的极好范例。

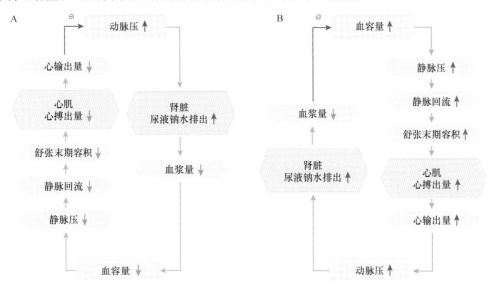

图 4-31　动脉压与血容量之间的因果关系图

A 图示假设由于心输出量增加引起的动脉压升高通过促进肾脏的液体排出而引起血容量的减少。这趋于将动脉压恢复到其原始值。B 图示假设由于增加的液体摄入而导致的血容量增加引起动脉压升高，这将倾向于通过促进肾脏的液体排出而将血容量恢复至其原始值。因此，血容量是动脉压的主要决定因素

第四节　器官循环

体内各器官的血流量，取决于主动脉压和 CVP 之间的压力差以及该器官阻力血管的舒缩状态。此外，由于各器官的结构和功能各不相同，器官内部的血管分布和调节又各有特征，因此，器官的血液循环除服从前面叙述的一般规律外，还有其本身的特点。本节叙述心、肺、脑三个重要器官的血液循环特征。

一、冠脉循环

心脏内的血液不能直接渗入心肌细胞，心肌细胞的血液供应由一套独立的冠脉循环（coronary circulation）系统完成。

心脏的动脉起源于主动脉发出的左、右冠状动脉，由主动脉左窦和右窦发出（图 4-32）。左冠状动脉行于左心耳和肺动脉干之间，分布于左室前壁、左室侧壁、左室隔面及左心房和室间隔前上 2/3 部分。主要分为前室间支和旋支两个主支；右冠状动脉在右心耳与肺动脉根之间进入冠状沟，分布于右心房、右心室、室间隔后下 1/3 部分、左心室及窦房结、房室结和房室束。主要分支有后室间支和左室间支。

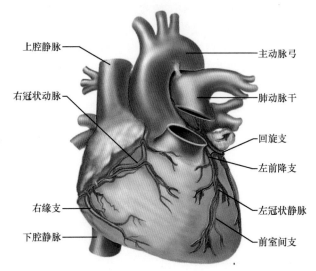

图 4-32　冠状动脉（右、左前后冠状动脉，起自动脉瓣处）

冠状静脉的走行和动脉十分相似，多数静脉回流入冠状窦。冠状窦位于心的隔面冠状沟内，左心房和右心房之间。冠状窦的血液直接进入右心房。心静脉回流还有两条途径：由心前静脉直接注入右心房和心最小静脉直接开口于心腔。

（一）冠状动脉循环的结构特点

1. 冠状动脉小分支　冠状动脉小分支以垂直于心脏表面的方向穿入心肌，这种走行使冠状动脉血管容易在心肌收缩时受到压迫。

2. 毛细血管网分布极为丰富　毛细血管数和心肌纤维数的比例为 1 : 1。在心肌横截面上，每平方毫米面积内有 2500 ～ 3000 根毛细血管。众多毛细血管有利于心肌和冠状动脉血液之间的物质交换。

3. 冠状动脉之间有侧支互相吻合　在人类，正常心脏的冠状动脉侧支较细小，血流量很少。因此，当冠状动脉某一支突然阻塞时，不易很快建立侧支循环，常可导致心肌梗死。但如果阻塞是缓慢形成的，则侧支可逐渐扩张，并可建立新的侧支循环，起代偿作用。

（二）冠状动脉循环的生理特点

冠状动脉血流的主要特点是血液供应丰富和血流在心室收缩时受挤压。

1. 血流量供应充足　在安静状态下，人冠状动脉血流量（coronary blood flow）为每百克心肌每分钟 60 ～ 80ml。中等体重的人，冠状动脉总血流量为 225ml/min，占心输出量的 4% ～ 5%。当心肌活动加强，冠状动脉达到最大舒张状态时，冠状动脉血流量可增加到每百克心肌每分钟 300 ～ 400ml。

2. 动脉舒张压的高低和心舒期的长短是影响左心室冠状动脉血流量的重要因素　由于冠状动脉血管大部分分支深埋于心肌内，心脏在每次收缩时，对埋于其内的血管产生压迫，从而影响冠状动脉血流。图 4-33 示犬的左、右冠状动脉血流在一个心动周期中的变化。在左心室收缩开始的很短时间内（等容收缩期），左冠状动脉血流急剧减少，甚至发生倒流；半月瓣打开后左心室射血，主动脉压升高，冠状动脉血压也随之升高，冠状动脉血流量增加；随后射血速度减慢，主动脉压有所下降，冠状动脉血流量又有下降。心室舒张时，对冠状动脉血管的压迫解除，冠状动脉血流的阻力显著减小，加上半月瓣关闭使冠状动脉总开口（主动脉窦，即主动脉根部半月瓣瓣膜深处）充分暴露，此时冠状动脉血流大大增加，然后随动脉舒张压下降而逐渐回降。一般说来，左心室在收缩期血流量只有舒张期的 20% ～ 30%。当心肌收缩加强时，心缩期血流量所占的比例更小。体循环外周阻力增大时，动脉舒张压升高，冠状动脉血流量增多。心率加快时，由于心动周期的缩短主要是心舒期缩短，故冠状动脉血流量也减少。综上所述，动脉舒张压的高低和心舒期的长短是影响左心室冠状动脉血流量的重要因素。

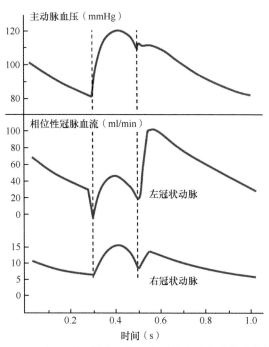

主动脉血压（mmHg）

相位性冠脉血流（ml/min）

左冠状动脉

右冠状动脉

时间（s）

图 4-33　一个心动周期中，左、右冠状动脉血流变化的情况

心室收缩时动脉血压较高，但左冠状动脉血流少；而心室舒张时动脉血压下降，左冠状动脉血流却大大增多。右冠状动脉的血流供应则与动脉血压的高低一致

右心室肌肉比较薄弱，收缩时对血流的影响不如左心室明显。但在安静情况下，右心室收缩期的血流量和舒张期的血流量相差不多，或略多于后者。

动脉舒张压的高低和心舒期的长短是影响左心室冠状动脉血流量的重要因素。半月瓣关闭不全的心脏病患者，心室舒张时血液倒流，动脉舒张压明显降低，致使左心室血液供应明显下降。这种患者很容易出现左心心力衰竭，其左心室供血不足是一个重要的原因。

（三）冠状动脉血流量的调节

对冠状动脉血流量进行调节的各种因素中，最重要的是心肌本身的代谢水平。自主神经也支配冠状动脉血管平滑肌，但它们的调节作用是次要的。

1. 心肌的代谢水平　心肌的代谢水平是决定冠状动脉血流量的最重要因素。目前认为，心肌代谢增强引起冠状动脉血管舒张的原因并非低氧本身，而是由于某些心肌代谢产物的增加。在各种代谢产物中，腺苷有强烈地舒张小动脉的作用，故可能起最重要的作用。心肌的其他代谢产物如 CO_2、H^+、乳酸等，虽也能使冠状动脉舒张但作用较弱。此外，缓激肽和 PGE 等体液因素也能使冠状动脉血管舒张。

2. 神经调节　冠状动脉受交感和副交感神经支配。心迷走神经兴奋对冠状动脉的直接作用是引起舒张。但迷走神经兴奋时可使心率减慢，心肌代谢率降低，这些因素可以抵消迷走神经对冠状动脉的直接舒张作用。交感神经兴奋对冠状动脉的直接作用是引起血管收缩，但交感神经兴奋又同时使心率加快和心缩力增强，心肌代谢增强，从而使冠状动脉舒张。总之，在整体情况下，冠状动脉血流量主要由心肌代谢水平调节，神经的直接作用被心肌代谢改变所掩盖。

3. 激素调节　肾上腺素和去甲肾上腺素可通过增强心肌代谢和耗氧量使冠状动脉血流量增多；也可直接作用于冠状动脉血管的肾上腺素 α 或 β 受体，引起冠状动脉血管收缩或舒张。甲状腺素增多时心肌代谢和耗氧量增加可使冠状动脉舒张，血流量增加。大剂量血管升压素或血管紧张素 Ⅱ 均可使冠状动脉血管收缩，血流量减少。

二、肺 循 环

肺循环（pulmonary circulation）由肺的动脉、毛细血管和静脉组成。肺动脉干起自右心室，分为左、右肺动脉。左肺动脉分为 2 支进入左肺上、下叶；右肺动脉分为 3 支进入右肺上、中、下叶。肺泡壁的毛细血管汇合成小静脉，在肺门处形成左、右各 2 条肺静脉，分别称为左肺上静脉和左肺下静脉以及右肺上静脉和右肺下静脉，分别注入左心房。肺循环的血管见图 4-34。

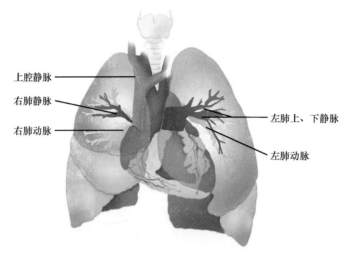

图 4-34　肺循环的血管

肺动脉中是静脉血，而肺静脉中是动脉血

肺循环的功能是血液在肺内与肺泡气之间进行气体交换。呼吸性小支气管以上呼吸道组织（肺的导气部）的营养物质则由体循环的支气管动脉供应。支气管血管的分支末梢和肺循环之间有吻合支沟通，因此，有一部分支气管静脉血液可经过这些吻合支进入肺静脉和左心房，使主动脉血液中掺入 1% ～ 2% 的静脉血。

（一）肺循环的生理特点

与体循环比较，肺动脉及其分支比较粗短和管壁较薄，而且肺循环的全部血管都在胸腔内，胸腔内的压力低于大气压。因而使肺循环具有以下特点。

1. 血流阻力小和血压低　肺动脉管壁厚度仅为主动脉的三分之一，其分支短而管径较粗，容易扩张，对血流的阻力较小。虽然右心室的每分输出量与左心室相等，但肺动脉压远较主动脉压低。正常人肺动脉收缩压平均约为 22mmHg，舒张压为 8mmHg，平均压为 13mmHg，毛细血管平均压为 7mmHg。肺循环的终点，即肺静脉和左心房压为 1 ～ 4mmHg，平均约 2mmHg。

2. 肺的血容量随呼吸运动而发生变化　肺部的血容量约 450ml，占全身血量约 9%。因肺组织和肺血管的易扩张性，肺部血容量的变动范围较大。用力呼气末，肺部血容量可减少至约 200ml；而深吸气末可增加到约 1000ml。肺部血容量大及变动范围大导致肺循环也有贮血库的作用。当机体失血时，肺循环可将一部分血液转移至体循环，起代偿作用。在每一个呼吸周期中，肺循环的血容量发生周期性的变化，并对左心室输出量和动脉血压发生影响。在吸气时，由腔静脉回流入右心房的血量增多，右心室射出的血量也增多，此时，肺扩张可将肺循环的血管牵拉扩张，使其容量增大，能容纳较多的血液，但由肺静脉回流至左心的血液减少，左心室每搏输出量下降，动脉血压降低；在几次心搏后，扩张的肺循环血管已被充盈，故肺静脉回流入左心房的血量逐渐增加，左心室每搏输出量也逐渐增加，动脉血压回升。在呼气时发生相反的过程。因此，在吸气开始时，动脉血压下降，到吸气时相的后半期降至最低点，以后逐渐回升，在呼气相的后半达到最高点。在呼吸周期中出现的这种血压波动，称为动脉血压的呼吸波。

3. 肺循环毛细血管血压低有利于气体交换　前面已述，肺循环毛细血管压平均约 7mmHg，而血浆胶体渗透压为 25mmHg，故肺组织中的液体吸收入毛细血管的力量较大。现在一般认为肺组织液的压力为负压。组织液负压一方面使肺泡膜和毛细血管壁互相紧密相贴，有利于肺泡和血液之间的气体交换；另一方面组织液负压还有利于吸收肺泡内的液体，使肺泡内没有液体积聚，也有利于肺泡和血液之间的气体交换。

在某些病理情况下，如左心衰竭时，血液淤积在左心，肺静脉回流受阻，致肺静脉压升高，导致肺循环毛细血管压也升高，就可使液体积聚在肺泡或肺组织间隙中，形成肺水肿。

（二）肺循环血流量的调节

1. 肺泡气低氧引起局部血管收缩 肺泡气的氧分压对肺部血管的舒缩活动有明显的影响。急性或慢性低氧都使肺血管收缩，血流阻力增大。当一部分肺泡内气体的氧分压低时，这些肺泡周围的微动脉收缩。当肺泡气的二氧化碳分压升高时，低氧引起的肺部微动脉收缩更加显著。肺泡气低氧引起局部血管收缩的机制目前还不清楚。但肺泡气低氧引起局部缩血管反应确有着重要的生理意义，因为一部分肺泡因通气不足而氧分压降低时，这些肺泡的血管收缩，血流减少，可使较多的血液流经通气充足和氧分压高的肺泡。如果没有这种缩血管反应，血液流经通气不足的肺泡时，血液不能充分氧合，这部分血液也回流入左心房，就会影响体循环血液的氧含量。

2. 神经调节 肺血管受交感和迷走神经支配。刺激支配肺血管的交感神经时，肺血管收缩和阻力增大。但在全身交感神经兴奋时，体循环的血管收缩，将一部分血液挤入肺循环，使肺循环血容量增加。刺激迷走神经可使肺血管舒张。

3. 血管活性物质的影响 肾上腺素、去甲肾上腺素、血管紧张素 II、血栓素 A_2、$PGI_{2\alpha}$ 等能使肺循环的微动脉收缩。组胺、5- 羟色胺使肺循环的微静脉收缩，但在流经肺循环后即分解失活。

三、脑 循 环

（一）脑循环的生理特点

1. 血流量多 脑组织代谢水平高，血流量较多，耗氧量也较大，安静时，整个脑的血流量约为 750ml/min，约占心输出量的 15%，整个脑的耗氧量约占全身耗氧量的 20%，但脑的重量却只有体重的 2%，每百克脑组织的血流量为 50 ～ 60ml/min，每百克脑组织耗氧量为 3 ～ 3.5ml/min。

2. 血流量变化小 脑血管的舒缩活动因颅腔容积固定（颅腔内为脑、脑血管和脑脊液所充满，三者容积的总和也固定）受到相当的限制，血流量的变化较其他器官小。

3. 血 - 脑屏障 脑毛细血管壁 EC 相互接触紧密，并有一定重叠，管壁上没有小孔，并且脑内大多数毛细血管表面都被神经胶质细胞伸出的突起（血管周足）所包围，将毛细血管与神经元隔开，使毛细血管与神经元之间不能直接接触。这种结构对于血液与脑组织之间的物质交换起着屏障的作用，称为血 - 脑屏障。

（二）脑血流量的调节

1. 脑血管的自身调节 脑血流量的调节主要是自身调节，当平均动脉血压在 60 ～ 140mmHg 范围变化时，脑血管可通过自身调节机制使脑血流量保持恒定。平均动脉压降到 60mmHg 以下时，脑血流量就会显著减少，引起脑功能障碍。反之，当平均动脉压超过脑血管自身调节的上限时，脑血流量显著增加。

2. CO_2 和 O_2 分压的影响 CO_2 分压增高、O_2 分压降低可引起脑血管舒张。

3. 脑的代谢对脑血流的影响 脑各部分的血流量与该部分脑组织的代谢活动程度有关，同一时间中，脑不同部分的血流量是不同的，代谢活动强的部分血流量增加。其机制可能是代谢产物（如 H^+、K^+、腺苷）及氧分压降低引起脑血管舒张的。

4. 神经对脑血管的调节 神经对脑血管的调节作用较弱，在多种心血管反射中，脑血流量一般变化都很小。

（三）脑脊液的形成和吸收

脑脊液（cerebrospinal fluid，CSF）存在于脑室系统、脑周围的脑池和蛛网膜下腔内，可看作是脑和脊髓的组织液和淋巴液。成人的脑脊液总量约 150ml。每天生成的脑脊液约 800ml，为脑脊液的 5 ～ 6 倍，可见脑脊液的更新率较高。

1. 脑脊液的生成 脑脊液来源于三方面：①主要由侧脑室、第三脑室和第四脑室的脉络丛分泌后，进入蛛网膜下腔；②室管膜细胞也能分泌脑脊液；③软脑膜血管和脑的毛细血管滤过的液体的一部分，沿着血管周围间隙进入蛛网膜下腔（图4-35）。

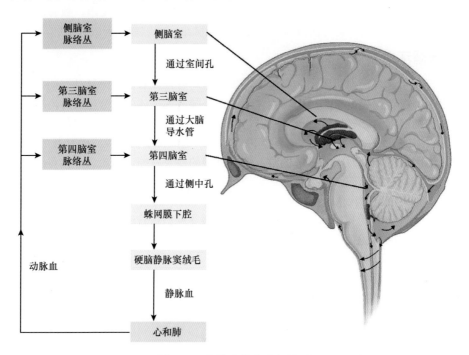

图 4-35　脑脊液的生成与循环

2. 脑脊液的回流　脑脊液主要通过蛛网膜绒毛吸收到静脉窦内。蛛网膜绒毛有活瓣状的细微管道（直径 4 ～ 12mm），当蛛网膜下腔的压力高于静脉窦内压时，细微管道开放，脑脊液进入静脉窦；当蛛网膜下腔压力低于静脉窦压力时，管道关闭，静脉内液体不能倒流。正常卧位时脑脊液压力平均为 10mmHg。

3. 脑脊液的主要功能　脑脊液的主要功能包括：①在脑、脊髓和颅腔之间起缓冲作用，有保护性意义；②脑浸于脑脊液中，因浮力作用，使脑等重量减轻到原有的一半作用；③脑脊液是血液与脑组织物质交换的中介；④回收由脑毛细血管壁漏出的少量蛋白质。

临床上有时需要对脑脊液进行检查，包括脑脊液压力和实验室检查（外观、细胞和生化检查）。检查脑脊液压力的意义在于了解蛛网膜下腔有无阻塞或阻塞的程度；实验室检查则有助于鉴别不同的脑膜炎、蛛网膜下腔出血、脑血管损伤、头颅外伤、脑肿瘤等。

（四）血-脑屏障和血-脑脊液屏障

1. 血 - 脑屏障（blood-brain barrier，BBB）　血 - 脑屏障是指限制血液与脑组织之间自由交换的屏障，其结构基础是脑内毛细血管内皮、基膜和其周围的神经胶质细胞血管周足。毛细血管壁对各种物质特殊的通透性与这种屏障的作用有重要的关系。脂溶性物质可以通过这一屏障；而对水溶性物质的通透性不一定与分子的大小相关，如葡萄糖和氨基酸的通透性较高，而甘露醇、蔗糖和许多离子的通透性很低。

在用药物治疗神经系统疾病时，必须明确所用的药物是否容易通过血脑屏障进入脑内，如在治疗帕金森病中，因多巴胺不能通过血脑屏障，故只能口服其可以通过血脑屏障的前体左旋多巴（进入脑内后，再在 L-芳香族氨基酸脱羧酶的作用下脱羧，转变为多巴胺）以增加其合成。有些抗生素也不能通过血脑屏障，故当脑膜炎需要使用抗菌素时，必需使用可以通过血脑屏障的抗生素。

2. 血 - 脑脊液屏障（blood-cerebrospinal fluid barrier，BCB）　身体其他组织的组织液成分，除蛋白质较血浆蛋白质少外，其余成分类似。但脑脊液中的成分与血浆有许多不同，其蛋白质含量极微，葡萄糖较血浆低，Na^+ 和 Mg^{2+} 的浓度较血浆高，而 K^+、HCO_3^-、和 Ca^{2+} 的浓度则较血浆低。血浆中的其他一些大分子物质也较难进入脑脊液。上面已述，脑脊液不是由血浆直接生成的，而主要是由脑室的脉络丛分泌的。因此血液与脑脊液之间也存在着某种屏障，其结构基础是无孔的脑毛细血管和脉络丛细胞中的特殊运载系统。

3. 血 - 脑屏障和血 - 脑脊液屏障存在的生理意义　在血与脑组织或脑脊液之间存在屏障的意义有：①维持神经元周围的化学环境稳定。如脑脊液中 K^+ 浓度较低，即使在实验中使脑血管中血浆 K^+ 浓度加倍，脑脊液中 K^+ 浓度仍能保持在正常范围。因此，脑内神经元的兴奋性不会因血 K^+ 浓度的变化而发生明显的变化。②防止血液中有害物质侵入脑内。如血液循环中的乙酰胆碱、去甲肾上腺素、多巴胺、甘氨酸等物质不易进入脑内，以免这些物质浓度的变化扰乱脑内神经元的功能。

4. 在脑的某些部分血 - 脑屏障比较薄弱　在下丘脑第三脑室周围和延髓后缘区（极后区）等处的室周器官，毛细血管壁对许多物质的通透性高于脑的其他部分。如血管紧张素 II 和其他肽类物质，可以在这些部位进入脑内，作用于相应的受体，引起各种效应。

脑组织发生缺氧、损伤等情况以及在脑肿瘤部位，毛细血管的通透性增加，平时不易透过血脑屏障的物质，此时较容易进入这些部位的脑组织。临床上可用同位素标记的白蛋白注入体内，来检查脑瘤的位置，就是利用这些蛋白质较易进入脑肿瘤组织，而进入正常脑组织很慢的原理。

5. 室管膜和软脑膜的通透性很高　在脑室系统，脑组织与脑脊液之间被通透性高的室管膜所分隔；在脑表面，脑组织与脑脊液之间被通透性高的软脑膜分隔。故脑脊液中的物质很容易通过室管膜或软脑膜进入脑组织。临床上可将不易通过血脑屏障的药物直接注入蛛网膜下腔进入脑脊液，使之能较快地进入脑组织。如治疗化脓性脑膜炎时，全身给药疗效欠佳，则可结合蛛网膜下腔给药。即将药物由第三、四腰椎间进行穿刺后，注入脑脊液中，由此途径进入脑膜和脑组织，从而达到治疗的目的。

临床案例：　　　　　　　　　**急性心包炎**

患者，女，48岁，已婚已育，因夜间胸部剧烈刺痛伴左肩放射痛入院。自诉病程已持续一周，一周前出现咳嗽，伴流涕、咽痛，近半周，胸部和背部疼痛进行性加重。患者平素健康，无个人或家族的心脏病史。查体发现，心率 105 次 /min，血压 115/65mmHg，体温 38.5℃，听诊闻及收缩期和舒张期心包摩擦音。心电图显示，除 aVR 和 V_1 导联以外的所有常规导联的 ST 段均略微抬高。

血常规：WBC 7.84×10^9/L，Net 75.8%，RBC 2.59×10^9/L，Hb 76g/L，PLT 262×10^9/L。

肝功能：ALT 23U/L，AST 14U/L。

肾功能：BUN 5.5mmol/L，Cr 87μmol/L。

心肌损伤标记物：CK 104U/L，CK-MB 10U/L，TNT 0.024ng/mL。

血管造影显示轻度动脉粥样硬化，无冠状动脉阻塞。咽拭子检测链球菌阳性。

诊断：急性心包炎。

给予抗炎、止痛、抗感染治疗后痊愈出院。

思考题：

1. 什么是急性心包炎？

2. 从生理学角度分析为何医生听诊时听不到正常心音？

3. 如果病情继续发展，患者可能会出现哪些改变？出现这些改变的机制是什么？

（马　鑫　宋德懋　何西淼　孔　炜）

重点名词

心动周期	cardiac cycle	心率	heart rate
等容收缩期	isovolumic contraction phase	快速射血期	period of rapid ejection
等容舒张期	isovolumic relaxation phase	快速充盈期	period of rapid filling
每搏输出量	stroke volume	射血分数	ejection fraction
每分输出量	cardiac minute output	心指数	cardiac index
每搏功	stroke work	Frank-Starling 定律	law of Frank-Starling
工作细胞	working cell	自律细胞	rhythmic cell
平台期	plateau	正常起搏点	normal pacemaker

心电图　electrocardiogram

平均充盈压　mean circulatory filling pressure

舒张压　diastolic pressure

脉搏　arterial pulse

有效滤过压　effective filtration pressure

压力感受器反射　baroreceptor reflex

肾素 - 血管紧张素系统　renin-angiotensin system

血压　blood pressure

收缩压　systolic pressure

脉压　mean arterial pressure

中心静脉压　central venous pressure

心血管中枢　cardiovascular center

参 考 文 献

Kumar R, Anand U, Priyadarshi RN, 2021. Lymphatic dysfunction in advanced cirrhosis: Contextual perspective and clinical implications. World. J. Hepatol. 27: 300-314.

Moran Y, Agron M, Praher D, et al, 2017. The evolutionary origin of plant and animal microRNAs. Nat Ecol Evol, 1(3): 27.

O'Brien J, Hayder H, Y Zayed, et al, 2018. Overview of MicroRNA Biogenesis, Mechanisms of Actions, and Circulation. Frontiers in endocrinology, 9: 402.

Paz OM, Riquelme JA, García L, et al, 2020. Counter-regulatory renin–angiotensin system in cardiovascular disease. Nat Rev Cardiol. 17: 116-129.

第四章
技术类视频、练习题、思考题答案

第五章　呼吸生理

本章重点：

　　肺通气的发生机制；胸膜腔内压及其生理意义；肺表面活性物质的作用及生理意义；肺通气功能的评价；肺换气机制和影响因素；O_2 和 CO_2 在血液中存在的形式；氧解离曲线意义；呼吸运动的化学感受器反射调节机制。核心知识概括示意图见图 5-1。

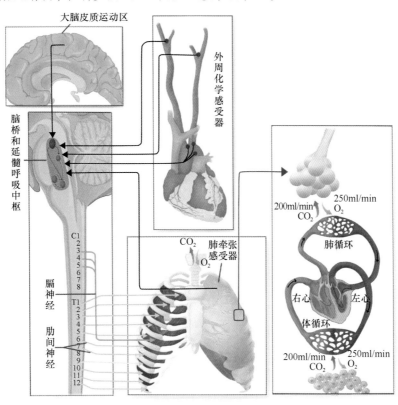

图 5-1　核心知识概括示意图

　　呼吸系统由呼吸道、肺、胸膜、呼吸肌和呼吸中枢等组成，其中呼吸道包括鼻腔、咽、喉、气管和各级支气管，肺包括大量的肺泡、血管、淋巴管和神经等。呼吸系统的基本功能是实现气体交换，维持内环境中 O_2 和 CO_2 的相对恒定。此外，呼吸系统还具有调节酸碱平衡、滤过、防御、发音和调节体温等功能。

　　呼吸（respiration）是机体与外界环境之间的气体交换过程。在高等动物和人，呼吸的全过程包括肺通气、肺换气、组织换气以及细胞内代谢等多个相互衔接的环节（图 5-2），除呼吸系统外，呼吸功能的完成还需要血液和血液循环系统的共同参与。肺通气（pulmonary ventilation）是肺与外界环境之间的气体交换过程。肺换气（gas exchange in lungs）是肺泡气与肺毛细血管内血液间的气体交换过程。肺换气过程中，O_2 从肺泡气扩散到血液，随即与血液中的血红蛋白（hemoglobin，Hb）结合；CO_2 则从血液中解离释放并扩散至肺泡。肺通气和肺换气合称为外呼吸（external respiration），实现外界环境与肺毛细血管血液间的气体交换。组织换气（gas exchange in tissue）是组织毛细血管内血液、组织间液和细胞内液之间的气体交换过程，包括血液中的 O_2 解离释放并扩散到组织液和细胞内液，以及细胞代谢产生的 CO_2 经组织液扩散至血液并形成结合形式的 CO_2。细胞代谢是指细胞内的能源物质氧化分解、消耗 O_2 和产生 CO_2 并生成 ATP 的过程，又称为细胞呼吸。组织换气和细胞内代谢合称内呼吸（internal respiration），由于细胞内代谢已在生物化学中阐述，故生理学上的内呼吸常仅指组织换气。

需要指出的是，正常的心血管系统功能使血液在肺循环和体循环中周而复始地流动，这也是肺换气和组织换气能正常完成的必要条件之一。经肺换气后富含 O_2 的血液流动到达组织毛细血管处，将 O_2 输送给组织细胞；经组织换气后富含 CO_2 的血液流动到达肺毛细血管处，将 CO_2 输送到肺泡气。既往将肺换气和组织换气单纯理解为 O_2 和 CO_2 气体在这些部位间的扩散过程，而将 O_2 和 CO_2 在血液的结合与解离释放过程归入气体运输环节。实际上，O_2 和 CO_2 在血液中不断地结合与解离释放，才使气体扩散平衡得以真正实现。因此，本书从生理过程发生的逻辑性出发，将气体运输的内容归入肺换气和组织换气中进行阐述。

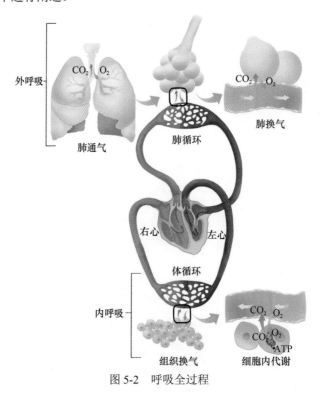

图 5-2　呼吸全过程

第一节　肺通气过程

肺通气过程实现外界大气与肺泡气之间的交换。大气和肺泡气都是混合气体，由 O_2、CO_2 和氮气等组成，其中对人体有重要生理意义的是 O_2 和 CO_2。混合气体中的每一种组成气体产生的压力称为气体的分压（partial pressure），它等于混合气体的总压力乘以该组成气体在混合气体中所占的容积百分比。例如，海平面的空气总压力约 760mmHg，其中 O_2 的容积百分比是 21%，CO_2 的容积百分比是 0.04%，那么，氧分压（partial pressure of oxygen，PO_2）为 760×21%≈159.6mmHg，二氧化碳分压（partial pressure of carbon dioxide，PCO_2）为 760×0.04%≈0.3mmHg。不同地域空气中各气体的容积百分比基本相同，故高原的各气体的分压会因大气压较低而相应也低。为便于阐述，通常用一个标准大气压下（海平面）的空气代表外界大气。由于肺泡气的 PO_2 和 PCO_2 是分别低于和高于大气的（参见本章第二节），大气与肺泡之间的周期性相对流动，才使肺泡气得到 O_2 和排出 CO_2 得以实现。

肺通气是整个呼吸过程的基础，分为吸气（inspiration）和呼气（expiration）两个过程，前者是外界气体流入肺泡，而后者是肺泡内气体流出到外界环境。肺通气过程中，压力差推动气体在肺泡和外界环境间经呼吸道周期性双向流动，而压力差产生的根本原因来自呼吸中枢控制下的节律性呼吸运动（respiratory movement）。呼吸运动是指呼吸肌收缩与舒张所引起的胸廓扩大与缩小，相应地也分为吸气运动（inspiratory movement）和呼气运动（expiratory movement）。呼吸运动受呼吸中枢自主性和随意性的双重控制，一般情况下常发生的是自主呼吸。

一、吸气过程

吸气过程包括吸气运动和随之发生的气体由外界进入肺泡的过程。吸气运动使胸廓扩大，其动

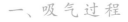

力源于吸气肌和吸气辅助肌的收缩，而它们的收缩由呼吸中枢的相关神经元经传出神经兴奋引起；该动力克服阻力（阻止胸廓扩大的因素，主要是胸廓的弹性阻力），实现胸廓容积的增大；胸廓容积增大经两层胸膜的传递作用，成为牵引肺扩大的动力，该动力克服阻力(阻止肺扩大的因素，主要是肺的弹性阻力)，引起肺被动扩张和容积增大，进而使肺内压下降；肺内压低于大气压，压力差动力克服阻力(阻止气体流动的非弹性阻力，主要是气道阻力)，致外界空气经呼吸道流入肺内，直至压力差为零，气体停止向肺内流动，完成吸气过程（图5-3）。

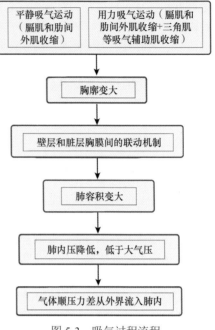

图 5-3 吸气过程流程

（一）吸气运动的起源和参与吸气的神经元

关于呼吸中枢作用机制，尚有太多的未知有待阐明。目前认为，平静吸气的运动指令起源于延髓腹侧呼吸组（ventral respiratory group，VRG）头段的前包钦格复合体（pre-Bötzinger complex）。前包钦格复合体内存在一群节律性自发放电的神经元，其活动与吸气运动高度同步，是吸气节律起源的关键区域。平静吸气时，前包钦格复合体直接投射并兴奋位于延髓背侧呼吸组（dorsal respiratory group，DRG）的吸气神经元，吸气神经元再兴奋第3～5颈段和胸段脊髓前角运动神经元，冲动经膈神经、肋间神经和肋下神经传出，引起主要吸气肌膈肌和肋间外肌收缩，产生吸气运动。

用力吸气时，除膈肌和肋间外肌收缩外，吸气辅助肌如胸大肌、胸小肌、斜角肌和前锯肌等也收缩。通常认为，用力吸气的运动指令可能源于大脑运动皮层。

（二）胸廓的扩大

平静吸气时，膈肌和肋间外肌收缩，增大胸腔的上下径、前后径和左右径。膈肌位于胸腔和腹腔之间，构成胸腔的底。膈肌未收缩前呈穹窿状，向上隆起，形似钟罩。膈肌收缩时，其隆起的中心下移，从而增大胸廓的上下径。平静吸气时，因膈肌收缩而增加的胸廓容积约占总吸气量的4/5，膈肌因而被视为最重要的吸气肌。肋间外肌也是重要的吸气肌，分布于相邻的两肋之间，肌纤维起自上一肋骨的下缘，斜向前下方走行，止于下一肋骨的上缘。肋间外肌收缩时，引起肋骨和胸骨上举以及肋骨下缘向外侧偏转，从而增大胸腔的前后径和左右径。深吸气时，吸气肌和吸气辅助肌均收缩，有利于胸廓进一步向四周扩展，胸廓容积进一步扩大。显然，胸廓扩大和胸腔容积增加的实现，还需要吸气肌收缩引起胸廓扩大的动力超过阻碍胸廓扩大的阻力。

阻碍胸廓扩大的阻力主要来自弹性阻力（elastic resistance）。弹性阻力是弹性物体在外力作用下发生变形时，产生的阻止其变形的力，其大小一般用顺应性（compliance，C）来度量。在空腔弹性器官，顺应性常用单位跨壁压（transmural pressure）变化所引起的器官容积变化来表示，计量单位常用 L/cmH_2O。因此，顺应性反映了该器官的可扩张性。弹性阻力和顺应性呈反比关系，器官的弹性阻力愈小，可扩张性愈高，顺应性愈大。胸廓的弹性阻力主要来自胸廓自身结构的弹性成分。胸廓处于自然容积位置时，胸廓无变形，无弹性阻力。吸气使胸廓向外扩大而大于自然容积时，胸廓的弹性阻力是向内的，使其呈缩小回位的趋势。当吸气肌收缩向外扩张的力能克服胸廓向内的弹性阻力时，胸廓扩大和胸腔容积增大。

（三）肺容积增大

由于胸廓与肺之间并无直接的结构连结，吸气肌收缩引起的胸廓扩大和胸腔容积增大并不直接引起肺扩张和肺容积增大。但存在于二者之间的胸膜将它们紧密联系在一起，胸廓的主动扩大使肺被动扩张。若引起肺扩张的动力克服阻力，肺容积即可增大。

1. 胸廓外向扩张力经由胸膜传至肺　胸膜是覆盖在胸廓内壁、膈的上表面、纵隔的外侧面和肺表面的一层浆膜。紧贴于肺表面的胸膜称脏胸膜，其他部位的胸膜称壁胸膜。脏胸膜和壁胸膜在肺根处互相延续，形成左、右两个完全封闭且互不相通的胸膜腔。胸膜腔实际上只是一个潜在性腔，其内并无气体，仅有一薄层浆液。一方面，浆液在两层胸膜之间起润滑作用以减少摩擦。另一方面，液体分子间的吸引力还使两层胸膜彼此紧贴而不易分开，这是肺能够随胸廓联动的关键。

胸廓因吸气肌收缩而向外扩张的力，引起与之直接相贴的壁层胸膜同向位移，在两层胸膜间液体分子吸引力的作用下，脏层胸膜也与壁层胸膜一样发生外向移位，继而与脏层胸膜紧紧相贴的肺受到外向牵拉的力，使肺出现扩张的趋势。如果气体或液体进入胸膜腔使壁层和脏层胸膜分离，导致胸廓与肺的联动性障碍，胸廓的外向扩张力将无法引起肺的正常被动扩张。例如，胸壁或肺的损伤导致胸膜的壁层或脏层受损，空气进入胸膜腔内引起气胸（pneumothorax），患者的肺无法随胸廓的扩大和缩小而被动张缩，肺通气功能严重障碍甚至完全丧失。

在上述力的传递过程中，胸膜腔内的压力也随胸廓容积变大而下降。胸膜腔内的压力称为胸膜腔内压（intrapleural pressure）。临床上常采用直接法和间接法对胸膜腔内压进行测量。直接法是将与检压计相通的针头通过胸壁刺入胸膜腔后测压，其缺点是操作复杂，有刺破胸膜脏层的危险。间接法是让受试者吞下带有薄壁气囊的导管至下胸段食管内，通过测定食管内压来间接反映胸膜腔内压，这是因为食管壁薄而软且在胸廓内介于肺和胸壁之间，食管内压的变化值与胸膜腔内压的变化值基本一致。

人的生长发育过程中，胸廓的发育比肺快，胸廓的自然容积大于肺的自然容积（约500 ml），由于两层胸膜紧紧相贴，且肺较易发生弹性变形，故肺始终处于被动扩张状态（最大呼气时的最小肺容积1000～1500ml），弹性扩张的肺具有回缩的趋势。因此，脏层胸膜受到肺向内回缩的牵拉力，而壁层胸膜受到胸廓的向外牵引力，二者相互作用使胸膜腔内的压力低于大气压。生理学上将大气压定义为0，在此状态下胸膜腔内为负压。

根据胸膜腔所处的位置，其内的压力受某些因素的影响而发生变化，常用下面的公式来反映：

$$胸膜腔内压 = 肺内压 - 肺的回缩力 \qquad (5\text{-}1)$$

由于在吸气末和呼气末，肺内压与大气压相等，所以：

$$胸膜腔内压 = 大气压 - 肺的回缩力 = - 肺的回缩力 \qquad (5\text{-}2)$$

另外，在平静呼吸时，肺内压的变化与大气压相差很小，仅1～2mmHg，可近似等于大气压。因此，平静呼吸过程中，胸膜腔内压主要与肺被动扩张所形成的回缩力有关，且一直呈负压，故又称之为胸膜腔内负压，简称胸内负压。随吸气进行，胸膜腔内压的负值逐渐变大，至平静吸气末，胸膜腔内压达 -10～-5mmHg（图5-4），随后负压值开始变小。由上述公式可知，若某些原因导致肺内压显著升高或降低时，胸膜腔内可出现正压或负压值明显增大。例如，在关闭声门并用力吸气时，胸膜腔内压可降至 -90mmHg。

胸膜腔呈密闭并维持负压状态，具有以下重要的生理意义：①两层胸膜紧密相贴，保证肺随胸廓的主动扩大和缩小而被动张缩，使肺通气正常进行，也使正常情况下肺始终受到胸廓的外向牵张而保持适当的扩张状态。②胸膜腔内为负压，位于胸腔内的上、下腔静脉和右心房的压力（即中心静脉压）也有所降低，使外周静脉压与中心静脉压之间的压力差增大，尤其是随呼吸运动胸膜腔内压的周期性变化，可使中心静脉压亦呈周期性变化，从而有利于静脉血液和淋巴液的回流。

2. 肺被动扩张　从上述可知，在吸气开始之前，肺已处于一定程度扩张状态。吸气开始之后，胸廓经胸膜牵拉肺的力量进一步加大并超过肺的弹性阻力，肺即发生进一步的被动扩张，肺容积亦随之增加。由此可见，牵引肺扩张的动力和肺弹性阻力共同决定了肺被动扩张的程度。而从肺泡壁受力的角度分析，只有当肺泡内压力大于肺泡外压力时，才能使肺泡处于扩张状态。肺泡内压力为肺内压，肺泡外压力为胸膜腔内压，二者之差为跨肺压。跨肺压为正，肺泡维持扩张状态，吸气时跨肺压增大，为肺泡进一步扩大的动力（图5-4）。由于肺内压和胸膜腔内压都已在前述提及，因此下面重点介绍阻止肺被动扩张的弹性阻力。

由于正常人的肺始终处于扩张状态，肺的弹性阻力始终是肺回缩力，指向肺泡中心。从总体而言，肺和胸廓的弹性阻力是肺通气的主要阻力，约占整个肺通气阻力的70%。肺的弹性阻力用肺顺应性（pulmonary compliance，C_L）来度量，即单位跨肺压变化所引起的肺容积变化表示。在呼吸道无气流情况下，测得的肺顺应性为静态顺应性。受试者每次吸气或呼气后，在屏气并保持气道通畅的情况下，测定肺容积和胸膜腔内压。由于此时的肺内压与大气压相等，跨肺压等于胸膜腔内压的绝对值，以肺容积变化为纵坐标，跨肺压为横坐标作图，即可绘制出静态肺顺应性曲线（图5-5A），

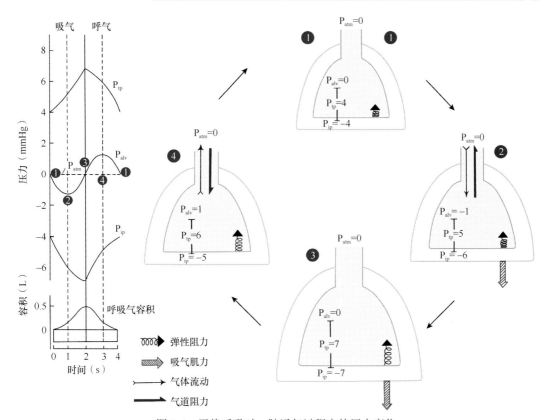

图 5-4　平静呼吸时，肺通气过程中的压力变化

①示吸气开始或呼气结束；②示吸气中期；③示吸气结束或呼气开始；④示呼气中期；

P_{alv} 为肺泡内压；P_{ip} 为胸膜腔内压；P_{tp} 为跨肺压；P_{atm} 为大气压

曲线的斜率反映不同肺容积下肺顺应性或弹性阻力的大小。正常成人平静呼吸时，肺容积处于中等状态，即位于肺顺应性曲线的中段，曲线的斜率较大，此时的肺顺应性也较大（约为 $0.2L/cmH_2O$），弹性阻力较小，吸气较为省力。正常吸气和呼气时的肺顺应性曲线并不重叠，而是彼此分离，这一现象称为滞后现象。在离体肺顺应性测定时，向肺内注入和抽出空气同样存在滞后现象，但如果改为向肺内分别注入和抽出生理盐水，得到的肺顺应性曲线则基本重叠，由此认为滞后现象的产生可能与液 - 气界面产生的表面张力有关（图 5-5B）。由于肺总容积的不同，肺容积变化与跨肺压的关系曲线也就不同，因此常测量单位肺容量的顺应性，称为比顺应性（specific compliance）。

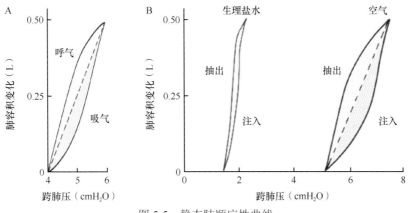

图 5-5　静态肺顺应性曲线

A. 在体实验；B. 离体实验

肺弹性阻力包括肺组织的弹性阻力和存在于肺泡内液 - 气界面的表面张力（surface tension）。肺组织的弹性阻力是指肺泡壁和小气道管壁的弹力纤维和胶原纤维对抗外力牵拉变长而产生的回缩力。对于近似球形的肺泡而言，肺组织的弹性阻力指向肺泡的中央，使肺泡缩小。肺泡表面张力主

要由肺泡内壁薄层液体分子间的引力产生，宏观上表现为使液 - 气界面表面积缩小，也是指向肺泡的中央，使肺泡缩小。比较图 5-5B 中离体肺在注入空气和生理盐水时的顺应性曲线可见，肺组织自身的弹性成分所产生的弹性阻力仅占肺总弹性阻力的 1/3 左右，而肺泡表面张力则占 2/3 左右，因此，肺泡表面张力的大小对肺的顺应性起着重要的作用。

　　肺内的肺泡大小不等，其半径可相差 3～4 倍。据 Laplace 定律，$P=2T/r$，即肺泡内压（P）与肺泡表面张力（T）成正比，与肺泡半径（r）成反比。由于肺泡内存在的是液体（水）和气体的界面，产生的表面张力相同，因此，直径不同的肺泡内压就不会相等，小肺泡内压高而大肺泡的内压低。又由于不同大小的肺泡之间彼此连通，故小肺泡内的气体将流入大肺泡，引起小肺泡的进一步塌陷和大肺泡的进一步膨胀，其最终结果将是小肺泡不断萎缩甚至完全塌陷，大肺泡不断变大甚至破裂（图 5-6A）。但是，实际上这种情况并没有发生，因为肺泡内的液 - 气界面存在肺表面活性物质（pulmonary surfactant），而且它随肺泡内表面积的变化而改变其分布密度（图 5-6B）。肺表面活性物质是主要由肺泡 Ⅱ 型上皮细胞合成释放的脂蛋白混合物，主要成分是二棕榈酰卵磷脂（dipalmitoyl phosphatidyl choline，DPPC）和表面活性物质关联蛋白（surfactant-associated protein，SP），前者占60% 以上，后者约占 10%。二棕榈酰卵磷脂分子的一端是不溶于水的非极性脂肪酸，另一端是易溶于水的极性基团。它以单分子层垂直排列于肺泡的液 - 气界面，极性端插入液体层，非极性端朝向肺泡腔。因此，二棕榈酰卵磷脂分子可降低水分子之间的相互作用力，进而降低表面张力。表面活性物质关联蛋白则参与二棕榈酰卵磷脂的分泌、清除及再利用等过程。

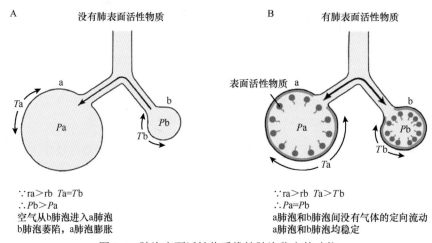

图 5-6　肺泡表面活性物质维持肺泡稳定的功能

T，张力；P，肺泡内压；r，半径；a、b 分别表示两个半径不同的肺泡

　　肺表面活性物质可使肺泡的表面张力降低 80%～90%，具有十分重要的生理意义：①有助于维持肺泡的稳定性。在表面活性物质作用下，大肺泡的内表面积较小肺泡大，表面活性物质分布密度较小肺泡低，对大肺泡表面张力的降低作用弱于小肺泡，故而大肺泡表面张力大于小肺泡，因此据 Laplace 定律，大小肺泡的 T 和 r 同向变化，大小肺泡内压 P 相等，维持了大小肺泡的稳定（图 5-6B）。对于同一肺泡而言，在肺泡较小时，肺表面活性物质的密度就较高，降低表面张力的作用强，使肺泡表面张力较小，防止肺泡塌陷；在肺泡较大时则相反，防止肺泡过度膨胀。②有利于肺的扩张和降低吸气阻力，减少吸气做功。③减少肺组织液生成，防止肺水肿。肺泡表面张力的合力指向肺泡腔内，可对肺间质产生"抽吸"作用，促进组织液生成，可导致肺水肿。肺表面活性物质通过降低肺泡表面张力，从而减弱对肺间质的"抽吸"作用，防止肺水肿发生。

　　由于胎儿在妊娠 6～7 个月后肺泡 Ⅱ 型上皮细胞才开始合成和分泌肺表面活性物质，早产儿可因缺乏肺表面活性物质而发生新生儿呼吸窘迫综合征（neonatal respiratory distress syndrome，NRDS），患儿出现严重的肺通气和换气障碍。成人患肺炎、肺充血、肺血栓和肺组织纤维化等疾病也可导致肺表面活性物质减少，使肺泡表面张力增大，引起肺不张，患者主要表现为吸气困难。

（四）外界气体入肺使肺容积进一步增大

　　肺的扩张使肺容积增大，肺内压下降，由于在吸气之前（呼气末）肺内压等于大气压（定义为 0），故而此时肺内压低于大气压。平静吸气时肺内压为 $-1 \sim -2$ mmHg。又由于肺泡内的气体通过呼吸道与外界大气相通，故外界空气顺压力梯度经呼吸道流入肺泡，肺内气体增多而容积进一步增大，吸气得以进行。一旦气体开始流动，即产生与气体流动方向相反的阻止其流动的动态阻力，即非弹性阻力（inelastic resistance）。因此，吸气时的气体流动，是压力差（肺内压与外界大气压之差）动力克服非弹性阻力的结果。吸气开始后，一方面胸廓主动扩大通过胸膜腔传递使肺继续扩张，跨肺压增大而肺内压呈下降趋势，有助于气体继续流入肺；另一方面，随肺内气体逐渐增多，肺内压又逐渐升高，至吸气末，肺内压升高到与大气压相等，此时，气体流动停止，吸气过程就此完成（图 5-4）。

吸气时的非弹性阻力主要是气道阻力（airway resistance），约占非弹性阻力的 80% ~ 90%。气道阻力与气体流动的方向相反，源自气体流经呼吸道时气体分子之间和气体分子与气道壁之间的摩擦。气道阻力在整个呼吸道中的分布是不均匀的，主要发生在鼻（约占 50%）、声门（约占 25%）及气管和支气管（约占 15%）等部位，仅 10% 发生在口径小于 2mm 的细支气管，这主要是因为小气道的总横截面积远大于大气道的总横截面积，而且小气道内气流的线速度较慢。健康人在平静吸气时，气道阻力 $1 \sim 3$ cmH$_2$O·s/L。在某些呼吸道疾病（如阻塞性肺病）患者，气道阻力可大于 10cmH$_2$O·s/L，且主要源自小气道阻力的增加。

气道阻力受气流形式、气流速度和气道管径大小等因素的影响。气流形式有层流和湍流，层流阻力小，湍流阻力大。气流速度快，则阻力大。气道管径大小是影响气道阻力的最主要因素。当气道半径减小 10% 时，气道阻力将增加 52%。气道管径又主要受以下因素的影响：①跨壁压。跨壁压是气道内外的压差，等于气道内压减去气道外压。跨壁压增大，气道管径被动扩大，气道阻力就变小。②肺实质的牵引。在吸气肺扩张时，肺实质的纤维通过外向牵引作用而使气道直径增大，气道阻力变小。这也是吸气时气道阻力小于呼气的重要原因。③自主神经系统的调节。副交感神经兴奋使气道平滑肌收缩，管径变小，导致气道阻力增加；交感神经兴奋使气道平滑肌舒张，管径变大，导致气道阻力减小。拟肾上腺素类药物，因与交感神经末梢释放的递质去甲肾上腺素发挥相似作用，在临床上常被用于解除支气管痉挛，缓解呼吸困难。④化学因素的影响。影响气道管径的化学物质，根据其对平滑肌的效应分为两类，即收缩和舒张气道平滑肌的物质。使气道平滑肌舒张气道管径增大的物质包括儿茶酚胺和前列腺素 E$_2$（prostaglandin E$_2$，PGE$_2$）等。引起气道平滑肌收缩气道管径变小的物质包括前列腺素 F$_{2\alpha}$（prostaglandin F2alpha，PGF$_{2\alpha}$）、组胺、白三烯和内皮素等。吸入气中的 CO$_2$ 也可刺激支气管和肺的 C 类神经纤维，反射性收缩支气管平滑肌。

另外，吸气时的非弹性阻力还可来自惯性阻力和黏滞阻力。惯性阻力（inertial resistance）是气流在发动、变速、换向时因气流和组织的惯性所产生的阻力。黏滞阻力（viscous resistance）则来自组织相对位移所发生的摩擦。

二、呼气过程

呼气也是从呼吸中枢神经元的活动变化开始的。呼气过程包括呼气运动和随之发生的气体由肺泡流出到外界大气的过程（图 5-7）。在呼气过程中，会产生与吸气过程相反的力学变化（图 5-3），但其原理基本相同。

（一）呼气运动的产生和参与呼气的神经元

关于呼气运动产生的中枢机制，目前也尚无定论。但普遍认为，平静呼气和用力呼气的机制有所不同。

近期的实验研究提示，平静呼气是吸气神经元放电活动被抑制的结果，其机制可能是回返性抑制。延髓背侧吸气神经元兴奋性放电引起吸气发生的同时，其兴奋可通过该神经元的回返支兴奋前包钦格复合体或延髓中的抑制性中间神经元，反过来抑制吸气神经元放电活动，直至放电活动停止，使吸气肌从收缩转为舒张，出现呼气。其中，前包钦格复合体中自发放电的节律性神经元（吸气节律产生的关键神经元）并不接受这些抑制性输入，不会因为这

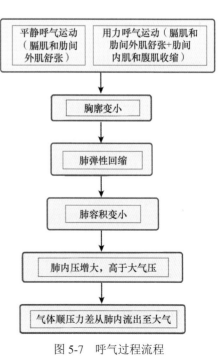

图 5-7 呼气过程流程

些抑制性输入的变化而发生节律性放电活动改变。但上述理论还有待在体实验进一步证实。

脑干面神经旁核中的谷氨酸能神经元被认为在用力呼气的产生中具有重要作用。面神经旁核外侧，直接投射并兴奋位于延髓腹侧呼吸组尾端的呼气神经元，进而兴奋支配肋间内肌和腹直肌等主要呼气肌的脊髓腰段前角运动神经元及其传出纤维，引起呼气肌收缩，产生用力呼气。前包钦格复合体也可能通过影响面神经旁核功能而与用力呼气相关。实验研究中观察到，前包钦格复合体中存在一类紧张性放电神经元，它们对面神经旁核外侧有紧张性兴奋作用，抑制此类神经元，用力呼气无法发生。此外，与用力吸气相似，大脑皮层还可随意控制呼气运动，其神经通路尚不清楚。

（二）胸廓的缩小和肺容积变小

平静呼气时，吸气神经元放电被抑制，吸气肌舒张，胸廓和膈肌等结构由于自身重力和弹性回缩力而恢复原位，胸廓的上下径、左右径和前后径均逐渐缩小。胸廓由大于自然容积回到自然状态，胸廓的弹性阻力是胸廓缩小的动力。当胸廓进一步缩小至小于其自然容积时，胸廓的弹性阻力阻止其变小，成为呼气的阻力。随着胸廓的缩小，胸腔容积减小，经胸膜传递至肺使其被动扩张的力变小，肺受其自身弹性成分的弹性回缩力和肺泡表面张力的内向牵引作用而趋于缩小。即便在最深的呼气末，肺容积仍然大于其自然容积，因此，肺弹性阻力始终是呼气动力而不是阻力。随呼气进行，胸膜腔内的压力逐渐升高（负值变小）。在平静呼吸的呼气末，胸膜腔内压力为 $-5 \sim -3$ mmHg（图 5-4）。

用力呼气时，除吸气肌舒张外，还有肋间内肌和腹直肌等呼气肌的主动收缩。肋间内肌收缩使肋骨被牵拉向下向内移位，使胸廓前后径和左右径均缩小，腹直肌收缩使腹内压升高，腹腔脏器将膈肌向上推移，也使胸腔上下径缩小。此时胸廓受到主动向内压缩的力，胸廓容积可更大程度小于自然容积，产生较大的阻止呼气的胸廓弹性阻力。用力呼气过程中，胸膜腔内压负值较平静呼气时更小，在一定条件下可出现正压，例如，关闭声门并用力呼气时，胸膜腔内压甚至高达 110mmHg。

（三）气体自肺流出到外界

肺容积缩小，导致肺内压升高超过大气压，压力差克服气体流动产生的非弹性阻力，气体从肺泡流出到外界环境，直至肺内压与大气压相等，完成呼气过程。平静呼气时肺内压为 $1 \sim 2$ mmHg；用力呼气时，肺内压可显著升高（气道阻力增加或完全阻塞时尤其明显），这是胸膜腔内压可以变为正压的根本原因。

三、吸气和呼气的相互转换及呼吸节律

正常呼吸过程中吸气和呼气交替，周而复始地进行。这种节律的周期性呼吸活动，称为呼吸节律（respiratory rhythm）。呼吸节律的发生起源于中枢，其产生机制尚不完全清楚。上述的吸气和呼气过程，虽已简要说明吸气起源和呼气启动以及参与的神经元，但是，这些神经元活动是如何发生兴奋和抑制？呼气和吸气之间是如何相互转换？参与呼吸节律形成的各中枢作用及相互关系如何？这些问题迄今均尚无完整的答案。因此，下文主要介绍目前代表性的理论学说和实验研究。

1923 年，Lumsden 以猫为对象进行实验，自上向下依次进行 A 至 D 平面的切断实验（图 5-8）。在中脑和脑桥之间（A 平面）横断时呼吸节律无明显变化，表明高位脑（脑桥以上部分）对节律性呼吸运动的产生不是必需的。在脑桥的上、中部之间横断（B 平面）时呼吸变慢变深，若同时切断双侧迷走神经，吸气显著延长，仅偶尔为短暂的呼气所中断，这种形式的呼吸被称为长吸式呼吸（apneusis）。据此认为，脑桥上部有抑制吸气活动的中枢结构，后称之为呼吸调整中枢（pneumotaxic center）；迷走神经传入冲动也有抑制吸气和促进吸气转换为呼气的作用。在脑桥和延髓之间横断（C 平面），不论迷走神经是否完整，长吸式呼吸都将消失，而出现喘息样呼吸（gasping），表现为不规则的呼吸节律，说明延髓内有喘息中枢（gasping center）；结合 B 平面切断表现，可以认为脑桥中下部存在能兴奋吸气活动的长吸中枢（apneustic center）。在延髓和脊髓之间横断时（D 平面），呼吸运动停止，表明基本的呼吸节律产生于低位脑干即脑桥和延髓。根据上述实验研究，在 20 世纪 20 ～ 50 年代期间，科学家提出了"三级呼吸中枢"学说。进一步的实验研究，肯定了延髓的呼吸节律基本中枢、脑桥上部的呼吸调整中枢，但未能证实脑桥中下部的长吸中枢，而近期动物实验研究证实，高位脊髓存在能产生与呼吸相关的自发周期性电活动的神经元。

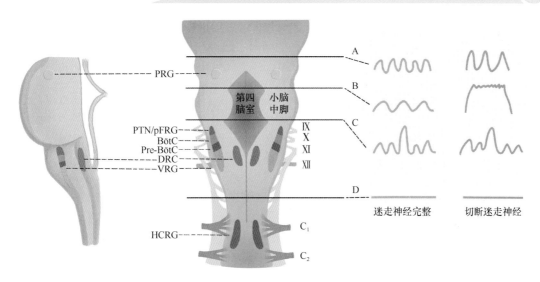

图 5-8　脑干呼吸神经核团和在不同平面横断脑干后呼吸运动的变化

左图为脑干侧面观、中图为脑干的腹面观、右图为呼吸曲线；PRG，脑桥呼吸组；VRG，腹侧呼吸组；DRG，背侧呼吸组；Pre-BötC，前包钦格复合体；BötC，包钦格复合体；PTN/pFRG，面神经核旁呼吸组后斜方核；HCRG，高位颈髓呼吸组；Ⅸ、Ⅹ、Ⅺ、Ⅻ分别为第 9、10、11、12 对脑神经；C_1 和 C_2 分别为第 1 和第 2 颈神经；A、B、C、D 分别代表脑干不同平面横切

20 世纪 60 年代后的微电极技术研究揭示，在中枢神经系统内，有的神经元呈节律性自发放电，且其节律性与呼吸周期相关，这些神经元称为呼吸相关神经元（respiratory-related neuron）或呼吸神经元（respiratory neuron）。根据呼吸神经元自发放电相对于呼吸的时相关系，将其分为不同的类型。在吸气相放电的为吸气神经元（inspiratory neuron），在呼气相放电的为呼气神经元（expiratory neuron），在吸气相开始放电并延续到呼气相的为吸气 - 呼气跨时相神经元（inspiratory-expiratory phase spanning neuron），而在呼气相开始放电并延续到吸气相的则为呼气 - 吸气跨时相神经元（expiratory-inspiratory phase spanning neuron）。在低位脑干，呼吸神经元主要集中分布于左右对称的三个区域：①延髓背内侧的背侧呼吸组，相当于孤束核腹外侧部，其中主要含吸气神经元，其主要作用是使吸气肌收缩而引起吸气；②延髓腹外侧的腹侧呼吸组，从尾端到头端相当于后疑核、疑核和面神经后核及其邻近区域。该区含有多种类型的呼吸神经元，主要作用是使呼气肌收缩而引起主动呼气，还可调节咽喉部辅助呼吸肌的活动以及延髓和脊髓内呼吸神经元的活动；③脑桥头端背侧的脑桥呼吸组（pontine respiratory group，PRG），相当于臂旁内侧核及其相邻的 Kölliker-Fuse（KF）核，二者合称为 PBKF 核群，为呼吸调整中枢所在部位，主要含呼气神经元，其作用是限制吸气，促使吸气向呼气转换。

20 世纪 70 年代至 80 年代，科学家用神经元网络学说解释呼吸节律的产生，其中最有影响的是 20 世纪 70 年代提出的中枢吸气活动发生器（central inspiratory activity generator）和吸气切断机制（inspiratory off-switch mechanism）模型（图 5-9）。该模型认为，中枢吸气活动发生器是位于延髓的呈自动渐增性放电的神经元，它自动使吸气神经元兴奋，继而兴奋支配吸气肌的脊髓前角运动神经元，引起吸气过程。后续的研究认为，中枢吸气活动发生器的结构可能就是前包钦格复合体。吸气切断机制也被认为位于延髓，但其结构组成至今尚无定论。吸气切断机制内神经元随吸气的发生和进行而逐渐被兴奋，直至中枢吸气活动发生器神经元的活动被完全抑制，即吸气被切断，此时吸气活动终止而转为呼气。呼气时，吸气切断机制内神经元不再兴奋，对中枢吸气活动发生器神经元的抑制解除，中枢吸气活动发生器神经元自动渐增性放电恢复，吸气活动再次发生。如此周而复始，形成节律性的呼吸运动。由此可见，该模型可以解释吸气发生和终止的中枢机制，但无法解释用力呼气时的呼气相关神经元兴奋

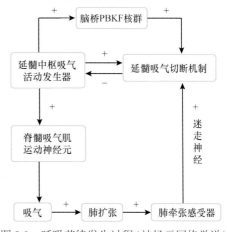

图 5-9　呼吸节律发生过程（神经元网络学说）

是如何被引起和终止的。

中枢吸气活动发生器的兴奋引起吸气过程的同时，通过三个途径使吸气切断机制内神经元兴奋，且作用均随吸气神经元的兴奋和吸气过程进行而加强：①通过两个结构内神经元间的直接联系，兴奋吸气切断机制内神经元；②通过先兴奋脑桥 PBKF 核群神经元，继而兴奋吸气切断机制内神经元；③通过外周机制（外周感受器的传入信息）兴奋吸气切断机制内神经元。吸气神经元兴奋引起的吸气使肺扩张，位于从气管到细支气管的平滑肌中的牵张感受器兴奋，通过迷走神经粗纤维传入，使吸气切断机制兴奋。这种由于肺扩张而抑制吸气活动的反射称为肺扩张反射（pulmonary inflation reflex）。肺扩张反射的意义在于加速吸气过程向呼气过程的转换，使呼吸频率增加，其感受器具有阈值低和适应慢的特点。

呼气过程中也可通过刺激位于气道平滑肌中的肺萎陷感受器兴奋，经迷走神经传入而加强中枢吸气活动发生器的活动，促进呼气转换为吸气。这种呼气致肺容积缩小而引起吸气兴奋的反射称为肺萎陷反射（pulmonary deflation reflex）。肺萎陷反射只有在较大程度的肺萎陷时才出现，可能只在呼气过深和肺不张等情况下发挥一定作用，其感受器性质目前尚不完全清楚。

另外，肺扩张反射和肺萎陷反射合称为肺牵张反射（pulmonary stretch reflex）。肺牵张反射于 1868 年由 Hering 和 Breuer 首次报道，又称黑 - 伯反射（Hering-Breuer reflex）。实验研究发现，肺牵张反射的敏感性有种属差异，其中兔最高而人最低。在人类，肺牵张反射的敏感性在出生 4～5 天后显著减弱；成年人的潮气量在超过 1500ml 时才能引起肺扩张反射。由此可见，肺牵张反射不参与正常人平静呼吸时的呼吸运动控制，但可在过度深吸气时促进吸气向呼气的转换，还是病理性肺顺应性显著降低时呼吸浅快的重要机制。在家兔，切断两侧颈迷走神经后，动物的吸气过程延长，吸气加深，呼吸变得深而慢，提示肺牵张反射是参与家兔平静呼吸运动调控的。

呼吸中枢起步细胞学说认为，节律性呼吸发生机制与窦房结起搏细胞的节律性兴奋引起整个心脏产生节律性收缩相似。20 世纪 90 年代初以来，用微细切割的方法制备体外灌流脑片进行的实验研究证实，新生大鼠延髓腹侧呼吸组头段的前包钦格复合体存在电压依赖性起步神经元，因此认为它是哺乳动物呼吸节律起源的关键部位，这也是起步细胞学说最有力的实验证据。但呼吸中枢起步神经元的起搏电流产生机制并不清楚。

另外，最近的实验研究提示，高位脑干、低位脑干和高段（$C_1 \sim C_2$）脊髓等可能都存在呼吸节律形成网络，这些网络又相互联系共同参与呼吸节律的产生，而且前包钦格复合体在各种呼吸节律网络的联系中扮演着重要的角色。

综合目前的主流观点，关于呼吸的中枢控制现主要达成以下共识，但其详细机制，尚需实验研究进一步揭示。自主性呼吸节律的中枢部位存在于高段脊髓、延髓和脑桥，它们控制位于脊髓前角的支配吸气肌和呼气肌的运动神经元，经其传出神经纤维使吸气肌和呼气肌收缩和舒张交替，实现周而复始地吸气和呼气。平静呼吸时，自主性呼吸节律产生的关键结构是延髓前包钦格复合体内的能自发持续产生节律性兴奋的神经元，它们的自动兴奋是吸气运动发生的起源，通过回返抑制使自身活动暂时停止，进而使吸气停止，吸气肌舒张，实现吸气向呼气的转换。大脑皮层是随意控制用力呼吸的关键中枢，可通过皮质脊髓束和皮质脑干束在一定程度上随意控制低位脑干（包括脑桥及延髓）和脊髓的呼吸神经元，以随意调节呼吸运动和保证呼吸运动相关活动的完成，包括一定程度的随意屏气或加深加快呼吸、说话、唱歌、哭笑、咳嗽、吞咽和排便等。在脊髓前外侧索下行的自主呼吸通路受损后，自主节律性呼吸运动出现异常甚至停止，但患者仍可进行随意呼吸，此类患者如果不通过人工呼吸机维持肺通气，一旦患者入睡，呼吸运动就会停止。"植物人"患者可进行自主呼吸运动，但对呼吸运动的随意调节能力丧失。故根据这种呼吸的中枢控制特点，将其分为自主呼吸和随意呼吸。

此外，还根据其他的分类标准，将呼吸分为不同的类型。例如，根据呼气肌是否参与，将呼吸分为平静呼吸和用力呼吸。平静呼吸时，正常人的呼吸运动平稳而均匀，每分钟 12～18 次，吸气和呼气分别由吸气肌收缩和舒张引起，因而认为吸气是主动过程而呼气是被动过程。用力呼吸时，吸气和呼气均需要呼吸肌（和呼吸辅助肌）的主动收缩，故吸气和呼气都是主动过程，其能量消耗远大于平静呼吸。又如，根据参与的主要呼吸肌不同，将呼吸运动分为腹式呼吸和胸式呼吸两种基本类型。呼吸时以膈肌收缩和舒张为主，表现为腹部的起伏，称为腹式呼吸（abdominal breathing）；以肋间外肌收缩和舒张为主，表现为胸廓的起伏，则称为胸式呼吸（thoracic breathing）。一般情况下，正常成人的呼吸运动呈胸腹式混合呼吸,可出现以其中的某一类型为主。

四、肺通气功能的评价

肺通气过程受到呼吸中枢控制下的呼吸肌活动、肺和胸廓的弹性特征以及气道阻力等多种因素的影响。呼吸肌麻痹、肺和胸廓的弹性变化以及气胸等引起肺的扩张受限,可发生限制性通气不足(restrictive hypoventilation);而支气管平滑肌痉挛、气道内腺体分泌过多或异物以及气道外肿瘤压迫等,可引起气道口径减小或呼吸道阻塞,出现阻塞性通气不足(obstructive hypoventilation)。肺通气功能的测定,不仅可明确是否存在肺通气功能障碍及其障碍程度,还能鉴别肺通气功能降低的类型。常用的评价肺通气功能的指标包括肺容积和肺容量、肺通气量以及呼吸功等。

(一)肺容积和肺容量

肺容积和肺容量是以一次呼吸活动的相关指标对肺通气功能进行的评价。肺容积(pulmonary volume)是指肺内气体的容积,包括潮气量、补吸气量、补呼气量和余气量(图5-10)。四种肺容积之和等于肺总量。肺容积中的两者或两者以上的联合气体量称为肺容量(pulmonary capacity)。肺容量包括深吸气量、深呼气量、功能余气量和肺活量等。除余气量、功能余气量和肺总量外,其他指标都可以用肺量计(又叫肺功能仪)直接记录。

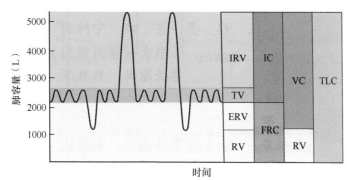

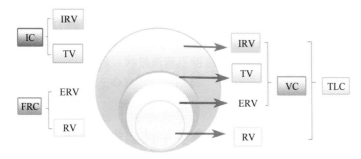

图5-10 肺容积和肺容量

上图为肺量计记录的呼吸曲线及肺容积和肺容量指标,下图为各肺容积与相关肺容量指标的关系;ERV. 补呼气量;FRC. 功能余气量;IC. 深吸气量;IRV. 补吸气量;RV. 余气量;TLC. 肺总量;TV. 潮气量;VC. 肺活量

1. 潮气量 呼吸过程中,每次吸入或呼出的气体量为潮气量(tidal volume,TV)。它受呼吸肌舒缩的强度、胸廓和肺的弹性特征以及机体代谢水平等的调节。正常成人平静呼吸时,潮气量400~600ml,平均约500ml。运动时,潮气量增大,最大可接近肺活量。

2. 补吸气量和深吸气量 平静吸气末,再尽力吸气所能吸入的气体量为补吸气量(inspiratory reserve volume,IRV)。正常成人补吸气量1500~2000ml。从平静呼气末作最大吸气时所能吸入的气体量为深吸气量(inspiratory capacity,IC),它是潮气量与补吸气量之和。补吸气量和深吸气量反映吸气的储备量,是衡量最大通气潜力的重要指标。胸廓、胸膜、肺组织和呼吸肌等发生病变时,可使其减少而降低最大通气潜力。

3. 补呼气量和深呼气量 平静呼气末,再尽力呼气所能呼出的气体量为补呼气量(expiratory reserve volume,ERV)。正常成人补呼气量900~1200ml。从平静吸气末作最大呼气时所能呼出的气体量为深呼气量(expiratory capacity,EC),它是潮气量与补呼气量之和。补呼气量和深呼气量反映呼气的储备量。

4. 余气量和功能余气量 最大呼气末尚存留于肺内，不能再呼出的气体量为余气量（residual volume，RV）。正常成人余气量 1000～1500ml。余气量远大于肺的自然容积（约 500ml），说明即使在最大呼气末，肺也处于一定程度的扩张状态。细支气管特别是呼吸性细支气管在最大呼气末关闭，气体不能完全流出，这是余气量存在的重要原因。余气量的存在可避免肺泡发生塌陷，而肺泡一旦塌陷，需要极大的跨肺压才能使之再扩张。平静呼气末尚存留于肺内的气体量为功能余气量（functional residual capacity，FRC），它是余气量与补呼气量之和，正常成人约 2500ml。功能余气量的生理意义是缓冲呼吸过程中肺泡气 PO_2 和 PCO_2 的变化幅度。功能余气量在肺气肿时增加，肺实质性病变时减小，而在小气道疾病时可正常。余气量与功能余气量常呈一致性变化，但在限制性肺疾病时余气量减少较功能余气量轻微，在小气道疾病时余气量可略增加而功能余气量不变。

5. 肺活量和用力肺活量 尽力吸气后再尽力呼气，从肺内所能呼出的最大气体量为肺活量（vital capacity，VC），它是补吸气量、潮气量与补呼气量之和。肺活量有较大的个体差异，与身材、性别、年龄、体位和呼吸肌收缩力等因素有关，正常成年男性约 3500ml，女性约 2500ml。肺活量测定方法简单，重复性好，可反映一次通气的最大能力，是评价肺通气功能的常用指标。但是肺活量仅单纯考虑量的大小，而没有将完成该过程的时间考虑在内。因此，临床上进一步采用用力肺活量（forced vital capacity，FVC）来评价肺通气功能。用力肺活量是指在一次最大吸气后，尽力尽快呼气所能呼出的最大气体量，也曾被称为时间肺活量（timed vital capacity，TVC）。在实际测量用力肺活量过程中，常测出第 1s、2s 和 3s 末用力呼气量（forced expiratory volume，FEV），分别称为 1s 用力呼气量（forced expiratory volume during the first second，FEV_1）、2s 用力呼气量和 3s 用力呼气量。为排除肺容量对用力呼气量的影响，常用用力呼气量占用力肺活量的百分数来表示。正常时，1s、2s 和 3s 用力呼气量约占用力肺活量的 80%、96% 和 99%。1s 用力呼气量约占用力肺活量的百分数，即 FEV_1/FVC，在临床上最为常用，可用于鉴别限制性肺疾病和阻塞性肺疾病（图 5-11）。例如，在肺纤维化等限制性肺疾病患者，FEV_1 和 FVC 均下降，但 FEV_1/FVC 可正常甚至超过 80%；而在哮喘等阻塞性肺疾病患者，FEV_1 的降低比 FVC 更明显，因而 FEV_1/FVC 也变小。由此可见，用力肺活量比肺活量能更好地反映肺组织的弹性状态和气道通畅程度等肺通气功能状况。基于用力肺活量曲线，还可以计算出最大呼气中段流量（maximal mid-expiratory flow curve，MMEF），它是用力肺活量曲线中用力呼出 25%～75% 气体过程中的平均流量，即将用力呼出的气体容积分为 4 等份，其中间呼出气体容积（25%～75%）除以该段呼气所需时间。最大呼气中段流量可以准确反映气道阻塞程度，是小气道功能评价的最佳指标。

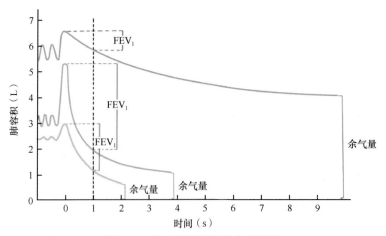

图 5-11 用力肺活量和用力呼气量

上、中和下线分别为阻塞性肺疾病患者、正常人和限制性肺疾病患者的用力肺活量曲线，FEV_1 示 1s 用力呼气量

6. 肺总量 肺所能容纳的最大气体量为肺总量（total lung capacity，TLC），它是潮气量、补吸气量、补呼气量和余气量之和。其大小因性别、年龄、身材、运动锻炼情况和体位改变等因素而异，成年男性平均约 5000ml，成年女性约 3500ml。在限制性通气不足时肺总量降低。

（二）肺通气量和肺泡通气量

肺通气量和肺泡通气量是反映单位时间（1min）的肺通气功能指标。

1. 肺通气量 每分钟吸入或呼出的气体总量为肺通气量（pulmonary ventilation），它等于潮气量乘以呼吸频率。正常成人平静呼吸时，呼吸频率为 12 ~ 18 次 /min，潮气量约 500ml，此时的肺通气量（平静肺通气量）为 6 ~ 9L/min。

肺通气量随性别、年龄、身材和活动量等因素的不同而有差异，在劳动或运动时，肺通气量增大。在尽力作深而快的呼吸时，每分钟所能吸入或呼出的最大气体量为最大随意通气量（maximal voluntary ventilation），一般可达 150L，约是平静肺通气量的 25 倍。最大随意通气量反映单位时间内充分发挥肺通气的全部能力所能达到的通气量，是估计一个人能进行多大运动量的生理指标之一。肺或胸廓顺应性降低、呼吸肌收缩力减弱或气道阻力增大等因素均可降低最大随意通气量。另外，还常用通气储量百分比作为通气功能的储备能力指标，通气储量百分比是指最大随意通气量与平静肺通气量之差占最大随意通气量的百分比，其正常值等于或大于 93%。

2. 无效腔与肺泡通气量 每次吸入的气体，一部分将留在鼻或口与终末细支气管之间的呼吸道内，这部分气体不参与肺泡与血液之间的气体交换，故将这部分呼吸道的容积称为解剖无效腔（anatomical dead space）。一般体型（体重 70kg）的正常成人，解剖无效腔的容积约 150ml。进入肺泡的气体，也可因血流在肺内分布不均等原因而未能都与血液进行气体交换，未能发生交换的这一部分肺泡气体容积称为肺泡无效腔（alveolar dead space）。肺泡无效腔与解剖无效腔一起合称生理无效腔（physiological dead space）。健康人平卧时，生理无效腔接近于解剖无效腔。

由于无效腔的存在，每次吸入的新鲜空气并不能都参与肺部的气体交换，为了反映单位时间参与肺换气的这部分气体的情况，常以肺泡通气量（alveolar ventilation）作为评价指标。肺泡通气量指每分钟吸入肺泡的新鲜空气量，等于潮气量和无效腔气量之差乘以呼吸频率。平静呼吸时的潮气量约 500ml，无效腔约 150ml，则每次吸入肺泡的新鲜空气量约 350 ml。因此，以一次呼吸为例，吸入气是无效腔内肺泡气（前次呼气存留的，约 150ml）与大气（约 350ml）的混合气体，而且吸入气在呼吸道内会被水蒸气饱和；同理，呼出气实质是无效腔内的大气（前次吸气存留的，约 150ml）和肺泡气（约 350ml）的混合气体。又由于功能余气量约 2500ml，则平静呼吸时，每次呼吸仅更新肺泡内约 1/8 的气体。也正是由于功能余气量的稀释作用，吸气时，不会因为新鲜空气的进入而使肺内 PO_2 变得太高和 PCO_2 降得太低；同理，呼气时肺泡气的 PO_2 和 PCO_2 则不会分别太低和太高。因此，功能余气量使肺泡气的 PO_2 和 PCO_2 不随呼吸而发生大幅度波动，有助于维持肺泡气和动脉血液的 PO_2 和 PCO_2 相对稳定，有利于肺换气过程。潮气量减少或功能余气量增加，均可使肺泡气体的更新率降低，不利于肺换气。

此外，潮气量和呼吸频率的变化对肺通气量和肺泡通气量有不同的影响。在潮气量减半和呼吸频率加倍或潮气量加倍而呼吸频率减半时，肺通气量保持不变，但是肺泡通气量却发生明显变化（表 5-1）。

表 5-1 不同呼吸频率和潮气量时的肺通气量和肺泡通气量

呼吸频率（次 /min）	潮气量（ml）	肺通气量（ml/min）	肺泡通气量（ml/min）
16	500	8000	5600
8	1000	8000	6800
32	250	8000	3200

从表 5-1 可以看出，就肺与外界的气体交换效率而言，浅而快的呼吸是不利的；深而慢的呼吸可以增加肺泡通气量，效率更高。因此，肺泡通气量是评价肺通气效率很好的指标。只是，加深呼吸在增加通气效率的同时也会增加呼吸做功，故只有一定程度的深慢呼吸，消耗的能量才较少而肺泡通气量较大。但临床上在某些情况下，如配合支气管镜检和治疗呼吸衰竭等，常使用一种特殊形式的人工通气，采用接近或低于解剖无效腔的脉动气流，通过细套管向气道内高速喷射气流，其频率可达每分钟 60 ~ 100 次或更高，此即高频通气。高频通气的潮气量小于解剖无效腔，却仍可保持有效的肺通气和肺换气，其原理和机制尚不完全清楚，目前认为可能与气体对流的加强及气体分子扩散加速等有关。

（三）呼吸功

呼吸功（work of breathing）是指在呼吸过程中，呼吸肌克服肺通气阻力实现肺通气所做的功，常用呼吸时的跨壁压变化与肺容积变化的乘积进行计算。正常成人呼吸功很小，呼吸耗能仅占全身总耗能的3%～5%。剧烈运动情况下，呼吸功增加，疾病导致的肺通气阻力增大也可使呼吸功增加。

（四）其他

临床上还常用最大呼气流量-容积曲线和支气管激发试验等指标，协助诊断前述常用指标不易发现的小气道异常和气道高反应性。由于小气道的气道阻力小，仅约占总气道阻力的10%，因而常规肺通气功能检查不易发现异常。让受试者尽力吸气后，尽力尽快呼气至余气量，并同步记录呼出的气量和流速，绘制成最大呼气流速随肺容积变化而变化的关系曲线，称为最大呼气流速-容积（maximum expiratory flow volume，MEFV）曲线，其中的横坐标肺容积变化常用肺容积所占肺活量的百分比（%肺活量）表示。50%肺活量和25%肺活量时的呼气瞬时流量，即V_{max50}和V_{max25}，在临床上常作为诊断小气道功能的重要指标。小气道功能障碍时，V_{max50}和V_{max25}以及V_{max50}/V_{max25}均显著降低（图5-12）。支气管激发试验是测定气道反应性的一种方法，该试验是用某种刺激，使支气管平滑肌收缩，再行肺功能检查，依据检查结果的相关指标判断气管狭窄的程度，借以判定气道的反应性。对于无症状、症状缓解期或可疑哮喘患者，支气管激发试验阳性可确定诊断。

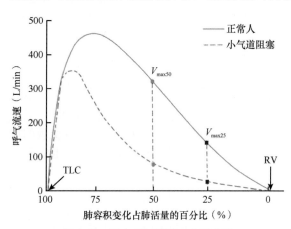

图 5-12 最大呼气流速-容积曲线

TLC 为肺总容量；RV 为余气量；V_{max50} 为50%肺活量时的呼气瞬时流量；V_{max25} 为25%肺活量时的呼气瞬时流量

第二节 肺换气和组织换气

由于吸入气、呼出气、肺泡气和外界大气的PO_2和PCO_2不同（图5-13），肺通气所导致的外界

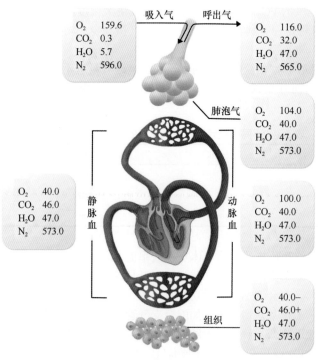

图 5-13 血液及组织气体分压变化

图中的数字表示各部位气体的分压值（mmHg）；40.0– 和46.0+ 表示在组织细胞代谢较高时，PO_2可低于40.0，PCO_2可高于46.0

大气与肺泡气之间相互地流动，为肺换气和组织换气过程能持续不断地进行奠定了基础。肺换气和组织换气在原理上具有相似性，既包括 O_2 和 CO_2 在肺泡气、血液、组织间液和细胞内液间的气体扩散过程，也包括它们在血液中的结合和解离释放过程。

一、氧和二氧化碳在血液中的存在形式

血液是气体交换的媒介，O_2 和 CO_2 在血液中以物理溶解和化学结合两种形式存在，以后者为主要。由于动静脉血中 O_2 和 CO_2 的总含量以及两种形式各自的含量都不相同（表 5-2），血液在肺和组织之间循环往复地流动，使 O_2 得以由肺运送到组织细胞而 CO_2 由组织细胞运送至肺。

表 5-2 血液中氧和二氧化碳的含量（ml/100ml 血液）

	动脉血			混合静脉血		
	物理溶解	化学结合	合计	物理溶解	化学结合	合计
O_2	0.31	20.0	20.31	0.11	15.2	15.31
CO_2	2.53	46.4	48.93	2.91	50.0	52.91

（一）氧在血液中的存在形式

血液中以物理溶解形式存在的 O_2 量仅约占血液总 O_2 量的 1.5%。气体 O_2 可溶解于水，血浆、组织间液和细胞内液都是水溶液，因而 O_2 能以物理溶解形式存在于其中。溶解在液体中的气体形成液体中气体的分压，它是溶解于液体中的某气体分子从液体中逸出的力，也称为气体的张力。当气体与液体表面接触时，由于气体分子的扩散运动，很快就有一定数量的气体分子溶解于液体内，而溶解在液体中的气体分子又不断从液体中逸出。若靠近液面某气体的分压高于或低于液体中该气体的分压，则气体净扩散的方向分别是进入液体或从液体中逸出，直至液体内气体的分压等于靠近液面的该气体的分压，二者达动态平衡。由此可知，O_2 在血液中溶解的量与分压成正比，动脉血液中的 PO_2 比静脉血高，以溶解形式存在的 O_2 较多（表 5-2）。另外，血液中溶解 O_2 的量还与它在血液中的溶解度有关。

血液中以化学结合形式存在的 O_2 是氧合血红蛋白（oxyhemoglobin，HbO_2），由红细胞内的血红蛋白分子与 O_2 结合形成，约占血中总 O_2 含量的 98.5%。血红蛋白是由四个亚单位构成的四聚体，由一个珠蛋白和四个血红素（又称亚铁原卟啉）组成。每个珠蛋白有四条多肽链，每条多肽链与一个血红素相连接构成血红蛋白的单体或亚单位，每个血红素基团中心的 Fe^{2+} 是血红蛋白与 O_2 分子结合的重要条件。因此，每个血红蛋白分子上有四个 O_2 分子结合的位点，一分子的血红蛋白最多可结合四分子的 O_2。基于血红蛋白的上述特点，血红蛋白的量和性质都直接影响血液中化学结合形式的 O_2。例如，贫血引起血液中血红蛋白分子数量显著低于正常，亚硝酸盐中毒血红蛋白分子中的 Fe^{2+} 氧化成 Fe^{3+} 使血红蛋白失去结合 O_2 的能力，或者是 CO 中毒导致 O_2 与血红蛋白结合位点易被 CO 占据，均可导致血液中化学结合的 O_2 显著减少。

（二）二氧化碳在血液中的存在形式

在血液中，物理溶解的 CO_2 约占血液中总 CO_2 量的 5%。与 O_2 相同，血液中物理溶解的 CO_2 形成 PCO_2。因动脉血液中的 PCO_2 比静脉血低，以溶解形式存在的 CO_2 较少。另外，由于 CO_2 在血液中的溶解度远大于 O_2，故溶解于血液中的 CO_2 量明显多于 O_2（表 5-2）。

血液中化学结合的 CO_2 包括碳酸氢盐和氨基甲酰血红蛋白等形式，约占血液中 CO_2 总量的 95%。碳酸氢盐是 CO_2 在血中的最主要形式，约占血液中 CO_2 总量的 88%，主要是以血浆中碳酸氢钠的形式存在。碳酸氢盐是由 CO_2 与 H_2O 发生化学反应产生。值得注意的是，"$CO_2+H_2O \longleftrightarrow H_2CO_3 \longleftrightarrow HCO_3^- + H^+$"这一化学反应过程需要碳酸酐酶（carbonic anhydrase，CA），由于碳酸酐酶在血浆中缺乏而在红细胞内活性高，因此这一化学反应过程主要发生在红细胞内，其产物 HCO_3^- 再转运出红细胞而存在于血浆中。氨基甲酰血红蛋白（carbamino- hemoglobin）则是由 CO_2 与红细胞内 Hb 分子的氨基结合形成，约占血液中 CO_2 总量的 7%。

二、肺 换 气

肺换气实现肺泡气与肺毛细血管血液之间的气体交换，其结果是 O_2 自肺泡气进入肺泡周围毛细血管内血液中，称之为 O_2 的入血；而 CO_2 自血液中释放到肺泡，称之为 CO_2 的逸出。气体在不同部位间发生定向净移动的基本机制是扩散，它是分子热运动的结果。在肺部发生的气体扩散过程使血液中 PO_2 升高而 PCO_2 降低，气体分压的变化不仅直接改变了溶解在血液中的气体量，还决定该气体化学结合反应的方向，而且化学结合形式的气体只有转变成物理溶解形式以提高气体在血液中的分压，才能够真正实现气体的交换。因此，血液中以物理溶解形式存在的 O_2 和 CO_2 虽然很少，但很重要。在肺换气时的 O_2 入血和 CO_2 逸出，既包括以气体分压差为基础的气体扩散过程，也包括血液中 O_2 的结合和 CO_2 的解离释放。

（一）肺泡与肺毛细血管血液间经呼吸膜的气体扩散

肺换气过程中，O_2 是从肺泡气中扩散入血，而 CO_2 扩散的方向则正好相反。因 O_2 和 CO_2 扩散的原理是相同的，故下文主要从气体扩散的过程、功能评价以及影响因素三个方面对肺换气进行阐述。

1. 气体扩散过程　要实现 O_2 和 CO_2 在肺泡气与流动在肺泡周围毛细血管中血液之间的扩散，必须满足两个基本的条件：一是位于这两个部位间的结构必须对 O_2 和 CO_2 具有通透性；二是具有使 O_2 和 CO_2 发生定向扩散的推动力，即两个部位间存在 O_2 和 CO_2 的分压差。

位于肺泡和肺泡间质血管间的结构为呼吸膜。呼吸膜对 O_2 和 CO_2 具有极高的通透能力，传统认为这与 O_2 和 CO_2 具有高脂溶性能顺利通过脂质双层有关。近期的研究还认为，细胞膜上存在 I 型水通道蛋白、Rh 蛋白和尿素转运体 B 等气体通道，它们在气体通过呼吸膜过程中也起着十分重要的作用。呼吸膜有六层结构，从肺泡腔向血管腔依次为含肺表面活性物质的液体层、肺泡上皮细胞层、上皮基底膜层、肺泡上皮和毛细血管壁之间的间隙（基质层）、毛细血管基膜层以及毛细血管内皮细胞层（图 5-14）。呼吸膜很薄，平均总厚度约 0.5μm，甚至在某些部位缺如基质层，呼吸膜厚度只有约 0.2μm，使气体更易于扩散通过呼吸膜。

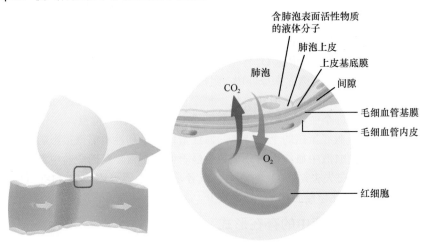

图 5-14　呼吸膜结构

在呼吸膜对 O_2 和 CO_2 具有高通透性的前提下，两个区域之间的分压差是它们扩散的动力并决定其方向。扩散的结果是该气体分子从分压高处向分压低处发生净移动，分压差越大，气体的扩散速率就越快。如图 5-13 所示，肺泡气中 PO_2 和 PCO_2 分别约 104mmHg 和 40mmHg，而流动在肺泡周围毛细血管的血液是来源于右心和肺动脉的全身混合静脉血液，PO_2 约 40mmHg 和 PCO_2 约 46mmHg。在肺泡气和肺毛细血管血液之间，存在 PO_2 和 PCO_2 的分压差。因此，在分压差的作用下，以单纯扩散或经气体通道扩散的方式，O_2 从 PO_2 较高的肺泡气经呼吸膜进入 PO_2 较低的肺毛细血管内血液。CO_2 则从 PCO_2 较高的肺毛细血管内混合静脉血经呼吸膜进入 PCO_2 较低的肺泡气。在肺换气过程中，肺毛细血管内血液 PO_2 逐渐上升，PCO_2 逐渐降低，最后分别接近肺泡气的 PO_2 和 PCO_2 水平，即分别约为 100mmHg 和 40mmHg。另外，肺泡气因 O_2 的扩散入血和 CO_2 的加入本应出现 PO_2 和 PCO_2 分别下降和升高，但肺通气过程适时和适量对肺泡气进行更新，使其 PO_2 和 PCO_2 基本保持不变。简言之，肺换气的结果是：来源于肺动脉的全身混合静脉血液，在肺泡周围毛细血管中变为动脉血，随后汇入肺静脉而回流至左心房；肺泡气则因同时存在的肺通气而维持其成分组成的相对稳定。

在生理情况下，血液和肺泡气之间 O_2 和 CO_2 的扩散速度很快，均不到 0.3s 便可达到扩散平衡。血液流经肺毛细血管的时间通常约 0.7s，由此推算，肺换气过程基本上是在肺毛细血管前 1/3 段完成的。这也提示肺换气功能从时间和空间方面都还有较大储备。

2. 气体扩散效能的评价　气体扩散速率（diffusion rate，D）常被用于评价气体的扩散能力，肺扩散容量（diffusing capacity of lung，DL）则常用于评价肺换气过程中气体通过呼吸膜的能力。

（1）气体扩散速率：气体扩散速率是单位时间内气体扩散的容积。根据 Fick 弥散定律，气体在通过薄层组织时，气体扩散速率与组织两侧的气体分压差（ΔP）及扩散面积（A）成正比，还与组织环境的温度（T）成正比，但与扩散距离即组织的厚度（d）成反比。在人体，体温相对恒定，故温度因素可忽略不计。在温度恒定时，气体分压差越大，扩散面积越大，扩散距离越短，气体的扩散速率越快。另外，根据 Graham 定律，气体扩散速率与分子量（MW）的平方根成反比，即质量轻的气体扩散较快。如果扩散发生于气相和液相之间，则气体扩散速率还与气体在溶液中的溶解度（solubility，S）成正比，即气体的溶解度越大，扩散速率越快。溶解度是单位分压下溶解于单位容积溶液中的气体量，一般以 1 个大气压，38℃时，100ml 液体中溶解的气体的毫升数来表示。而溶解度与分子量的平方根之比称为扩散系数（diffusion coefficient），它取决于气体分子本身的特性。气体扩散速率与该气体的扩散系数是成正比的。由于 CO_2 在血浆中的溶解度（51.5）约为 O_2 的（2.14）24 倍，CO_2 的分子量（44）略大于 O_2 的分子量（32），故 CO_2 的扩散系数是 O_2 的约 20 倍。由此可见，肺换气过程中，CO_2 的扩散能力明显强于 O_2。总结上述决定气体扩散速率的因素用公式表示如下：

$$D \propto \frac{\Delta P \cdot T \cdot A \cdot S}{d \cdot \sqrt{MW}} \qquad (5\text{-}3)$$

（2）肺扩散容量：肺扩散容量（D_L）是指在单位分压差（1mmHg）的作用下，每分钟通过呼吸膜扩散的气体的毫升数。正常成人安静时，O_2 的 D_L 约 20ml/(min·mmHg)，CO_2 因扩散系数约为 O_2 的 20 倍，故其 D_L 是 O_2 的约 20 倍。值得注意的是，由于在肺部换气过程中，O_2 分压差约为 60mmHg，而 CO_2 分压差仅约为 6mmHg，故实际上 CO_2 扩散速度约为 O_2 的 2 倍。运动状态时，肺毛细血管的血流量和肺通气量均增加，肺血流的不均匀分布得到改善，使参与肺换气的有效扩散面积增加，导致 D_L 增大。在有些肺部疾病，因有效扩散面积减小或扩散距离增加而使 D_L 降低。

3. 影响气体扩散效能的因素　前文已提及，气体分压差、扩散面积、扩散距离、温度和扩散系数等因素均可影响气体扩散速率，从而影响肺换气过程。但正常人在海平面，气体分压差是相对稳定的，O_2 和 CO_2 气体分子的扩散系数是恒定的，人的体温也是稳定的，因此，影响气体扩散速率的主要因素就是扩散距离和扩散面积。另外，肺通气/血流比值对肺换气的影响也非常重要。

（1）气体扩散距离：气体扩散速率与扩散距离是反比关系。正常情况下，呼吸膜很薄，使气体易于扩散通过呼吸膜。另外，肺毛细血管平均直径约 5μm，比红细胞直径小，使红细胞需要变形挤压才能通过肺毛细血管，红细胞膜通常能直接接触到毛细血管壁，因此，O_2 或 CO_2 几乎不必经过血浆层就可到达红细胞或进入肺泡，使气体的扩散距离明显缩短，交换速度更快。任何原因导致的呼吸膜厚度增加，都会因扩散距离增大而影响肺换气。例如，肺纤维化和肺水肿等可增加肺泡上皮和毛细血管壁之间间隙的厚度，使呼吸膜增厚，气体扩散速率降低，导致完成肺换气所需时间延长。由于气体在血液和肺泡间扩散有时间储备，只要能够在血液流过肺泡周围毛细血管的过程中（约 0.7s）及时地完成气体交换，患者可不表现出换气功能障碍，肺扩散容量正常，但此时肺换气储备能力已明显下降；若完成交换所需时间过度延长，致使血液流过肺泡周围毛细血管时仍没能完成肺换气过程，则出现肺扩散容量减少。在需要肺换气加强尤其在运动状态时，由于血流加速，气体在肺部的交换时间缩短，呼吸膜增厚或扩散距离增加对肺换气的影响便更加明显。

（2）呼吸膜的面积：气体扩散速率与扩散面积成正比关系。正常成人两肺的总扩散面积可达 70m²，而整个肺毛细血管内的总血量仅 60～140ml。由此可见，血液层很薄，这使气体扩散的距离很短，便于气体扩散。

在安静状态下，用于气体扩散的呼吸膜面积只有约 40m²，因此呼吸膜具有相当大的储备面积。

当处于运动状态时，由于单位时间内进入肺循环的血量增加，肺毛细血管开放的数量和开放程度均增加，扩散面积大大增加。在肺不张、肺实质性病变、肺气肿、肺叶切除或肺毛细血管关闭和阻塞等疾病情况下，呼吸膜的扩散面积明显减小，进而影响肺换气功能。

（3）肺通气／血流比值：肺泡与肺毛细血管血液间的气体扩散效能与肺通气和肺血流量的匹配程度密切相关。每分钟肺泡通气量（$\dot{V}_A$）和每分钟肺血流量（$\dot{Q}$）之间的比值称为肺通气／血流比值（pulmonary ventilation-perfusion ratio，$\dot{V}_A/\dot{Q}$）。只有适宜的 $\dot{V}_A/\dot{Q}$ 才能实现最高扩散效能和最佳肺换气。正常成人平静呼吸时，肺泡通气量约 4.2L/min，肺血流量约 5L/min，全肺的 $\dot{V}_A/\dot{Q}$ 约为 0.84。人在直立位时，因为重力等因素的作用，肺各部位的 $\dot{V}_A/\dot{Q}$ 并不相同：肺尖部肺泡通气量和血流量均较低，但因血流量受重力影响更大，血流量降低更显著，故肺尖部 $\dot{V}_A/\dot{Q}$ 较大，可高达 3.3；肺底部肺泡通气量和肺毛细血管血流量均较高，但血流量的增加更显著，故肺底部的 $\dot{V}_A/\dot{Q}$ 较小，可低至 0.63（图 5-15）。

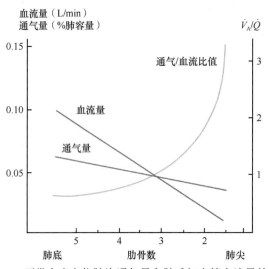

图 5-15　正常人直立位肺泡通气量和肺毛细血管血流量的分布

$\dot{V}_A/\dot{Q}$ 示肺通气／血流比值

如果 $\dot{V}_A/\dot{Q}$ 增大，即通气过剩或血流量相对不足，意味着部分肺泡气体未能与血液进行气体交换，这部分进入肺泡的气体是无法发挥作用而被浪费掉的，故肺泡无效腔增大。反之，若 $\dot{V}_A/\dot{Q}$ 下降，即通气不足或血流量相对过多，则意味着部分血液流经肺泡时，未能与肺泡气之间发生气体交换，这部分未经肺换气的血液犹如未流经肺毛细血管进行换气，而是肺动脉内的静脉血液直接掺入到肺静脉内的动脉血液中，故称其为功能性动 - 静脉短路或功能性分流。就整体而言，无论 $\dot{V}_A/\dot{Q}$ 是增大还是减小，均妨碍气体扩散的效能。在健康人，由于呼吸膜面积远远超过肺换气的实际需要，故虽肺局部存在 $\dot{V}_A/\dot{Q}$ 异常，但整体 $\dot{V}_A/\dot{Q}$ 正常，仍能保证肺换气的正常进行。在肺气肿患者，由于许多细支气管发生阻塞和肺泡壁被破坏，$\dot{V}_A/\dot{Q}$ 增大或减小的情况都可能出现，致使肺换气效能受到极大影响，这是造成肺换气功能异常最常见的原因。在整体 $\dot{V}_A/\dot{Q}$ 出现异常的情况下，机体会出现缺氧和 CO_2 潴留，其中，缺氧更为明显，原因在于：① CO_2 的扩散系数是 O_2 的 20 倍，所以 CO_2 扩散比 O_2 快，不易潴留；②动、静脉血液之间 PO_2 差远大于 PCO_2 差，所以发生功能性动 - 静脉短路时，动脉血 PO_2 下降的程度大于 PCO_2 升高的程度；③动脉血 PO_2 下降和 PCO_2 升高均可以刺激呼吸，增加肺泡通气量，有助于 CO_2 的排出，却几乎无助于 O_2 的摄取，这与氧解离曲线和二氧化碳解离曲线的不同特点有关（见下述）。

另外，肺本身具有调节局部 $\dot{V}_A/\dot{Q}$ 的能力。在通气不良的肺泡，由于气体更新有限或无更新，肺泡内气体的 PO_2 较低，这会引起供应相应肺泡血液的肺动脉分支收缩，使相应肺泡的肺毛细血管血流减少，较多的血液流向通气良好的肺泡，有利于气体交换。但当长期在高原环境中生活时，由于空气中的 PO_2 一直较低，使肺动脉及其分支发生广泛而持久的收缩，从而导致肺动脉高压。

（二）肺泡气中氧入血的过程

肺通气使肺泡气维持较高的 PO_2，在分压差的推动下，O_2 由肺泡气扩散进入肺泡周围毛细血管的血液，首先使溶解于血浆的 O_2 增多和 PO_2 提高，由于红细胞膜对 O_2 的高通透性，继而通过同样的扩散过程，提高物理溶解于红细胞胞浆内的 O_2 量和 PO_2，随后红细胞内物理溶解的 O_2 不断与 Hb 结合转变成为 HbO_2。鉴于 O_2 扩散过程已在上文中详述，故以下主要阐述红细胞内发生的 O_2 与 Hb 的化学结合。

1. 氧与血红蛋白结合的过程 HbO_2 是人血液中主要的 O_2 存在形式。O_2 与 Hb 的结合反应是不需酶催化、快速和可逆的，故将这一反应简单表示为：$O_2 + Hb \rightleftharpoons HbO_2$。反应式中的 Hb 是未与 O_2 结合的，又称为去氧 Hb 或脱氧 Hb。O_2 与去氧 Hb 上血红素中的 Fe^{2+} 发生结合，Fe^{2+} 与 O_2 结合后仍保持 2 价，故 O_2 与 Hb 的结合是氧合（oxygenation）而不是氧化（oxidation）。在氧化剂如亚硝酸盐的作用下，血红素中的 Fe^{2+} 可被氧化成 Fe^{3+}，形成失去结合 O_2 能力的高铁血红蛋白。

红细胞内物理溶解的 O_2 增多和 PO_2 提高，使化学反应"$O_2 + Hb \rightleftharpoons HbO_2$"中的反应物 O_2 增多，反应向右进行，增加红细胞中 HbO_2 量，同时也降低红细胞内物理溶解的 O_2 和 PO_2，故肺泡气和血液间的 O_2 分压差推动肺泡气中的 O_2 不断向血液中扩散并溶解于其中，进而逐渐变为 HbO_2，直至血液和肺泡气的 PO_2 相等，此时，血液中物理溶解形式的 O_2 转化为 HbO_2 的化学反应也达到平衡。至此，肺换气过程中的 O_2 的入血才真正完成（图 5-16）。肺换气使血液 PO_2 升高，物理溶解的 O_2 和 HbO_2 均增多，血液中 O_2 的总含量显著增加。于是，肺动脉内含 O_2 较少的静脉血，在流经肺泡毛细血管时，变成了富含 O_2 的动脉血后汇入肺静脉。

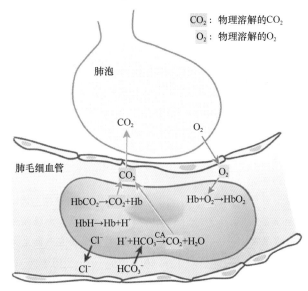

图 5-16 肺换气过程中 CO_2 的逸出和 O_2 的入血过程

CA 示碳酸酐酶

2. 评价氧与血红蛋白结合的指标 为评价 Hb 与 O_2 结合的最大能力和实际结合情况，常用 Hb 氧容量（oxygen capacity）、Hb 氧含量（oxygen content）和 Hb 氧饱和度（oxygen saturation）等指标，这些指标也是临床血气分析检测的重要内容。

Hb 氧容量是指 100ml 血液中 Hb 所能结合的最大 O_2 量。由于每个 Hb 分子最多可结合四个 O_2 分子。在全部 Hb 分子的四个位点都与 O_2 结合，即达 100% 结合（饱和）状态时，1g Hb 可结合的最大 O_2 量为 1.39ml。由于正常状态下红细胞中还含有少量不能结合 O_2 的高铁 Hb，因此，1g Hb 实际结合的 O_2 量低于 1.39ml，通常按 1.34 ml 计算。血液中 Hb 的实际浓度因人而异，以 Hb 含量为 15g/100ml 计算，此时 Hb 氧容量为 $1.34 \times 15 \approx 20$ml/100ml 血液。100ml 血液中 Hb 实际结合的 O_2 量称为 Hb 氧含量。Hb 氧含量的多少主要由 PO_2 和 Hb 分子数决定。Hb 氧含量与 Hb 氧容量的百分比则称为 Hb 氧饱和度。Hb 氧饱和度反映的是与 O_2 结合的 HbO_2 占全部 Hb 分子的比例，主要受 PO_2 的影响。如测得 100ml 静脉血 Hb 实际的氧含量是 15ml，按上述 Hb 氧容量为 20ml 计算，Hb 的氧饱和度为 $15/20 \times 100\% = 75\%$。通常情况下，血浆中物理溶解的 O_2 极少，可忽略不计，因此，在临床上测定的 Hb 氧容量、Hb 氧含量和 Hb 氧饱和度可分别视为血氧容量、血氧含量和血氧饱和度。

3. 氧分压与血红蛋白氧饱和度的关系 以 PO_2 值为横坐标，以 Hb 氧饱和度（或氧含量）为纵坐标，绘制出 PO_2 与 Hb 氧饱和度（或氧含量）的关系曲线（图 5-17）。因为该曲线既可用于分析不同 PO_2 条件下 O_2 与 Hb 的结合状态，也可用于分析不同 PO_2 条件下 O_2 与 Hb 的解离情况，因此该曲线通常被称为氧合血红蛋白解离曲线，简称为氧解离曲线（oxygen dissociation curve）。

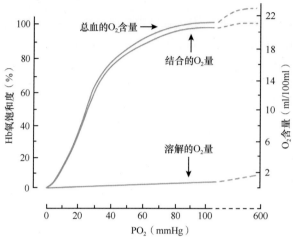

图 5-17　血液 PO_2 与 Hb 氧饱和度（或氧含量）的关系曲线

测定条件为血液 pH 7.4，PCO_2 为 40mmHg，温度为 37℃，Hb 浓度为 15g/100ml

氧解离曲线呈 S 形（sigmoid shape），Hb 氧饱和度随 PO_2 升高而升高，在曲线左侧部分（PO_2 很低时）曲线较平缓，中部曲线较陡峭，而右侧部（PO_2 较高时）曲线再次变得平缓，并可最终达到 Hb 氧饱和 100%。氧解离曲线的 S 形特征被认为与 Hb 分子变构效应有关。Hb 有紧密型（tense form，T 型）和疏松型（relaxed form，R 型）两种构型，R 型 Hb 对 O_2 的亲和力为 T 型的 500 倍。去氧 Hb 为 T 型，HbO_2 为 R 型。当 O_2 与 Hb 的 Fe^{2+} 结合后，盐键逐步断裂，Hb 分子逐渐由 T 型变为 R 型，对 O_2 的亲和力逐渐增加。也就是说，Hb 的四个亚单位无论在结合 O_2 或释放 O_2 时，彼此之间有协同效应，即一个亚单位与 O_2 结合后，由于变构效应，其他亚单位更易与 O_2 结合；反之，当 HbO_2 的一个亚单位释出 O_2 后，其他亚单位更易释放 O_2。由氧解离曲线可知，在 PO_2 逐渐升高的血液中，Hb 与 O_2 发生氧合反应，形成更多的 HbO_2；而在 PO_2 逐渐降低的血液中，HbO_2 发生解离反应释放出 O_2。因此，PO_2 的高低变化，直接决定了 Hb 与 O_2 的结合和解离。由于机体血液的 PO_2 通常不会低于 15mmHg，而混合静脉血 PO_2 通常为 40mmHg，结合曲线的形态特征，常将氧解离曲线人为分为上段（PO_2 60～100mmHg）、中段（PO_2 40～60mmHg）和下段（PO_2 15～40mmHg）。上段曲线较平坦，表明 PO_2 的变化对 Hb 氧饱和度影响不大。中段和下段曲线陡峭，以下段尤为显著，说明 PO_2 轻微变化就可显著改变 Hb 氧饱和度和氧含量。

肺泡周围的静脉血 PO_2 约为 40mmHg，而肺泡气中 O_2 顺 PO_2 差扩散入血使血液 PO_2 升高。在血液的 PO_2 约由 40mmHg 升至 60mmHg 的过程中，处于氧解离曲线的中段，血中的 Hb 氧饱和度从 75% 迅速升至 90%，每 100 ml 血中的氧含量也从约 15ml 迅速增至 18ml。氧解离曲线中段曲线较陡，说明 O_2 与 Hb 的结合较为容易，可在 PO_2 轻微升高时明显增多血氧含量，这保证了静脉血在流经肺部时快速而大量获得 O_2。随着 O_2 继续进入血液，血液 PO_2 超过 60mmHg，处于氧解离曲线的上段，Hb 氧饱和度升高速度放缓，Hb 氧饱和度从 90% 缓慢升至 97.4%，血中的氧含量也继续缓慢升高至约 20ml/100ml 血液。氧解离曲线上段较为平坦的曲线特征，有助于理解临床一些重要现象。例如高原、高空或呼吸系统疾病使吸入气或肺泡气 PO_2 下降，但只要血 PO_2 不低于 60mmHg，Hb 氧饱和度仍能高于 90%，机体无明显缺氧表现。又如，正常情况下单纯提高吸入气的 PO_2 并不能有效提高血中的氧含量。如果将肺泡吸入气 PO_2 从 100mmHg 提高到 150mmHg（增加 50%），肺毛细血管血中的 Hb 氧饱和度可达到近 100%，即 Hb 氧饱和度仅增加了 2.6%，血中的氧含量也仅增加了 0.5ml/100ml 血液。相反，因组织耗氧增加等原因致流入肺泡周围的静脉血 PO_2 低于 40mmHg 时，适当提高吸入气 PO_2，将有助于经肺换气后的血液中 PO_2、Hb 氧饱和度和血氧含量的显著升高，达到正常动脉血液的水平，从而实现机体 O_2 的消耗与供给的动态平衡。

从上述可知，肺换气过程使血液的氧含量由静脉血的约 15ml/100ml（肺毛细血管肺动脉端 PO_2 为 40mmHg）升到动脉血的约 20ml/100ml（肺毛细血管肺静脉端 PO_2 为 100mmHg），假设心输出量为 5L/min，则流经肺毛细血管的血流摄入 O_2 速率为 250ml/min。

另外，由于 HbO_2 呈鲜红色而去氧 Hb 呈紫蓝色，导致了动、静脉血液的颜色不同。静脉血因去氧 Hb 比例较高而呈暗紫色，动脉血液则因 HbO_2 比例高而呈鲜红色。当血液中去氧 Hb 含量达 5g/100ml 以上时，皮肤、黏膜就会呈浅蓝色，形成紫绀（cyanosis）。紫绀常标志着机体的缺氧，但也有例外。在红细胞增多时，Hb 总量显著增加，去氧 Hb 含量可达 5g/100ml 以上而出现紫绀，但机体并不缺 O_2。由于一氧化碳与 Hb 发生结合呈樱桃红色，血液内未结合 O_2 或一氧化碳的呈紫蓝色的去氧 Hb 含量并不高，所以，一氧化碳中毒时，机体发生严重缺氧，但并不出现紫绀而是呈樱桃红色。而严重贫血患者，因 Hb 总含量明显降低，结合 O_2 的能力显著低于正常，但去氧 Hb 含量也低，故机体缺氧但不出现紫绀。

4. 影响氧与血红蛋白结合的因素 血液的 pH、PCO_2、温度和 2,3- 二磷酸甘油酸（2,3-diphosphoglycerate，2,3-DPG）等可通过改变 O_2 与 Hb 的亲和力，使氧解离曲线位置发生偏移而影响 O_2 与 Hb 的结合。Hb 对 O_2 的亲和力通常用 P_{50} 表示。P_{50} 即 Hb 氧饱和度达 50% 时的 PO_2 值，正常值约 26.5mmHg。若 Hb 对 O_2 的亲和力降低，P_{50} 增大，需更高的 PO_2 才能使 Hb 氧饱和度达到 50%，曲线右（下）移。若 Hb 对 O_2 的亲和力增加，P_{50} 降低，较低的 PO_2 即可达到 50%Hb 氧饱和度，曲线左（上）移（图 5-18）。

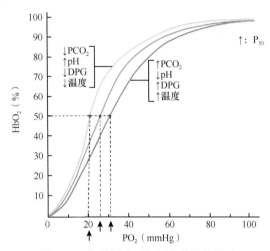

图 5-18 各种因素对氧解离曲线的影响
DPG 为 2,3- 二磷酸甘油酸；P_{50} 为 Hb 氧饱和度达 50% 时的 PO_2 值

（1）pH 和 PCO_2：pH 降低时，Hb 对 O_2 的亲和力降低，P_{50} 增大，曲线右移；pH 升高时，Hb 对 O_2 的亲和力增加，P_{50} 降低，曲线左移。H^+ 对 Hb 与 O_2 亲和力的这种影响被称为波尔效应（Bohr effect），其机制主要与不同 H^+ 浓度下 Hb 构型变化有关。H^+ 增加时，H^+ 与 Hb 多肽链上氨基酸残基结合，促进盐键形成，从而使 Hb 分子向 T 型转变，Hb 对 O_2 的亲和力降低。H^+ 下降时，H^+ 从 Hb 多肽链上释出，盐键断裂，Hb 转变为 R 型，从而增加对 O_2 的亲和力。同样，PCO_2 升高可降低 Hb 对 O_2 的亲和力，PCO_2 降低可增加 O_2 与 Hb 的亲和力。PCO_2 的影响效应主要是通过上述 pH 机制产生的间接效应。另外，CO_2 可直接结合 Hb 而影响 Hb 与 O_2 的亲和力，但该途径不占主导地位。

在肺气体交换过程中，随着 CO_2 从血液向肺泡气扩散，血液 PCO_2 随之下降，H^+ 浓度也降低（pH 升高），使 Hb 对 O_2 的亲和力增大，P_{50} 下降，曲线左移，促进 O_2 在肺毛细血管血液中与 Hb 的氧合作用，血氧含量增加。此为波尔效应在肺换气过程中的体现。

（2）温度：温度升高时，Hb 对 O_2 的亲和力降低，P_{50} 增加，曲线右移，不利于 O_2 与 Hb 的结合而有利于 HbO_2 释放 O_2。温度降低时则相反。温度对 Hb 与 O_2 亲和力的影响机制可能与 H^+ 活度有关。在肺换气过程中，局部温度波动范围小，故其对肺毛细血管血液中 O_2 与 Hb 结合的影响不占主导地位。

（3）2,3- 二磷酸甘油酸：红细胞内某些有机磷化合物可参与调节 O_2 与 Hb 的亲和力，如 2,3- 二磷酸甘油酸和 ATP 等，其中，以 2,3- 二磷酸甘油酸的作用较为显著。当 2,3- 二磷酸甘油酸浓度升高时，Hb 对 O_2 的亲和力降低，曲线右移，不利于 O_2 的结合而有利于 HbO_2 释放 O_2。2,3- 二磷酸甘油酸浓度降低时则相反。2,3- 二磷酸甘油酸对 O_2 与 Hb 亲和力的影响机制可能与其参与 Hb 的 β 链盐键形成、促使 Hb 向 T 型转变有关。此外，2,3- 二磷酸甘油酸还可以提高红细胞内的 H^+ 浓度，通过波尔效应降低 Hb 对 O_2 的亲和力。2,3- 二磷酸甘油酸是红细胞无氧糖酵解的产物。在慢性缺氧、贫血和高原低 O_2 等情况下，糖酵解加强使红细胞内 2,3- 二磷酸甘油酸增多，这不利于肺换气过程中 O_2 与 Hb 的结合。

（4）其他因素：一氧化碳和某些氧化剂等可影响 O_2 与 Hb 的结合，使肺换气过程中 O_2 的结合显著下降。一氧化碳中毒时，一氧化碳可直接占据 O_2 与 Hb 结合位点，而且因一氧化碳与 Hb 亲和力极高（约为 O_2 的 250 倍），一旦占据 O_2 与 Hb 结合位点就不易解离，从而导致肺换气过程中血液得到 O_2 的能力受到严重影响。氧化剂如亚硝酸盐等使 Hb 血红素的 Fe^{2+} 氧化为 Fe^{3+} 成为高铁 Hb，使 Hb 结合位点失去结合 O_2 的能力。而胎儿 Hb 与 O_2 的亲和力较高，可使胎儿血液流经胎盘时从母体摄取更多的 O_2。

（三）血液中二氧化碳逸出至肺泡的过程

肺通气使肺泡气维持较低的 PCO_2，血液在流经肺泡周围毛细血管时，CO_2 在分压差推动下从血液中扩散至肺泡气，故血浆中 PCO_2 降低，由于 CO_2 可以快速穿过细胞膜，红细胞内的 CO_2 顺分压差扩散出来而进入血浆中，因此，红细胞内溶解的 CO_2 和 PCO_2 也降低。随后，化学结合形式的 CO_2（包括碳酸氢盐和氨基甲酰血红蛋白）转变成为物理溶解于血液中的 CO_2，称为 CO_2 的解离。鉴于 CO_2 扩散的过程已进行详述，故以下主要阐述血液中 CO_2 的解离。

1. 二氧化碳的解离过程 碳酸氢盐和氨基甲酰血红蛋白解离释放出 CO_2 的过程都主要在红细胞内进行。

由于碳酸酐酶在血浆中缺乏而在红细胞内活性极高，故化学反应"$CO_2 + H_2O \rightleftharpoons H_2CO_3 \rightleftharpoons HCO_3^- + H^+$"主要在红细胞内发生。肺换气中，$CO_2$ 的扩散过程导致红细胞内 PCO_2 降低，也就是溶解的 CO_2 减少，该化学反应向左进行。一方面红细胞内反应物 HCO_3^- 减少，但血浆中 HCO_3^- 顺浓度梯度会经红细胞膜进入细胞以维持该反应的进行；另一方面，反应产物 CO_2 增加并溶解于红细胞内液以弥补 PCO_2 降低，不断为 CO_2 由血液扩散入肺泡气提供物质来源。最终，血液和肺泡气的 PCO_2 相等，气体的扩散达动态平衡，血液中碳酸氢盐向物理溶解形式 CO_2 转化也在新 PCO_2 下达到平衡。在此过程中，血浆中 HCO_3^- 不断进入红细胞内，为维持红细胞的电荷平衡，红细胞内 Cl^- 顺电位差转运出红细胞，这一现象称 Cl^- 转移（chloride shift）。红细胞膜上有特异的 HCO_3^- - Cl^- 逆向转运体，协助这两种离子进行跨膜交换。

因血红蛋白是红细胞内的蛋白，氨基甲酰血红蛋白的解离释放也只能在红细胞内发生。由于氧合作用是促使氨基甲酰血红蛋白迅速解离出 CO_2 的主要因素，去氧 Hb 的酸性比 HbO_2 弱，易与 H^+ 结合。因此，CO_2 与 Hb 的结合和解离反应式可表达为：$HbNH_2 + H^+ + CO_2 \rightleftharpoons HbCO_2 + O_2$。与氧合作用相似，这一化学反应也是不需要酶催化、快速和可逆的。在肺换气时，红细胞内的 PCO_2 降低和氧合作用均使该反应向左进行，氨基甲酰血红蛋白迅速解离出 CO_2，并释放出 H^+，而 Hb 与 O_2 结合的氧合作用也同时发生。这种 Hb 与 O_2 的结合有助于 CO_2 从氨基甲酰血红蛋白释放出来的现象，是霍尔丹效应（Haldane effect）在肺部的表现。正因为此效应的存在，虽然以氨基甲酰血红蛋白形式存在于血液的 CO_2 仅约占其总量的 7%，但从动脉和静脉血液的各种形式的 CO_2 含量的差计算出，在肺部排出的 CO_2 中却有 17.5% 是从氨基甲酰血红蛋白释放出来的（表 5-3）。

表 5-3　血液中各种形式 CO_2 的含量和在肺部释出量（ml/100ml 血液）以及所占百分比

	动脉血		静脉血		静脉血含量 - 动脉血含量（差值）	
	含量	（%）	含量	（%）	释出量	（%）
CO_2 总量	48.5	100.00	52.5	100.00	4.0	100.00
溶解的 CO_2	2.5	5.15	2.8	5.33	0.3	7.50
HCO_3^- 形式的 CO_2	43.0	88.66	46.0	87.62	3.0	75.00
$HbCO_2$ 形式的 CO_2	3.0	6.19	3.7	7.05	0.7	17.50

由上述可知，肺部血液中物理溶解的 CO_2 源自化学结合形式 CO_2 的解离释放，并通过气体的扩散过程不断进入肺泡气中。在正常安静状态下，一次肺换气过程使血液 CO_2 含量从 52ml/100ml（肺毛细血管肺动脉端）降至 48ml/100ml（肺毛细血管肺静脉端）。假设心输出量为 5L/min，则流经肺

毛细血管的血流向肺泡释放 CO_2 速率为 200ml/min。

    2. 决定和影响二氧化碳解离的因素   血液中的 CO_2 含量受血液中 PCO_2 高低的影响。以 PCO_2 为横坐标，相应的血液中 CO_2 含量（容积浓度）为纵坐标绘制出 PCO_2 与 CO_2 含量的关系曲线（图5-19），该曲线常被称为二氧化碳解离曲线（carbon dioxide dissociation curve）。与氧解离曲线不同，二氧化碳解离曲线不呈 S 形而是接近线性，血液中 CO_2 的含量随 PCO_2 的升高而增加，而且没有饱和点。由于氧合作用的调节效应，在相同的 PCO_2 下，动脉血因 PO_2 高于静脉血而 CO_2 含量较少（图5-19）。另外，红细胞内碳酸酐酶活性下降，降低对碳酸氢盐形式 CO_2 合成和解离化学反应的催化作用，也可对肺换气时 CO_2 的逸出产生不利影响。

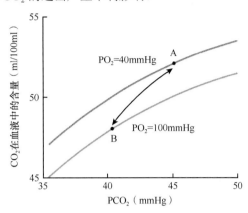

图 5-19 血液 PCO_2 与 CO_2 含量关系曲线

A. 静脉血中当 PO_2=40mmHg，PCO_2=45mmHg 时血液中 CO_2 的含量（约为 52ml/100ml 血液）；B. 动脉血中当 PO_2=100 mmHg，

PCO_2=40 mmHg 是血液中 CO_2 的含量（约为 48ml/100ml 血液）

三、组 织 换 气

    经过肺换气后，血液 PO_2 升高而 PCO_2 降低，静脉血液变为动脉血液。动脉血液经肺静脉回到左心后再经体循环各动脉运送至全身各器官组织的毛细血管，进行组织换气过程。组织换气过程中，O_2 自血液进入细胞，包括血液中溶解的 O_2 经毛细血管壁和组织间液到达细胞内的扩散过程，以及随之在血液中发生的结合型 O_2 解离释放，称为 O_2 的逸出；CO_2 则从细胞内进入血液，称为 CO_2 入血，包括组织细胞代谢产生的 CO_2 从细胞内经细胞膜、组织间液和毛细血管壁扩散入血液，以及随后形成结合型 CO_2 的过程（图5-20）。显然，这个过程与前述肺换气具有原理上的相似性，只是 O_2 和 CO_2 的运动方向相反。

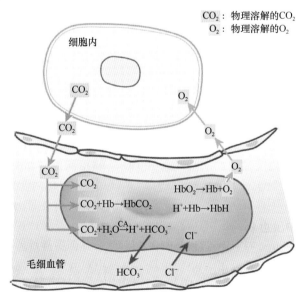

图 5-20 组织毛细血管处血液中 O_2 的逸出和 CO_2 的进入过程

CA. 碳酸酐酶

（一）组织细胞与毛细血管血液间的气体扩散

在组织换气过程中，同样是在分压差的推动下，发生各部位之间 O_2 和 CO_2 的单纯扩散。在此主要就其与肺换气不同之处加以阐述。

首先，位于组织毛细血管内血液和组织细胞内液间的结构不再是呼吸膜，而是从血管内至组织细胞内依次为毛细血管壁内皮细胞、内皮细胞基膜、组织间隙（含组织液）和细胞膜，而且气体交换完全是发生于液相介质（血液、组织液、细胞内液）之间。其次，组织换气时，各部位气体的分压差不同，这决定着气体扩散的方向。在组织中，由于细胞的有氧代谢，O_2 被利用，并产生 CO_2，所以 PO_2 可低至 30mmHg 以下，PCO_2 可高达 50mmHg 以上。流经组织周围毛细血管的血液为动脉血液，PO_2 100mmHg 和 PCO_2 40mmHg。因此，O_2 便顺着分压差从组织周围毛细血管血液向组织液和细胞内扩散，CO_2 则反方向扩散。最后，组织换气的结果也与肺换气不同。随组织换气的进行，流入毛细血管的动脉血液因逐渐失去 O_2 和得到 CO_2，血液的 PO_2 降低为 40mmHg 和 PCO_2 升高为 46mmHg，即动脉血液变成了静脉血液（图 5-13）。

组织换气受多种因素的影响，主要包括气体分压差、扩散面积、扩散距离、组织血流量、组织代谢水平等。在组织内，血液、组织液和细胞内液之间的 O_2 分压差和 CO_2 分压差越大，气体扩散速率越快。扩散面积与组织毛细血管密度及开放程度等有关，毛细血管越丰富，开放程度越高，气体扩散速率越快。扩散距离主要是指细胞与毛细血管之间的距离，远离血管的细胞获得 O_2 较困难。组织血流量和细胞内氧化代谢水平也可影响组织换气，血流量不变而代谢增强，或代谢率不变而血流量减少，都可导致组织液的 PO_2 降低、PCO_2 升高，使气体扩散速率加快。

（二）血液中氧逸出进入细胞的过程

与肺换气过程相反，组织换气时血液中 PO_2 降低，发生 HbO_2 不断解离释放出 O_2，称为 O_2 的解离。

1. 血液中氧解离的过程　动脉血在到达组织毛细血管后，随着血液中溶解的 O_2 顺分压差向组织液以及细胞内液的扩散，血液 PO_2 下降，进而红细胞内液物理溶解的 O_2 顺分压差进入血液，红细胞内液 PO_2 降低，HbO_2 开始解离为去氧 Hb 和 O_2。而且第一个 O_2 分子从 Hb 释放，Hb 分子变构，从 R 型向 T 型转变，对 O_2 的亲和力下降，促进更多 O_2 的释放。随着 O_2 扩散的进行，动脉血液中 PO_2 不断下降。从氧解离曲线可以看出（图 5-17），在 PO_2 从 100mmHg 下降到 60mmHg 时，Hb 氧饱和度降低 7.4%，氧含量降低 1.5ml/100ml 血液，即血液释放出的 O_2 为 1.5ml/100ml 血液。此部分位于氧解离曲线（上段）比较平坦，反映了血中的 O_2 与 Hb 解离较为缓慢，释放的 O_2 量也较少，有利于组织细胞有充分的时间利用 O_2。随着 O_2 继续扩散入组织细胞，血 PO_2 继续下降至 40mmHg，血中的 Hb 氧饱和度快速降至约 75%，组织细胞内血氧含量快速降至约 15ml/100ml 血液，通常情况下的组织换气在此时已完成。此部分氧解离曲线（中段）较陡，反映了轻微的 PO_2 下降，就使 O_2 与 Hb 快速解离并大量释放 O_2 入血，从而有助于维持血液与组织间液和细胞内液之间的 O_2 分压差，保证了血液对组织细胞的 O_2 供给。由此，在人体安静状态下，每 100ml 动脉血液含有的约 20ml O_2，在流经组织时释放了约 5ml，以心输出量约 5L/min 计算，每分钟提供给机体的 O_2 量约 250ml。而此时，血液流经组织时释放出的 O_2 占动脉血 O_2 含量的百分数（即氧利用系数）约为 25%。

在吸入气严重低氧、组织代谢活动明显增强或疾病导致组织细胞严重缺氧时，由于组织细胞内 PO_2 过低使 O_2 可继续从血液中逸出到细胞内，血 PO_2 可下降到 15mmHg 左右，而 PO_2 从 40mmHg 下降到 15mmHg，HbO_2 解离明显增加，血氧饱和度降至 25% 而血氧含量仅约 5ml。此部分的氧解离曲线（下段）最为陡峭，反映了仅轻微的 PO_2 下降，就可使 HbO_2 大量解离而释放出较多的 O_2 进入细胞，以增加组织供 O_2，而血氧含量则明显减少。在正常情况下，这部分血液中的 O_2 并未被利用，故为 O_2 的储备。由此可见，在此条件下，每 100ml 动脉血液一共释放出约 15ml 的 O_2，使氧利用系数提高到 75% 左右，是安静时的 3 倍，保证了机体对 O_2 需求的增加，或缓解组织细胞缺氧的病理状态。

2. 影响氧解离过程的因素　前述影响 O_2 结合过程的因素同样影响 O_2 的解离。

血 PCO_2 和 H^+ 浓度高，氧解离曲线右移，有利于 O_2 的释放。当血液流经组织时，CO_2 从组织细胞扩散进入血液，血 PCO_2 和 H^+ 浓度随之升高，Hb 对 O_2 的亲和力降低，促进 HbO_2 解离，利于

O_2 的释放，为组织提供更多的 O_2。这是波尔效应在组织换气过程中的体现。

温度高也利于 O_2 的释放。当组织代谢增强时，局部温度升高，CO_2 和酸性代谢产物也增加，H^+ 的活度增加，可降低 Hb 对 O_2 的亲和力，也有利于 O_2 的释放，使组织获得更多的 O_2，以适应代谢增加的需要。温度降低时，机体代谢水平降低，CO_2 和酸性代谢产物减少，H^+ 的活度降低，通过波尔效应减少 HbO_2 解离释放 O_2。临床上进行低温麻醉时，就是利用上述原理来降低组织耗 O_2 量的。需要注意的是，当组织温度降至 20℃ 时，由于 Hb 对 O_2 的亲和力升高，即使 PO_2 降至 40mmHg，Hb 氧饱和度仍能维持在 90% 以上，HbO_2 含量较高，使血液呈鲜红色，但此时由于 HbO_2 释放 O_2 减少，可导致组织缺氧。因此，不能因血液仍呈鲜红色，而疏忽组织实际缺氧的事实。

2,3- 二磷酸甘油酸含量高有利于 O_2 的释放。在缺氧状态下，红细胞糖酵解产生较多 2,3- 二磷酸甘油酸，使氧解离曲线右移，Hb 对 O_2 的亲和力下降，组织利用 O_2 增加，这一点曾被认为是机体低 O_2 适应的可能机制，但过多的 2,3- 二磷酸甘油酸不利于肺部 O_2 与 Hb 的结合。因此，缺氧所致的高 2,3- 二磷酸甘油酸使氧解离曲线右移对机体是否有利尚无定论。在临床上，血液的保存常用抗凝剂枸橼酸 - 葡萄糖液，血液被保存三周后，糖酵解停止，红细胞内的 2,3- 二磷酸甘油酸含量下降。此时，红细胞内 HbO_2 不易解离释放 O_2。所以，给患者输入大量经过较长时间贮存的血液时，应考虑到这种血液释放 O_2 能力较低的可能。

此外，当一氧化碳与 Hb 分子中一个血红素结合后，将增加其余三个血红素对 O_2 的亲和力，使曲线左移，妨碍 HbO_2 的解离。所以一氧化碳中毒既占据 O_2 与 Hb 的结合位点不利于其结合，又抑制 HbO_2 的解离，严重影响组织的供 O_2。同样的，Hb 分子中的部分 Fe^{2+} 氧化成 Fe^{3+} 时，剩余的位点虽能结合 O_2 但不易解离，氧解离曲线左移，也不利于组织获取 O_2。

（三）细胞中二氧化碳入血的过程

与肺换气过程相反，组织换气时血液中 PCO_2 升高，物理溶解形式的 CO_2 转变成化学结合的形式，称为 CO_2 的结合。

1. 二氧化碳的结合过程 组织换气时，在组织细胞不断产生的 CO_2 扩散入血并以物理溶解形式存在于血液中，它既提高血液 PCO_2，也促使红细胞内碳酸氢盐和氨基甲酰血红蛋白这两种化学结合形式 CO_2 的生成，而且绝大部分转变成碳酸氢盐形式。

由前述已知，碳酸氢盐的形成和解离过程是可逆的化学反应：$CO_2 + H_2O \rightleftharpoons H_2CO_3 \rightleftharpoons HCO_3^- + H^+$。而且它需要在碳酸酐酶的催化作用下进行，决定其反应方向的是溶解的 CO_2，即 PCO_2 的变化。在组织换气时，血液中及红细胞内 PCO_2 升高，该化学反应会向右进行。再次强调一下，由于血浆中缺乏碳酸酐酶，该化学反应很慢，故血浆不是 CO_2 进入血液形成碳酸氢盐的主要区域。与血浆不同，红细胞内含有高浓度的碳酸酐酶，该反应速度较血浆中快 5000 倍，不到 1s 即达平衡。因此，扩散入红细胞内的 CO_2 会因该反应的进行而减少，HCO_3^- 产物则增多。一方面，CO_2 减少维持细胞内低 PCO_2，组织代谢产生的 CO_2 才能源源不断扩散入血和红细胞内；另一方面随着红细胞内 HCO_3^- 浓度的不断增加，HCO_3^- 便顺着浓度梯度在膜上转运蛋白的帮助下通过红细胞膜易化扩散进入血浆，HCO_3^- 不会在红细胞内堆积，有利于上述反应向生成 HCO_3^- 方向不断进行，保证和提高血液中 CO_2 以 HCO_3^- 形式存在的能力。由于 HCO_3^- 出细胞而使红细胞内的负离子减少，为维持电荷平衡，Cl^- 顺电位差转运入红细胞（即 Cl^- 转移）。HCO_3^- 在红细胞内与 K^+ 结合，进入血浆则与 Na^+ 结合，生成碳酸氢盐。上述反应中产生的 H^+，大部分与 Hb 结合而被缓冲。另外，随着 CO_2 进入红细胞，红细胞内生成的 HCO_3^- 或转运的 Cl^- 会增加，导致红细胞内渗透压升高，水进入红细胞而使红细胞轻度肿胀。由于静脉血的 CO_2 含量高于动脉血，使静脉血中的单个红细胞体积比动脉血中的略大；又由于动脉血中的部分液体经淋巴而不是静脉回流，使静脉血中的红细胞密度也比动脉中的略大，故静脉血的红细胞比容比动脉血大 3% 左右。

进入红细胞内的少部分 CO_2 还通过与 Hb 的氨基结合，生成氨基甲酰血红蛋白，即 $HbNHO_2 + H^+ + CO_2 \rightleftharpoons HbCO_2 + O_2$。前已提及，该反应主要受氧合作用的调节。在组织换气时，HbO_2 解离释放出 O_2，部分 HbO_2 变成未结合 O_2 的去氧 Hb，未结合 O_2 的去氧 Hb 更容易与 CO_2 结合生成氨基甲酰血红蛋白。此外，未结合 O_2 的去氧 Hb 的酸性比 HbO_2 弱，因此，未结合 O_2 的去氧 Hb 更容易与 H^+ 结合，也有利于上述反应向生成氨基甲酰血红蛋白的方向进行。另外，极少量物理溶解在血浆中的 CO_2 还可与血浆蛋白的游离氨基发生反应，生成氨基甲酰血浆蛋白。

2. 影响血液中二氧化碳结合的因素 前述影响 CO_2 解离过程的因素同样影响 CO_2 的结合。PCO_2 和血红蛋白氧合作用对 CO_2 结合的影响同样可以用 CO_2 解离曲线来反映（图 5-19）。经过组织换气，动脉血转变成了静脉血，HbO_2 释出 O_2 而成为去氧 Hb，在相同的 PCO_2 下，更多的去氧 Hb 有利于物理溶解的 CO_2 转变成化学结合形式，增加血液中以氨基甲酰血红蛋白和碳酸氢盐存在的 CO_2。这就是霍尔丹效应在组织换气中的体现。另外，由于碳酸酐酶在 CO_2 的结合中发挥了非常重要的作用，在应用碳酸酐酶抑制剂（乙酰唑胺）时应注意其对 PCO_2 的影响。动物实验资料表明，乙酰唑胺可使组织 PCO_2 由正常的 46mmHg 升至 80mmHg。

综合肺换气和组织换气过程可知，O_2 和 CO_2 的结合与解离释放均不是孤立进行的，而是相互影响的。CO_2 通过波尔效应影响 O_2 与 Hb 的结合和解离释放，O_2 又通过霍尔丹效应影响 CO_2 与 Hb 的结合和解离释放。

第三节 呼吸运动的调节

呼吸运动是一种节律性活动，受到中枢神经系统的自主性和随意性双重控制，其产生机制尚未完全阐明（参见本章第一节）。在机体内、外环境变化时，多种感受器监测到这些变化，以神经反射的方式使呼吸运动的幅度和频率发生改变，以满足不同条件下机体对气体交换的需求。呼吸运动的反射性调节主要包括化学感受器反射、肺牵张反射、呼吸肌本体感受性反射、喷嚏反射和咳嗽反射等，其中以化学感受器反射最为重要。因肺牵张反射已在吸气和呼气之间的转换过程中阐述，在此不再赘述。

一、化学感受器反射

机体内参与呼吸运动调节的化学因素主要是动脉血、组织液或脑脊液中的 O_2、CO_2 和 H^+。这些化学因素对呼吸运动的反射性调节过程，称为化学感受器反射（chemoreceptive reflex）。化学感受器反射调节有助于维持内环境中 O_2、CO_2 和 H^+ 的相对稳定。

（一）化学感受器反射的基本过程

机体内的 O_2、CO_2 和 H^+ 等化学因素通过刺激体内的化学感受器（chemoreceptor）而启动化学感受器反射过程。化学感受器将刺激信息传入至呼吸中枢并进行分析整合后，再经传出神经使呼吸肌的舒缩活动变化，从而导致呼吸运动的幅度和频率改变，使肺通气量变化。化学感受器反射过程的中枢、传出神经和效应器已在肺通气中阐明，因此，下文主要对化学感受器反射的感受器特点、感受机制及信息传入等进行阐述。

根据所在部位的不同，化学感受器分为外周化学感受器（peripheral chemoreceptor）和中枢化学感受器（central chemoreceptor）两类。

外周化学感受器主要位于颈动脉体和主动脉体，其传入神经分别为窦神经（舌咽神经的分支）和主动脉神经（迷走神经的分支）。颈动脉体和主动脉体都是参与调节呼吸运动和血液循环的重要感受器，前者主要参与呼吸运动的调节，而后者主要在血液循环调节方面发挥更为重要的作用。

颈动脉体的解剖位置便于研究，对它进行的实验研究揭示了外周化学感受器对化学因素变化的感受特点和作用机制。颈动脉体含 I 型细胞和 II 型细胞，细胞周围的窦状毛细血管十分丰富，血供充足。I 型细胞呈球形，为感受器细胞，能感受环境中化学因素的变化，细胞内有大量囊泡，囊泡内含 ACh、儿茶酚胺和某些神经活性肽等递质。II 型为鞘细胞，细胞数量较少，没有囊泡，功能上类似于神经胶质细胞。窦神经的传入纤维末梢分支穿插于 I、II 型细胞之间，与 I 型细胞形成特化的突触结构（图 5-21），是 I 型细胞将刺激信息转变为窦神经传入信号的结构基础，其中的交互突触构成 I 型细胞与传入神经之间的反馈环路，可调节化学感受器的敏感性。此外，颈动脉体还受交感传出神经纤维支配，它通过调节血流和化学感受器的敏感性来改变化学感受器的活动。

I 型细胞在动脉血 PO_2 降低以及 PCO_2 和 H^+ 浓度升高时受刺激兴奋，其胞质内的 Ca^{2+} 浓度升高触发递质释放，引起窦神经的传入神经纤维兴奋。游离动物的单根窦神经纤维记录其动作电位，并观察改变流经颈动脉体的灌流液中的化学因素时窦神经动作电位频率的变化。研究结果提示：①当灌流液 PO_2 下降、PCO_2 升高和 H^+ 浓度升高时，窦神经传入神经冲动增加，说明上述因素是外周化学感受器的敏感刺激。②当保持灌流液 PO_2 在 100mmHg，仅减少灌流量，窦神经传入神经冲

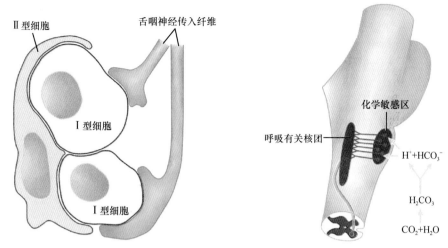

图 5-21　颈动脉体外周化学感受器（左）和延髓中枢化学感受器（右）

动也增加，说明化学感受器所感受的不是动脉血 PO_2 下降，而是感受器所处微环境 PO_2 的下降。在血液灌流量下降时，外周化学感受器组织的摄 O_2 量少于耗 O_2 量，使细胞外液 PO_2 下降，刺激感受器细胞。③在贫血或一氧化碳中毒时，血氧含量虽然下降，但 PO_2 仍正常，只要血流量充足，化学感受器的传入神经冲动并不增加，说明外周化学感受器所感受的刺激是 PO_2 的下降，而不是血氧含量的降低。④ PO_2 下降、PCO_2 升高和 H^+ 浓度升高对化学感受器的刺激作用有相互增强的现象，两种因素同时作用比单一因素的作用强。这种协同作用有重要的意义，因为机体发生循环或呼吸衰竭时，常常是 PCO_2 升高和 PO_2 降低同时存在，它们的协同作用可加强对化学感受器的刺激，从而促进代偿性呼吸运动增强。

中枢化学感受器的存在及其作用特点，也是通过动物实验研究逐步被揭示的。如果摘除动物外周化学感受器或切断其传入神经后，增加吸入气中的 CO_2 仍能增加肺通气，增加脑脊液 CO_2 和 H^+ 浓度，也能刺激呼吸。最初以为这是 CO_2 直接刺激呼吸中枢所致，但进一步的研究表明，它是由位于延髓的中枢化学感受器所为。现已证明，中枢化学感受器对称分布于左右两侧延髓腹外侧部的浅表，每侧分头区、中间区和尾区三个部分。头区和尾区具有化学感受功能，中间区不具有化学感受功能，而是将头区和尾区传入冲动中继到脑干呼吸中枢。用乙酰胆碱受体的激动剂和拮抗剂进行研究发现，胆碱能递质可能参与中枢化学感受器信息传递环节。用高 PCO_2 但保持 pH 不变的人工脑脊液灌流脑室，动物并不出现明显的肺通气增强反应，说明中枢化学感受器的生理性刺激是脑脊液和局部细胞外液的 H^+ 浓度而不是 PCO_2。值得注意的是，血液中的 CO_2 能迅速通过血脑屏障，经 "$CO_2 + H_2O \rightleftharpoons H_2CO_3 \rightleftharpoons HCO_3^- + H^+$" 的化学反应，使中枢化学感受器周围的细胞外液 H^+ 浓度升高，从而刺激中枢化学感受器，引起呼吸中枢兴奋（图 5-21）。由于脑脊液中的碳酸酐酶含量较少，CO_2 与水生成 H_2CO_3 并分解为 HCO_3^- 和 H^+ 的反应很慢，所以，中枢化学感受器对 CO_2 的反应有一定的时间延迟。

综上，血液中 PO_2 降低以及 PCO_2 和 H^+ 浓度的变化作用于颈动脉体和主动脉体外周化学感受器，信息经舌咽神经和迷走神经传入呼吸中枢（外周途径），而脑脊液和局部细胞外液的 H^+ 浓度改变作用于中枢化学感受器，并通过神经元间的信息传递至呼吸中枢（中枢途径），从而反射性调节呼吸运动。

（二）化学性因素调节呼吸运动的作用及特点

PCO_2 升高、H^+ 浓度升高和低 PO_2 均可刺激呼吸运动增强，而 PCO_2 和 H^+ 浓度降低可抑制呼吸运动。

1. 二氧化碳的作用及特点　CO_2 是调节呼吸运动的最重要的生理性化学因素。吸入气中的 PCO_2 增加时，肺泡气的 PCO_2 升高，导致动脉血 PCO_2 也随之升高，促使呼吸加深加快，肺通气量增加（图 5-22）。CO_2 既可转变为脑脊液中 H^+ 间接作用于中枢化学感受器，兴奋呼吸中枢，又可直接作用于外周化学感受器，经外周途径兴奋呼吸中枢。实验研究发现，如果去除外周化学感受器，CO_2 刺激肺通气量增加的效应仅下降 20% 左右；引起相同程度的肺通气增强反应，刺激外周化学感

受器需动脉血 PCO_2 升高 10mmHg，而刺激中枢化学感受器则只需动脉血 PCO_2 升高 2mmHg。由此可见，中枢化学感受器途径在 CO_2 引起的肺通气增强反应中发挥主导作用。但由于中枢化学感受器的反应较慢，当动脉血 PCO_2 突然升高时，主要是通过外周化学感受器兴奋立即启动呼吸运动的增强。另外，当中枢化学感受器对 CO_2 的敏感性因发生适应而降低时，外周化学感受器在呼吸调节中也发挥重要作用。

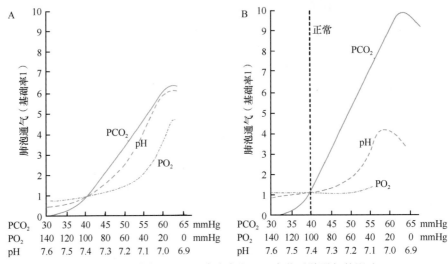

图 5-22　动脉血 PCO_2、H^+ 浓度和 PO_2 变化对肺通气的影响
A 图为当改变其中一种因素，同时控制另外两个因素时对肺通气的影响；
B 图为当改变其中一种因素而不控制另外两个因素时对肺通气的影响

动脉血 PCO_2 升高反射性使肺通气增加又可以促使 CO_2 排出，动脉血和肺泡气 PCO_2 下降并重新接近正常水平。相反，动脉血 PCO_2 降低时，呼吸运动反射性抑制，肺通气量下降。在麻醉动物或人，当动脉血 PCO_2 降到很低水平时，可出现呼吸暂停。因此，一定水平的动脉血 PCO_2 对维持呼吸中枢的基本活动是必要的。临床上出现的陈 - 施呼吸就与血液内 PCO_2 周期性变化密切相关。当吸入气中的 CO_2 浓度超过一定水平，肺通气量增加达最大仍不能将过多的 CO_2 排出体外时，肺泡气和动脉血 PCO_2 均显著升高，此时，中枢神经系统包括呼吸中枢的活动可被抑制，出现呼吸困难、头痛、头昏甚至昏迷等症状（称为 CO_2 麻醉）。

综上，CO_2 在呼吸运动调节中发挥了重要作用，动脉血 PCO_2 在一定范围内升高可加强呼吸运动，但超过一定限度则有抑制呼吸运动和 CO_2 麻醉效应。动脉血 PCO_2 降低则可抑制呼吸运动。

2. H^+ 的作用及特点　动脉血 H^+ 浓度升高可经中枢和外周两条途径使呼吸运动加深加快，肺通气量增加。一是血液中的 H^+ 直接刺激外周化学感受器，二是血液中的 H^+ 先促进生成 CO_2，CO_2 通过血脑屏障后再在脑内重新转变为 H^+ 以刺激中枢化学感受器。中枢化学感受器对 H^+ 的敏感性约是外周化学感受器的 25 倍，但因 H^+ 不能直接通过血脑屏障，限制了其刺激中枢化学感受器作用的发挥。因此，尽管脑脊液中的 H^+ 是中枢化学感受器最有效的适宜刺激，血液中的 H^+ 仍主要是通过刺激外周化学感受器发挥作用。同理，动脉血 H^+ 浓度降低可对呼吸运动产生抑制效应，其机制也主要是通过外周途径实现。

3. 氧的作用及特点　动脉血的 PO_2 降低，也可使呼吸运动加深加快，肺通气量增加（图 5-22）。与 PCO_2 和 H^+ 不同，动脉血的 PO_2 升高，对呼吸运动不产生明显影响。通常在动脉血 PO_2 下降到 80mmHg 以下时，肺通气量才出现可觉察的增加，说明动脉血 PO_2 的改变对正常呼吸运动的调节作用不大，仅在特别缺氧的情况下才具有重要意义。若切断外周化学感受器的传入神经，急性低 O_2 的呼吸刺激效应完全消失，说明低 O_2 对呼吸运动的刺激作用完全是通过外周化学感受器实现的。低 O_2 还对呼吸中枢具有直接抑制作用。在严重低 O_2 时，可观察到呼吸运动抑制，说明此时低 O_2 经外周途径对呼吸的兴奋效应不足以克服对呼吸中枢的直接抑制效应。由此可见，低 O_2 对呼吸运动的影响具有复杂性。严重肺气肿、肺心病患者的肺换气功能障碍，导致低 O_2 和 CO_2 潴留，由于长时间的 CO_2 潴留能使中枢化学感受器对 CO_2 的刺激作用发生适应，低 O_2 对外周化学感受器的刺激成为驱动呼吸运动的主要因素（外周化学感受器对低 O_2 的适应很慢），此时，若给患者吸入高

浓度 O_2，由于解除了低 O_2 的刺激作用，反而可引起呼吸暂停，临床上应尽力避免此现象发生。

以上分别介绍了 CO_2、H^+ 和 O_2 对呼吸运动的调节作用及特点，从图 5-22A 看出，改变动脉血液中三种化学因素的其中一种因素同时控制其他两个因素不变时，它们引起的肺通气增强反应程度大致相近。但是 CO_2、H^+ 和 O_2 在呼吸运动的调节中不是孤立的，而是相互影响、共同发挥作用的。当改变其中一种因素而不控制另外两个因素时，CO_2 对呼吸的刺激作用最强，且比其单因素作用时更明显，H^+ 的作用次之，低 O_2 的作用最弱（图 5-22B）。出现这一结果的可能机制如下：①血液 PCO_2 升高时，H^+ 浓度也随之升高，两者的作用发生叠加，使肺通气反应比单纯 PCO_2 升高时更强。②血液 H^+ 浓度增加时，因其先刺激肺通气而使 CO_2 排出增加，导致 PCO_2 下降，H^+ 浓度也随之下降，H^+ 的刺激作用被部分抵消。③血液 PO_2 降低时，也因肺通气量增加，呼出较多的 CO_2，降低 PCO_2 和 H^+ 浓度，造成 PCO_2 和 H^+ 的刺激作用减小，从而使低 O_2 的刺激作用减弱。

二、其他反射

（一）呼吸肌本体感受性反射

呼吸肌是骨骼肌，它的本体感受器是位于肌内的肌梭和肌腱内的腱器官。当呼吸肌的肌梭或腱器官受到牵张刺激时，可分别反射性地引起相应肌的收缩或舒张，称为牵张反射（stretch reflex）和反牵张反射（inverse stretch reflex），属呼吸肌本体感受性反射（proprioceptive reflex of respiratory muscle），参见第十章第四节。如切断麻醉猫的胸段脊神经背根，以排除呼吸肌本体感受器传入神经冲动，可见呼吸运动减弱。在人类，呼吸肌本体感受性反射也参与正常呼吸运动的调节，在呼吸急促或气道阻力加大使呼吸肌负荷增加时，呼吸肌本体感受性反射增强，而加深呼吸。

（二）肺毛细血管旁感受器引起的呼吸反射

肺毛细血管充血或肺泡壁间质积液时，肺毛细血管旁感受器（juxtapulmonary capillary receptor）受到刺激，感觉信息经迷走神经无髓纤维传入延髓，引起反射性呼吸暂停，继以浅快的呼吸，同时出现血压降低，心率减慢。肺毛细血管旁感受器在呼吸调节中的作用尚不清楚，可能与运动时呼吸加快以及肺充血和肺水肿时呼吸急促的发生有关。

（三）防御性呼吸反射

防御性呼吸反射主要包括咳嗽反射（cough reflex）和喷嚏反射（sneezing reflex）。机体可通过防御性反射排出异物，有利于维持呼吸道的通畅，使正常肺通气和肺换气得以维持。

咳嗽反射的感受器位于喉、气管和支气管的黏膜。大支气管以上部位的感受器对机械刺激敏感，二级支气管以下部位的感受器对化学刺激敏感。传入冲动经迷走神经传入延髓，触发咳嗽反射。咳嗽时，先是一次短促地或较深地吸气，接着声门紧闭，呼气肌强烈收缩，胸膜腔内压和肺内压急剧上升，然后声门突然开放，由于肺内压很高，气体便高速度从肺内冲出，将呼吸道内的异物或分泌物排出。剧烈咳嗽时，可因胸膜腔内压显著升高而阻碍静脉回流，使静脉压和脑脊液压升高。

喷嚏反射是类似于咳嗽的反射，它的感受器位于鼻黏膜，传入神经是三叉神经，反射效应是腭垂下降，舌压向软腭，而不是声门关闭，呼出气主要从鼻腔喷出，以清除鼻腔中的刺激物。

临床案例：　　　　　　　　　　气　　胸

患者，男，48 岁。因所乘坐的中巴车翻入沟内而被甩出车窗外。急救人员见患者躺在沟底的杂草丛中，解开上衣发现右胸部有一伤口，伤口处未见异物，在呼吸过程中，有气体通过伤口进出。急救人员用无菌纱布将右胸部伤口加压包扎处理，于伤后约 1 小时紧急送入医院。

患者主诉：胸痛、胸闷、呼吸困难、呼吸受限。

急诊查体：口唇青紫，鼻翼翕动。心率 115 次/分，血压 90/62mmHg，呼吸频率 30 次/分。右侧包扎伤口纱布有少量血迹，听诊右侧呼吸音减弱，叩诊右胸壁呈鼓音，气管偏向左侧。

胸部 X 线片提示：右侧肺野外带可见异常透亮无肺纹理区，内侧缘可见被压缩的肺组织边缘，气管、心影及纵隔向左侧轻度移位。初步诊断为开放性胸外伤，开放性气胸。

给予患者补液和吸氧等治疗的同时，立即进行胸部外伤的清创和缝合，并置胸腔闭式引流管。患者的病情好转，肺复张后拔管缝合伤口。

思考题：

1.患者为左侧还是右侧气胸？为什么患者的气管偏向左侧？简要说明理由。

2.用本章所学的生理学原理，分析患者出现鼻翼翕动和口唇青紫的机制。

（赵春玲）

重 点 名 词

呼吸　respiration

吸气　inspiration

弹性阻力　elastic resistance

肺牵张反射　pulmonary stretch reflex

补吸气量　inspiratory reserve volume，IRV

功能余气量　functional residual capacity，FRC

用力肺活量　forced vital capacity，FVC

肺泡通气量　alveolar ventilation volume

化学感受器反射　chemoreceptive reflex

分压　partial pressure

呼气　expiration

肺表面活性物质　pulmonary surfactant

潮气量　tidal volume，TV

补呼气量　expiratory reserve volume，ERV

肺活量　vital capacity，VC

用力呼气量　forced expiratory volume，FEV

氧容量　oxygen capacity

氧含量　oxygen content

氧饱和度　oxygen saturation

参 考 文 献

Krystle, Talbot, Raymond WM, et al, 2015. The water channel aquaporin-lal facilitates movement of CO_2 and ammonia in zebrafish （Danio rerio）larvae. The Journal of experimental biology. 218: 3931-3940.

Pisanski A, Pagliardini S, 2019. The parafacial respiratory group and the control of active expiration.Respiratory Physiology & Neurobiology. 265: 153-160.

Shi Y, Stornetta DS, Reklow RJ, et al, 2021. A brainstem peptide system activated at birth protects postnatal breathing. Nature. 589: 426-430.

Zwiazek JJ, Xu H, Tan X, et al, 2017. Significance of oxygen transport through aquaporins. Scientific Reports. 12: 40411.

第五章
练习题、思考题答案

第六章 消化和吸收

本章重点：

消化道平滑肌的电生理特性；胃肠激素的种类及其作用；胃液的性质、成分及作用；胃液分泌的调节；胃的运动；胃的排空及其控制；胰液的成分及作用，胰液分泌的调节；胆汁的性质、成分、作用、分泌和排出的调节；小肠的运动形式、作用及其调节；小肠吸收的特点；主要营养物质吸收的机制。核心知识概括示意图见图 6-1。

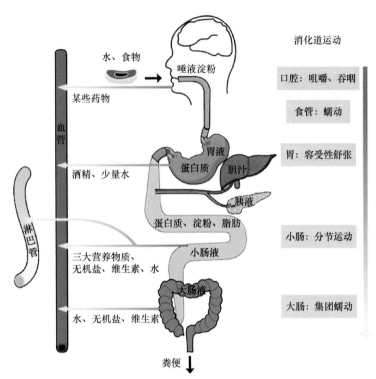

图 6-1 核心知识概括图

消化系统主要的生理功能为营养物质的消化和吸收，为此，消化系统主要完成的四个基本生理过程包括消化道的运动、消化液的分泌、食物被分解为小分子物质和营养物质的吸收，另外伴随代谢废物的排泄。此外，消化系统还能分泌多种激素，具有重要的内分泌功能；肠道作为机体最大的免疫器官，对防止肠腔内病原微生物、未降解蛋白质等抗原的入侵发挥积极的免疫作用。

食物在消化管内被分解为可吸收的小分子物质的过程，称为消化（digestion）。消化方式包括机械性消化（mechanical digestion）和化学性消化（chemical digestion）两种。消化道运动一方面可以对食物进行机械性消化，即通过消化道平滑肌的收缩和舒张，将食物磨碎，并使之与消化液充分混合；另一方面把食物不断向消化道的远端推送。化学性消化是指通过消化腺分泌的消化液，将蛋白质、脂肪和糖类等大分子物质分解成可被吸收的小分子物质。两种消化形式常同时存在。

经消化后的营养成分通过消化道黏膜进入血液或淋巴液的过程，称为吸收（absorption）。未被吸收的食物残渣则以粪便的形式被排出体外。消化和吸收的过程受神经和体液因素调节，是两个相辅相成、紧密关联的过程。食物不仅是被消化和吸收的对象，而且作为刺激物，对消化器官功能起触发和调节作用。

第一节 消化生理概述

消化系统由消化道和消化腺组成，消化道的运动促进食物的机械性消化，消化腺分泌的消化液参与食物的化学性消化，消化道黏膜的内分泌细胞分泌的激素调节消化系统的功能，此外，消化道的活动还受到外来神经和内在神经的调节。

一、机械性消化

消化道机械性消化主要是由平滑肌的舒缩活动完成，其特性明显不同于构成口、咽、食管上端及肛门外括约肌的骨骼肌。

（一）消化道平滑肌的电生理特性

消化道平滑肌的细胞电活动主要包括静息电位、慢波电位和动作电位三种形式。其中慢波电位是其独特的生物电现象。

1. 静息电位 在静息状态下，消化道平滑肌静息电位为 $-60 \sim -50 \text{mV}$。主要是因为 K^+ 的跨膜外流造成，另外 Ca^{2+}、Cl^- 和钠泵等也都参与静息电位的形成。

2. 慢波电位 消化道平滑肌能在静息电位的基础上，缓慢地、自发地产生周期性的轻度去极化和复极化，这种电位变化称为基本电节律（basic electrical rhythm，BER），又称慢波（slow wave），对平滑肌的收缩节律起决定性作用。慢波的幅度为 $10 \sim 15 \text{mV}$，持续时间由数秒至十几秒（图 6-2）。在人类，胃、十二指肠、回肠的平滑肌慢波电位频率分别约为 3 次 /min、12 次 /min 和 8 ~ 9 次 /min。

慢波电位由环行肌和纵行肌间的 Cajal 间质细胞（interstitial cell of Cajal，ICC）发动产生，ICC可以产生自动节律性去极化，通过缝隙连接扩布到平滑肌细胞，使其产生相同节律的电活动，即慢波。切断神经或用药物阻断神经冲动后，慢波电位依然出现。因此，慢波电位并非神经源性活动，但神经可以调节慢波电位的发生。慢波电位的产生机制并不清楚，有研究认为可能与 ICC 细胞内的钙波有关。当 ICC 细胞内钙离子浓度增高时，引起钙激活的氯通道开放，Cl^- 外流，膜去极化。

3. 动作电位 平滑肌细胞膜上存在着一种开放和关闭速度都比快钠通道慢的 L 型电压门控通道。它允许 Ca^{2+} 和少量的 Na^+ 内流，引起平滑肌细胞去极化，产生动作电位。与慢波电位相比，平滑肌动作电位的时程很短（$10 \sim 20 \text{ms}$），常常叠加在慢波上成簇出现（图 6-2）。

平滑肌细胞存在两个临界膜电位值，即机械阈（mechanical threshold）和电阈（electrical threshold）。当慢波去极化达到机械阈时，平滑肌细胞出现小幅收缩；当慢波去极化达到或超过电阈时，可引发动作电位，平滑肌收缩加强（图 6-2）。总之，动作电位在慢波基础上产生，而收缩主要在动作电位基础上产生。因此，平滑肌收缩的起步电位是慢波，决定了消化道运动的节律和方向。

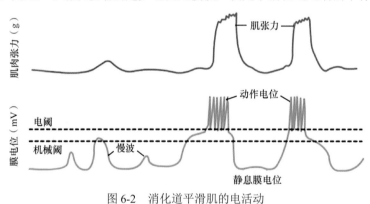

图 6-2 消化道平滑肌的电活动

（二）消化道平滑肌的收缩

和横纹肌相比，消化道平滑肌的收缩机制有自己独有的特点。

1. 平滑肌收缩的触发因子 平滑肌细胞收缩的触发因子是 Ca^{2+}，其细胞质 Ca^{2+} 浓度的调控存在电 - 机械偶联和药物 - 机械偶联两条途径。电 - 机械偶联（electromechanical coupling）是指平滑肌细胞先在化学信号或机械信号（牵张刺激）作用下产生动作电位，然后通过兴奋 - 收缩偶联过程升高胞质中的 Ca^{2+} 浓度。胞质中升高的 Ca^{2+} 主要来自胞外，通过细胞膜中的电压门控通道或机械门控通道流入。药物 - 机械偶联（pharmacomechanical coupling）则是指在膜电位没有显著变化的情况下接受化学信号分子诱导使得胞质中的 Ca^{2+} 浓度升高从而引起收缩。化学信号分子一般通过激活 GPCR-PLC-IP$_3$ 信号通路使得细胞质内的 Ca^{2+} 的浓度升高。平滑肌舒张时，胞质内 Ca^{2+} 的下降依赖肌质网

钙泵对 Ca^{2+} 进行回收，并通过细胞膜钙泵和 Na^+-Ca^{2+} 交换体进行 Ca^{2+} 外排完成的，只是这一过程相对于横纹肌要慢，这也可能是平滑肌舒张缓慢的原因之一。

2. 平滑肌细胞的肌丝滑行 与骨骼肌不同，平滑肌细胞中不含肌钙蛋白，而是含有钙调蛋白（CaM）。胞质中的 Ca^{2+} 主要通过 Ca^{2+}- 钙调蛋白通路作用于粗肌丝而引发收缩。由胞内 Ca^{2+} 升高触发的平滑肌收缩和舒张的过程主要如下：①钙调蛋白激活： Ca^{2+} 浓度升高并与钙调蛋白结合，活化钙调蛋白并形成 Ca^{2+}- 钙调蛋白复合物。②肌球蛋白轻链激酶（myosin light chain kinase）活化： Ca^{2+}-钙调蛋白复合物结合到肌球蛋白轻链激酶上，并激活肌球蛋白轻链激酶。③肌球蛋白轻链磷酸化：平滑肌粗肌丝的横桥受磷酸化调节，在静息状态下横桥头部的 ATP 酶的活性很低，在活化肌球蛋白轻链激酶的作用下肌球蛋白轻链磷酸化。④肌丝滑行：肌球蛋白轻链磷酸化后，可以提高横桥 ATP 酶的活性，并引发横桥向细肌丝滑行。⑤进入横桥周期，构象改变触发粗细肌丝的滑行，引起平滑肌细胞收缩。⑥肌球蛋白轻链去磷酸化：当胞内 Ca^{2+} 降低时，肌球蛋白轻链磷酸酶（myosin light chain phosphatase）可以催化已经磷酸化的肌球蛋白轻链发生去磷酸化，引起平滑肌舒张。胞质中的肌球蛋白轻链激酶和肌球蛋白轻链磷酸酶的活性受胞质中的 Ca^{2+} 浓度调节，通过 Ca^{2+} 浓度的升降调节两者的活性进而调节平滑肌细胞的收缩与舒张。

（三）消化道平滑肌的一般生理特性

和横纹肌相比，消化道平滑肌的兴奋性、自律性、传导性和收缩性都表现出明显的差异。

1. 不规则自律性 离体的消化道平滑肌在适宜的人工环境下能保持较慢的、不规律的节律性收缩和舒张。

2. 兴奋性较低 与骨骼肌相比，消化道平滑肌的兴奋性较低，收缩的潜伏期、时程都相对较长，而且变异较大。

3. 紧张性 消化道平滑肌经常保持在一种微弱的持续收缩状态，即具有一定的紧张性。这一特性使胃肠道保持一定的形状和位置，使消化道内保持一定的基础压力，是胃肠道收缩活动的前提。

4. 伸展性大 消化道平滑肌能进行很大的伸展，增加消化道的容积以便容纳更多的食物，而不会使消化道内压力明显升高。

5. 对不同刺激的敏感性各异 消化道平滑肌对电刺激以及切割不敏感，但对机械牵拉、温度变化和化学性刺激很敏感。

二、化学性消化

消化系统内有许多分泌消化液的消化腺和散在的外分泌细胞，主要发挥化学性消化的作用。

（一）消化液的组成

消化道存在许多消化腺，包括唾液腺、胃腺、胰腺、肝脏、小肠腺和大肠腺。这些消化腺每日分泌的消化液总量可达 6～8L。消化液主要由消化酶、无机离子、黏液、抗体和水组成。其中最重要的是消化酶，不同消化液中含有的酶有很大差异，因此三大营养物质的起始消化部位不同。各种消化液的分泌量、pH 及其包含的主要消化酶、作用底物列于表 6-1。

表 6-1 各种消化液的分泌量、pH、主要消化酶和作用底物

消化液	分泌量（L/d）	pH	主要消化酶	作用底物
唾液	1.0～1.5	6.6～7.1	唾液淀粉酶	淀粉
胃液	1.5～2.5	0.9～1.5	胃蛋白酶	蛋白质
胰液	1.0～2.0	7.8～8.4	胰淀粉酶	淀粉
			胰脂肪酶、胆固醇酯酶、磷脂酶	甘油三酯、胆固醇酯、卵磷脂
			胰蛋白酶、糜蛋白酶	蛋白质
			核酸酶	核酸
胆汁	0.8～1.0	7.4	—	—
小肠液	1.0～3.0	7.6	肠激酶	胰蛋白酶原
大肠液	0.6～0.8	8.3～8.4	不明确	不明确

（二）消化液的主要作用

1. 稀释食物，使消化道内容物维持等渗，促进食物的吸收。
2. 多种消化酶将食物中的大分子物质分解成易被吸收的小分子物质。
3. 黏液、抗体和大量液体保护消化道黏膜避免机械性和化学性损伤。
4. 无机物可为各种消化酶提供适宜的 pH 环境。

三、消化过程的调节

消化期内，机械性消化和化学性消化都受到神经和体液的调节。平滑肌细胞和腺体细胞膜上存在许多受体，不同的神经递质和体液因子作用于膜上的受体，通过不同的信号通路调节消化道的运动和消化液的分泌。

（一）神经调节

自主神经是调节消化道活动的主要神经，消化道除了受自主神经系统的支配外，还受内在神经丛的支配，内在神经丛主要通过局部反射完成精细复杂的调节。两者协调统一，共同调节消化道的运动和消化腺的分泌。

1. 内在神经丛（intrinsic nervous plexus）　又称为肠神经系统（enteric nervous system，ENS），分布在食管中段至肛门的消化道管壁内，主要起源于从迷走神经区迁移出来的嵴细胞，这些嵴细胞在肠道从前往后单向迁移、定居；骶神经嵴对后肠管神经发育也有一定的贡献。肠神经系统由神经元和神经纤维组成复杂的神经网络所构成，其中的神经元数目多达 10^8 个，包括感觉神经元、中间神经元和运动神经元，构成一个完整的、相对独立的整合系统，完成局部反射。

内在神经丛主要由黏膜下神经丛（submucosal plexus）和肌间神经丛（myenteric plexus）组成。前者位于黏膜下层，对消化腺的分泌和局部的血流量进行调节；后者位于消化道平滑肌的纵行肌和环行肌之间，主要参与消化道运动的调节。两种神经丛之间还存在复杂的纤维联系，而且受交感和副交感神经的调节（图 6-3）。

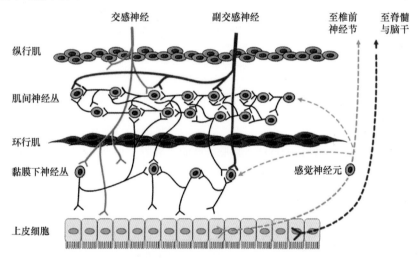

图 6-3　消化道内在神经丛与外来自主神经的关系

2. 外来神经

（1）副交感神经：副交感神经来自迷走神经和盆神经。迷走神经的节前纤维和消化道壁内神经元形成突触联系，发出节后纤维终止于胃肠道腺细胞、上皮细胞和平滑肌细胞。副交感神经大多数节后纤维释放乙酰胆碱（ACh），通过激活 M 受体，引起消化道运动加强和腺体分泌增多。少数副交感神经节后纤维释放某些肽类物质，如血管活性肠肽（VIP）、P 物质、脑啡肽和生长抑素等，参与调节胃的容受性舒张等过程。

（2）交感神经：支配消化道的交感神经节前纤维发自脊髓的第 5 胸段到第 2 腰段的侧角，在腹腔神经节和肠系膜神经节换元后发出节后纤维，投射到胃、小肠和大肠各个部分。交感神经节后纤维释放去甲肾上腺素，对胃肠运动和腺体分泌通常起抑制作用。

3. **胃肠道神经反射** 根据胃肠道外来和内在神经系统的支配及其活动，将胃肠道神经反射分为三类。

（1）经中枢神经系统的反射：这类反射活动需要中枢神经系统参与，基本中枢位于脊髓和延髓，下丘脑、小脑和大脑皮层等高级中枢也参与调节。反射包括非条件反射和条件反射，一些反射的传入和传出神经皆为迷走神经，这类反射称为迷走 - 迷走反射（vagovagal reflex）。

（2）经肠神经系统的反射：在此类反射活动中，消化道感受器产生的传入冲动一方面上传至中枢，通过传出神经影响内在神经元调节胃肠道功能（长反射）；另一方面传入神经也可直接与内在神经元发生联系，通过局部反射调节胃肠道活动（短反射）。

（3）经肠神经节传出神经介导的反射：指感觉信息经传入神经到达椎前神经节，更换神经元后发出神经纤维至内在神经或效应器细胞形成的反射。这些反射的感受器和效应器可以不在同一个器官。例如，来源于胃的信号可以引起结肠的收缩，称为胃结肠反射。

（二）体液调节

消化道是机体最大的内分泌器官，具有多种散在的内分泌细胞，调节消化系统的功能活动。

1. **胺前体摄取和脱羧细胞和胃肠激素** 胃肠道 40 多种内分泌细胞散在分布于从胃到大肠的黏膜层中，这些细胞具有共同的生物化学特征，即能摄取胺的前体，使其脱羧转变为胺类或肽类激素，属于胺前体摄取和脱羧细胞（amine precursor uptake and decarboxylation cell，APUD cell）。消化道内分泌细胞的总数远超过体内其他内分泌细胞的总和，因此，消化道被认为是体内最大最复杂的内分泌器官。这些细胞分泌的多种激素主要是调节消化系统的功能，因此，统称为胃肠激素（gastrointestinal hormone）。

消化道主要内分泌细胞的名称、分泌物质和分布列于表 6-2 中。

表 6-2　消化道主要内分泌细胞的名称、分泌物质和分布

名称	分泌物质	分布
α 细胞	胰高血糖素	胰岛
β 细胞	胰岛素	胰岛
δ 细胞	生长抑素	胰岛、胃、小肠、大肠
G 细胞	促胃液素	胃窦、十二指肠
I 细胞	缩胆囊素	小肠上部
S 细胞	促胰液素	小肠上部
K 细胞	抑胃肽	小肠上部
Mo 细胞	胃动素	小肠
PP 细胞	胰多肽	胰岛、胰腺外泌部、胃、小肠、大肠
N 细胞	神经降压素	回肠

2. **胃肠激素的主要生理作用** 胃肠激素作用非常广泛，主要调节消化器官的活动，对体内其他器官的功能也能产生一定的影响。其生理作用主要为以下四个方面：

（1）调节消化道的运动和消化腺的分泌：这是胃肠激素的主要作用，不同的激素对某一功能有不同的调控作用。例如，促胃液素可促进胃液分泌和胃运动；而促胰液素则可抑制胃液分泌和胃运动。

（2）营养作用：有些胃肠激素具有促进消化道组织的生长和代谢作用。促胃液素和胆囊收缩素可分别促进胃黏膜上皮和胰腺外分泌部组织的生长。例如，切除胃窦的患者，血清中促胃液素水平下降，胃黏膜发生萎缩。

（3）调节其他激素的释放：胃肠黏膜 δ 细胞分泌的生长抑素可抑制促胃液素、促胰液素、缩胆囊素和胰岛素等激素的释放。抑胃肽可以促进胰岛素的分泌，属于前馈调控，即食物对十二指肠黏膜的刺激引起抑胃肽的分泌，进而刺激胰岛素的分泌。这样使血糖浓度尚未升高时胰岛素已经开始分泌，防止餐后血糖过高。

（4）免疫调节功能：胃肠激素可刺激肠黏膜固有层和上皮细胞层淋巴细胞增生，促进炎症介质、

细胞因子、免疫球蛋白的产生和释放，促进白细胞的趋化和吞噬作用。

3. 脑 - 肠肽　有些胃肠激素既存在于胃肠道，也存在于中枢神经系统。这些激素统称为脑 - 肠肽（brain-gut peptides）。迄今已有 20 多种激素被确认为脑肠肽，如促胃液素、促胰液素、缩胆囊素、生长抑素和神经降压素等。这一概念揭示了神经系统和消化系统之间存在着重要的内在联系。

四、肠道微生态的概念及其生理意义

人体有超过细胞总数十倍的微生物，广泛分布在人体表面的皮肤、口腔、消化道、呼吸道、泌尿道和生殖道等部位。在肠道中就有上千种微生物定植或经过，其中约有 $10^{13} \sim 10^{14}$ 左右的微生物定植于人体肠道内，统称为肠道微生物群。肠道微生物群于出生前后定植于肠道内，并随着个体发育逐步成熟稳定，共生菌群的建立对于个体免疫、内分泌、代谢和其他发育方面发挥着关键性作用。因此，肠道微生物群与其所处的微环境共同构成了肠道微生态。

人体肠道内的微生物中，超过 99% 都是细菌，据估计，人体肠道菌群由超过 100 万亿个细菌和超过 300 万个独特基因组成，大致分为有益菌、有害菌和中性菌三大类。菌群可与宿主发生直接和或间接的相互作用，包括良性的和有害的相互作用及在特定条件下对宿主产生的特定影响。人体的健康与肠道的益生菌群结构密切相关，在正常情况下，菌群结构相对稳定，对宿主没有致病作用。但是当细菌所处的微环境发生了改变，比如，肠道的酸碱性、肠道的蠕动、黏液的分泌、摄入的食物或药物等发生变化，或者是细菌自身因素或细菌之间的相互作用发生改变，可能会引起菌群平衡被打破，出现肠道菌群紊乱，导致异常或疾病，临床上强调避免滥用抗生素，对防止肠道菌群紊乱是非常重要的。

近年的研究表明：①肠道菌群可直接或间接影响宿主的屏障功能、免疫调节、定植抗力和组织发育；②肠道菌群分泌的脂多糖、鞭毛素、肽聚糖等外膜成分，以及代谢产物，包括短链脂肪酸、次级胆汁酸和色氨酸代谢产物等可影响宿主功能。例如，正常肠道菌群能增强上皮间的紧密连接、刺激黏液的产生、促进干细胞的增殖；当肠道屏障功能减弱引起肠道菌群渗漏并进入系统组织，引起肠道菌群的全身性扩散进而导致血管组织产生炎症反应和损伤；也可刺激上皮细胞过度增殖和免疫细胞的过度反应从而参与炎症性肠病及肠道癌变的发生。另外，正常肠道菌群通过影响胰岛 β 细胞的发育调节胰岛素的生成和维持血糖稳态，而肠道菌群紊乱参与糖尿病的发生发展；再者，肠道菌群从生命早期直至成年持续影响神经系统的发育和功能活动，菌群受环境因素如抗生素、母体影响，会造成神经系统发育、血脑屏障功能和神经免疫功能的异常。例如，阿尔茨海默病中，肠道微生物能够诱发代谢和免疫通路的异常，进而加剧神经炎症和 β- 淀粉肽的积累；通过益生菌等手段调节肠道微生态平衡也被发现能缓解阿茨海默病的记忆和认知功能损伤。尤其是，近年来认为肠道微生物在肠脑相互作用过程中发挥着十分关键的调节作用，因而，肠道微生物 - 肠 - 脑的概念就应运而生，并被广泛认可。

第二节　口腔内的消化与吸收

口腔是食物消化的第一站，食物在口腔内经牙齿的咀嚼，被磨碎并与唾液混合形成食团。食团经过吞咽进入食管和胃。在口腔中，食物中的淀粉被唾液中的唾液淀粉酶初步分解为麦芽糖。

一、咀　　嚼

咀嚼（mastication）属于随意运动，是由包括咬肌、颞肌、翼内肌、翼外肌在内的咀嚼肌按一定顺序收缩所组成的复杂节律性动作。通过牙齿的咬切、撕碎和研磨，舌的搅拌，使食物与唾液混合，形成食团，便于吞咽。同时使食物与唾液淀粉酶接触，开始初步消化淀粉。咀嚼活动可以加强食物对口腔内各种感受器的刺激，反射性地引起胃、胰、肝和胆囊的活动，为食物在胃、肠中的进一步消化做好准备。

二、口腔内的化学性消化

口腔内的化学性消化就是指通过唾液腺分泌的唾液对食物进行消化的过程。人口腔内有腮腺、颌下腺和舌下腺三对大唾液腺，以及许多散在分布的小唾液腺。这些唾液腺分泌的混合液就是唾液。

（一）唾液的性质、成分和作用

1.唾液的性质和成分　唾液无色无味，pH 近于中性。唾液中约 99% 是水分，剩余 1% 由有机物和无机物组成。唾液淀粉酶（salivary amylase）、黏蛋白、免疫球蛋白、溶菌酶等是唾液有机物的主要成分。唾液中的无机物有 K^+、HCO_3^-、Na^+、Cl^- 等。某些物质也可能进入体内后经唾液腺分泌而出现在唾液中，如铅、汞等重金属和狂犬病毒。

唾液从腺泡细胞中排出时是与血浆等渗的，当唾液经过导管时，唾液中的 Na^+ 和 Cl^- 被重吸收，而 K^+ 则被分泌进入唾液。唾液中的离子浓度随分泌速率的变化而变化。分泌速率增加时，离子的重吸收和分泌不足，因而唾液中的 Na^+ 和 Cl^- 浓度升高，而 K^+ 的浓度降低。反之，在分泌速率较低的情况下，离子的重吸收和分泌都更充分，此时唾液渗透压可低至约 $50mOsm/(kg \cdot H_2O)$。

2.唾液的作用　①化学性消化作用：由唾液中的 α-唾液淀粉酶完成，该酶的最适 pH 为中性，可将食物中的淀粉水解为麦芽糖；②保护作用：唾液能清除食物残渣、稀释有毒物质，唾液中的溶菌酶和免疫球蛋白分别具有杀菌和杀病毒的作用；③湿润口腔，有利于说话与吞咽；④溶解食物引起味觉；⑤排泄作用：如铅、汞、氰化物、狂犬病毒等可经唾液排出。

（二）唾液分泌的调节

唾液存在基础分泌，量少稀薄，其主要作用为湿润口腔；进食后分泌明显增多，属于神经调节（图 6-4），包括非条件反射和条件反射。进食时，食物刺激口腔和咽部黏膜中的机械、化学和温度感受器，冲动通过第 Ⅴ、Ⅶ、Ⅸ、Ⅹ 对脑神经传入中枢，引起各级神经中枢兴奋，再通过第 Ⅶ、Ⅸ 对脑神经中的副交感和交感神经到达唾液腺，引起唾液分泌。这是唾液的非条件反射性分泌。调节唾液分泌的基本中枢在延髓上涎核和下涎核，支配唾液腺的传出神经以副交感神经为主，其末梢释放乙酰胆碱。乙酰胆碱作用于腺细胞上的 M 受体，引起细胞内 IP_3 生成，触发细胞内钙库释放 Ca^{2+}，可加强腺细胞分泌活动，分泌量多而固体成分（黏蛋白）较少的稀薄唾液。交感神经兴奋时，末梢释放去甲肾上腺素，作用于腺细胞肾上腺素 β 受体，引起细胞内 cAMP 水平增高，使腺细胞分泌量少而黏蛋白较多的唾液。来自食管、胃和十二指肠上部的反射也能引起唾液分泌，比如在发生恶心时唾液分泌增多。

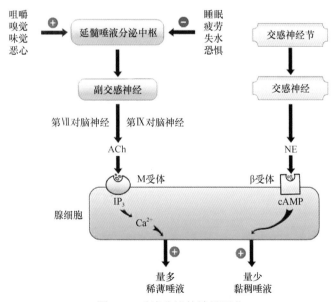

图 6-4　唾液分泌的神经调节

此外，食物的颜色、性状、气味、进食环境以及与食物有关的语言描述（第二信号）等，都能引起唾液的分泌，称为条件反射性分泌。条件反射性唾液分泌的典型例子之一是"望梅止渴"。这些反射活动需要下丘脑和大脑皮层等更高级神经中枢的参与。

<h2 style="text-align:center">三、口腔内的吸收</h2>

消化道各部位的吸收能力有很大差异，取决于各部位的组织结构、食物的消化程度和停留时间。

口腔黏膜基本不具有吸收营养物质的能力，因为：①口腔内的食物基本上是大颗粒，不易被吸收；②食物在口腔内停留的时间短；③口腔黏膜缺乏皱襞结构，吸收面积小。然而，口腔黏膜薄，血运丰富，可以吸收多种药物。舌下含服的某些药物，如硝酸甘油、异丙肾上腺素、甲睾酮等能迅速被吸收进入舌下静脉，经颈静脉到达心脏。药效产生快速，但是持续时间短，故临床上一般用于急救。

四、吞　　咽

吞咽（swallowing）是指口腔内的食团经咽和食管进入胃的过程，虽然可以随意发动，但是整个过程是由一系列高度协调的反射活动组成，根据食团在吞咽时经过的解剖部位，可分为三个时期。

1. 口腔期　是指食团从口腔进入咽的过程。这是在大脑皮层控制下的随意运动，主要依靠舌的运动将食团由舌背处推入咽部。

2. 咽期　是指食团从咽进入食管上端的过程。咽部的触觉感受器受到食团刺激，信号上传到位于延髓和脑桥下端网状结构的吞咽中枢，引起一系列快速的反射动作，将食团挤入食管的同时防止食物进入气管或逆流到鼻腔。包括食管上括约肌舒张；软腭上举、咽后壁前突，封闭鼻咽通路；声带内收、喉头升高紧贴会厌，封闭咽与气管的通路。

3. 食管期　是指食团从食管上端经贲门进入胃的过程。食团经过食管上括约肌后，引起该括约肌反射性收缩，食管产生由上而下的蠕动，将食团推送入胃。蠕动（peristalsis）是由平滑肌顺序舒缩，形成一种向前推进的反射性运动。由肠神经系统控制，是空腔器官平滑肌普遍存在的一种运动形式。食管蠕动时，食团后端环行肌收缩，纵行肌舒张；食团前端环行肌舒张，纵行肌收缩，从而使食团后食管出现收缩波，而食团前食管出现舒张波，从而推送食团向食管下端移动（图6-5）。临床上有些患者出现吞咽困难、胸骨下疼痛和食物返流等症状，主要是因为食管下2/3部的肌间神经丛受损，导致食管下括约肌舒张功能受限，食团入胃受阻，此种疾病称为食管失弛缓症。

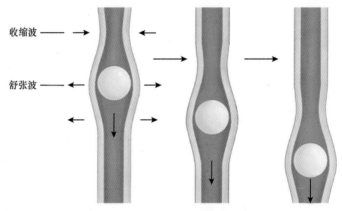

收缩波

舒张波

图6-5　食管蠕动过程

第三节　胃内的消化与吸收

胃具有储存和初步消化食物、吸收乙醇和少量水的功能，成年人胃一般可容纳1～2L食物，是消化道中最膨大的部分。胃内消化包括机械性消化和化学性消化，通过机械性消化将食物磨碎，并与胃液混合，形成食糜（chyme）；通过化学性消化将食物中蛋白质初步分解。此后，胃内容物间断、少量地通过幽门，进入十二指肠。

一、胃的运动和胃内的机械性消化

胃的运动主要完成以下三方面的作用：①容纳进食时摄入的大量食物；②对食物进行机械性消化；③间断、少量地向十二指肠排送食糜。头区（胃底和胃体上1/3部分）主要功能是容纳和贮存食物，调节胃内压及促进液体排空；尾区（胃窦和胃体远端2/3）主要功能是混合、研磨食物，使之成为食糜，并将食糜逐步排入十二指肠。

（一）胃的紧张性收缩

胃壁平滑肌经常处于一定程度的缓慢持续收缩状态，称为紧张性收缩（tonic contraction）。紧张性收缩是消化道平滑肌共有的运动形式，是其他运动形式的基础。空腹时已存在，它可使胃保持一定形状和位置，防止胃下垂；进食后，紧张性收缩进一步加强，可以使胃腔内保持一定的压力，有助于胃液渗入食物内部，促进化学性消化。

（二）容受性舒张

进食时食物刺激口腔、咽、食管等部位的感受器，反射性引起胃头区平滑肌的舒张，称为容受性舒张（receptive relaxation）。容受性舒张使胃腔容量从空腹时的 50ml 增大到进食后的 1.0 ～ 1.5L，以利于胃容纳食物，并保持胃内压相对稳定。容受性舒张是通过迷走神经的传入和传出完成的反射活动。这一反射称为迷走 - 迷走反射，参与该反射的迷走神经传出纤维属于抑制性纤维，其节后纤维释放的递质是某种肽类物质（如血管活性肠肽 VIP）或 NO。另外，食物对胃壁的机械刺激以及食糜对十二指肠的机械、化学刺激均能通过迷走 - 迷走反射和内在神经丛反射引起头区平滑肌的舒张，因此，容受性舒张可能有多种调控机制。

（三）蠕动

胃的蠕动主要发生在尾区，开始于食物入胃后约 5min。蠕动波从胃的中部开始，向幽门部推进，约 1min 到达幽门。每分钟大约 3 次，通常是一波未平，一波又起。在推进过程中，蠕动的幅度和速度逐渐加强，当到达幽门恰逢幽门括约肌舒张时，可将约 1 ～ 2ml 的食糜排入十二指肠。当蠕动收缩波超越胃内容物抵达胃窦时，由于该部位平滑肌的强力收缩，可将部分食糜反向推回到近侧胃窦或胃体，使食糜在胃中和消化液进一步混合，同时也进一步加强机械消化（图 6-6）。胃的蠕动受平滑肌的慢波控制，平滑肌的收缩出现在慢波后的 6 ～ 9s，动作电位后的 1 ～ 2s。胃蠕动的主要生理作用是磨碎固体食物；促进食物与胃液充分混合，加强化学性消化；将食糜从胃体向幽门部推进，并推入十二指肠。

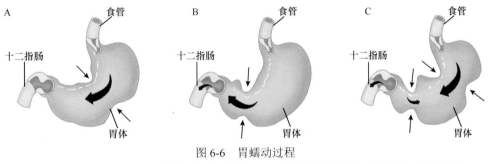

图 6-6　胃蠕动过程

A. 胃蠕动起始于胃中部；B. 将食糜推送入十二指肠；C. 部分食糜被反向推回，有利于进一步消化分解

（四）消化间期移行性复合运动

空腹时，除了紧张性收缩外，胃呈现以间歇性强力收缩伴有较长的静息期为特征的周期性运动，称为移行性复合运动（migrating motor complex，MMC）。这种运动起始于胃体上部，并向肠道方向扩布。MMC 的每个周期持续 90 ～ 120min，分为四个时相（图 6-7）：Ⅰ 相，只能记录到慢波电位，

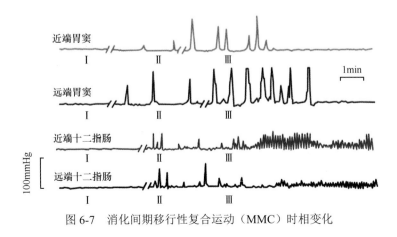

图 6-7　消化间期移行性复合运动（MMC）时相变化

无收缩，持续 45～60min；Ⅱ 相，出现不规律的锋电位，可见散发的蠕动，持续 30～45min；Ⅲ 相，出现成簇的锋电位，可见高振幅收缩，持续 5～10min；Ⅳ 相，为短暂过渡期，持续约 5min。目前一般认为 Ⅰ 相的产生可能与 NO 释放有关，Ⅲ 相与胃动素的分泌有关。

<h2 style="text-align:center">二、胃内的化学性消化</h2>

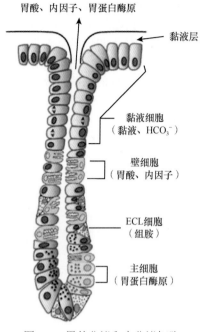

图 6-8　胃外分泌和内分泌细胞
ECL 细胞．肠嗜铬样细胞

胃黏膜中多种外分泌细胞分泌的胃液对食物进行化学性消化。胃黏膜是一个复杂的分泌器官，有三种外分泌腺和多种内分泌细胞。外分泌腺（图 6-8）主要有三种：①贲门腺，分布于胃与食管连接处的环形区内，分泌黏液；②泌酸腺，也称胃底腺，分布在胃底和胃体处，由壁细胞、主细胞和黏液颈细胞组成，分泌盐酸、胃蛋白酶原、黏液和内因子；③幽门腺，分布在幽门部，分泌碱性黏液。内分泌细胞主要有：① G 细胞，分布于胃窦，分泌促胃液素和促肾上腺皮质激素样物质；② δ 细胞，分布在胃体、胃底和胃窦，分泌生长抑素；③肠嗜铬样细胞（enterochromaffin-like cell，ECL cell）分布于胃底和胃体，分泌组胺。

（一）胃液的性质、成分和作用

胃液 pH 为 0.9～1.5，是无色酸性液体，主要成分包括盐酸、胃蛋白酶原、内因子和黏液，还有水、HCO_3^-、Na^+、K^+ 等无机物。正常成人的胃液分泌量为 1.5～2.5L/ 日。

1. 盐酸（hydrochloric acid，HCl）　又称胃酸（gastric acid），由壁细胞分泌。正常人空腹时有基础胃酸分泌，为 0～5mmol/h。基础胃酸分泌量受迷走神经紧张性和促胃液素自发释放的影响。在食物或药物（如组胺）的刺激下，盐酸的排出量会明显增加。正常人盐酸最大的排出量可达 20～25mmol/h。盐酸最大排出量主要取决于壁细胞数量和功能状态。胃黏膜萎缩时，患者因盐酸分泌不足而影响消化。

（1）盐酸的分泌机制：胃液中 H^+ 的浓度为 150～170mmol/L，比血浆中 H^+ 浓度高 300 万倍。因此 H^+ 的分泌是逆着巨大浓度梯度的主动转运过程。H^+ 的主动分泌与细胞顶端分泌小管膜上的质子泵作用有关。质子泵具有转运 H^+、K^+ 和水解 ATP 的功能，也称为 H^+-K^+ ATP 酶。质子泵每降解一个 ATP 分子所释放的能量，可驱动一个 H^+ 从胞浆进入分泌小管；同时又可驱动一个 K^+ 从分泌小管进入壁细胞内。壁细胞分泌盐酸的机制如图 6-9 所示。壁细胞分泌的 H^+ 来自胞浆中 H_2O 的解离。H_2O 解离生成 H^+ 和 OH^-，H^+ 在质子泵的作用下，主动转运到小管腔内；OH^- 在胞内碳酸酐酶的催化下，与 CO_2 结合生成 HCO_3^-，在细胞的基底侧，HCO_3^- 与 Cl^- 进行交换，HCO_3^- 进入血液，而 Cl^- 则进入

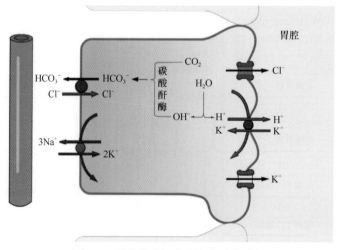

图 6-9　胃黏膜壁细胞分泌盐酸的过程

细胞内；在细胞顶端分泌小管膜，Cl^- 通过膜上特异的 Cl^- 通道进入小管腔，与 H^+ 形成 HCl。当需要时，HCl 由分泌小管腔进入胃腔。进入壁细胞的 K^+ 又通过细胞顶端膜上的 K^+ 通道进入分泌小管。在壁细胞的底侧膜上有 Na^+-K^+ATP 酶，维持了细胞内高 K^+ 的状态，以补充顶端膜处丢失的 K^+（图 6-9）。质子泵是各种因素引起胃酸分泌的最后通路，若选择性地抑制质子泵（如奥美拉唑），可有效地抑制胃酸的分泌，临床上该药物已用于治疗消化性溃疡。

（2）盐酸的作用：①激活胃蛋白酶原，使之转变为具有生物活性的胃蛋白酶，同时盐酸提供胃蛋白酶分解蛋白质所需要的酸性环境；②杀死随食物进入胃内的细菌；③盐酸进入十二指肠后，可引起促胰液素、缩胆囊素等激素的释放，从而促进胰液、胆汁和小肠液的分泌；④在肠腔内盐酸所造成的酸性环境，有利于小肠对铁和钙的吸收。因此，盐酸分泌不足可引起腹胀、食欲不振、贫血、消化不良等；但是盐酸分泌过多，将会侵蚀胃和十二指肠黏膜，诱发或加重胃溃疡和十二指肠溃疡。

2. 胃蛋白酶原（pepsinogen）　主要由主细胞合成，以无活性的酶原形式储存在细胞内，进食、迷走神经兴奋和促胃液素等刺激可以促进其分泌。在盐酸作用下，胃蛋白酶原被激活成为有生物活性的胃蛋白酶（pepsin）。已被激活的胃蛋白酶又能进一步激活胃蛋白酶原（自我激活），形成正反馈。胃蛋白酶能水解食物中的蛋白质，使之分解为䏡和胨，而产生的多肽与氨基酸较少。胃蛋白酶作用的最适 pH 为 1.8～3.5。当 pH > 5.0 时，胃蛋白酶完全失活。

3. 内因子（intrinsic factor）　壁细胞还可分泌一种糖蛋白，称为内因子。内因子可与进入胃内的维生素 B_{12} 结合，形成内因子 - 维生素 B_{12} 复合物，保护维生素 B_{12} 免遭肠内水解酶的降解，促进维生素 B_{12} 在回肠中的吸收。当体内的内因子分泌不足，或产生抗内因子的抗体时，在体内贮存的维生素 B_{12} 耗竭后，可因维生素 B_{12} 缺乏而影响红细胞生成，导致巨幼红细胞性贫血。

4. 黏液 - 碳酸氢盐　胃液中的黏液由上皮细胞、黏液颈细胞、贲门腺和幽门腺共同分泌，其主要成分是糖蛋白。覆盖在胃黏膜表层，形成一个厚约 500μm 的凝胶保护层。具有润滑作用，能保护胃黏膜免受粗糙食物的机械性损伤。此外，非泌酸细胞能分泌 HCO_3^-，进入胃内的 HCO_3^- 与胃黏膜表面的黏液形成一个抗胃黏膜损伤的屏障，称为黏液 - 碳酸氢盐屏障（mucus-bicarbonate barrier）。黏液凝胶层可以延缓 H^+ 向胃黏膜表面扩散的速度，而且在 H^+ 的扩散过程中，可被 HCO_3^- 中和。这样就在黏液层中形成一个 pH 梯度，靠近黏膜表面的 pH 约为 7；靠近胃腔一侧，pH 约为 2（图 6-10）。HCO_3^- 和黏液避免了 H^+ 对胃黏膜的直接侵蚀作用，也使胃蛋白酶原在上皮细胞侧不能被激活，可有效地防止胃蛋白酶对胃黏膜的消化作用。

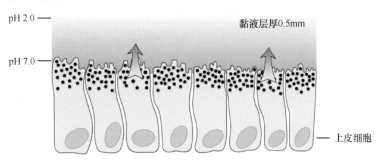

pH 2.0 ——　黏液层厚0.5mm

pH 7.0 ——　　　　　　　　　　　　　　　—— 上皮细胞

图 6-10　胃黏液 - 碳酸氢盐屏障模式图

（二）影响胃液分泌的主要因素

神经、体液和药物均可以影响胃液的分泌，这些因素可以独立、也可以相互作用进而促进或抑制胃液的分泌（图 6-11）。

1. 促进胃液分泌的因素

（1）迷走神经：迷走神经传出纤维支配壁细胞，末梢释放 ACh。ACh 可直接作用于壁细胞 M_3 受体引起胃酸分泌；也有纤维支配肠嗜铬样（ECL）细胞和 G 细胞，分别引起组胺和促胃液素的释放，间接促进壁细胞分泌胃酸。支配 ECL 细胞的纤维末梢释放的是 ACh，而支配 G 细胞的纤维末梢释放的是促胃液素释放肽（gastrin-releasing peptide，GRP，又称铃蟾素，bombesin）。另外，支配 δ 细胞的迷走神经纤维末梢释放 ACh，抑制生长抑素的分泌，消除其对促胃液素分泌的抑制作用，间接促胃酸分泌。

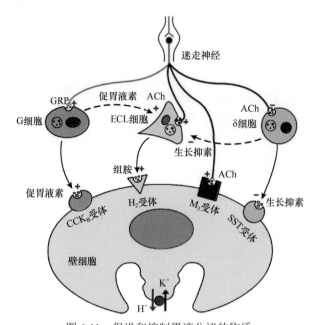

图 6-11　促进和抑制胃液分泌的物质

GRP. 促胃液素释放肽；+. 兴奋作用；–. 抑制作用；SST 受体 . 生长抑素受体

（2）促胃液素（gastrin）：促胃液素是胃窦、十二指肠及空肠上段黏膜内 G 细胞释放的一种肽类激素。胃肠腔内化学物质（主要是蛋白质消化产物氨基酸和其胺类衍生物）可刺激 G 细胞释放促胃液素。促胃液素可强烈刺激壁细胞分泌胃酸，一方面直接通过壁细胞 CCK_B 受体 -G_q-PLC-Ca^{2+} 和 DG-PKC 信号通路实现；另一方面间接通过作用于 ECL 细胞上的 CCK_B 受体刺激组胺分泌进而引起壁细胞分泌胃酸，后者作用更为重要。

（3）组胺（histamine）：组胺由 ECL 细胞分泌，与壁细胞的 H_2 受体结合后，通过受体 -G_s-AC-PKA 信号通路，使质子泵磷酸化，进而促进胃酸的分泌。西咪替丁（cimetidine）及其类似的药物（H_2 受体阻断剂）可阻断组胺与壁细胞上 H_2 受体结合而抑制胃酸的分泌，有助于消化性溃疡的愈合。ECL 细胞上存在 ACh 受体、促胃液素受体和生长抑素受体。ACh、促胃液素可通过作用于各自的受体，引起 ECL 细胞释放组胺，从而刺激胃酸的分泌，而生长抑素会抑制组胺的释放间接抑制胃酸分泌。研究表明，应用抗组胺药物后，无论 ACh 还是促胃液素都不能引起胃酸分泌的明显增多，表明组胺就有很强的促胃酸分泌的作用。

此外，低血糖、咖啡因和乙醇等也可刺激胃酸的分泌。而且，大多数促进胃酸分泌的刺激物也能促进胃蛋白酶原、黏液和内因子的分泌。

2. 抑制胃液分泌的因素

（1）盐酸：当 HCl 分泌过多时，可以负反馈抑制胃酸分泌。通常情况下，当胃窦部 pH 降低至 1.2 ~ 1.5 时，HCl 可直接抑制胃窦 G 细胞释放促胃液素，从而抑制胃酸分泌。HCl 还可以直接刺激胃黏膜内 δ 细胞，通过 δ 细胞释放生长抑素，间接抑制促胃液素和胃酸分泌。当十二指肠内 pH 低于 2.5 时，也能抑制胃酸分泌。其机制可能是胃酸刺激小肠黏膜产生促胰液素和球抑胃素（bulbogastrone）。促胰液素对促胃液素引起的胃酸分泌有明显的抑制作用；而球抑胃素是一种能抑制胃酸分泌的肽类激素，但其化学结构尚未最后确定。

（2）脂肪：脂肪及其消化产物进入小肠后，可刺激小肠黏膜释放促胰液素、缩胆囊素、肠抑胃肽、血管活性肠肽和胰高血糖素等，这些具有抑制胃液分泌和胃运动作用的激素，统称为肠抑胃素（enterogastrone）。

20 世纪 30 年代，我国生理学奠基人林可胜教授等研究了脂肪进入小肠后抑制胃液分泌的机制，他在实验过程中从小肠黏膜中提取一种物质，将此物质注入实验动物血液中后，发现胃液分泌的量、酸度和消化能力均降低，他将该物质命名为肠抑胃素。然而，肠抑胃素的提纯工作至今未能完成，目前认为它可能是若干类似激素的总称。

（3）高张溶液：食糜进入十二指肠后，使肠腔内的溶液张力增高，刺激小肠内的渗透压感受器产生肠 - 胃反射（enterogastric reflex），进而抑制胃酸分泌；另外，高张溶液还可通过刺激小肠黏膜释放一种或几种胃肠激素而抑制胃酸分泌。

（三）消化期胃液分泌的时相

空腹时胃液的分泌量较少，进食可刺激胃液的大量分泌，称为消化期的胃液分泌。根据消化道感受食物刺激的部位，将消化期胃液的分泌分为以下三个时相（图 6-12）。

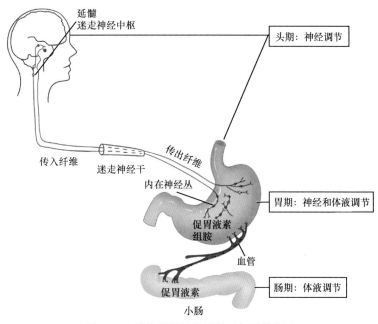

图 6-12　消化期胃液分泌的时相及其调节

1. 头期　进食时，食物的形状、颜色、气味、声音等刺激头面部（眼、耳、鼻、口腔、咽、食管等）的视、嗅、听等感受器，通过传入冲动反射性引起胃液分泌，称为头期胃液分泌。引起头期胃液分泌的机制包括条件反射和非条件性反射。当食物进入口腔后，兴奋了口腔、舌和咽等部位的机械和化学感受器，感受器的兴奋传入到延髓、下丘脑和边缘叶等中枢，经过整合，经迷走神经到达胃腺细胞，一方面，通过 ACh 直接作用于壁细胞引起胃酸分泌；另一方面，迷走神经末梢释放促胃液释放肽，作用于胃窦部的 G 细胞引起促胃液素分泌，间接地刺激胃酸分泌。

研究头期胃液分泌的经典实验是假饲实验。实验时需先给实验用狗实施手术，分别造食管瘘和胃瘘。当狗进食时，摄取的食物从食管瘘流出体外，并未进入胃内，即为假饲；胃瘘则用于收集胃液。实验发现，切断狗的迷走神经干，可完全消除头期胃液分泌，表明迷走神经是头期分泌胃酸的唯一传出通路。

头期胃液分泌的特点是酸度高、量多（约占总量的 30%），胃蛋白酶原的含量高，因而消化力强。但此期容易受食欲和情绪的影响。

2. 胃期　胃期是指食物进入胃后，在机械性和化学性刺激下，引起胃液大量分泌。引起胃期胃液分泌的主要途径有：①食物进入胃后，胃底、胃体部的感受器受到扩张刺激，兴奋通过迷走 - 迷走神经长反射和壁内神经丛短反射，直接或通过促胃液素间接引起胃液分泌；②胃幽门部感受器受到扩张刺激，通过壁内神经丛作用于 G 细胞引起促胃液素分泌；③食物的化学成分，主要是蛋白质的消化产物，可直接作用于 G 细胞，促进促胃液素的释放。胃期分泌的胃液量约占进食后总分泌量的 60%，酸度和胃蛋白酶的含量也较高。

3. 肠期　当食糜进入小肠后，可通过对小肠黏膜的化学性和机械性刺激，使十二指肠黏膜 G 细胞释放促胃液素。另外，小肠黏膜还能释放一种称为肠泌酸素（entero-oxyntin）的激素，促进胃酸分泌。肠期的胃液分泌量较少，约占进食后胃液分泌总量的 10%。这可能与酸、脂肪和高张溶液进入小肠后抑制胃液分泌有关。

（四）胃黏膜的保护作用

胃黏膜上皮细胞顶端膜之间的紧密连接形成了胃黏膜的屏障，这种结构也可防止胃腔内的 H^+ 向黏膜扩散，称为胃的黏膜屏障（mucosal barrier）。此外，胃黏膜能合成和释放某些物质，具有防止或减轻各种有害刺激对细胞损伤的作用，称为细胞保护作用（cytoprotection）。近年来发现，胃黏膜能合成并释放前列腺素 E_2（PGE_2）、前列环素（PGI_2）和表皮生长因子（EGF），它们能抑制胃酸和胃蛋白酶原的分泌，刺激黏液和 HCO_3^- 的分泌，还能增加胃黏膜的血流量，有利于胃黏膜的修复和维持完整性。某些胃肠激素，如铃蟾素、神经降压素、生长抑素和降钙素基因相关肽等，也对胃黏膜具有明显的保护作用，通常把这种作用称为直接细胞保护作用。胃酸、胃蛋白酶、胃内食物以及倒流的胆汁等，对胃黏膜而言属于长期存在的弱刺激，使胃黏膜持续少量地释放前列腺素和生长抑素等，也能有效地防止强刺激对胃黏膜的损伤，这种情况称为适应性细胞保护作用。

服用阿司匹林、消炎痛等药物及大量饮酒可通过降低细胞保护作用而损伤胃黏膜，这与其抑制黏液和 HCO_3^- 的分泌、破坏黏液 - 碳酸氢盐屏障、抑制胃黏膜合成前列腺素等有关。目前认为，幽门螺旋杆菌感染是消化性溃疡的致病因素。幽门螺旋杆菌能在酸度很高的胃内生存，是因为它能产生尿素酶，将尿素分解为 CO_2 与能中和胃酸的氨。另外，尿素酶和氨会损伤胃黏液层和黏膜细胞，破坏黏液 - 碳酸氢盐屏障和胃黏膜屏障，引起 H^+ 向黏膜方向弥散，从而导致消化性溃疡的发生。

三、胃内的吸收

胃黏膜缺乏绒毛，吸收面积也较小，而且上皮细胞之间基本上都是紧密连接，因此，食物在胃内的吸收很少，主要吸收乙醇和少量水。胃吸收乙醇的能力很强，进入消化道的乙醇以单纯扩散的形式被吸收，其中 20% 经胃吸收。食物的存在可以稀释乙醇的浓度，同时可以减少乙醇与胃黏膜的接触面积，从而减缓吸收速度。因此，尽量避免空腹饮酒。

四、胃排空及其调节

（一）胃的排空

食糜由胃排入十二指肠的过程称为胃排空（gastric emptying）。食物进入胃后 5 分钟左右就开始出现胃排空。胃排空的速率取决于胃、十二指肠之间的压力差及幽门阻力。胃排空的速率还与食糜的物理性状和化学成分有关。稀的、流质食物比稠的、固体食物排空快；颗粒小的食物比大块的食物排空快；等渗溶液比非等渗液体排空快。在三种营养物质中，排空速度由快至慢依次为糖类、蛋白质、脂肪。混合食物由胃完全排空需 4～6 小时。

（二）影响胃排空的因素

1. 胃内促进排空的因素 胃内食物对胃壁产生扩张刺激，通过壁内神经丛反射或迷走 - 迷走神经反射促进胃的运动，使胃内压增高。另外食物的扩张刺激和某些化学成分，刺激 G 细胞释放促胃液素。促胃液素引起胃酸分泌，促进胃的运动，但是也能增强幽门括约肌收缩，其总效应是延缓胃排空。一般来说，胃排空的速度和胃内食物量的平方根成正比。

2. 十二指肠内抑制排空的因素 十二指肠壁上的化学和机械感受器，受到酸、脂肪、渗透压和机械扩张刺激时，可反射性地抑制胃的运动，使胃的排空减慢，此为肠 - 胃反射。传出冲动可通过迷走神经、内在神经丛、甚至交感神经等几条途径到达胃。肠 - 胃反射对胃酸刺激特别敏感，当小肠内 pH 低至 3.5～4 时，可引起肠 - 胃反射，抑制胃的运动和排空，延缓酸性食糜进入小肠。另外，食糜中的胃酸和脂肪，进入十二指肠后，可引起小肠黏膜释放多种激素，如促胰液素、抑胃肽等，抑制胃的运动和排空。这些激素统称为肠抑胃素。随着食糜在小肠中的消化和吸收，这些抑制因素消失，胃的运动便又开始加强，并推送另一部分的食糜进入十二指肠。可见，胃的排空是间断进行的，如此重复，使胃的排空和十二指肠内消化和吸收速度很好地配合起来。

第四节 小肠内消化和吸收

食糜在小肠内停留的时间较长（3～8 小时），小肠内消化是整个消化过程中最重要的阶段，食糜一方面受到各种消化液包括胰液、胆汁和小肠液的化学性消化，同时也受到小肠运动的机械性消化。此外，小肠也是各种营养物质吸收的主要场所。

一、小肠内的机械性消化

小肠运动的功能是继续研磨食糜，使食糜与小肠内消化液充分混合，并与肠黏膜广泛接触，以利于营养物质的吸收，同时推进食糜从小肠上段向下段移动。小肠肠壁的肌层包括两层，内层是较厚的环形肌，外层是较薄的纵行肌，小肠的运动是靠内、外两层平滑肌的舒缩活动完成的。

（一）小肠的运动形式

1. 小肠的紧张性收缩　进食后，小肠的紧张性收缩显著增强，使小肠平滑肌保持一定的紧张度，让小肠保持一定的形状，并使小肠肠腔内保持一定的压力，有利于消化液向食糜渗透，促进肠内容物的混合，同时使食糜与肠黏膜密切接触，有利于小肠的吸收。

2. 分节运动　分节运动（segmentation）是小肠特有的一种运动形式，是一种以肠壁环形肌为主的节律性收缩和舒张运动。食糜所在肠道的环行肌以一定的间隔同时收缩，把食糜分割成许多节段；随后，原先收缩的环形肌舒张，而原先舒张的环形肌收缩，这样就使得原先节段的食糜分成两半，相邻的两半食糜合在一起，形成新的节段。如此反复进行，食糜得以不断分开又不断混合（图 6-13）。空腹时分节运动几乎不出现，进食后逐步加强。

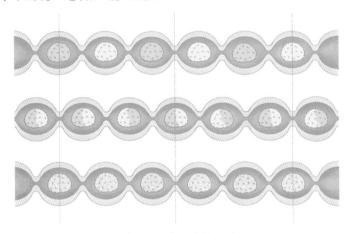

图 6-13　小肠分节运动

分节运动是由小肠平滑肌细胞的慢波控制，小肠各段的慢波频率不同，小肠上段的频率较高，随着向远端延伸，频率逐渐降低。在整体情况下，慢波频率较高的小肠上段可控制频率较低的小肠下段的活动，这种活动梯度有助于食糜向小肠远端推进。分节运动的生理意义是使食糜与消化液充分混合，有利于化学性消化；同时增加食糜与小肠黏膜的接触，促进营养物质的吸收。

3. 小肠的蠕动　小肠的蠕动是一种由环形肌和纵行肌相互协调进行的连续性收缩，可发生在小肠的任何部位，推进速度为 0.5～2.0cm/s，近端蠕动速度较远端快，通常传播 3～5cm 后消失。其生理意义在于将食糜向小肠远端推进一段后，在新的肠段进行分节运动。

此外，进食时的吞咽动作或食糜进入十二指肠能使小肠出现一种传播很快（2～25cm/s）、传播距离很远的蠕动，称为蠕动冲（peristaltic rush），可一次把食糜从小肠始段推送到末端，有时可推送到大肠。有时在回肠末段还可出现一种与正常蠕动方向相反的逆蠕动，其作用是防止食糜过早通过回盲瓣进入大肠，增加食糜在小肠内的停留时间，以便于对食糜进行更充分地消化和吸收。

（二）小肠运动的调节

小肠运动是由肠腔内食糜的机械扩张刺激引起，主要受壁内神经丛的调节。此外，小肠的运动还受到外来神经和体液因素的影响。

1. 壁内神经丛反射　当机械和化学刺激作用于肠壁感受器时，通过局部反射可引起小肠蠕动。小肠平滑肌的肌间神经丛中主要有两类神经元，一类神经元含血管活性肠肽、腺苷酸环化酶激活肽、一氧化氮合酶等，它们可以是中间神经元或抑制性神经元；另一类神经元含乙酰胆碱、速激肽等，它们可以是中间神经元或兴奋性神经元。这些神经元的末梢释放递质，调节小肠平滑肌的活动。

2.自主神经调节　通常副交感神经兴奋时加强小肠的运动，而交感神经兴奋则产生抑制作用。但上述效应又依赖于小肠平滑肌的紧张性高低，如果小肠平滑肌的紧张性高，无论副交感神经还是交感神经均能使之抑制；反之，当小肠平滑肌紧张性很低时，则副交感神经和交感神经均能使之增强。

3.体液因素　小肠壁内神经丛和平滑肌对各种化学物质具有广泛的敏感性，多种体液因素可直接作用于肠道平滑肌或间接通过壁内神经丛介导，调节小肠的运动。促胃液素、缩胆囊素、胰岛素、5-羟色胺等可增强小肠运动，而促胰液素、生长抑素和胰高血糖素等则抑制小肠的运动。

（三）回盲括约肌的作用

回盲括约肌是回肠末端与盲肠交界处明显增厚的环形肌，静息状态下保持一定的紧张性，使回肠末端内压比结肠内压高 15～20mmHg，一方面可防止回肠内容物过早、过快地进入结肠有利于小肠内容物被充分消化和吸收；另一方面具有活瓣样作用，可阻止大肠内食物残渣返流入回肠。进食时，食物对胃的扩张刺激可引起胃-回肠反射（gastro-ilium reflex），使回肠蠕动增强。当蠕动波到达回肠末端时，回盲括约肌舒张，可使部分回肠内容物被推入结肠。盲肠的充盈刺激可通过壁内神经丛的局部反射引起回盲括约肌收缩。

二、小肠内的化学性消化

小肠内的消化液包括胰腺分泌的胰液、肝脏分泌的胆汁和小肠分泌的小肠液，因此小肠是整个消化道消化能力最强的部位。

（一）胰液的分泌

胰腺兼有外分泌和内分泌功能，是整个消化道最重要的分泌腺。胰腺的内分泌部又称为胰岛，能分泌多种激素如胰岛素和胰高血糖素，参与机体的代谢活动，这部分内容将在内分泌章中介绍。胰腺的外分泌部由腺泡和导管组成，主要分泌具有很强消化能力的胰液（图 6-14）。

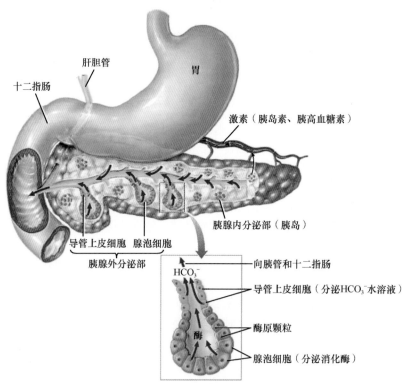

图 6-14　胰腺结构和胰液分泌

1.胰液的性质、成分和作用　胰液（pancreatic juice）是无色无臭的液体，呈弱碱性（pH 7.8～8.4），其渗透压与血浆相等。成年人每日分泌的胰液量为 1～2L。胰液中除含有大量水分外，还含有无机物和有机物。无机物主要是碳酸氢盐，它们主要由胰腺导管上皮细胞分泌。有机物主要是各种消化酶，由胰腺腺泡细胞分泌。胰液由于含有水解三大营养物质蛋白质、脂肪和糖的多种消化酶，因而是最重要的消化液。当胰液分泌障碍时，即使其他消化液分泌都正常，食物中的脂肪和蛋白质仍不能完全消化和吸收，常可引起脂肪泻，但糖的消化和吸收一般不受影响。

（1）碳酸氢盐：胰液中含量最多的无机物是碳酸氢盐，主要由胰腺导管上皮细胞分泌。HCO_3^-浓度随胰腺分泌速度的增加而增加，最高可达140mmol/L，是血浆中HCO_3^-浓度的5倍，其主要作用是中和进入十二指肠的胃酸，使肠黏膜免受强酸的侵蚀，同时也能保持小肠内的碱性环境，为小肠内多种消化酶提供最适宜的pH环境。

（2）消化蛋白质的酶：胰液中含有多种消化蛋白质的酶，这些酶刚分泌时都是以无活性的酶原形式存在于胰液中，如胰蛋白酶原（trypsinogen）、糜蛋白酶原（chymotrypsinogen）和羧基肽酶原（procarboxypeptidase），其中含量最多的是胰蛋白酶原。进入小肠后，这些酶原在不同物质的作用下被激活。其中小肠黏膜分泌的肠激酶（enterokinase）是激活胰蛋白酶原的特异性酶，可使胰蛋白酶原变为有活性的胰蛋白酶（trypsin），被激活的胰蛋白酶既可激活胰蛋白酶原形成正反馈，也可激活糜蛋白酶原和羧基肽酶原，使之转化为有活性的糜蛋白酶（chymotrypsin）和羧基肽酶（carboxypeptidase）。胰蛋白酶和糜蛋白酶的作用相似，都能分解蛋白质为胨和胨，当两者协同作用于蛋白质时，可将蛋白质消化为小分子多肽和游离氨基酸，多肽被羧基肽酶进一步分解为氨基酸。此外，糜蛋白酶还有较强的凝乳作用。

（3）消化脂肪的酶：胰液中消化脂肪的酶主要是胰脂肪酶（pancreatic lipase），其适宜pH为7.5～8.5。在辅脂酶（colipase）和胆盐存在的条件下，胰脂肪酶可将中性脂肪分解为甘油、甘油一酯和脂肪酸。辅脂酶对胆盐微胶粒有较强的亲和力，能与胰脂肪酶和胆盐一起形成三元络合物，因此能防止具有去垢剂特性的胆盐将胰脂肪酶清除，有助于胰脂肪酶锚定在胆盐微胶粒表面以发挥分解脂肪的作用。此外，胰液中还含有一定量的胆固醇酯酶和磷脂酶A_2，可分别水解胆固醇和磷脂。

（4）消化淀粉的酶：胰液中消化淀粉的酶是胰淀粉酶（pancreatic amylase），可将食物中的淀粉、糖原和大部分其他碳水化合物水解为单糖、二糖和少部分三糖。

（5）其他酶类：胰液中还含有RNA酶和DNA酶，它们也以酶原的形式分泌，在胰蛋白酶的作用下激活，激活后能将相应的核酸水解为单核苷酸。

（6）胰蛋白酶抑制因子（trypsin inhibitor）：正常情况下，胰液中的蛋白水解酶并不消化胰腺本身，这是因为它们以无活性的酶原形式分泌，同时胰腺腺泡细胞还能分泌少量胰蛋白酶抑制因子，其作用是使胰蛋白酶失活，并间接抑制其他蛋白水解酶的活性胰蛋白酶的活性，因而能防止胰腺本身被消化。但该抑制因子含量较少，作用有限，当胰导管梗阻或暴饮暴食引起胰液大量分泌时，胰管内压力升高，可引起小导管和腺泡破裂，胰蛋白酶原大量溢入胰腺间质而被组织激活。此时，胰蛋白酶抑制因子的作用将不能抵抗大量胰蛋白酶对胰腺本身的消化，导致急性胰腺炎。

2. 胰液分泌的调节　食物是刺激胰液分泌的自然因素。在非消化期，胰液分泌量很少。进食后，胰液分泌大幅增加，以配合食物消化和吸收的需要。胰液的分泌以体液调节为主，受神经和体液双重调节。

（1）体液调节：进入十二指肠的各种食糜成分，尤其是蛋白质、脂肪的水解产物，对胰液的分泌具有很强的刺激作用，因此肠期的胰液分泌是消化期胰液分泌的最重要时期，参与这一时相胰液分泌的主要体液因素是促胰液素（secretin）和缩胆囊素（cholecystokinin，CCK）（图6-15）。

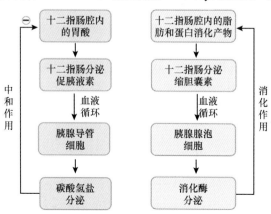

图6-15　胰液分泌的体液调节

1）促胰液素：促胰液素是由小肠上段黏膜内的 S 细胞分泌的由 27 个氨基酸残基组成的直链多肽。促胰液素主要作用于胰腺导管上皮细胞，促进水和 HCO_3^- 的分泌，因而使胰液的分泌量显著增加，而酶的含量却很低。我国生理学家王志均教授采用给狗自体移植胰腺的方法，观察引起促胰液素分泌的因素，结果表明盐酸是最强的刺激因素，其次为蛋白质分解产物和脂肪酸，糖类对几乎没有刺激作用。

2）缩胆囊素：缩胆囊素是由小肠黏膜中 I 细胞分泌的一种多肽激素，由 33 个氨基酸残基组成，其主要作用是促进胆囊的收缩，增加胆汁的排放，同时缩胆囊素能作用于胰腺腺泡细胞，促进多种消化酶的分泌，故也称为促胰酶素（pancreozymin）。此外，缩胆囊素对胰腺组织还有营养作用，可促进胰腺组织蛋白质和核糖核酸的合成。引起缩胆囊素释放的因素按由强至弱的顺序为蛋白质分解产物、脂酸酸、胃酸和脂肪，糖类没有刺激作用。

促胰液素和缩胆囊素促进胰液分泌的作用是通过不同的细胞内转导机制实现的，促胰液素以 cAMP 为第二信使，而缩胆囊素则通过磷脂酰肌醇系统，在 Ca^{2+} 介导下发挥作用。此外，促胰液素和缩胆囊素之间还存在协同作用。迷走神经对促胰液素的作用也有加强作用，在阻断迷走神经后，促胰液素引起的胰液分泌量将大大减少。激素之间以及激素与神经之间的相互加强作用，对进食后胰液的大量分泌具有重要意义。

影响胰液分泌的体液因素还有胃窦分泌的促胃液素、小肠分泌的血管活性肠肽等，它们在作用上分别与缩胆囊素和促胰液素相似。

（2）神经调节：食物的色、香、味对感觉器官的刺激，以及食物对胃和小肠的机械及化学刺激，都可通过神经反射引起胰液分泌。迷走神经是这些反射的传出神经，兴奋时末梢释放 ACh，直接作用于胰腺的腺泡细胞，对小导管细胞的作用较弱。因此，迷走神经兴奋引起的胰液分泌特点是，胰液中富含酶而水和碳酸氢盐含量较少。迷走神经兴奋也可引起促胃液素的释放，后者再间接引起胰液分泌。切断迷走神经或使用阿托品阻断迷走神经的作用，均可显著减少胰液分泌。此外，餐后碳酸氢盐的分泌还取决于随食糜进入十二指肠的胃酸的量，因此胃内食糜成分的不同可使胰液的分泌发生改变。

3. 胰液分泌的反馈性调节　实验观察到，向动物十二指肠内注入胰蛋白酶，可抑制缩胆囊素和胰酶的分泌，而注入胰蛋白酶抑制剂，则可刺激缩胆囊素和胰酶的分泌。这一结果表明肠腔内的胰蛋白酶对胰酶的分泌具有负反馈调节作用。进一步研究发现，蛋白水解产物和脂肪酸可刺激小肠黏膜 I 细胞释放缩胆囊素释放肽（CCK-releasing peptide，CCK-RP），后者可引起缩胆囊素的释放，促进胰酶的分泌。另外，缩胆囊素释放肽也能促进胰蛋白酶的分泌，分泌的胰蛋白酶又可反过来失活缩胆囊素释放肽，以负反馈形式抑制缩胆囊素和胰蛋白酶的进一步分泌。这种负反馈调节的生理意义在于防止胰酶的过度分泌。慢性胰腺炎患者由于胰酶分泌减少，上述负反馈调节作用减弱，使缩胆囊素释放增加，刺激胰腺分泌，并产生持续性疼痛。应用胰酶补偿性治疗既可补充胰酶的不足，又可减少缩胆囊素的释放和胰腺的分泌，降低导管内压力，减轻疼痛。

（二）胆汁的分泌和排出

胆汁（bile）由肝细胞分泌，在非消化期，胆汁经胆囊管进入胆囊储存，待需要时再排入十二指肠。在消化期，胆汁可由肝脏以及胆囊经胆总管排入十二指肠，促进脂肪的消化和吸收。

1. 胆汁的性质、成分和作用　胆汁是一种有色、味苦、较稠的液体，成年人每日分泌胆汁 $0.8 \sim 1.0L$。肝细胞分泌的胆汁（肝胆汁）呈金黄色，透明清亮，呈弱碱性（pH 7.4）。储存在胆囊内的胆汁（胆囊胆汁）由于水和无机盐被胆囊吸收，因而被浓缩，颜色加深呈深棕色；因 HCO_3^- 在胆囊中被吸收，胆囊胆汁呈弱酸性（pH 6.8）。胆汁的成分复杂，除水和 Na^+、K^+、Ca^{2+}、HCO_3^- 等无机物外，还含有胆盐、卵磷脂、胆固醇和胆色素等有机物，但胆汁是唯一不含消化酶的消化液。其中，胆盐是胆汁酸与甘氨酸或牛磺酸结合形成的钠盐或钾盐，是胆汁中参与消化吸收的主要成分。胆色素是血红蛋白的分解产物，是决定胆汁颜色的主要成分。肝脏能合成胆固醇，其中约一半转化为胆汁酸，另一半则随胆汁排入小肠。胆汁中的胆盐、胆固醇和卵磷脂保持一定的比例，这是维持胆固醇呈溶解状态的必要条件。当胆汁中胆固醇过多或胆盐、卵磷脂减少时，可形成胆固醇结晶。

胆汁的主要作用是促进脂肪的消化和吸收。①促进脂肪的消化：胆盐、卵磷脂和胆固醇等均可作为乳化剂，降低脂肪的表面张力，使脂肪乳化成微滴分散在水性的肠液中，因而可增加胰脂肪酶的作用面积，促进脂肪的分解消化；②促进脂肪和脂溶性维生素的吸收：肠腔中脂肪的分解产物如脂肪酸、甘油一酯和胆固醇等均可渗入到微胶粒中，形成水溶性的混合微胶粒。这样，胆盐作为运载工具将不溶于水的脂肪分解产物运送到小肠黏膜表面，从而有利于脂肪的吸收。如果肠腔中缺乏胆盐，食入的脂肪大约有 40% 不能被消化吸收。胆汁的这一作用，也有助于脂溶性维生素 A、D、E、K 的吸收；③中和胃酸：胆汁排入十二指肠后，可中和一部分胃酸；④促进胆汁分泌（利胆作用）：进入小肠的胆盐在发挥其生理作用后，绝大部分在回肠末端黏膜吸收入血，通过门静脉回到肝脏再形成胆汁，这一过程称为胆盐的肠肝

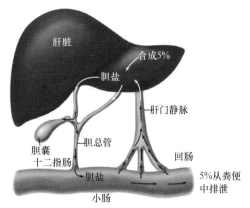

图 6-16　胆盐的肠肝循环

循环（enterohepatic circulation of bile salt）（图 6-16）。通过肠肝循环返回到肝脏的胆盐具有很强的刺激胆汁分泌的作用，故临床上常把胆盐作为利胆剂使用。

2. 胆汁的分泌和排出调节　引起胆汁分泌和排出的自然刺激物也是食物，高蛋白食物刺激作用最强，高脂肪食物和混合食物的作用其次，糖类食物作用最小。胆汁的分泌和排出也以体液调节为主，受神经和体液因素的双重调节。

（1）体液调节：调节胆汁分泌和排出的体液因素主要有缩胆囊素、促胰液素和胆盐。①缩胆囊素，通过血液循环作用于胆囊平滑肌和 Oddi 括约肌，引起胆囊收缩和 Oddi 括约肌舒张，促使胆囊胆汁排入十二指肠。②促胰液素主要促进胆管上皮分泌大量的水和 HCO_3^-，而刺激肝细胞分泌胆盐的作用不显著。③促胃液素的化学结构与缩胆囊素类似，可通过血液循环作用于肝细胞和胆囊，促进肝胆汁分泌和胆囊收缩，但作用相对较弱。促胃液素也可通过刺激胃酸分泌，间接引起促胰液素释放而刺激肝胆汁分泌。④通过胆盐的肠肝循环返回肝脏，刺激肝胆汁的分泌，但对胆囊的运动无明显影响。

（2）神经调节：进食动作或食物对胃、小肠黏膜的刺激均能通过神经反射引起胆汁分泌少量增加，胆囊收缩轻度加强。这些反射的传出神经仍是迷走神经。迷走神经兴奋时，其末梢释放 ACh，可直接作用于肝细胞和胆囊，增加胆汁分泌和胆囊收缩；也可通过促胃液素的释放，间接引起胆汁分泌和胆囊收缩。此外，胆囊平滑肌也接受交感神经支配，有肾上腺素 α 受体和肾上腺素 β 受体，其中肾上腺素 α 受体激活时引起胆囊平滑肌收缩，肾上腺素 β 受体激活时使之舒张。非消化期胆囊平滑肌的肾上腺素 β 受体占优势，有利于胆囊平滑肌舒张存储胆汁。

（三）小肠液的分泌

小肠内的腺体包括十二指肠腺和小肠腺两种。十二指肠腺又称勃氏腺（Brunner gland），位于十二指肠黏膜下层，分泌含黏蛋白的碱性液体（pH 8.2 ～ 9.3），黏稠度较高，其主要作用是中和进入十二指肠的胃酸，保护十二指肠黏膜免受胃酸侵蚀。小肠腺又称李氏腺（Lieberkühn gland），分布于整个小肠黏膜层。小肠液为两种腺体分泌液的混合物，以小肠腺的分泌液为主。

1. 小肠液的性质、成分和作用　小肠液呈弱碱性（pH 约 7.6），渗透压与血浆相等。正常成年人的小肠液每日分泌量为 1 ～ 3L。由于小肠液的量很大，可稀释肠内消化产物，降低肠内容物的渗透压，因此有利于小肠内水分及营养物质的吸收。小肠液成分包括水和无机盐，还有肠激酶（enterokinase）和黏蛋白等。肠激酶是唯一由小肠腺分泌的酶。前文已述，肠激酶能将胰液中的胰蛋白酶原活化为胰蛋白酶，以利于蛋白质的消化。在小肠液中还可检测到一些寡肽酶、二糖酶等，这些酶并非肠腺分泌，而是由脱落的肠黏膜上皮细胞释放，它们在小肠消化中不起作用，只是在营养物质被吸收入上皮细胞时，这些存在于上皮细胞刷状缘内的消化酶才发挥作用，分别将寡肽和双糖进一步分解分氨基酸和单糖。所以，小肠液的消化能力相对较弱。

2. 小肠液分泌的调节　神经调节和体液因素均参与小肠液的分泌调节，但壁内神经丛的局部神经反射是调节小肠液分泌的主要方式。食糜对肠黏膜的局部机械刺激和化学刺激都可通过壁内神经丛的局部反射引起小肠液的分泌，其中机械扩张刺激最为敏感。此外，促胃液素、促胰液素和血管活性肠肽等体液因素也有刺激小肠液分泌的作用。

三、小肠内的吸收

（一）小肠是吸收的主要部位

食物在小肠内停留的时间较长（3～8h），糖类、蛋白质和脂类已被消化为适于吸收的小分子物质。这些营养物质大部分在十二指肠和空肠被吸收完毕，而回肠作为吸收功能的储备部分，它具有独特的功能，能主动吸收胆盐和维生素 B_{12}。此外，小肠成为吸收的主要场所，还与小肠肠壁的组织结构密切相关（图 6-17）：①小肠有巨大的吸收面积。正常成年人的小肠长约 4m，小肠黏膜形成许多环形皱褶，皱褶上有大量绒毛，绒毛表面的柱状上皮细胞还有许多微绒毛，这使小肠的吸收面积可达 200m^2 左右，比同样长度的圆筒面积增加约 600 倍；②小肠黏膜绒毛内有丰富的毛细血管、毛细淋巴管和平滑肌纤维。在消化期，绒毛节律性地伸缩与摆动，可促进绒毛内的血液和淋巴流动，有利于吸收。

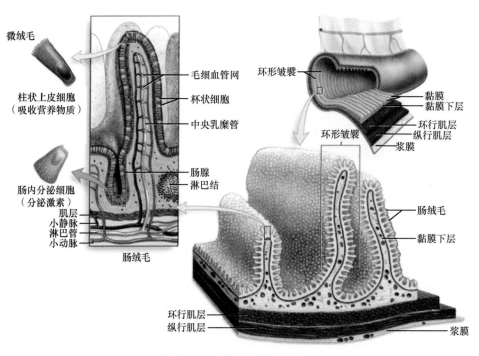

图 6-17　小肠肠壁显微结构

（二）吸收的途径和机制

1. 途径　小肠内的吸收有跨细胞途径和细胞旁途径两种。

（1）跨细胞途径：通过绒毛柱状上皮细胞顶端膜进入细胞内，再通过基底侧膜进入细胞外间隙，最后进入血液或淋巴。

（2）细胞旁途径：通过相邻上皮细胞间的紧密连接进入细胞间隙，再进入血液或淋巴。

2. 机制　营养物质通过细胞膜的机制包括被动转运、主动转运、入胞和出胞作用等。其中被动转运包括单纯扩散、易化扩散和渗透。主动转运包括原发性主动转运和继发性主动转运。具体机制参见第二章第一节细胞膜的物质转运功能。

（三）小肠内主要物质的吸收

1. 糖的吸收　糖一般须分解成单糖后才能被吸收，双糖吸收较少。各种单糖的吸收速率不同，以半乳糖和葡萄糖最快，果糖次之，甘露糖最慢。大部分单糖的吸收是逆浓度差进行的，是伴随着 Na^+ 同向转运的继发性主动转运过程。在肠黏膜上皮细胞的刷状缘上存在着一种转运体蛋白——Na^+- 葡萄糖同向转运体，它能选择性地将葡萄糖或半乳糖转运入细胞内。然后胞内的单糖经载体介导的易化扩散从基底侧膜进入细胞间组织液，再进入血液。各种单糖与转运体的亲和力不同，因此吸收速率不同。

2. 蛋白质的吸收　蛋白质的消化产物有二肽、三肽和氨基酸，吸收的部位主要在小肠上段。氨基酸的吸收与葡萄糖相似，也是继发性主动转运过程。目前，在小肠黏膜细胞刷状缘已确定有三种分别转运中性、酸性和碱性氨基酸的运载系统。通常中性氨基酸的转运速度比酸性或碱性氨基酸速度快。进入胞内的氨基酸也是经载体介导的易化扩散从基底侧膜进入组织液，然后入血。

另外，小肠黏膜上皮细胞刷状缘上还存在二肽和三肽转运系统，能将二肽和三肽转运至小肠上皮细胞内。在细胞内，二肽和三肽分别被二肽酶和三肽酶水解成氨基酸，然后再进入血液。

3. 脂类的吸收　脂类的消化产物一酰甘油、游离脂肪酸、胆固醇等在小肠内与胆汁中的胆盐形成混合微胶粒，在小肠黏膜上皮细胞表面被混合微胶粒释放出来，经单纯扩散进入上皮细胞细胞内，而胆盐则留在肠腔内，重新形成混合微胶粒，反复转运脂类消化产物（图 6-18）。

长链脂肪酸和一酰甘油进入上皮细胞后重新合成甘油三酯，并与细胞中的载脂蛋白合成乳糜微粒（chylomicron）。乳糜微粒随即进入高尔基复合体，被质膜包裹形成囊泡，在细胞基底侧膜以出胞的方式被释放并进入细胞间隙，再扩散进入毛细淋巴管。中、短链甘油三酯水解产生的脂肪酸和一酰甘油是水溶性的，可不用形成乳糜微粒，直接扩散入绒毛内毛细血管入血。膳食中的动、植物油中长链脂肪酸较多，所以脂肪的吸收以淋巴途径为主。

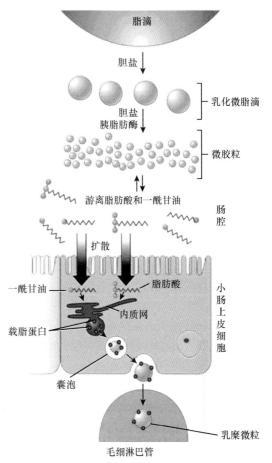

图 6-18　脂肪吸收过程

胆固醇主要来自食物和由肝脏分泌的胆汁。胆汁中的胆固醇呈游离状态，通过与胆盐形成混合微胶粒，在小肠上部被吸收。而食物中的胆固醇部分是酯化的，必须在肠腔中经消化液中的胆固醇酯酶水解形成游离的胆固醇才能被吸收。吸收后的胆固醇大部分在小肠黏膜中重新酯化生成胆固醇酯，与载脂蛋白一起组成乳糜微粒，经淋巴液进入循环系统。此外，胆固醇的吸收受多种因素的影响。食物脂肪和脂肪酸可促进胆固醇的吸收，而植物固醇则通过竞争性抑制阻碍胆固醇的吸收。

4. 维生素的吸收　维生素可分为水溶性和脂溶性两类。大多数水溶性维生素（如维生素 B_1、B_2、B_6、PP）都是通过 Na^+ 同向转运体而被吸收。大部分维生素在小肠上段被吸收，只有维生素 B_{12} 是在回肠被吸收的。维生素 B_{12} 须先与胃壁细胞分泌的内因子结合成复合物后，才能被回肠主动吸收。当机体发生萎缩性胃炎或胃大部切除后，由于内因子分泌不足，导致维生素 B_{12} 吸收障碍而发生巨幼细胞性贫血。

脂溶性维生素（如维生素 A、D、E、K）的吸收与脂类消化产物相同。

5. 水的吸收　成人每日摄入的水为 1.5L，消化腺分泌的液体可达 6～8L，而随粪便排出的水分只有 150ml，所以每日由小肠吸收的水约 8L。水的吸收是被动的，各种溶质分子的吸收所产生的渗透压梯度是水吸收的主要动力。小肠黏膜上皮细胞的细胞膜和细胞间的紧密连接对水的通透性都很大，水可顺着渗透压梯度从肠腔经跨细胞途径和细胞旁途径入血。严重呕吐、腹泻可使人体丢失大量水分和电解质，从而导致人体脱水和电解质紊乱。

6. 无机盐的吸收　各种电解质经不同的途径被吸收。

（1）钠的吸收：小肠黏膜上皮对 Na^+ 的吸收属于跨细胞的继发性主动转运，其动力来自上皮细胞基底侧膜中钠泵的活动。钠泵的活动将细胞内的 Na^+ 主动转运到细胞间隙，造成细胞内 Na^+ 浓度降低和正电荷减少，肠腔内的 Na^+ 通过小肠黏膜上皮细胞微绒毛上的同向转运体（如 Na^+-葡萄糖同向转运体、Na^+-氨基酸同向转运体、Na^+-Cl^- 同向转运体等）顺电化学梯度扩散进入细胞，进入细胞内的 Na^+ 由细胞基底侧膜上的钠泵逆电化学梯度转运至细胞间隙，然后进入血液。

（2）铁的吸收：成年人每日摄取的铁约 10mg，其中约 1/10 被小肠吸收。食物中的铁主要是 Fe^{3+}，不易被肠道吸收，当 Fe^{3+} 还原为 Fe^{2+} 时则较容易被吸收。维生素 C 能将 Fe^{3+} 还原为 Fe^{2+} 而促进铁的吸收。此外，铁在酸性环境中易溶解而便于被吸收，故胃酸可促进铁的吸收，当胃大部切除时可伴发缺铁性贫血。铁的吸收主要在小肠上部，它是一个主动过程，需要多种蛋白的协助转运。上皮细胞顶端膜上存在铁的载体——二价金属转运体（divalent metal transporter 1，DMT1），能将无机铁转运至细胞内，而且它对 Fe^{2+} 的转运效率比 Fe^{3+} 高数倍，因此 Fe^{2+} 更易被吸收。进入胞内的 Fe^{2+}，一部分通过细胞基底侧膜被主动转运入血，其余与细胞内的脱铁铁蛋白（apoferritin）结合成为铁蛋白（ferritin），储存于细胞内。小肠可根据机体对铁的需求量来调节铁的吸收量，以保持体内铁的平衡。在机体需要铁增加时，铁的载体表达增多，小肠吸收铁的能力增强。当细胞内贮存的铁过多时，上皮细胞内铁蛋白的含量增多。

（3）钙的吸收：食物中 20% ～ 30% 的钙可被小肠吸收，其余由粪便排出。钙的吸收主要受维生素 D 和机体对钙的需求量的影响，维生素 D 可促进钙的吸收；当机体缺钙或对钙的需求增加时（如儿童和哺乳期妇女），钙的吸收会增加。食物中的钙必须变成游离 Ca^{2+} 后才能被吸收，小肠对 Ca^{2+} 的吸收可通过跨细胞和细胞旁两种途径进行。十二指肠是跨细胞主动吸收 Ca^{2+} 的主要部位，小肠各段都可通过细胞旁途径被动吸收 Ca^{2+}。其中，通过跨细胞途径的具体过程为：在电 - 化学梯度作用下，肠腔内 Ca^{2+} 经上皮细胞顶端膜中特异的钙通道进入细胞，与胞质内的钙结合蛋白（calbindin）结合，然后通过基底侧膜上的钙泵和 Na^+- Ca^{2+} 交换体被转运出细胞进入血液。维生素 D 可诱导小肠上皮细胞钙结合蛋白和钙泵的合成，从而促进钙的吸收。

第五节　大肠的功能

大肠不是消化和吸收的主要部位，其主要功能在于吸收肠内容物中的水分和无机盐，参与机体对水、电解质平衡的调节；同时吸收由结肠内微生物合成的维生素 B 复合物和维生素 K；并对食物残渣进行加工，形成和暂时贮存粪便。

一、大肠液的分泌

大肠液是由大肠腺和大肠黏膜杯状细胞分泌的，分泌物中富含黏液和碳酸氢盐，pH 为 8.3 ～ 8.4。大肠液的主要作用在于其中的黏液蛋白，它能保护肠黏膜和润滑粪便，其黏性还有助于粪便成形。

食糜中的残渣对肠壁的机械性刺激是引起大肠液分泌的主要因素。此外，刺激副交感神经可促进大肠液分泌，而刺激交感神经则可减少大肠液分泌。

二、大肠内细菌的作用

大肠内存在多种细菌，主要包括大肠杆菌和葡萄球菌等，它们主要来自空气和食物。正常粪便含有四分之三的水和四分之一的固体物质，而死的和活的细菌约占粪便固体总量的 20% ～ 30%。细菌体内含有分解食物残渣的酶，通常将细菌对糖和脂肪的分解称为发酵，在发酵过程中产生乳酸、乙酸、甲烷等物质；对蛋白质的分解称为腐败，可产生氨、硫化氢、组胺和吲哚等。

大肠内的细菌可以合成维生素 B 复合物和维生素 K，经大肠吸收后为机体利用。由于每天从食物中消化吸收的维生素 K 较少，因此大肠内细菌合成的维生素 K 尤为重要。

三、大肠的运动

大肠的运动通常缓慢而柔弱，对刺激的反应也较迟缓，这些特点可使粪便在大肠内暂时贮存。大肠的运动有多种形式，其主要作用是混合和推进大肠内容物。

（一）袋状往返运动

多见于近端结肠，是在空腹和静息状态最常见的一种运动形式，类似于小肠分节运动。它由环行肌的无规则收缩引起，可使结肠呈现一串结肠袋，袋中的内容物向两个方向作短距离的位移。一段结肠的袋状收缩消失后，邻近结肠段又出现袋状收缩，如此反复进行，形成袋状往返运动。有利于肠内容物与肠黏膜充分接触，促进大肠内水分和无机盐的吸收。

笔记栏

（二）分节推进和多袋推进运动

分节推进运动是指环行肌有规律地收缩和舒张，将一个结肠袋内容物推移到邻近肠段，收缩结束后，肠内容物不返回原处；如果一段结肠上同时发生多个结肠袋的收缩，并且其内容物被推移到下一段，则称为多袋推进运动。进食后或副交感神经兴奋时可见这种运动。

（三）蠕动和集团蠕动

大肠的蠕动是由一些稳定向前的收缩波所组成。收缩波前方的肌肉舒张，收缩波的后方则保持收缩状态，使这段肠管闭合并排空。大肠还有一种行进很快、行程很远的蠕动，称为集团蠕动（mass peristalsis），它能将肠内容物从横结肠推至乙状结肠或直肠。集团蠕动常见于进食后，尤其是早餐后1小时内，这可能与食物扩张刺激胃或十二指肠引起胃 - 结肠反射或十二指肠 - 结肠反射有关。阿片类药物可降低结肠集团蠕动的频率，故可引起便秘；而当结肠黏膜受到强烈刺激如肠炎时，常引起持续的集团蠕动，导致腹泻。

四、大肠内的吸收

大肠黏膜对水和电解质具有很强的吸收能力。每日从小肠进入大肠的内容物有 1000 ～ 1500ml，仅约 150ml 的水和少量 Na^+、Cl^- 随粪便排出，因此大肠中的水和电解质大部分被吸收。若粪便在大肠内停留时间过长，大肠内的水吸收过多时，粪便变得干硬而引起便秘。当进入大肠的液体过多或大肠的吸收能力下降时，则可因水不能被正常吸收而引起腹泻。大肠内 Na^+ 的主动转运所引起肠腔和肠壁组织之间的渗透压梯度是水被吸收的主要动力。

五、排 便

食物残渣在大肠内停留的过程中，一部分水被吸收，同时经大肠内细菌的发酵、腐败和大肠黏液的作用，最后形成粪便。正常粪便中，水分占 75%，固体物占 25%。粪便中除食物残渣外，还包括脱落的肠上皮细胞、大量的细菌、肝排出的胆色素衍生物，以及由血液通过肠壁排至肠腔中的某些金属如钙、镁、汞等的盐类。

结肠内的粪便累积到一定程度，就会发生排便（defecation）。排便是一个复杂的反射过程，当肠蠕动将粪便推入直肠时，刺激直肠壁内的感受器，冲动经盆神经和腹下神经传至腰、骶段脊髓的初级排便中枢，同时上传到大脑皮层产生便意。正常情况下直肠对粪便的机械性扩张刺激存在一定的感觉阈，当达到阈值时即可产生便意。

若环境和条件适宜排便，大脑皮质则发出下行冲动到初级排便中枢，经盆神经传出冲动引起降结肠、乙状结肠和直肠收缩，肛门内括约肌舒张；同时阴部神经传出冲动减少，使肛门外括约肌舒张，粪便被排出体外。在排便过程中，支配腹肌和膈肌的神经也兴奋，因而腹肌和膈肌收缩，腹内压增加，有助于粪便的排出。

若环境和条件不适宜排便，便意可受大脑皮层的抑制。但如果长时间抑制排便，可能使直肠对粪便刺激的敏感性逐渐降低，而粪便在大肠内停留过久时，因水分过度吸收而变得干硬，导致排便困难。这是功能性便秘最常见的原因。经常便秘又可引起痔疮、肛裂等疾病。直肠黏膜也可因为炎症而敏感性增高，少量粪便或黏液即可刺激直肠黏膜感受器而引起便意和排便反射，且常有里急后重的感觉。

第六节 肝脏的主要生理功能

肝脏是人体内最大的消化器官，也是机体的"化工厂"，它在体内新陈代谢中具有举足轻重的地位。肝脏接受来自肝门静脉和肝动脉的双重血液供应。此外，肝脏还具有胆道系统，肝细胞间的毛细胆管集合成小叶间胆管，再汇成左右两支肝管，出肝后汇合成肝总管，肝总管与胆囊管汇合成胆总管，开口于十二指肠降部（图 6-19）。

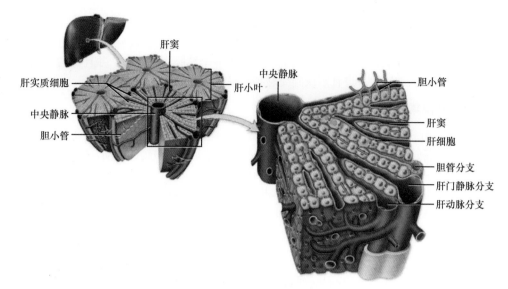

图 6-19　肝脏显微结构

　　肝脏丰富的血供和独特的形态结构使其代谢活动十分活跃，其中门静脉收集来自腹腔内脏的血液，内含从消化道吸收入血的各种营养物质。肝内所含丰富的酶类使其进行的生化反应达 500 种以上，不仅在糖、蛋白质、脂肪、维生素和激素等代谢活动中发挥重要作用，而且还具有分泌胆汁、免疫防御、生物转化等重要功能。胚胎时期的肝脏还有造血功能。此外，肝脏具有巨大的功能储备和再生能力。肝脏的胆汁分泌功能已在本章第四节介绍，这里主要介绍其在营养物质代谢、解毒和免疫防御中的功能。

一、肝脏在物质代谢中的功能

（一）肝脏与糖代谢

　　糖类是机体主要的供能物质，人体所需能量的 50% ～ 70% 来自糖类。肝的糖代谢不仅为自身提供能量，也为其他器官的生理活动提供葡萄糖。机体每日消耗葡萄糖约 160g，饥饿时这些葡萄糖都由肝脏供应，因此肝脏需要将葡萄糖维持在恒定的水平，以满足机体的需要。肝脏维持糖代谢平衡的途径主要有：糖原储存、糖异生、糖原分解、糖类转化为脂类。

　　糖类从肠道吸收后，门静脉血中葡萄糖浓度增加，激活肝内葡萄糖激酶，肝脏摄取葡萄糖，糖原合成增加，大量的葡萄糖被合成糖原储存起来，使血糖下降。当饥饿或劳动时，血糖大量消耗，肝细胞可将肝糖原分解为葡萄糖释放入血。肝脏还进行糖原的异生，空腹 24 ～ 48h 后，糖异生可达最大速度。肝脏通过糖原的合成与分解、糖异生等作用维持血糖浓度的稳定，保障全身各组织尤其是大脑和红细胞的能量供应。

（二）肝脏与蛋白质代谢

　　肝细胞是血浆蛋白合成的主要场所，除 γ- 球蛋白和补体外，几乎所有的血浆蛋白质均来自肝脏，如白蛋白、凝血酶原、纤维蛋白原和部分 α、β- 球蛋白等。肝脏每日可合成约 15g 的血浆蛋白，其中最多的是白蛋白，因此当肝功能不良如慢性肝炎、肝衰竭和肝硬化时，以及蛋白质营养不良时，肝细胞的合成能力下降，导致血浆白蛋白浓度降低，若低于 30g/L，约有半数患者出现水肿或腹水。在肝功能严重受损时，由于白蛋白合成减少，可使白蛋白（A）/ 球蛋白（G）比值下降甚至倒置，这种变化可作为肝病的辅助诊断和疗效指标。

　　肝脏含有丰富的氨基转氨酶，简称转氨酶。转氨酶具有专一性，能将相应的氨基酸和 α- 酮酸进行转氨基作用，如丙氨酸转氨酶（ALT）和天冬氨酸转氨酶（AST），它们在体内广泛存在，ALT 主要分布在肝脏和肾脏，而且肝脏的活性约为肾脏的 2 倍多；AST 主要分布在心脏和肝脏，因此肝脏具有极强的从血液中摄取氨基酸的能力。正常时上述转氨酶主要存在于细胞内，血清中的活性很低，但当各种病因使细胞被破坏、细胞膜通透性增高时，转氨酶便大量释放入血，导致血液中的转氨酶活性明显升高，这也是临床上判断肝功能好坏的重要指标之一。

（三）肝脏与脂肪代谢

肝脏是脂类代谢的重要器官，在脂类的消化、吸收、合成、分解和运输过程中均具有重要作用，且在脂类的生物转化过程中，肝脏能生成甘油三酯、胆固醇、磷脂及其他生物活性物质，如皮质激素和性激素等。

1. 甘油三酯的合成与分解　肝脏、脂肪组织和小肠均含有合成甘油三酯的脂酰辅酶A转移酶，是体内合成甘油三酯的主要场所，且以肝合成能力最强。甘油三酯在肝内质网合成后与载体蛋白以及磷脂、胆固醇结合生成极低密度脂蛋白（very low density lipoprotein，VLDL），由肝细胞分泌入血而运输至肝外组织。肝脏和脂肪组织之间不断进行脂酸的交换，饥饿时，脂库脂肪动员，释放的脂酸进入肝内代谢，肝脏从血液中摄取脂酸的速度与其血液中浓度成正比。饱食后，肝合成脂酸并以三酰甘油的形式存储于脂库。肝合成甘油三酯、磷脂和胆固醇，并以VLDL的形式分泌入血，供其他组织器官摄取利用。当肝合成甘油三酯的量超过其合成与分泌VLDL的能力时，甘油三酯便积存于肝内形成脂肪肝。脂肪肝多见于内分泌疾病，糖尿病患者肝细胞常有不同程度的脂肪堆积，约50%的肥胖者肝内均有少量脂肪堆积。

2. 胆固醇的合成与代谢　肝脏是合成胆固醇的主要器官，占全部合成量的3/4以上。当肝细胞受损时，总胆固醇和酯型胆固醇比值降低，在严重肝衰竭时，该比值可降至30%，伴有总胆固醇浓度下降。在胆道阻塞和胆汁淤积时，血液中总胆固醇浓度上升。此外，肝脏能将胆固醇转化为胆汁酸，以防止体内胆固醇的超负荷。

肝脏也是合成磷脂的重要器官，同时也是分解血液中磷脂的主要场所。

（四）肝脏与维生素代谢

肝脏在吸收、储存、运输和代谢维生素中起重要作用。脂溶性维生素的吸收需要肝分泌的胆汁酸盐参与。肝脏能储存多种维生素，包括维生素A、B_1、B_6、B_{12}、C、D、E、K等，其中人体95%的维生素A都存储在肝内。肝脏还直接参与维生素A、K的代谢，维生素K是肝合成凝血因子Ⅱ、Ⅶ、Ⅸ、Ⅹ不可缺少的物质。

（五）肝脏与激素代谢

多种激素在体内发挥相应调节作用后，主要在肝内转化、降解或失去活性，这一过程称为激素的灭活。肝脏对激素的代谢有明显的影响，肝病严重时，由于激素灭活功能的降低，体内雌激素水平升高，可引起男性乳房女性化和女性月经不调；而醛固酮、血管升压素（抗利尿激素）水平升高则可导致水钠潴留等。

二、肝脏的解毒功能

肝脏是机体的主要解毒器官，血液中的有害物质可在肝内被解毒和清除。肝脏主要通过生物转化如氧化、还原、分解、结合和脱氧作用，使一些非营养物质或有毒物质的生物学活性降低或消除，还能将这些物质的溶解度增大，变为易于从胆汁或尿液排出体外的物质，从而发挥解毒功能。例如，氨作为一种有毒的代谢产物，可在肝内被合成尿素，随尿液排出。饮酒时摄入体内的酒精（乙醇）经过氧化反应转为乙醛，乙醛与体内物质结合会产生毒性反应，而肝内的乙醛脱氢酶可将乙醛进一步转化为无毒性的乙酸。某些重金属如汞，可随胆汁分泌排出。此外，某些生物碱如士的宁、吗啡等可蓄积于肝脏，肝脏通过逐渐少量释放这些物质以减少中毒过程。

三、肝脏的免疫防御功能

越来越多的证据表明，肝脏是人体免疫反应的重要部分，从而被认为是一个免疫器官。肝脏通过门脉系统从肠道获得80%的血供，其中富含细菌产物、环境毒素和多种抗原物质。富含抗原的血液进入肝脏，被一系列抗原提呈细胞和淋巴细胞获取，展开一系列复杂的免疫应答过程。肝脏内富含自然杀伤细胞、自然杀伤T细胞、树突状细胞、巨噬细胞（库普弗细胞）、T细胞和B细胞等，构成极其复杂的天然免疫和获得性免疫网络。其中，肝内巨噬细胞占全身组织巨噬细胞80%左右，可吞噬血液中的异物、细菌和其他颗粒物质。巨噬细胞激活时能分泌许多生物活性物质，包括能作用于肝实质细胞和其他细胞的蛋白酶和细胞因子。因此，肝脏是一个有着强大天然免疫和获得性免疫功能的器官，参与了体内抗病毒、抗细菌和处理肠道抗原物质的免疫防御过程。

> **临床案例：** **应激性胃溃疡**
>
> 　　患者，女，18岁，上腹部隐痛、呕吐咖啡色物4天。患者6天前因被开水烫伤后入院。伤前无溃疡病史。入院清创后采用暴露疗法，补液、抗感染治疗。胸部X光片、腹部B超均未见异常。4天前出现上腹部隐痛，呕吐咖啡色胃内容物两次，约500ml，给予禁食、补液、止血、H_2受体拮抗剂、保护胃黏膜等治疗后好转。2天前上腹部疼痛复发，呕吐咖啡色胃内容物800ml，解柏油样大便约500g，精神萎靡，失血貌。今早病情加重，对症治疗无效，行急诊剖腹探查。术中见胃小弯处胃后壁距贲门4cm处有一3cm×2cm溃疡，活动性出血；胃前壁距贲门8cm处有一3cm×2cm溃疡，部分胃黏膜糜烂，有针尖样出血点，溃疡周围无肉芽及瘢痕组织。行胃大部切除、结肠前胃空肠吻合术。病检报告：胃前、后壁多发性胃溃疡。术后诊断：烫伤后应激性胃溃疡伴出血。给予抗感染治疗后痊愈出院。

思考题：

　　1. 什么是应激性胃溃疡？从生理学角度分析患者为何会出现应激性溃疡。

　　2. 胃黏膜的保护机制有哪些？

　　3. 结合本章所学，分析胃大部切除后将对哪些物质的消化和吸收产生影响。

（张国花　李长勇　席姣娅）

重点名词

机械性消化　mechanical digestion	化学性消化　chemical digestion
吸收　absorption	基本电节律　basic electrical rhythm
蠕动　peristalsis	容受性舒张　receptive relaxation
胃蛋白酶原　pepsinogen	促胃液素　gastrin
分节运动　segmentation	胃排空　gastric emptying
胰液　pancreatic juice	胰蛋白酶原　trypsinogen
胰脂肪酶　pancreatic lipase	胰淀粉酶　pancreatic amylase
促胰液素　secretin	缩胆囊素　cholecystokinin
胆盐的肠肝循环　enterohepatic circulation of bile salt	

参考文献

Chen L, Wang D, Garmaeva S, et al, 2021. The long-term genetic stability and individual specificity of the human gut microbiome. Social Science Electronic Publishing, 184: 2302-2315.

Drokhlyansky E, Smillie CS, Wittenberghe NV, et al, 2020. The human and mouse enteric nervous system at single-cell resolution. Cell, 182(6): 1606-1622.

第六章
练习题、思考题答案

第七章 能量代谢和体温

本章重点：

　　能量代谢的概念及主要影响因素；基础代谢率的概念及意义；体温的概念、机体主要产热器官及产热形式；主要散热器官、散热方式及影响因素；维持体温相对恒定的机制；自主性体温调节机制。核心知识概括示意图见图 7-1。

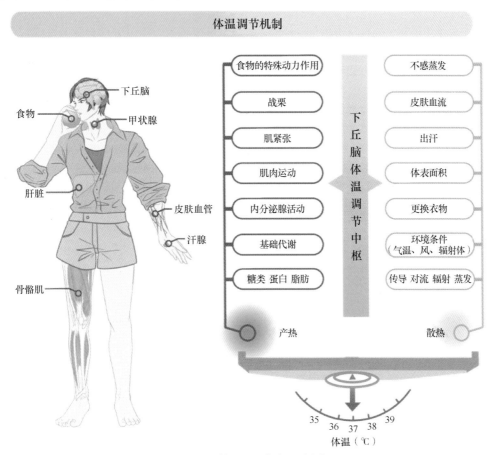

体温调节机制

图 7-1　核心知识概括示意图

　　机体从外界获取营养是一种生理需要，因为食物是提供机体生命活动唯一的能量来源和用于构建或修复机体自身组织细胞的原料，从而维持机体的新陈代谢。新陈代谢是生命活动最基本的特征之一，在新陈代谢过程中既有物质的合成代谢，又有分解代谢。机体利用从外界摄取的营养物质对自身的组织成分进行构筑和更新并贮存能量的过程被称为合成代谢；而机体分解摄入的营养物质或自身衰老的组织成分并释放能量的过程，被称为分解代谢。可见新陈代谢包含有物质代谢和能量代谢两个方面。生理学中通常将生物体新陈代谢活动中，伴随物质代谢所发生的能量的释放、转移、贮存和利用等过程称为能量代谢（energy metabolism）。能量代谢转化的最终形式是热能，主要用于机体体温的维持。在环境温度和机体活动发生变化时，机体可通过体温调节机制对机体的产热和散热过程进行调节，以保持体温的正常和稳定。

第一节　能 量 代 谢

　　机体的各种生理功能活动如肌肉收缩、神经传导、腺体分泌、物质合成与转运以及人体的思维活动等都需要消耗能量。这些能量来自外界环境中的食物营养分子结构中的化学能，以高能磷酸键的形式贮存、释放和利用。在不同的生理状态和环境状况下，机体的能量消耗情况将产生不同的变化。

一、机体能量的来源和去路

机体从外界食物中获取的营养物质包括糖、脂肪、蛋白质，以及维生素、无机盐和水等，其中糖、脂肪和蛋白质是机体生命活动的主要能源物质。机体通过整合、调控这些能源物质的消化、吸收和细胞内代谢的过程，为机体各种生命活动持续不断地提供能量供应。

（一）能量的来源

生理状态下，人体所需能量的 50% ～ 70% 来自食物中的糖，30% ～ 50% 来自脂肪。只有在某些特殊情况下，如长期不能进食或体力极度消耗时，机体才依靠蛋白质分解供能，以维持必要的生理活动。

1. 糖　食物中的糖（carbohydrate）经过消化被分解为单糖，主要以葡萄糖的形式经过小肠黏膜上皮细胞以继发性主动转运的方式吸收进入体内。吸收后葡萄糖经血液运输至全身各组织细胞，通过有氧氧化或无氧氧化两种方式释放能量供机体使用。每摩尔葡萄糖完全氧化分解释放的能量可合成 30 ～ 32mol ATP；无氧氧化时，每摩尔葡萄糖只能合成 2mol ATP。骨骼肌在身体中的体量大，即使是在安静状态，它也是葡萄糖的主要消耗者。骨骼肌细胞不仅能分解葡萄糖获能，也可将葡萄糖转化为肌糖原贮存备用。机体的脂肪组织细胞也分解葡萄糖以获取能量，但葡萄糖在脂肪细胞主要被用于合成脂肪（甘油三酯）贮存。肝细胞能摄取葡萄糖合成肝糖原，或者将其转化为 α- 磷酸甘油和脂肪酸再合成甘油三酯，多数甘油三酯被进一步合成脂蛋白并由肝细胞分泌进入血液。正常成年人脑组织主要依赖葡萄糖的有氧氧化供能，因此血浆葡萄糖浓度必须维持稳定正常。当血糖水平低于正常值的 1/3 ～ 1/2，即可引起脑功能活动的障碍，出现头晕等症状，重者可发生低血糖休克、出现抽搐甚至昏迷。人体在缺氧状态下或者缺乏某些有氧氧化酶系的细胞（如成熟红细胞），则主要依靠无氧氧化来供能。机体多数细胞对葡萄糖的利用率主要受胰岛素等激素的调节（参见第十一章第六节）。

2. 脂肪　脂肪在体内的主要功能是贮存和供给能量。正常成年人体内贮存的脂肪约占体重的20%，这部分储存的脂肪所提供的能量可供机体使用 10 余天至 2 个月。因此，脂肪是机体能源物质贮存的主要形式。当机体能量供应短缺或长期处于半饥饿状态时，主要由体内贮存的脂肪氧化分解供能。每克脂肪在体内氧化所释放的能量约为糖的两倍。机体消耗的脂肪可由饮食补充或由其他营养物质（主要是糖）转化来补充。糖皮质激素、甲状腺激素及肾上腺激素等均参与脂肪代谢的调节（参见第十一章第三节、第五节、第六节）。

3. 蛋白质　食物中的蛋白质主要以氨基酸的形式由肠道吸收进入血液循环再运送到全身各组织细胞，主要用于重新合成细胞的构成成分，以实现组织的自我更新或者用于合成酶、激素等生物活性物质。只有在糖和脂肪供应不足时，机体才利用蛋白质分解成氨基酸氧化供能。氨基酸在肝细胞代谢中经脱氨基生成 α- 酮酸，部分氨基可以尿素、尿酸形式由肾脏排出体外。因此，蛋白质在体内的氧化分解不完全。生长激素、胰岛素、糖皮质激素等均参与蛋白质代谢的调节（参见第十一章第二节、第五节、第六节）。

由于生活习惯和环境变化，糖、脂肪和蛋白质等代谢紊乱综合征已成为影响现代人类健康的主要疾病之一，包括糖尿病、中心性肥胖、高血压、高尿酸血症和冠心病等。近年兴起的代谢组学技术，在代谢紊乱疾病的快速检测和诊断中具有潜在的优势。代谢组学技术主要针对疾病和健康状态进行糖、脂肪和蛋白质的代谢物全谱检测，找出与疾病相关的差异物，具有很多功能，如生物标志物的发现、疾病早期诊断和预测，药效评价等，有望成为代谢紊乱疾病早期治疗和干预的有效措施之一（图 7-2）。

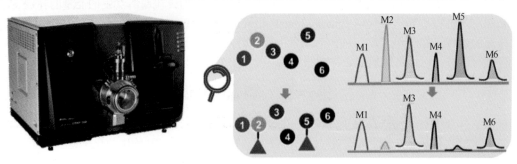

图 7-2　高通量代谢组学检测技术

知识拓展　　　　　　　　　　**代谢组学技术**

代谢组学技术是运用质谱或核磁共振波谱技术对生物体或细胞在特定生理时期或条件下所有小分子代谢物同时进行定性和定量分析的技术（图7-2）。完整的代谢组学分析流程包括样本信号采集、数据预处理、统计分析、代谢物鉴定及生物学解释。代谢组学研究的目标通常为分子量小于1000Da的小分子代谢物。目前代谢组学技术可以在单个样本中实现上千种代谢物的同时检测。代谢组学技术反映机体生命活动的终端信息，通过揭示机体内在因素和外部环境共同影响下的整体代谢变化轨迹反映相应的病理和生理代谢进程，目前已经成为代谢研究的重要技术支撑。

代谢组学技术具有高灵敏度、高通量、高精确度等特点。一方面，代谢组学技术通过无偏差的方式检测宿主体内的各种小分子代谢物以反映宿主的生理和病理状态，结合机器学习技术、人工智能技术与机体表型，为疾病的诊断、风险评估和精准防治提供科学指导。另一方面，分析仪器的快速发展进一步扩大了代谢组学在科学研究和临床诊疗上的应用。例如高分辨质谱成像技术能够通过无标记的方式从组织切片表面对化合物分子信息和分布进行直接定位，提供组合的分子和空间分布信息，可作为临床成像的补充技术用于研究生物代谢物的分布规律。离子淌度、单细胞代谢组等技术的开发进一步提高了代谢组学技术的精密度、灵敏度、准确度和特异性。例如基于液滴萃取与脉冲直流电喷雾的技术能够从单个细胞的数据采集光谱中鉴定出超过300个磷脂类分子及其他代谢物，展现出代谢组学技术在细胞水平上进行代谢研究的巨大潜力。

然而目前代谢组学技术仍存在一些问题，限制了其进一步应用及发展。尽管代谢组学检测能够产生海量数据，但代谢物种类繁多、结构差异大、而且常存在同分异构体，致使后续的数据分析和生物学功能解释具有一定困难。在信号采集过程中，不同代谢物的理化性质不同，导致在检测过程中可能因检测范围不够宽而丢失某些重要的代谢信息；而在某些领域如神经、免疫、干细胞等研究中，能够获得的代谢组样本非常有限，常导致关键的痕量代谢物丰度过低而无法绝对定量。此外，分辨率、灵敏度和图像可视化信息质量不足也制约了质谱成像技术的进一步应用。而超灵敏的纳升级液相色谱—质谱技术的快速发展在对于低丰度和低响应的代谢物分析中逐渐展现出巨大的优势。

1g某种食物氧化时所释放的能量称为这种食物的热价（thermal equivalent of food），可分为生物热价和物理热价，分别指食物在体内氧化和在体外燃烧时释放的能量。糖和脂肪的生物热价和物理热价相等，蛋白质在体内不能被完全氧化，其生物热价小于其物理热价。

（二）能量的去路

机体的三大能源物质经氧化分解时，碳氢键断裂，蕴藏在分子结构中的化学能释放，其中50%以上的化学能转化为热能，其余的能量则转移到ATP等高能化合物中以高能磷酸键的形式贮存，这些高能化合物水解时释放能量供机体生命活动使用。因此，机体组织细胞并不能直接使用前述食物分解释放的化学能，而是利用ATP提供的能量完成各种生理功能活动，如肌肉的收缩和舒张、物质的跨膜主动转运、生物电活动的产生、合成组织细胞成分及生物活性物质、腺体的分泌和递质的释放等（图7-3）。可见，ATP既是机体能量贮存的重要形式又是机体进行各种功能活动的直接供能物质。

除ATP以外，磷酸肌酸（creatine phosphate，CP）也是机体内重要的高能化合物。CP是由肌酸和磷酸合成的，主要存在于肌肉和脑组织中。CP并不能直接提供能量给细胞活动，而只是作为机体细胞内ATP的储备库。当物质氧化分解释放的能量过剩时，ATP将高能磷酸键转给肌酸，在肌酸激酶催化下合成CP而储存起来。反之，当组织消耗ATP超过营养物质氧化生成ATP的速度时（如机体在发生应急生理活动时），CP的高能磷酸键则可快速转给ADP，使其磷酸化生成ATP以补充ATP的消耗。

从机体能量代谢的全过程来看，ATP的合成与分解是体内能量转化和利用的关键环节。经常运动或者劳动的人，其肌肉中ATP和CP的含量比一般人多；而肌萎缩、肌无力的人肌肉中这些高能物质的含量则较少。在临床上，ATP常被作为辅助性药物用于心肌炎、肝炎、神经炎、肌萎缩、休克和昏迷等疾病的急救和治疗；CP常被用于心肌缺血等疾病，以改善缺血组织的能量代谢。

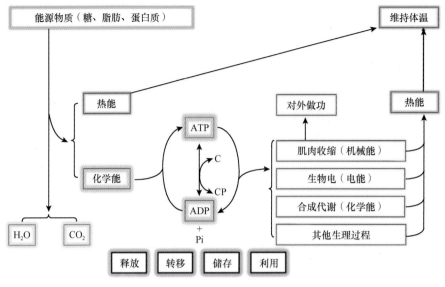

图 7-3 能量的来源和去路

C. 肌酸；CP. 磷酸肌酸

　　上述在细胞利用 ATP 提供的能量完成的各种生理功能活动中，除骨骼肌收缩可对外界物体做一定量的机械功（简称外功）外，其他所做的功，最后都将转变为热能。如心肌收缩所产生的势能（动脉血压）与动能（血液流速）在血液沿血管流动的过程中，因克服阻力而转化为热能。热能是最低级的能量形式，不能再转化为其他形式的能，主要用于维持体温。

　　知识拓展　　　　　　　　　　**能量代谢测定技术**

　　人体内主要有碳水化合物、脂肪和蛋白质三大能源物质，能量代谢就是这些物质在代谢中所伴随的能量释放、转移、贮存和利用的过程。因此我们通常说的能量代谢一般是指能量的消耗。能量代谢的测量方法有很多，比如直接测热法、间接测热法、双标水法等。

　　1. 直接测热法（direct calorimetry），是利用一个密闭舱室内管道流动的水将被检测者机体所散发的热量吸收，通过流过水的体积与温度变化准确测出机体向外界散发的总热量。此方法是能量检测的金标准，但由于设备昂贵，且操作较为烦琐，目前较少使用。

　　2. 间接测热法（indirect calorimetry），依据化学反应的"定比定律"，受测者置于一个近乎密闭的空间里，通过测量 O_2 的消耗及 CO_2 产生间接测出机体糖、脂肪、蛋白质的消耗，通过公式计算出能量代谢率：能量代谢（EE）=4.184×dVO₂×BW×（4+dRER）×24/10⁶（kJ/day）（dVO₂: 平均氧气消耗速率；BW: 体重；RER: 呼吸商）（图 7-4）。

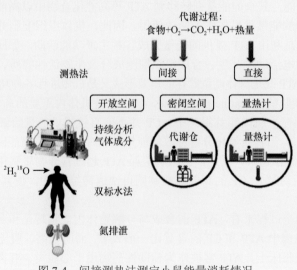

图 7-4　间接测热法测定小鼠能量消耗情况

Seahorse 分析仪可以检测活细胞的线粒体呼吸、糖酵解以及 ATP 生成速率，主要以耗氧率（OCR）和细胞外酸化率（ECAR）呈现结果。

3. 双标水法，是利用稳定同位素标记的水作为示踪物，通过稳定性核素氘（H^2）标记水中的 H，用重氧（O^{18}）标记水中和二氧化碳中的 O，通过尿液中标记物的含量变化检测能量代谢。

（三）能量平衡

机体为了保持稳态，需维持能量平衡。所谓能量平衡是指机体摄入的能量与消耗的能量之间的平衡，最直观的表现是体重保持不变。因此，体重的变化能反映机体的能量平衡状态。当机体出现消瘦，提示摄入的能量不足以满足消耗，此时机体需消耗贮存的脂肪等能源物质，导致体重减轻，机体处于能量的负平衡；反之，当机体出现肥胖，则说明摄入的能量多于消耗，过剩的能量则转变为脂肪等组织储存，使体重增加，机体处于能量的正平衡。临床上常用体质指数（body mass index，BMI）和腰围作为判断肥胖的简易诊断指标。BMI 是体重（kg）除以身高（m）的平方所得的商，BMI 过大提示超重和肥胖。BMI 为 24 和 28 分别是我国成年人的超重界限和肥胖界限。腰围是指经肚脐的腰部水平周长，可反映脂肪的总量和分布情况，成年男性和女性的适宜腰围分别是 85cm 和 80cm。现已明确，肥胖是心脑血管疾病、高脂血症、糖尿病、脂肪肝、胆石症、呼吸暂停综合征、猝死和癌症等多种疾病的高危因素。但过度消瘦，则会影响机体的某些功能活动，降低机体的抵抗力。因此，不同人群需根据实际情况合理膳食、适当运动，保持正常的体重水平和能量代谢水平，以维持机体稳态和身体健康。

二、能量代谢的影响因素及调节

评估机体能量代谢的常用指标为能量代谢率（energy metabolic rate，EMR），是指机体在单位时间内的能量代谢量。通常以单位时间内每平方米体表面积的产热量为单位，即以 $kJ/(m^2·h)$ 来表示，而不以每千克体重的产热量表示。这是因为不同身材的个体，其能量代谢量有较大的差异，若以每千克体重的产热量进行比较，则身材矮小的人每千克体重的产热量将明显高于身材高大的人；若以每平方米体表面积的产热量进行比较，不论身材大小，每小时的产热量都非常接近。故能量代谢率的高低与机体的体表面积成正比，而与体重不成比例关系。人体的心输出量、肺通气量、主动脉和气管横截面积及肾小球滤过率等生理指标也与机体的体表面积呈一定的比例关系。

人体每天的能量消耗主要取决于机体的基础代谢水平、活动状态、运动的强度等（图 7-5）。机体系统的能量平衡反映在对稳定体重的维持上，它是由能量消耗的代谢过程和能量供应之间的平衡所驱动。在正常情况下，为保持体重的稳定，机体的能量消耗必须等于能量的摄入。在整体上，机体能量的摄入和消耗又受神经和多种体液因素的影响。

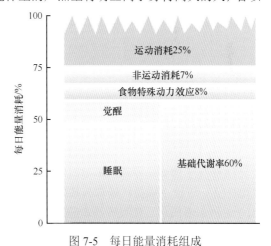

图 7-5 每日能量消耗组成

（一）影响能量代谢的主要因素

一般认为，影响能量代谢的主要因素包括肌肉活动、食物的特殊动力作用、环境温度及精神活动等。

1. 肌肉活动　在机体的各种生理活动中，骨骼肌活动对于能量代谢的影响最为显著。肌紧张或肌肉收缩活动的轻度增加就可显著提高机体的能量代谢率。如表 7-1 所示，人体在不同劳动强度或运动时的能量消耗是不同的，运动或劳动时显著增加。机体能量消耗的增加同肌肉活动的强度呈正比关系。在运动或劳动时，肌肉活动所消耗的能量需要通过营养物质的氧化代谢来补充，这使得机体的耗氧量显著增加，机体的产热量也随之增高。因此，能量代谢率可作为评估肌肉活动强度的指标。

表 7-1 成年人（以身高 175cm、体重 70kg 成年人为例）在不同状态下的能量消耗

机体状态		能量消耗 [kJ/(m²·h)]
睡眠		155.5
静坐		239.2
穿衣服		282.3
打字		334.9
走路（速度 4.3km/h）	平路	478.4
	上坡时	861.1
运动	骑车（速度 9km/h）	717.6
	跑步（速度 9km/h）	1363.4

2. 食物特殊动力作用 即使在安静状态下，进食后也会出现能量代谢率增高的现象，这种因进食刺激机体额外消耗能量的现象，称为食物特殊动力作用（specific dynamic action），通常在人体进食后 1 小时左右开始，延续 7 ～ 8 小时。在食物的三大营养物质中，蛋白质的食物特殊动力作用最为显著，可达 30%；糖和脂肪分别约 6% 和 4%；混合性食物约为 10%。食物特殊动力作用的具体机制尚不完全清楚。在动物实验中观察到，静脉注射氨基酸也能出现和进食蛋白质相似的代谢率增高效应，而切除肝脏后该效应消失，提示食物的特殊动力作用可能主要与肝脏处理氨基酸或合成糖原等过程有关，而与食物的消化和吸收无关。在临床上给禁食患者静脉补充营养物质时，应注意补充这种额外消耗的能量；而对久病初愈者则应慎重补充蛋白质食物以避免加重胃肠负担。

3. 环境温度 在安静状态下，人裸体或只穿薄衣处于 20 ～ 30℃ 的环境时，肌肉保持松弛状态，能量代谢最为稳定。但当环境温度低于 20℃ 时，能量代谢率开始增加；在 10℃ 以下时，则显著增加。其主要原因是寒冷刺激可反射性地引起机体出现肌紧张增强，并随温度的降低出现战栗。当环境温度超过 30℃ 时，能量代谢率也逐渐增加，这可能是由于体内化学反应加快，发汗功能旺盛以及呼吸、循环功能增强等所致。

4. 精神活动 当人体处于精神紧张，如烦恼、恐惧或情绪激动等状态时，能量代谢率可显著增高。此时，机体发生无意识肌紧张，同时因交感神经兴奋促进甲状腺激素、肾上腺素等刺激代谢的激素释放，机体代谢活动明显增强。虽然脑组织的代谢水平高，在安静状态下的耗氧量远大于肌组织，但将人在各种精神活动活跃的情形下测得的脑组织葡萄糖的代谢率与其在睡眠状态时进行比较几乎没有差异，可见精神活动的活跃程度对中枢神经系统脑组织的能量代谢率的影响并不大。例如人在平静地思考问题时，产热量增幅不超过 4%。

（二）基础代谢

人体处于清醒、安静、不受肌肉活动、精神紧张、食物及环境温度等因素影响时的状态，称为基础状态，此时的能量代谢称为基础代谢（basal metabolism）。在基础状态下，机体能量的消耗主要用于维持血液循环、呼吸等基本的生命活动，这种生存所需的最低能量水平是机体总能量消耗中最大（约占总能量消耗的 60% ～ 70%）和最稳定的组成部分（图 7-5）。基础状态下单位时间内的能量代谢称为基础代谢率（basal metabolic rate，BMR）。BMR 是人体在清醒时的最低能量代谢水平，也是临床工作中常用的评价人体能量代谢水平的指标。但人体熟睡时，因机体骨骼肌张力降低、中枢神经系统等功能活动减弱至更低水平，此时的能量代谢率会低于基础代谢率，而在做梦时机体的能量代谢率又可增高。

1. 基础代谢率的测定 测定 BMR 时受试者应具备的条件为：①处于清醒状态，静卧、至少 2 小时无剧烈运动；②无精神紧张；③餐后 12 ～ 14 小时；④室温 20 ～ 25℃。此时，测算受试者一定时间的耗氧量及其体表面积，采用简化的间接测热法计算出每小时每平方米体表面积的产热量，即为 BMR，单位为 kJ/(m² · h)。

一般情况下，体内能量主要来自糖和脂肪的氧化，故蛋白质的代谢量可忽略不计。人进食混合膳食时由非蛋白物质糖和脂肪氧化时产生的 CO_2 量和消耗的 O_2 量的比值称为非蛋白呼吸商（non-protein respiratory quotient，NPRQ）。我国测定 BMR 时，常默认 NPRQ 为 0.82，此时食物氧

化每消耗 1L O_2 所产生的热量（即食物的氧热价，thermal equivalent of oxygen）约为 20.20kJ/L。人体的体表面积可根据身高和体重，采用 Stevenson 公式进行推算，即

$$体表面积（m^2）= 0.0061× 身高（cm）+ 0.0128× 体重（kg）– 0.1529 \qquad (7-1)$$

如某受试者身高 170cm，体重 65kg，则其体表面积 =0.0061×170+0.0128×65–0.1529=1.7m²；若其在基础状态下测得的耗氧量为 15L/h，则其 BMR 为 20.2kJ/L×15L/h/1.7m²=178.24kJ/（m²·h）。

BMR 的测定是临床诊断某些疾病的辅助手段。临床上在评价 BMR 时，通常将实测值和正常平均值进行比较，以相差百分率来表示，即

$$BMR（\%）= \frac{实测值 – 正常平均值}{正常平均值} ×100\% \qquad (7-2)$$

如用此相对值表示时，通常将实测值在正常平均值 ±15% 的范围内视为正常范围，超过 ±20% 的范围，则可能有病理性变化。表 7-2 为我国正常人 BMR 的平均值。

2. 基础代谢率的生理变动 人体 BMR 可因受试者性别、年龄的不同而出现生理变动。男性的 BMR 高于同龄女性。这与女性的肌肉质量百分比较低，而代谢率较低的脂肪组织百分比较高有关。此外，男性的雄激素睾酮可促进合成代谢增加骨骼肌质量，也能提高 BMR。儿童 BMR 高于成人。随着年龄的增长，BMR 下降，这可能与肌肉质量的损失和脂肪组织替代肌肉有关。但同一个体在一段时期内，其 BMR 相对稳定。

表 7-2 我国正常人的基础代谢率平均值 [kJ/（m²·h）]

年龄（岁）	11～15	16～17	18～19	20～30	31～40	41～50	50以上
男性	195.5	193.4	166.2	157.8	158.6	154.0	149.0
女性	172.5	181.7	154.0	146.5	146.9	142.4	138.6

3. 基础代谢率的临床意义 临床发现，甲状腺功能障碍时 BMR 可发生明显的变化。如甲状腺功能减退患者的 BMR 可比正常值低 20%～40%；而甲状腺功能亢进患者的 BMR 则比正常值高 25%～80%。因此，BMR 常被作为检测甲状腺功能的一个重要辅助诊断指标，尤其是在甲状腺功能亢进患者的治疗中，用于疗效的观察。此外，BMR 测定还可作为指导肥胖者控制食物热量的摄入及运动量的指标。另外，临床还发现，病理性饥饿、肾病综合征、垂体性肥胖和肾上腺皮质功能减退等患者常伴有 BMR 降低，而糖尿病、红细胞增多症、白血病以及伴有呼吸困难的心脏疾病等患者 BMR 升高。机体发热也可使 BMR 升高，通常体温每升高 1℃，BMR 将升高 13%。

（三）能量代谢的调节

机体能量的贮存和利用受神经和多种体液因素的影响，如持续的精神紧张会引起食欲减退，进食量减少，体重下降；饥饿可使下丘脑的摄食中枢兴奋，引起摄食行为。在体内也有多种激素影响食物的消化和吸收以及体内的代谢过程。如蛋白质的合成受胰岛素、生长激素、甲状腺素和性激素的调节，而糖原的合成受胰岛素、胰高血糖素、生长激素、糖皮质激素和肾上腺素的调节。这些激素也能作用于机体的脂肪组织，影响脂肪的合成和贮存。

1. 神经因素 机体可通过多种途径感知体内贮存能量的情况，例如当动、静脉血中葡萄糖浓度差减小时，可被下丘脑葡萄糖敏感神经元感受，而使下丘脑摄食中枢兴奋、饱中枢抑制，从而产生饥饿感；反之，则摄食中枢抑制、饱中枢兴奋，产生饱腹感。另外，空腹引起的胃的收缩，可通过胃壁机械感受器的信息传入，引起空腹感；而饱食引起的食管或胃壁被牵拉时，则出现饱腹感而终止摄食行为。此外，进食后食物的特殊动力效应可使体温升高，也可通过下丘脑体温调节中枢的活动，将信息传入下丘脑摄食中枢，引起食欲减退，抑制摄食行为。

2. 体液因素 调节三大营养物质的消化、吸收和代谢的各种激素及其作用机制将在第十一章详述。本章重点介绍体内存在的其他影响能量代谢的蛋白和活性肽，如解偶联蛋白、瘦素、增食因子等。

（1）解偶联蛋白（uncoupling protein，UCP）：是一种线粒体的质子转运蛋白，可调节 H^+ 的跨膜转运，消除 H^+ 在线粒体内膜两侧的电化学梯度，解除呼吸链氧化磷酸化和 ATP 合成的偶联，使 H^+ 氧化过程中释出的能量转化为热量释放，而不生成 ATP。目前已发现 5 种 UCP 家族成员，UCP1 主要在褐色脂肪组织（brown adipose tissue，BAT）中表达，这对新生儿的体温调节具有重要意义；

UCP2 分布在白色脂肪组织、BAT、骨骼肌、心脏、脾、肾和淋巴结等处，在基础代谢的调节中起重要作用；UCP3 主要在骨骼肌、BAT 和心肌中表达，是产热的重要调节因素；UCP4 在脑组织中表达；UCP5 则在脑组织和睾丸组织中表达，可能参与体温调节的产热作用和脑组织的代谢。

（2）瘦素（leptin）：是由肥胖基因编码的 16kD 的单链蛋白质，在脂肪组织表达。通过中枢及外周受体影响摄食、能量消耗、脂肪分解等。当机体能量摄入过剩而转换成脂肪贮存，脂肪细胞含脂质增多而增大时，能促进瘦素表达。瘦素与靶细胞受体结合后，可激活 JAK，进而使 STAT 磷酸化，磷酸化的 STAT 进入核内调节细胞的代谢活动和能量消耗（细胞内机制）；另外，瘦素还可抑制下丘脑的摄食中枢、兴奋饱中枢，抑制食欲，减少食物的摄入量（细胞外机制）。

（3）促食欲素（orexin）：是具有增强食欲作用的神经肽，分为 A 和 B 两种亚型。合成增食因子的神经元胞体主要位于下丘脑外侧区和穹隆周围核。增食因子的主要作用是刺激摄食和减少能量消耗，与肥胖的发生密切相关。

（4）其他：体内还有一些神经肽和神经递质与进食有关。例如，黑色素浓集激素、甘丙肽、阿片肽、生长激素释放肽（ghrelin）和神经肽 Y 等具有增食作用；而促黑激素、促肾上腺皮质激素释放激素、胰高血糖素样肽 -1 和胆囊收缩素等具有减食作用。

第二节　体温及其调节

如前所述，机体在能量代谢过程中，50% 以上的能量以热能的形式维持体温。恒定体温的维持是机体新陈代谢和正常生命活动进行的必要条件。人和哺乳类等高等动物可通过体内的体温调节机制维持体温的相对恒定，包括自主性体温调节和行为性体温调节。体温异常就会改变机体的代谢活动，扰乱器官功能，导致组织损伤。因此，体温同呼吸、血压和心率一样，是人体的重要生命体征。从古希腊开始，体温就被用来评估和监测疾病。

一、体温的概念和生理性波动

（一）体温的概念

人体处在不同环境温度下，身体各部位的温度并不相同。其中脑和躯干等核心部位的温度能保持相对稳定，称为体核温度（core temperature）。生理学中所讲的体温（body temperature）通常指的是机体核心部分的平均温度。由于体内各器官的代谢水平不同，脑、心、肺、腹腔内脏等部位的温度略有差异，一般不超过 1℃，且比较稳定。由于血液不停的循环流动使体核部位各器官温度趋于一致，故体核部位的血液温度可代表体核温度的平均值。

表层组织部位的温度称为体表温度（shell temperature），低于体核温度，易受环境温度的影响，且不同部位的体表温度差异较大。通常把位于体表的最外层皮肤的温度称为皮肤温度（skin temperature），最容易受环境温度的影响而不稳定。当环境温度为 25℃ 以下时，随着气温的下降，机体各部位皮肤温度降低差异变大，以手、足部为皮肤温度降低最为显著，而头部的皮肤温度变动相对较小。当环境温度达 30℃ 以上时，全身各部位皮肤温度的差异变小。

（二）体温的测定

影响体温测量的因素很多，体温的高低不仅取决于个体的健康状况、活动水平（清醒或睡眠，休息或运动）和食物摄入量，也取决于包括年龄、性别、体重、身高、心理状态、生物节律和女性的月经周期等人类学属性，体温的测量方式、测量时间、测量位置与环境因素等参数也影响测量数值。通常将体核温度作为评估身体功能的正常体温调定点的首选，而将早晨醒后起床前测定的基础状态下的体温，即基础体温（basal body temperature，BBT）作为评估女性的月经周期的参考指标。由于体核温度不易测量，临床上可结合具体情况用直肠、口腔、腋窝等部位的温度来代表体核温度。此外，颈部、前额、腹股沟、鼻腔、食道、阴道等部位的温度也可用于反映体核温度。

1. 直肠温度及正常值　直肠温度（rectal temperature）是将温度计插入直肠 6cm 以上部位测出的温度值，其正常值为 36.9 ～ 37.9℃。直肠的封闭性好，热容量大，不易受外界环境温度的影响。目前，直肠温度被认为是体核温度的金标准。

2. 口腔温度及正常值　口腔温度（oral temperature）是将温度计含于口腔舌下部位测出的温度值，

其正常值为 36.7 ～ 37.7℃。口腔温度易受经口呼吸及进食食物的温度等因素的影响，测量时要注意避开这些干扰因素。此外，口腔温度不宜用于不配合测量的患者，如哭闹的小儿和精神病患者。在临床上，口腔部位测量的基础体温常常被用于评估甲状腺功能和女性生育能力。

3. 腋窝温度及正常值　腋窝温度（axillary temperature）是指将温度计置于腋窝所测出的温度值，其正常值为 36.0 ～ 37.4℃。测量腋窝体温时，需要注意的是要让被测者将上臂紧贴胸壁，使腋窝紧闭，形成人工体腔。机体内部的热量需要经过一定的时间逐渐传导到腋窝，使腋窝的温度升高至接近于体核温度。因此，测量腋窝温度的时间一般较长，需要持续 5 ～ 10 分钟，同时还应注意保持腋窝处干燥。腋窝温度测量方便易行，在临床和日常生活中被广泛应用。

4. 鼓膜温度及正常值　鼓膜温度（tympanic temperature）可通过非接触方式探测从鼓膜放射出的红外线，经过换算后测得。地球上一切物体都维持着比绝对零度（–273℃）高的温度，该温度对应着一定量的红外线放射，即物体放射的红外线量在一定程度上代表了物体的相应温度，因此，通过红外线传感器检测鼓膜放射出的红外线就可以测出鼓膜的温度。鼓膜温度的正常值为 35.4 ～ 37.8℃。研究证明，鼓膜的温度与下丘脑温度非常接近，二者的变化趋势一致。因此，鼓膜温度又被称为温度调节中枢的监视器，能较准确地反映体温调节中枢（视前区 - 下丘脑前部）的温度，或者用于反映脑组织的温度。临床上也常用电子鼓膜温度计测量鼓膜温度监测体温变化。鼓膜温度测量简单、方便，不需要脱衣，也不易受外界气温影响，尤其适合小儿及女性。

此外，食管温度（esophageal temperature）与右心房内的温度大致相等，也可反映体核温度。食管温度一般比直肠温度低 0.3℃。

（三）体温的生理性波动

体温可因昼夜、性别、年龄、肌肉和精神活动以及环境温度等因素的影响而发生生理性波动，但波动幅度一般不超过 1℃。

1. 日节律　人的体温白天升高，在午后 13:00 ～ 18:00 体温最高；夜间降低，在清晨 2:00 ～ 6:00 体温最低，呈现周期性的波动（图 7-6）。大量的研究表明，这种变化与精神活动或肌肉活动状态等无关，与机体的许多功能活动呈现节律周期性变化一样，是一种内在的生物节律。人体体温的这种昼夜周期性波动称为昼夜节律（circadian rhythm）或日节律。目前认为，生物节律现象主要受下丘脑视交叉上核中的生物钟控制。

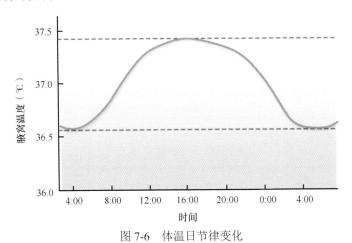

图 7-6　体温日节律变化

研究表明，失眠、嗜睡和与昼夜节律相关的睡眠障碍，如睡眠期延迟综合征（delayed sleep phase syndrome，DSPS）和睡眠期提前综合征（advanced sleep phase syndrome，ASPS），都与体温昼夜节律异常有关。在时间医学（chronomedicine）领域，体温可作为确定癌症治疗的最低药物剂量的最佳给药时间的指标之一。对于需要放疗的癌症患者，在其体温高峰期接受治疗效果更好。

2. 性别　成年女性的体温平均高于男性 0.3℃，且其基础体温随月经周期而变动。如图 7-7 所示，基础体温在月经周期中呈双相模式，在排卵前卵泡期较低，排卵日最低，排卵期后的黄体期较高，可升高 0.3 ～ 0.6℃。这种周期变化可能与女性激素的周期性分泌有关，黄体期体温升高可能是孕激素对下丘脑的作用所致。育龄期女性每天测定基础体温有助于了解有无排卵和排卵的日期，对生育

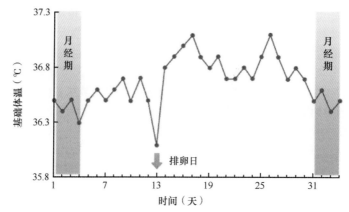

图 7-7　女性月经周期中的基础体温变化

指导有重要意义。

3. 年龄　生理条件下，儿童和青少年的体温较高，老年人体温较低。新生儿尤其是早产儿，因体温调节中枢发育不完善，体温调节能力较差，故其体温易受环境因素影响而发生变动，体温不表现出日周期节律，出生 6 个月后，体温调节功能趋于稳定，2 岁后体温开始出现明显的日节律波动。在给婴幼儿洗澡时，如不注意保温，其体温可变化 2 ～ 4℃。因此对婴幼儿应加强保温护理。老年人因基础代谢率低而体温偏低，秋冬季节也应注意保温。

4. 肌肉活动　人在情绪激动、精神紧张或运动时，机体的骨骼肌活动能使代谢增强、产热量增加，从而导致体温升高，在测量体温时应予以考虑。因此，临床上测量体温时应让受试者先安静一段时间后再进行。在给小儿测量体温时应防止哭闹。

5. 其他　机体的体温还受环境温度、进食、睡眠时相的影响。夏季人体的体温比冬季高；相同的季节，南方人体温比北方人高，这种现象与体温习服有关。进食可影响能量代谢而增加产热使体温升高。慢波睡眠时（参见第十章），在体温调节中枢的作用下，机体的发汗功能增强使散热增加；同时因慢波睡眠时，机体的代谢活动水平降低使产热减少，故慢波睡眠时体温较清醒时稍低。

此外，某些药物如氯丙嗪、地西泮及许多麻醉药等可抑制下丘脑体温调节中枢，扩张皮肤血管，使机体散热增加，体温不能维持在正常水平。因此老年人在秋冬季节要少用或不用氯丙嗪、地西泮等药物，而麻醉手术的患者，在术中或术后都应注意体温护理。

二、自主性体温调节

自主性体温调节（automatic thermoregulation）是指在体温调节中枢的作用下，机体通过调节产热和散热两个生理反应来维持体温相对稳定的过程。自主性体温调节是体温调节的基础，也是机体自稳态控制系统的经典例子，主要是通过负反馈实现对体温的调节，使体温维持在相对稳定的水平，其调节过程见图 7-8。在这个控制系统中，控制部分是位于下丘脑的体温调节中枢，受控部分是机体的产热器官（肝脏、骨骼肌和褐色脂肪组织等）和散热器官（皮肤血管和汗腺等）的活动，输出变量为体核温度。在皮肤及机体深部（包括神经中枢）均有温度感受器，可检测由内、外环境因素变化引起体温波动，并将信息反馈至体温调节中枢；中枢经过整合作用，发出适当的信息调整受控系统的活动以维持的体热平衡，使体核温度保持相对稳定。同时机体还能通过前馈系统及时启动体温调节机制，避免体温出现大幅波动。

（一）温度感受器

温度感受器可根据其存在的部位分为外周温度感受器和中枢温度感受器；而根据其感受温度的性质，温度感受器又可分为冷感受器和热感受器。

1. 外周温度感受器（peripheral thermoreceptor）　是指存在于皮肤、黏膜和内脏中的对温度变化敏感的游离神经末梢。热感受器对高于正常体温的某一温度的热刺激敏感，冷感受器对低于正常体温的某一温度的冷刺激敏感；冷、热感受器分别在各自敏感的温度刺激时发放冲动的频率最高，当温度偏离各自敏感的温度时，感受器放电频率将降低。其中，位于皮肤的温度感受器呈点状分布，对温度的变化速率更为敏感。皮肤温度感受器有两类，无髓鞘的 C 纤维是热感受器，在 35 ～ 45℃

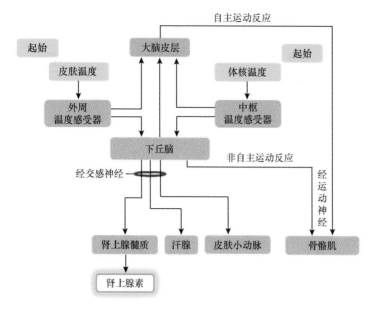

图 7-8 自主性体温调节过程

被激活；有髓鞘的 Aδ 纤维末梢是冷感受器，在 10 ～ 35℃被激活，数量更多，是热感受器的 5 ～ 11 倍。

分子水平研究显示，基本上所有的外周冷感受器都表达瞬时受体电位 M8（transient receptor potential melastatin-8，TRPM8）型通道蛋白，适度的降温（在 26 ～ 28℃）能激活该通道，产生冷感觉。因此认为 TRPM8 是体温调节系统中主要的外周冷觉感受器。敲除 TRPM8 表达阳性的细胞时，机体对冷刺激的行为性和自主性体温调节反应均消失。使用 TRPM8 激动剂可诱导热疗，而给予 TRPM8 拮抗剂则会导致低体温。关于外周热感受器的确切分子还存在争议，目前有几种瞬时受体电位（transient receptor potential，TRP）通道，包括 TRPV1、TRPV3、TRPV4 和 TRPM2，都被认为与热感觉有关。

2. 中枢温度感受器（central thermoreceptor） 是指存在于中枢神经系统内的对温度变化敏感的神经元，主要分布在下丘脑、脑干网状结构和脊髓等处。热敏神经元（warm-sensitive neuron）在流经该处局部组织的血液温度升高时发放冲动频率增加；而冷敏神经元（cold-sensitive neuron）则在局部组织血液温度降低时发放冲动频率增加。动物实验显示，热敏神经元在视前区 - 下丘脑前部（preoptic-anterior hypothalamus area，PO/AH）居多；而冷敏神经元则在脑干网状结构和下丘脑的弓状核较多。中枢温度感受器对局部组织温度十分敏感，仅 0.1℃的温度变动就能使其放电频率发生变化，且无适应现象。

近年来，研究提出 TRPV1 和 TRPM2 两种 TRP 通道蛋白被作为中枢热敏神经元发挥体温调节功能。但关于这两种 TRP 通道的详细的生物学机制目前还不清楚。

（二）体温中枢和体温调定点学说

从脊髓到大脑皮层的各级中枢神经系统都存在参与体温调节的神经元。研究已证实 PO/AH 是自主性体温调节的基本中枢。在 PO/AH 中，温度敏感神经元不仅能感受局部脑组织温度的变化，还能对中脑、延髓、脊髓，以及皮肤、内脏等下丘脑以外的部位的温度变化刺激发生反应。另外，分别在 PO/AH 中注射 PGE$_2$ 等致热源及 5- 羟色胺、去甲肾上腺素、某些肽类等多种化学物质，均可直接作用于该部位的温度敏感神经元引起体温调节反应。如广泛破坏 PO/AH 区后，与体温调节有关的散热和产热反应均明显减弱或消失，说明 PO/AH 是体温调节中枢整合的中心部位。

在体温调定点（set point）学说中，PO/AH 的温度敏感神经元被认为在控制体温的调定点水平中发挥重要作用。体温调节的调定点学说始于 1970 年，该学说认为人和恒温动物的体温调节类似于恒温器的工作原理，调定点的作用相当于恒温箱的调定器，是调节温度的基准。当流经 PO/AH 处的血液温度变化的信息反馈到体温调节中枢时，即与人的正常体温调定点水平（如 37℃）进行比较，并按照这个设定温度进行体温调节。当流经 PO/AH 处的血液温度等于 37℃时，机体的产热与散热取得平衡；当 PO/AH 处血温高于 37℃时，热敏神经元放电频率增加引起散热活动加强，产热活动降低；反之，当流经此处的血温低于 37℃时，则引起相反的变化，使体温回到 37℃的调定点水平。

关于体温调定点水平的设置，目前认为主要取决于温敏神经元对温度的敏感特性，即温度敏感神经元随温度变化而改变放电频率的特性。如图 7-9 所示，调定点的水平取决于冷敏和热敏两种温度敏感神经元放电频率对下丘脑温度变化反应曲线的斜率，两条曲线的交叉点所对应的下丘脑温度值就是体温的调定点。调定点可上移或下移，在这种情况下，体温调定点被重新设置，称为重调定（resetting）。如果某种原因使调定点上移，则可出现发热，此时可观察到热敏神经元反应曲线的斜率减小，或冷敏神经元反应曲线的斜率增大。反之，调定点下移时，可观察到热敏神经元反应曲线的斜率增大，或冷敏神经元反应曲线的斜率减小。虽然调定点学说已被广泛接受，但具体的分子机制还待进一步研究。

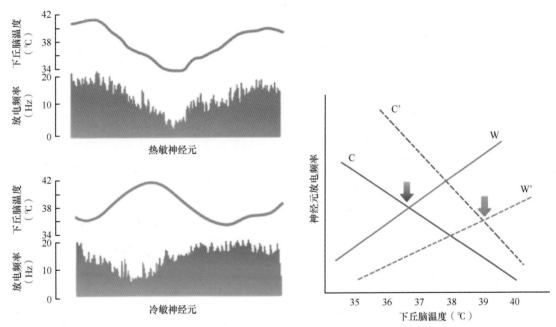

图 7-9　下丘脑温度变化与温度敏感神经元的放电活动

左．下丘脑温度变化与温度敏感神经元的放电活动实时记录曲线。右．下丘脑温度敏感神经元放电频率决定调定点水平模式图，其中 W、W' 表示正常和发热时热敏感神经元放电特性；C、C' 表示冷敏神经元放电特性；箭头表示体温调定点水平

PO/AH 也参与体温以外的其他功能调节，包括调节体液平衡、睡眠、性行为等。这些功能可能是由不同类型的细胞介导，已有学者通过遗传学方法研究 PO/AH 中参与体温调节的神经元类型。结果显示，温热环境可诱导 PO/AH 内侧的下丘脑腹正中视前区（ventromedial preoptic area，VMPO）和下丘脑的正中视前核（median preoptic nucleus，MNPO）的 *Fos* 基因表达，且这个活性区与局部温热刺激或注射 PGE$_2$ 诱导的体温调节反应的部位相重合。因此，这些 Fos 表达阳性的神经元可能对体温调节有重要作用。这也提示下丘脑的体温调控机制，可能与遗传有关。

（三）产热反应和散热反应

体内的热量主要由三大营养物质在各器官组织细胞中进行分解代谢时产生的。在不同的环境和状态下，机体可通过基础代谢、骨骼肌运动、食物特殊动力作用以及战栗和非战栗等多种形式产热。在安静状态下，机体的产热主要来自全身各组织器官的基础代谢。其中肝脏在机体处于安静状态时，代谢最旺盛，产热量最高，肝脏的血液温度比主动脉血液温度平均高 0.6℃。当机体进行体育运动或劳动时，主要的产热器官则为骨骼肌。骨骼肌因在机体体重的占比中最大而具有巨大的产热潜力。如剧烈运动时骨骼肌的产热量可达总产热量的 90%。机体热量的散出是通过从体表如皮肤、呼吸道、尿道和消化道向外部环境散发丢失热量。当机体处在冷、热变化的外界环境中，要维持体温的相对稳定，需有赖于体温调节中枢控制下产热（heat production）和散热（heat loss）两个生理反应过程的动态平衡。

1. 产热反应　当机体暴露在寒冷环境下，主要通过调节机体的代谢产热和战栗产热（shivering

thermogenesis）两种形式增加体内的热量来维持体热平衡。

（1）代谢产热：是指通过提高组织代谢率来增加产热的形式，又称非战栗产热（non-shivering thermogenesis）。机体代谢产热作用最强的组织是分布在肩胛下区、颈部大血管周围、腹股沟等处的褐色脂肪组织。褐色脂肪组织代谢产热机制主要是与存在于细胞线粒体内膜中的解偶联蛋白有关（参见本章第一节）。新生儿体内的褐色脂肪组织较多，代谢增强时可使产热量增加 1 倍；成年人褐色脂肪组织较少，最多使产热量增加 15%。由于新生儿体温调节功能不完善，无明显战栗发生。故代谢产热对新生儿体温维持尤为重要。

甲状腺激素是调节代谢产热活动最重要的体液因素。当机体处于寒冷的环境中，外周和中枢的温度感受器将体温变化信息反馈到体温调节中枢，后者经过整合处理发出控制信息，通过下丘脑 - 腺垂体 - 甲状腺轴，促进甲状腺激素增加（参见第十一章），甲状腺激素作用于褐色脂肪组织，经解偶联蛋白减少 ATP 合成，能量全部转化为热能使体温回升。甲状腺激素也能提高全身细胞代谢，使机体的产热缓慢增加，维持时间较长。当机体暴露在寒冷环境中数周后，甲状腺激素的分泌量可增加 2 倍以上，能量代谢率增加 20% ～ 30%。体内的褐色脂肪组织有丰富的交感神经支配。寒冷刺激通过交感神经兴奋，可直接促进褐色脂肪组织代谢产热，或通过交感神经 - 肾上腺髓质轴间接增加褐色脂肪组织的代谢产热增加。经交感神经增加代谢产热起效相对快，但维持时间较短。寒冷也可刺激生长激素分泌而增加代谢产热。

（2）战栗产热：人在寒冷的环境中，主要靠战栗来增加产热量。战栗是指骨骼肌的屈肌和伸肌同时发生不随意的节律性收缩，此时并不做外功，能量全部转化为热量，故产热量很高。发生战栗时，代谢率可增加 4 ～ 5 倍，以防止体温下降。

战栗的运动中枢位于下丘脑后部。在正常情况下，战栗中枢被来自 PO/AH 的热敏神经元的信息所抑制。但在寒冷的环境中，来自外周皮肤和脊髓的冷信号可通过体温调节中枢激活战栗中枢，后者发出信息经传出通路到达脊髓前角运动神经元，首先引起骨骼肌的肌紧张增强，称之为战栗前肌紧张（pre-shivering tone），使代谢率略有增加；在此基础上出现战栗使产热量明显增加，以维持机体的体热平衡。

2. 散热反应　人体的散热部位有皮肤、呼吸道、尿道和消化道。其中皮肤是主要散热部位，占机体总散热量的 97%。人体的主要产热器官在机体的深部，产生的热量主要通过血液循环流动到皮肤，再由皮肤通过的辐射、传导、对流和蒸发方式散发到外界环境中（图 7-10）。环境温度为 21℃ 时，70% 的体热可通过辐射、传导和对流方式散热，27% 的热量通过蒸发方式散发，只有约 3% 的体热随呼出气、尿、粪等排泄物排出体外。

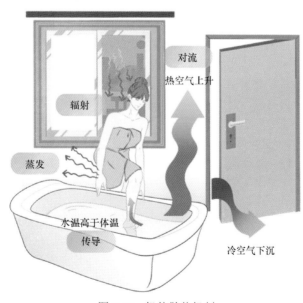

图 7-10　机体散热机制

（1）皮肤血流量和皮肤温度：人体皮肤有丰富的血液供应，特别是皮肤动脉在穿透隔热层（如脂肪组织等）到真皮的乳头下形成丰富的微动脉毛细血管网并延续到皮下组织的静脉丛（图 7-11），在机体最暴露的部位（手、足和耳朵）血液可通过大量的动静脉吻合支直接供给静脉丛。因此，皮肤血流量可发生大幅度的变动，可以从略高于0增大到心输出量的30%。机体通过交感神经控制皮肤血管平滑肌的舒缩来改变血管口径，从而调节皮肤血流量，而皮肤血流量的大小决定着皮肤温度的高低。炎热环境下，经体温调节中枢整合发出抑制交感中枢信息，交感神经紧张性降低，皮肤小动脉舒张，动 - 静脉吻合支开放，皮肤血流量增大，机体核心部位的热量就可高效地传递到皮肤表面，提高皮肤温度；而寒冷时，经体温调节中枢发出兴奋交感中枢，交感神经紧张性增强，皮肤血流量减少，则可减少热量传递，降低皮肤温度。当皮肤血管由收缩状态转为完全舒张状态，热传递量可增大约8倍。因此，皮肤是一个能被调控的"散热器"。

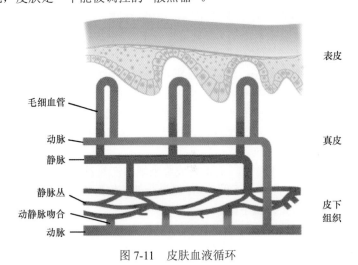

图 7-11　皮肤血液循环

（2）皮肤散热方式：当环境温度低于皮肤温度时，机体主要通过辐射、传导、对流和蒸发等形式散失体热。当环境温度等于或高于皮肤温度时，辐射、传导和对流散热作用停止，此时蒸发散热则成为机体唯一的散热方式。

辐射（radiation）散热是指机体通过热射线的形式将体热传给外界较冷物质的一种散热方式。如人裸体处在常温环境中，约有60%的热量通过辐射方式散发。辐射散热量主要取决于：①皮肤温度与环境之间的温度差，当皮肤温度高于环境温度时，温差与辐射散热量之间呈正比，当皮肤温度低于环境温度时，机体则反过来从周围环境中吸收热量；②机体的有效散热面积，二者也成正比关系。如四肢的表面积较大，辐射散热量也较大，是辐射散热的重要部位。传导（conduction）散热是指机体的热量直接传给与之接触的温度较低物体的一种散热方式，其散热量不仅取决于皮肤与接触物体之间的温度差、接触面积，还取决于与之接触物体的导热性能。脂肪的导热性能较差，使得肥胖机体深部的热量不容易传到体表，故在炎热的天气中，肥胖者容易出汗。棉、毛织物和空气是热的不良导体，因此，穿棉衣盖棉被有利于体热的保存。水的导热性能较好，临床上常利用水的热传导作用对高热患者用冰帽、冰袋降温。对流（convection）散热是传导散热的一种特殊形式，它是通过气体流动而实现热量交换的一种散热方式。人体在空气中散发的热量传给空气后，由于空气流动，将体热不断散发到体外空间。与传导散热一样，对流散热量也取决于皮肤与周围环境之间的温度差及机体的有效散热面积。另外，对流散热受环境中风速的影响较大，散热量与风速呈正比。在日常生活中，穿衣盖被在人体皮肤表面，由于棉毛纤维间的空气不易流动，因此能减少对流散热量，起到保温作用。

蒸发（evaporation）散热是指水分从体表汽化时吸收热量而散发体热的一种散热方式。蒸发有不感蒸发和发汗两种形式。不感蒸发（insensible evaporation）是指体内的水从皮肤和黏膜（主要是呼吸道黏膜）表面不断渗出而被汽化的过程，因不被察觉而得名。其中水从皮肤表面的蒸发又称不显汗（insensible perspiration）。成人安静地处在常温环境中，24小时的不感蒸发量约为1000ml，其中从皮肤表面蒸发的水为600～800ml，由呼吸道黏膜蒸发的水为200～400ml；而进行活动或发热状态下，不显汗可增加，蒸发散热随活动量增大而增强。婴幼儿不感蒸发的速率比成人高，对缺水更敏感，更容易发生严重脱水。因此，临床上给患者补液时，须注意补充由不感蒸发丢失的体液量。不感蒸发与汗腺活动无关。对于缺乏汗腺的动物，在炎热环境下常采取热喘呼吸（panting）通过呼吸道的不感蒸发增加散热。无汗症患者在热环境中不能借助汗液蒸发散热而容易中暑。

发汗（sweating）是指汗腺主动分泌汗液的过程。因出汗可被感知，而汗液蒸发时能带走大量体热，故又称可感蒸发（sensible evaporation）。人体有大、小两种汗腺。大汗腺局限于腋窝和阴部等处，其活动与体温调节反应无关。小汗腺广泛分布于全身皮肤，在手掌和足跖处分布密度最高，在躯干分布最少，但躯干的小汗腺发汗作用最强。小汗腺参与体温调节反应，其活动对机体处在炎热环境下和运动或劳动时维持体热平衡起到关键性作用。发汗是一种反射性的神经活动，由温热性刺激引起的发汗称为温热性发汗（thermal sweating）。当机体受到温热性刺激时，可通过体温调节中枢兴奋下丘脑发汗中枢（sweating center），使支配汗腺的交感胆碱能纤维兴奋，末梢释放 ACh 递质作用于乙酰胆碱 M 受体，使全身小汗腺分泌汗液。人体在精神紧张或情绪激动时，也会出汗，被称为精神性发汗（mental sweating），与体温调节的关系不大，是机体应激反应的表现之一。精神性发汗中枢位于大脑皮层运动区，通过支配汗腺的交感肾上腺素能纤维主要引起掌心、足底及前额等处发汗。精神性发汗往往与温热性发汗同时出现，不能截然分开。

影响发汗蒸发散热的因素包括环境温度、湿度及机体活动程度等。正常人在安静状态下，当环境温度达到 30℃ 左右时便开始发汗；如果空气湿度较高且衣着较多，气温在 25℃ 时便可引起发汗，湿度较高时汗液不易被蒸发，体热不易散失，可反射性引起大量发汗。人在劳动或体育运动时，气温在 20℃ 以下，也可发汗，且发汗量较多。

汗液含 99% 的水和 1% 的固体成分，包括大部分的 NaCl，乳酸及少量的 KCl 和尿素等。汗液是汗腺细胞主动分泌产生的。刚分泌出来的汗液是等渗液，在流经汗腺导管腔时，在醛固酮激素的作用下，汗液中的 Na^+ 和 Cl^- 被重吸收，最后排出的汗液是低渗的。因此，汗液不是简单的血浆滤出物。当机体大量发汗时可导致血浆晶体渗透压升高，造成高渗性脱水。当发汗速度加快时，由于汗腺导管不能充分吸收 NaCl，使 NaCl 随汗液中大量的水一起丢失，因此，在人体短时间内大量出汗时应注意同时补充水和 NaCl，以防止引起水和电解质平衡紊乱。

总之，当外界环境温度变化引起机体体温变化时，即可刺激外周和中枢温度感受器，并通过下丘脑体温中枢对产热和散热反应的调节来维持体温的相对稳定（图 7-8）。下丘脑体温调节中枢可通过神经和体液调节途径实现对产热和散热反应的调控来维持机体的体热平衡。具体包括：经交感神经系统调节皮肤血管平滑肌细胞的舒缩反应、汗腺的分泌来改变人体的散热量；由躯体运动神经来调节骨骼肌的活动（如战栗）来改变机体的产热量；还可通过改变激素的分泌，如甲状腺激素和肾上腺髓质激素来调节机体的能量代谢率，从而影响产热量等。

三、行为性体温调节

行为性体温调节（behavioral thermoregulation）是指人们通过增减衣物、改变姿势、人工改善气候条件等行为活动，有意识地改变机体的产热和散热，以利于建立机体的热平衡维持正常的体温。行为性体温调节是以自主性体温调节为基础，是自主性体温调节的有益补充。

行为性体温调节是动物在漫长的进化过程中发展起来的一种能力，恒温动物和变温动物都具有行为性体温调节的能力。行为性体温调节是变温动物的重要体温调节手段，对于恒温动物也是体温调节不可或缺的辅助措施。通常在环境温度变化时，动物首先采取行为性体温调节，如果行为活动仍不能使体温维持正常，机体就会启动自主性体温调节机制，二者相互补充，维持正常体温的相对稳定。例如，人在严冬季节，如果条件允许，首先会增加衣服或进入暖房，如果衣着不暖，则会出现肌肉战栗，同时还会有意识地进行拱肩缩背、踏步等御寒行为活动。

机体采取的体温调节行为是根据温热的舒适感决定的。温热的舒适感（thermal comfort）是指来自温度感受器的信息经高级神经中枢整合后所产生的主观的舒适或不适的感觉。机体的体温调节行为是向着有利于温热舒适感产生的方向进行的。行为也是控制体温的重要机制，在机体进行自主性体温的调节基础上，大脑皮质可通过建立条件反射而采取特殊的措施进行体温调节，是机体通过强化和对奖励的期望驱动而习得的。体温调节行为是被激发的自愿行为，是具有灵活性和目标导向的行动。最基本的体温调节行为是寻求寒冷和温暖，如动物在栖息地的微环境之间移动，以改变体热丢失或吸收的速率。复杂的体温调节行为包括筑巢或挖洞、同类挤在一起、晒日光浴、姿势伸展以及人类使用的更复杂的策略如抱团取暖、穿衣或使用空调等社会行为，在此过程中创造自己的温热舒适环境。这意味着温度可以作为一种奖励，训练动物执行新任务。有研究显示，暴露在寒冷条件下的大鼠将学会按压杠杆来打开加热灯,而暴露在高温下的大鼠会按压杠杆来打开冷水浴或冷却风扇。这表明,体温调节行为是由如同饮食等本能行为一样的动机系统驱动的。

关于行为性体温调节反应的机制目前知之甚少。利用无偏性 RNA 测序、CRISPR 基因编辑、光遗传学、特异性病毒示踪等技术,进一步发现参与体温调控的具体神经元类型和神经通路,将有助于揭示 PO/AH 和下游结构在控制体温调节行为中的作用。

四、调节性体温升高和非调节性体温升高

机体的体温升高应包括生理性体温升高和病理性体温升高,后者又包括调节性体温升高引起的发热和非调节性体温升高引起的过热。如前所述,人体的体温在正常情况下,可因某些因素而发生波动,但波动的幅度一般不超过 1℃。通常将诸如剧烈运动、月经前期、应激等情况引起体温升高性波动称为体温的生理性波动,或者称为生理性体温升高;而将机体在致热原的作用使体温调定点上移,引起体温升高超过正常 0.5℃ 时,称为调节性体温升高,或称之为发热(fever)。如图 7-12,当机体受细菌、病毒等发热激活物感染时,可使机体产生内生致热源,由内生致热原作用于下丘脑体温调节中枢,在炎症因子(IL-1、IL-6 等)等调节介质的作用下可使体温调节中枢调定点上移(例如上移到 39℃),则引起机体产热增加、散热减少,使产热和散热过程在 39℃ 的调定点水平维持相对平衡而引起发热。如果由于体温调节障碍(体温调节中枢异常等)或散热障碍(皮肤鱼鳞病和环境高温所致的中暑等)及产热器官功能异常(甲状腺功能亢进等)使体温调节中枢不能将体温控制在与调定点相适应的水平上,而引起体温被动性升高,此时体温调定点并无上移。这种由于体温调节中枢障碍或散热障碍引起的体温升高被称为非调节性体温升高,也称过热(hyperthermia)。发热和过热属于病理性体温升高。

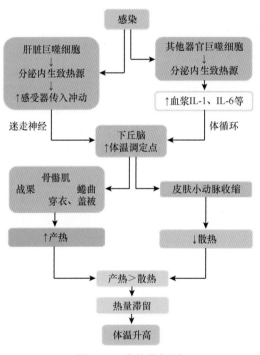

图 7-12 发热的机制

诊断：肥胖症。治疗原则：减少能量摄取及增加能量消耗。强调以行为、饮食、运动为主的综合治疗，必要时辅以药物或减重手术治疗，如腹腔镜 Roux-en-Y 旁路术或腹腔镜胃袖状切除术。术后辅以严格饮食控制以及适当运动，可以提高减重效果，提升患者的生活质量。

思考题：

1. 什么是肥胖症？试从生理学角度分析能量代谢与肥胖的关系。

2. 结合本案例分析影响能量代谢的因素。

（严晓红　席姣娅　姜长涛）

重点名词

能量代谢率　energy metabolic rate　　　非蛋白呼吸商　non-protein respiratory quotient

基础代谢率　basal metabolic rate　　　食物特殊动力作用　specific dynamic action

不感蒸发　insensible evaporation　　　发汗 / 可感蒸发　sweating/sensible-evaporation

体温调定点　set point　　　自主性体温调节　automatic thermoregulation

行为性体温调节　behavioral thermoregulation

参考文献

Chan LT, Zachary AK, 2018. Regulation of body temperature by the nervous system. Neuron, 98: 31-48.

Chen W, 2019. Thermometry and interpretation of body temperature. Biomedical Engineering Letters, 9(6): 3-17.

Coiffard B, Diallo AB, Mezouar S, et al, 2021. A Tangled Threesome: Circadian Rhythm, Body Temperature Variations, and the Immune System. Biology, 10(1): 65.

Lim CL, 2020. Fundamental Concepts of Human Thermoregulation and Adaptation to Heat: A Review in the Context of Global Warming. International Journal of Environmental Research and Public Health, 17(21): 7795.

Park Y, Seiji M, Erkin K, 2020. TRPV1 is crucial for thermal homeostasis in the mouse by heat loss behaviors under warm ambient temperature. Scientific Reports, 10: 8799.

第七章
技术类视频、练习题、思考题答案

第八章 尿的生成及排出

本章重点:

肾小球滤过过程;肾小球滤过率及其影响因素;肾小管与集合管的重吸收特点;主要物质的重吸收与分泌机制;尿的浓缩和稀释基本原理;尿的生成的神经和体液调节机制。核心知识概括示意图见图 8-1。

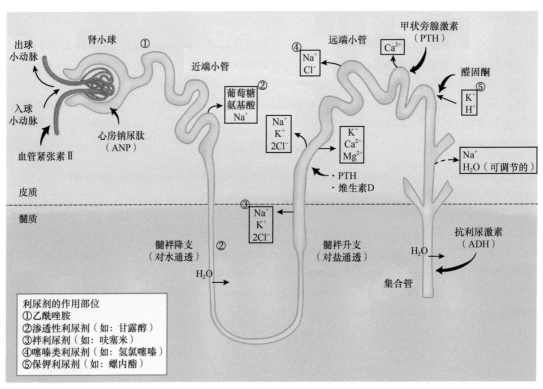

图 8-1 核心知识概括示意图

肾脏是人体的重要排泄器官,在维持机体内环境相对稳定中发挥重要作用,通过尿的生成和排出:①排除机体的大部分代谢终产物以及进入体内的异物;②调节细胞外液量和渗透压;③保留体液中的重要电解质如钠、钾、碳酸氢盐以及氯离子等,排出氢离子,维持酸碱平衡。肾脏也是一个内分泌器官,产生或分泌肾素、促红细胞生成素、1,25- 二羟维生素 D_3 [1,25-(OH)$_2$-VitD$_3$]、激肽和前列腺素(PGE_2,PGI_2)等物质。此外,肾脏也是多种内分泌物质的分解灭活场所,如胰岛素、甲状旁腺激素、胰高血糖素、生长激素、降钙素等许多激素,均可被近曲小管细胞灭活,从而参与了激素代谢调节。

肾的基本功能单位是肾单位,它由一个肾小体和与之相连的肾小管构成。肾小体由肾小球和肾小囊组成。肾小球是一团毛细血管网,其峡谷端分别与入球小动脉和出球小动脉相连。肾小球的包囊称为肾小囊。肾小管由近曲小管、髓袢和远曲小管三部分组成。髓袢呈 U 形,由降支粗、细段和升支粗、细段组成。近曲小管和髓袢降支粗段称为近端小管;髓袢升支粗段和远曲小管称远端小管。远曲小管末端和集合管相连(图 8-2)。集合管不包括在肾单位内,但在功能上和远端小管密切相关,它在尿生成过程中,特别是在尿液浓缩过程中起着重要作用。许多集合管又汇入乳头管,最后形成的尿液经肾盏、肾盂、输尿管而进入膀胱,由膀胱排出体外。

根据肾小体在皮质中的位置,可将肾单位分为皮质肾单位(cortical nephron)和近髓肾单位(juxtamedullary nephron,也称髓旁肾单位)(图 8-2)。皮质肾单位约占肾单位总数的 80% ~ 90%。这类肾单位的特点为:①肾小体相对较小,髓袢较短,只达外髓质层,有的甚至不到髓质;②入球小

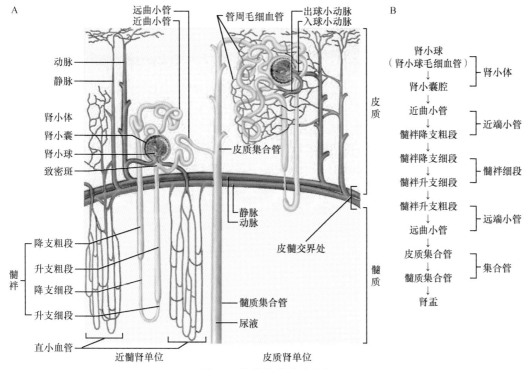

图 8-2　肾单位的基本结构

动脉口径比出球小动脉大，二者的比例约为 2∶1；③出球小动脉分支形成小管周围毛细血管网，包绕在肾小管的外面，有利于肾小管的重吸收。近髓肾单位的特点是：①肾小球体积较大，髓袢长，可深入到内髓，有的可到达肾乳头部；②入球小动脉和出球小动脉口径无明显差异；③出球小动脉进一步分支形成两种小血管，一种为网状小血管，缠绕于邻近的近端和远端小管周围；另一种是细而长的 U 形直小血管（vasa recta）。网状血管有利于肾小管的重吸收，直小血管在维持髓质高渗和尿的浓缩与稀释过程中起着重要作用。

　　肾脏生成尿是一个连续的复杂环节，主要包括肾小球的滤过，肾小管和集合管的重吸收和分泌三个基本过程。本章主要介绍尿生成的过程及调节。

第一节　肾小球的滤过功能

　　正常成人安静时每分钟约有 1200ml 血液流过两侧肾脏，相当于心输出量的 1/5 ～ 1/4，每克肾组织的血流量是剧烈运动时骨骼肌的 4 倍，故肾脏是血供最丰富的器官之一。如此丰富的血供仅少数用于肾脏组织细胞的代谢，绝大多数用于原尿的生成。原尿是血液流过肾小球时，除血液中的血细胞和大分子蛋白质外，血浆中的部分水分、无机盐类、葡萄糖、尿素和尿酸等物质，由肾小球滤过到肾小囊而形成。原尿中除不含有大分子的蛋白质外，其他如葡萄糖、尿素、尿酸的浓度都与血浆基本一致。

一、肾小球滤过的过程

　　肾小球毛细血管内的血浆滤过进入肾小囊，所经过的结构称为滤过膜（filtration membrane）或滤过屏障（filtration barrier），即物质的分子大小和分子电荷双重选择性屏障。滤过膜由毛细血管内皮细胞、基膜和足细胞的裂孔膜构成（图 8-3），具有极高的通透性，这为肾小球毛细血管腔内血浆物质进入肾小囊囊腔提供了结构基础。血管内皮细胞层上分布有直径为 70 ～ 90nm 的圆形微孔即所谓的窗孔。窗孔对血浆中的小分子物质几乎无限制作用。基膜层厚约 300nm，是由水合凝胶形成的纤维网结构，其上散布直径 2 ～ 8nm 的多角形网孔。网孔可允许水和部分溶质通过。肾小囊脏层上皮细胞伸出许多足突贴附于基膜外面，足突相互交错，形成裂隙上覆盖一层由 nephrin 蛋白参与构成的薄膜，膜上有 4 ～ 11nm 的微孔。正是由于滤过膜的高通透性，血浆中半径小于 2.0nm 的小分子物质如水分子、电解质和葡萄糖等可自由通过滤过膜。有效半径大于 4.2nm 的物质不能滤过。而有效半径在 2.0 ~ 4.2nm 之间的各种物质，则随有效半径的增加而滤过量逐渐减低。滤过膜的通透性不仅取决于滤过膜孔的大小，还取决于滤过膜所带的电荷。三层筛网状的组织表面均覆盖着一层带负电荷的糖蛋白，血浆中带负电荷的蛋白质因同电相斥而不易滤过。如有效半径 3.6nm 的血浆白蛋白（分子量为 69 000）很难通过滤过膜，因为白蛋白带负电荷，不能通过电学屏障；其他低分子量蛋白如溶菌酶（分子量 14 000）、β_2- 微球蛋白（分子量 11 800）及胰岛素等可滤过，但绝大部分又都在近曲小管被重吸收，故原尿中几乎无蛋白质。血浆中分子量为 64 000 的血红蛋白也可以通过肾小球滤过膜，但它与触珠蛋白结合成为复合物时就不能通过肾小球滤过膜。大量溶血时，血浆中所含血红蛋白量超过与触珠蛋白结合的量，这时未与触珠蛋白结合的血红蛋白便可滤过由尿排出，形成血红蛋白尿。另外，电学屏障的阻隔作用不如机械屏障，故 Cl^-、HCO_3^-、HPO_4^{2-} 和 SO_4^{2-} 等带负电荷的物质可顺利通过滤过膜。据测算，正常成人每天通过滤过膜生成的原尿量高达 180L，从总量来看，约占流过肾血浆量的 1/5。临床上对于慢性肾功能衰竭的患者采用腹膜透析和血液透析的治疗方法，就是利用具有类似肾小球超滤功能的生物膜建立体内和体外的交换系统，以清除体内毒素、纠正水与电解质紊乱。

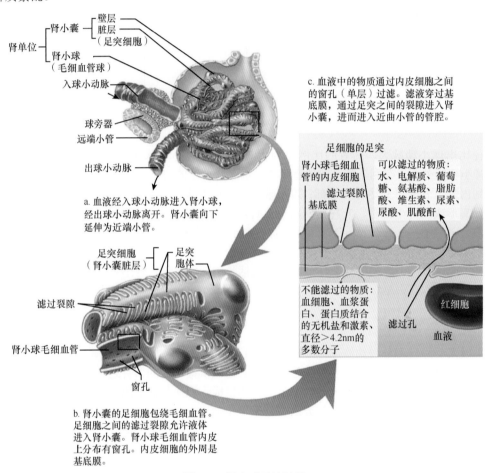

图 8-3　肾小球及滤过膜

肾小球滤过作用的动力是有效滤过压（effective filtration pressure），在滤过膜通透性和肾血浆流量不变时，原尿的生成量主要由肾小球有效滤过压来决定。肾小球有效滤过压与组织液生成的有效滤过压相似，由滤过的动力减去阻力。促使肾小球滤过的动力是肾小球毛细血管血压和肾小囊内液的胶体渗透压。由于肾小囊内液中的蛋白质含量极低，形成的胶体渗透压可忽略不计；阻止肾小球滤过的力是血浆胶体渗透压和肾小囊内压（图 8-4）。即：

肾小球有效滤过压 = 肾小球毛细血管血压 –（血浆胶体渗透压 + 肾小囊内压）

正常情况下肾小球毛细血管血压约为 45mmHg，肾小球毛细血管始端胶体渗透压约为 25mmHg，肾小囊内压约为 10mmHg，所以将上述数据代入公式，则肾小球毛细血管始端的有效滤过压 =（45+0）-（25+10）=10mmHg。

在入球小动脉端和出球小动脉端的毛细血管压力几乎相等，肾小囊内压较为恒定，因此，肾小球毛细血管中有效滤过压的大小，主要取决于血浆胶体渗透压的变化。在入球小动脉端，有效滤过压较大，在血液流向出球小动脉端的过程中，由于水分和晶体物质不断被滤出，使血浆中的蛋白质浓度相对增加，血浆胶体渗透压逐渐升高，有效滤过压则逐渐下降。当血浆胶体渗透压升高引起有效滤过压下降到零时，就达到滤过平衡（filtration equilibrium），滤过停止。产生滤过作用的毛细血管长度取决于有效滤过压下降的速率。当有效滤过压下降的速率减慢时，则产生滤过作用的毛细血管长度延长，生成的原尿量增多；反之，则减少。

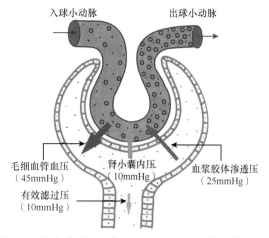

图 8-4 肾小球毛细血管血压（P_{GC}），血浆胶体渗透压（π_{GC}）和肾小囊内压（P_{BS}）对肾小球率滤过率的影响

二、肾小球滤过功能的评价

在肾小球有效滤过压的作用下，血浆中的水、小分子物质以及极微量的蛋白质可经滤过膜进入肾小囊内形成原尿。衡量肾小球滤过功能的重要指标是肾小球滤过率和滤过分数。

1. 肾小球滤过率 单位时间内（每分钟）两肾生成的超滤液量称为肾小球滤过率（glomerular filtration rate，GFR）。据测定，体表面积为 1.73m² 的个体，其肾小球滤过率为 125ml/min 左右。照此计算，两侧肾每一昼夜从肾小球滤出的血浆总量将高达 180L。GFR 在不同的个体之间存在差异，与基础代谢率、心输出量等一样，GFR 也与体表面积呈一定的比例，当用单位体表面积的 GFR 来比较时，个体差异明显减少。经体表面积校正后，男性 GFR 稍高于女性；另外运动、情绪激动、饮食、年龄、妊娠和昼夜节律等对 GFR 也有影响。

2. 滤过分数 血液在流经肾小球时，并非所有血浆都被滤过到肾小囊，而是仅占其中的一部分，因此，肾小球滤过率和肾血浆流量的比例称为滤过分数（filtration fraction，FF）。由肾血流量和血细胞比容可计算肾血浆流量（renal plasma flow，RPF）。若肾血流量为 1200ml/min，血细胞比容为 45%，则肾血浆流量为 660ml/min；若肾小球滤过率为 125ml/min，则滤过分数为 125ml/660ml×100%=19%。滤过分数表明，流经肾的血浆约有 1/5 经肾小球滤过进入肾小囊形成超滤液。临床上发生急性肾小球肾炎时，肾血浆流量变化不大，而肾小球滤过率却明显降低，因此滤过分数减少；而发生心力衰竭时，肾血浆流量明显减少，而肾小球滤过率却变化不大，因此滤过分数增大。

在临床上，常利用某些物质（如菊粉和肌酐）具有经肾小球完全滤过而不被或很少被肾小管和集合管重吸收和分泌的特点，通过测量其血浆清除率（plasma clearance）推算出肾小球滤过率和滤过分数，判断肾小球滤过功能好坏。血浆清除率是指在单位时间内，肾能将多少毫升血浆中的某种物质完全清除出去，此血浆毫升数称为该物质的血浆清除率（ml/min）。计算血浆清除率（C）需同时测量三个数值：被测物质在血浆中的浓度（P）和终尿中的浓度（U）以及每分钟的终尿量（V）。因为尿中该物质的总量就是清除的量，所以 $U×V=P×C$，即 $C=U×V/P$。血浆清除率仅是一个计算出来的数值，而不是肾小球滤出的原尿量或流经肾的血浆量。实际上，肾并不一定把某 1ml 血浆中的某物质完全清除，可能仅清除了其中的一部分。但是肾清除某物质的量，可以相当于多少毫升血浆中所含该物质的量。由于各物质经过肾小球的滤过、肾小管和集合管的重吸收及分泌的特点的不同，该物质的血浆清除率就不同，而该物质清除率反映的肾排泄功能的意义就不一样。

另外，肾小球滤过功能还可通过终尿的成分来判断，如通常不能滤过也不能分泌的物质（白蛋白）大量出现在终尿中，可能标志着滤过膜屏障功能受损。

三、影响肾小球滤过的因素

肾血浆流量、有效滤过压、滤过膜面积及其通透性均可影响肾小球的滤过，进而影响原尿的生成。

（一）肾血浆流量

原尿直接来源于血浆，且在正常情况下滤过分数维持相对稳定，故肾血浆流量（renal blood flow, RBF）的多少，将直接影响肾小球滤过率。肾血浆流量对肾小球滤过率的影响主要是改变滤过平衡点，而非有效滤过压实现。在其他条件不变时，肾血浆流量与肾小球滤过率呈正变关系。肾血浆流量增加，肾小球毛细血管内血浆胶体渗透压升高的速率和有效滤过压下降的速率均减慢，滤过平衡点向出球小动脉端移动，产生滤过作用的毛细血管长度增加，有效滤过面积增加，肾小球滤过率增加。反之，当肾血浆流量减少，滤过平衡点则靠近入球小动脉端，即有效滤过面积减少，故肾小球滤过率减少。在严重缺氧、中毒性休克等病理情况下交感神经兴奋，由于肾血管收缩，肾血流量减少，血浆胶体渗透压上升的速度和有效滤过压下降的速率均加快，肾小球滤过率减少。当休克、心力衰竭等使动脉压降低或肾血管收缩时，肾脏血液灌流量显著减少，因而可使 GFR 随之降低，结果引起少尿或无尿。

正常情况下，当肾动脉灌流压在 80～180mmHg 之间变动时，肾血流量保持相对恒定，肾血流量不依赖于神经和体液因素作用，而在一定的血压变动范围内保持相对恒定的现象，称肾血流的自身调节，这对于肾排泄功能的正常进行具有重要意义。肾血流量自身调节机制有肌源性机制和管球反馈两种学说。

1. 肌源性学说 灌流压在 80～180mmHg 范围内增高时，入球小动脉受到的牵张刺激加大，小动脉平滑肌紧张性加强，口径缩小，阻力增大，使流入的血液量不至于因灌注压的升高而增多；而灌流压由 180mmHg 降至 80mmHg 的过程中，入球小动脉则逐渐舒张，血流阻力减少，导致流入的血液量不至于因灌注压的降低而减少；如果灌流压高于 180mmHg 或低于 80mmHg 时，小动脉平滑肌的收缩和舒张能力已分别达到极限，不能继续维持肾血流量的自身调节，则肾血流量会随着灌注压的升高而增加，随灌注压的降低而减少。如果用罂粟碱、水合氯醛或氰化钠等药物抑制血管平滑肌的活动，自身调节消失。

2. 管 - 球反馈 肾小球旁器（juxtaglomerular apparatus），由球旁细胞（juxtaglomerular cell）、致密斑（macula densa）和球外系膜细胞（extraglomerular mesangial cell）组成（图 8-5）。球旁细胞亦称颗粒细胞，是近血管极处的入球微动脉平滑肌细胞特化而成的上皮样细胞，能合成、储存和释放肾素。肾素能使血管紧张素原转化为血管紧张素Ⅰ，后者在肺血管紧张素转换酶作用下转变为血管紧张素Ⅱ。致密斑为靠近肾小体血管极侧的远端小管上皮细胞增高、变窄而形成的细胞密集区，能敏锐地感受远端小管内 Na^+ 浓度变化。当 Na^+ 浓度降低时，致密斑将信息传递给球旁细胞促其分泌肾素。球外系膜细胞位于致密斑、入球和出球微动脉组成的三角区内，形态结构与球内系膜细胞相似，具有吞噬和收缩功能。肾血流量和肾小球滤过率减少时，流经致密斑的小管液 NaCl 浓度降低，致密斑感受 NaCl 浓度的信号引起两个效应：一是降低入球小动脉的阻力，升高肾小球毛细血管静水压；二是增加入球小动脉的颗粒细胞释放肾素，生成血管紧张素Ⅱ增加，选择性使出球小动脉收缩，也

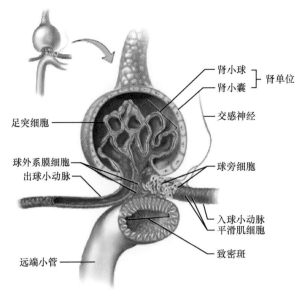

图 8-5 肾小球旁器

使肾小球毛细血管静水压升高。这两方面的效应都能使降低了的肾小球有效滤过压恢复至正常。相反，当肾血流量和肾小球滤过率增加时，到达远曲小管致密斑小管液的流量增加，该处 Na⁺、K⁺、Cl⁻的转运速度也增加，致密斑可将这些信息反馈至肾小球，使入球小动脉收缩；同时也可使系膜细胞收缩，滤过膜面积减少，滤过系数值减低，结果是肾血流量和肾小球滤过率恢复至正常。这种小管液流量变化影响肾血流量和肾小球滤过率的现象称为管球反馈（tubuloglomerular feedback）。

（二）有效滤过压

组成有效滤过压的三个因素中，任何一个因素发生改变，将影响肾小球滤过率。

1.肾小球毛细血管血压　肾小球毛细血管压一般等于全身血压的60%。由于肾血流量的自身调节机制，当动脉血压在80～180mmHg变动时，肾小球毛细血管血压可保持相对稳定，从而使肾小球滤过率基本不变。大量失血、脱水等引起全身动脉压降低到80mmHg以下时，肾小球毛细血管血压降低，有效滤过率降低，肾小球滤过率减小。当血压下降到40mmHg以下时，肾小球滤过率减小到零，无原尿产生。在高血压病晚期，入球小动脉由于硬化而缩小，肾小球毛细血管血压可明显降低，于是肾小球滤过率减少而导致少尿。

当肾动脉灌流压在80～180mmHg范围内变动时，肾小球毛细血管血压保持相对稳定，只有当肾动脉灌流压在低于80mmHg或高于180mmHg变动时，肾小球滤过率才发生改变。

2.血浆胶体渗透压　正常人血浆胶体渗透压维持相对恒定，对肾小球滤过率影响不大。若因某些疾病使血浆蛋白的浓度明显降低，或由静脉输入大量生理盐水使血浆稀释，均可导致血浆胶体渗透压降低，因而有效滤过压升高，肾小球滤过率增加。但在临床观察到，血浆蛋白浓度显著降低时尿量并不明显增多，可能因为此时肾小球滤过膜的通透性也有所降低，且体循环毛细血管床组织液生成增多，因而在肝、肾疾病引起低蛋白血症的患者，常出现腹水或组织水肿。

3.肾小囊内压　正常情况下囊内压是比较稳定的。但当肾盂、输尿管结石或肿物压迫使尿流阻塞时，可导致肾盂内压升高，肾小囊内压也将升高；肾小管阻塞、肾间质水肿亦可通过压迫肾小管致肾小管囊内压升高，结果使有效滤过压降低，肾小球滤过率减小。

（三）滤过系数

滤过系数（filtration coefficient，K_f）是指单位有效滤过压的驱动下，单位时间内经过滤过膜滤过的液体量。一般认为，K_f值主要由滤过膜的有效通透系数k和滤过膜的面积s决定，即$K_f=k×s$。因此，凡能影响滤过膜通透系数和滤过面积的因素都能影响肾小球滤过率。

1.滤过膜的面积　正常成人两肾约有200万个肾单位，两肾脏肾小球的滤过面积估计为1.5m²，接近人体总体表面积，因而能适应每天约180L的肾小球滤过量。因此，肾脏储备功能较大。但是，在病理条件下，肾小球的大量破坏，可引起肾小球滤过面积和GFR的减少，但肾脏具有较大的代偿储备功能。切除一侧肾脏可使肾小球滤过面积减少50%，健侧肾脏往往可以功能代偿。在大鼠实验中，切除两肾的3/4后，动物仍能维持泌尿功能。但在慢性肾炎引起肾小球大量破坏后，因肾小球滤过面积极度减少，故可使GFR明显减少而出现少尿（< 500ml/天）或无尿（< 100ml/天）。

2.滤过膜通透性　正常情况下滤过膜通透性比较稳定，病理情况下发生改变而影响尿的成分。如炎症、损伤和免疫复合物可破坏滤过膜的完整性或降低其负电荷而导致通透性增加，引起蛋白尿和血尿。

第二节　肾小管和集合管的物质重吸收和分泌

肾小管和集合管的物质转运功能包括重吸收（reabsorption）和分泌（secretion）。原尿进入肾小管后称为小管液。小管液流经肾小管和集合管后，同原尿相比，质和量均发生了明显的变化，这是由于肾小管和集合管具有重吸收和分泌作用所致。重吸收是指肾小管上皮细胞将物质从肾小管液转运至血液中，而分泌是指肾小管上皮细胞将自身产生的物质或血液中的物质转运至小管液中。人两肾每天生成的肾小球滤过液达180L，而终尿仅为1.5L。这表明滤过液中约99%的水被肾小管和集合管重吸收，只有约1%被排出体外。超滤液中的其他物质被选择性重吸收或被肾小管上皮细胞主动分泌，如滤出的葡萄糖和氨基酸可全部被重吸收，Na⁺、Ca²⁺和尿素可不同程度地被重吸收；而肌酐、尿酸和K⁺等可被分泌到小管液而排出体外。

一、重吸收和分泌概述

（一）重吸收及分泌途径及机制

肾小管和集合管对物质的重吸收可通过跨细胞途径（transcellular pathway）和细胞旁途径（paracellular pathway）。跨细胞途径是指小管液中的溶质通过小管上皮细胞管腔膜进入小管上皮细胞内再通过一定方式跨过基底侧膜进入组织间隙液，故物质必然经历两次跨细胞膜的过程。细胞旁途径的重吸收则是指小管液中的水分子和某些溶质直接通过肾小管上皮细胞之间的紧密连接进入细胞间隙。经上述两个途径进入组织间液的物质（溶质和水）使间隙中的静水压增高，且毛细血管对这些物质具有极高的通透性，故在细胞间液中的物质进入相邻的毛细血管，完成重吸收过程。因此关于重吸收机制的阐述将着重讨论小管液中的物质如何跨过小管上皮细胞或上皮细胞间的紧密连接进入组织间液。

肾小管和集合管对物质的重吸收的机制包括被动转运和主动转运。被动转运是指物质顺电化学梯度通过肾小管上皮细胞的过程，包括单纯扩散、渗透和易化扩散。渗透压之差是水的转运动力，水从渗透压低的一侧通过细胞膜进入渗透压高的一侧。当水分子通过渗透被重吸收时，有些物质可随水一起被转运，这一转运方式称溶剂拖曳（solvent drag）。主动转运是指溶质逆电化学梯度通过肾小管上皮细胞的过程。主动转运需要消耗能量。根据主动转运过程中能量来源的不同，分为原发性主动转运和继发性主动转运。原发性主动转运所消耗的能量由 ATP 分解直接提供。继发性主动转运所需的能量不是直接来自 Na^+ 泵，而是来自其他溶质顺电化学梯度转运时释放的能量。许多重要物质的转运都直接或间接与 Na^+ 的转运有关，因此 Na^+ 的转运在肾小管上皮细胞的物质转运中起着关键的作用。例如，肾小管上皮细胞对葡萄糖的重吸收就属于继发性主动转运。

（二）各段小管重吸收和分泌的特点

由于肾小管和集合管各段的结构和功能（各种转运体的分布）不同，小管液的成分也不同，故各段小管的物质转运方式、转运量和转运机制亦不相同。不同物质根据在体内的作用不同，重吸收或分泌的量差异明显，且部分物质的重吸收和分泌的量还与内环境的理化性质有关。如葡萄糖和氨基酸几乎被肾小管完全重吸收，尿中排泄率几乎为零。又如，HCO_3^- 重吸收和 H^+ 的分泌与机体酸碱平衡密切相关，体内酸中毒时，HCO_3^- 重吸收和 H^+ 的分泌就增强，以减少体内的酸物质和增加碱物质。

根据重吸收特点的不同，通常将肾小管和集合管划分为近端小管、髓袢、远曲小管和集合管三个功能段。各段的特点如下：

1. 近端小管　近端小管包括近曲小管和髓袢降支粗段，由于二者在物质重吸收和分泌机制上近似，通常一并介绍。近端小管的重吸收能力强，在各段肾小管中所占重吸收的比例最大，重吸收的物质种类多，是重吸收最主要的部位。近端小管上皮细胞管腔膜上有大量的微绒毛，使重吸收的面积达 $50 \sim 60m^2$，上皮细胞内有大量的酶类和线粒体，管周膜上和基底侧膜上钠泵的数量及管腔膜上的载体数量多，以支持强的物质转运量。由于 $65\% \sim 70\%$ 的 Na^+ 和 Cl^- 在近端小管被重吸收，因此水也以同样的比例进行重吸收。不论机体是缺水还是摄入水过多，近端小管重吸收的百分数相对恒定，故又称其为必然重吸收。无论肾小球滤过率增多或减少，近端小管对 Na^+ 和水的重吸收率始终为 $65\% \sim 70\%$，故称为定比重吸收（constant fraction reabsorption），这种现象称为球管平衡（glomerulo-tubular balance）。而且，近端小管溶质的重吸收与同等水的重吸收维持渗透压不变，故又称其为等渗重吸收。球管平衡生理意义在于使尿量和尿钠不致因肾小球滤过率的增减而发生大幅度的变化。

2. 髓袢　髓袢包括降支粗段和细段以及升支细段和粗段，可重吸收 $15\% \sim 20\%$ 的 NaCl。髓袢各段对水和 NaCl 的通透性不同，对水和 NaCl 产生分离重吸收。髓袢降支和升支细段有很薄的上皮细胞层，无刷状缘，细胞内几乎没有线粒体，代谢水平低。髓袢降支细段对溶质的通透性很低，这段小管上皮细胞的顶端膜和基底外侧膜存在大量水通道蛋白 1（aquaporin 1，AQP1），促进水的重吸收。升支细段对水不通透，对 NaCl 易通透。升支粗段上皮细胞厚，有很高的代谢活性，对 NaCl 具有主动重吸收作用。

3. 远曲小管和集合管 远曲小管和集合管有两类上皮细胞，即主细胞（principal cell）和闰细胞（intercalated cell），可主动重吸收约 12% 的 Na^+ 和 Cl^-。主细胞重吸收 Na^+ 和水，分泌 K^+；闰细胞主要分泌 H^+。远曲小管及皮质部和外髓部的集合管对尿素不易通透，对水通透，当小管液进入内髓部集合管时，管壁对尿素的通透性增大。远曲小管和集合管对物质重吸收的最主要特点是可调控性，水的重吸收受抗利尿激素的调节，Na^+ 的重吸收和 K^+ 的分泌受醛固酮的调节（参见本章第三节）。

（三）物质的分离性重吸收及选择性通透建立了髓质渗透梯度

用冰点降低法测定鼠肾组织的渗透梯度，发现肾皮质部的渗透浓度与血浆是相等的，由髓质外层向乳头部，组织液的渗透压逐渐升高，这表明肾髓质的渗透浓度由外向内逐步升高，具有明显的渗透梯度。肾小管不同节段对物质的通透性不同，是髓质渗透压梯度形成的重要因素。在外髓部，渗透压梯度的形成是由于髓袢升支粗段对 NaCl 的主动重吸收，而对水不通透，小管液经髓袢升支粗段向皮质方向流动时，渗透浓度逐渐降低，升支粗段管周组织液的渗透压则升高，于是从皮质到近内髓部的组织液形成了一个渗透压增高的梯度。愈靠近皮质部，渗透浓度越低；愈靠近内髓部，渗透浓度越高。内髓部渗透梯度的形成是髓袢升支细段扩散出的 NaCl 和内髓集合管扩散出的尿素共同形成。小管液流经髓袢降支细段时，上皮细胞膜对水通透，对 Na^+ 不易通透，小管液将被浓缩，小管液渗透浓度不断升高，至髓袢顶端部位渗透压达到最高。当小管液绕过髓袢顶端折返流入升支细段时，它同组织间液之间的 NaCl 浓度梯度就明显地建立起来。由于升支细段对 Na^+ 易通透，对水不易通透，Na^+ 将顺浓度梯度而被动扩散至内髓部组织间液，从而建立并提高了内髓部组织间液的渗透浓度（图 8-6）。远曲小管及皮质部和外髓部的集合管对尿素低通透，对水通透，水不断被重吸收，小管液尿素浓度越来越高。当小管液进入内髓部集合管时，管壁对尿素的通透性增大，尿素顺浓度梯度扩散至内髓部组织间液，建立了内髓部组织间液的渗透梯度。尿素是可以再循环的，从内髓部集合管扩散到组织间液的尿素可以进入髓袢降支细段，而后流过升支细段、粗段、远曲小管、皮质部和外髓部集合管，又回到内髓部集合管处再扩散到内髓部组织间液，如此形成了尿素的再循环，尿素再循环则促成了内髓渗透梯度的建立（图 8-6）。

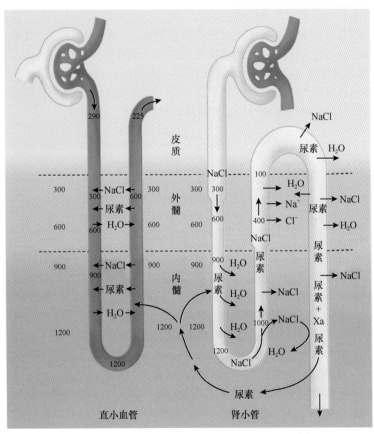

图 8-6 髓质渗透梯度形成及维持机制

知识拓展　　　　　　　　　逆流倍增和逆流交换系统

　　"逆流"是指两个并行管道中液体流动方向相反。如果两管的间隔壁对流体中的某种溶质具有通透性，则流体在流动过程中，该物质可以在两管之间进行交换，这就构成了一个较为复杂的逆流交换系统。如果甲、乙两个逆流管之间的间隔能够选择性地主动将乙管中的某物质转运到甲管中，那么，在乙管管内流体从下向上流动的过程中，该物质的浓度逐渐降低；而在甲管，随着管内流体从上向下流动，该物质的浓度将逐渐增加，即所谓的倍增。这样的逆流系统称为逆流倍增系统。髓袢和集合管的结构排列与上述逆流倍增模型很相似，小管液从近端小管经髓袢降支向下流动，折返后经髓袢升支向相反方向流动，再经集合管向下流动，最后进入肾小盏。由于髓袢的 U 型结构、髓袢和集合管各段对水和溶质的通透性和重吸收不同，以及髓袢和集合管小管液的流动方向，肾脏可通过逆流倍增机制建立从外髓部至内髓部间液由低到高的渗透浓度梯度。直小血管也符合逆流交换系统的条件，在维持髓质的高渗透压梯度中起重要作用。

　　髓袢升支和降支以及集合管对水和 NaCl 的分离性重吸收以及对尿素的选择性通透，建立了肾皮质到髓质的渗透压梯度，为尿液浓缩提供了动力学基础。渗透压梯度建立和维持与髓袢、集合管和附近的直小血管的通透特性及空间排布有关。直小血管与髓袢平行（图 8-6），当其中的血液沿降支下行时，因其周围组织液的 NaCl 和尿素浓度逐渐增加，这些物质便顺浓度差扩散入直小血管，而直小血管中的水则渗出到组织液中。愈深入内髓层，直小血管血液中的 NaCl 和尿素浓度愈高，至折返部达最高。当血液沿升支回流时，其中的 NaCl 和尿素浓度比同一水平组织液的高，NaCl 和尿素又不断扩散到组织液中，水又重新渗入直小血管。当直小血管升支离开外髓部时，带走的只是过剩部分的溶质和水（主要是水）。这样，就使髓质的高渗透压梯度得以保持。

　　如前所述，小管液在流经近端小管、髓袢直至远曲小管前段时，其渗透压的变化基本是固定的，而终尿的渗透压则可随机体内水和溶质的情况发生较大幅度的变化，可低至 $50 mOsm/(kg \cdot H_2O)$ 或高达 $1200 mOsm/(kg \cdot H_2O)$。这一渗透压变化取决于小管液中水与溶质重吸收的比例，主要由集合管控制。髓质高渗是对小管液中水重吸收的动力，但重吸收的量又取决于集合管对水的通透性。集合管上皮细胞对水的通透性增加时，水的重吸收量就增加，小管液的渗透浓度就升高，尿液即被浓缩。当集合管对水的通透性降低时，水的重吸收就减少，尿液则为低渗。同时，集合管还主动重吸收 NaCl，使尿液的渗透浓度进一步降低，可低至 $50 mOsm/(kg \cdot H_2O)$。抗利尿激素是决定集合管上皮细胞对水通透性的最重要的激素。任何能影响肾髓质高渗的形成与维持和影响集合管对水通透性的因素，都将影响肾脏对尿液的浓缩过程，使尿量和渗透浓度发生改变。

二、重要物质的重吸收和分泌

（一）Na⁺、Cl⁻和水的重吸收

　　肾小球每日滤过 Na⁺ 总量可达 594g，排泄量仅为 5.3g，表明原尿中的 Na⁺ 有 99% 以上被重吸收入血。除髓袢降支细段外，肾小管各段和集合管对 Na⁺ 均具有重吸收的能力，主要以主动形式重吸收。

　　近端小管重吸收超滤液中约 70% 的 Na⁺、Cl⁻ 和水；其中约 2/3 经跨细胞转运途径，主要发生在近端小管的前半段；约 1/3 经细胞旁途径被重吸收，主要发生在近端小管的后半段。

　　1. 近端小管　在近端小管的前半段，Na⁺ 进入上皮细胞的过程与 H⁺ 的分泌以及与葡萄糖、氨基酸的转运相偶联。由于上皮细胞基底侧膜（管周膜）上钠泵的作用，细胞内 Na⁺ 浓度较低，小管液中的 Na⁺ 和细胞内的 H⁺ 由管腔膜的 Na⁺-H⁺ 交换体进行逆向转运，H⁺ 被分泌到小管液中，而小管液中的 Na⁺ 则顺浓度梯度进入上皮细胞内。小管液中的 Na⁺ 还可由顶端膜（管腔膜）上的 Na⁺-葡萄糖同向转运体和 Na⁺-氨基酸同向转运体与葡萄糖、氨基酸共同转运，Na⁺ 顺电化学梯度通过顶端膜进入细胞内，同时将葡萄糖和氨基酸转运入细胞内（图 8-7A）。进入细胞内的 Na⁺ 经基底侧膜上的钠泵被泵出细胞，进入组织间隙。进入细胞内的葡萄糖和氨基酸则以易化扩散的方式通过基底侧膜离开上皮细胞，进入血液循环。由于 Na⁺、葡萄糖和氨基酸等进入细胞间隙，使细胞间隙中的渗透压升高，通过渗透作用，水便进入细胞间隙。由于上皮细胞间存在紧密连接，故细胞间隙内的静水

压升高，可促使 Na^+ 和水进入毛细血管而被重吸收。在近端小管前半段，因 Na^+-H^+ 交换使细胞内的 H^+ 进入小管液，HCO_3^- 则被重吸收，而 Cl^- 不被重吸收，其结果是小管液中 Cl^- 的浓度高于管周组织间液中的浓度。

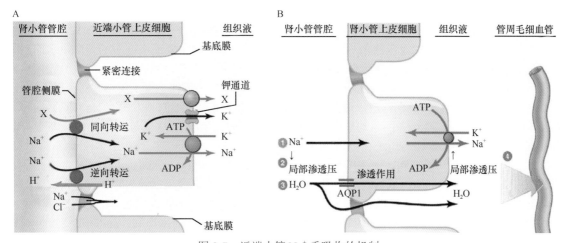

图 8-7 近端小管 Na^+ 重吸收的机制

"X"代表与 Na^+ 共转运的有机分子，例如葡萄糖和氨基酸

在近端小管后半段，有 Na^+-H^+ 交换和 Cl^--HCO_3^- 逆向转运体，其转运结果是 Na^+ 和 Cl^- 进入细胞内，H^+ 和 HCO_3^-，进入小管液，HCO_3^- 可重新进入细胞（以 CO_2 方式）。进入细胞内的 Cl^- 由基侧膜上的 K^+-Cl^- 同向转运体转运至细胞间隙，再吸收入血。前已述及，由于进入近端小管后半段的小管液 Cl^- 浓度比细胞间隙液中浓度约高 20%～40%，Cl^- 顺浓度梯度经紧密连接进入细胞间隙被重吸收。由于 Cl^- 被动扩散进入间隙后，小管液中正离子相对增多，造成管内外电位差，管腔内带正电荷，驱使小管液内的 Na^+ 顺电位梯度通过细胞旁途径被动重吸收。因此这部分 Na^+ 顺电位梯度吸收是被动的，Cl^- 为顺浓度差被动扩散，Na^+ 为顺电位差扩散，均经过上皮细胞间隙的紧密连接进入细胞间隙液（图 8-7A）。

近端小管对水的重吸收主要是通过 AQP1 在渗透压作用下完成。AQP1 主要分布在近端小管上皮细胞顶端膜和基底侧膜，具有极高的水渗透通透性，完成超滤液中 60%～70% 水的重吸收。因为上皮细胞主动和被动重吸收 Na^+、HCO_3^-、Cl^-、葡萄糖和氨基酸进入细胞间隙后，小管液的渗透压降低，细胞间隙液的渗透压升高。水在这一渗透压差的作用下通过跨上皮细胞（经 AQP1）和紧密连接两条途径进入细胞间隙，然后进入管周毛细血管而被吸收。因此，近端小管中物质的重吸收为等渗性重吸收，小管液为等渗液（图 8-7B）。

2. 髓袢 在髓袢中，重吸收的 NaCl 约占滤液中总量的 20%。髓袢各段对 NaCl 的重吸收并不相同。髓袢降支细段对 NaCl 的通透性极低，但上皮细胞基底侧膜和顶端膜存在大量 AQP1，促进水的重吸收，水不断渗透至管周组织液，小管液中 NaCl 不断升高。髓袢升支细段对水几乎不通透，但对 Na^+ 和 Cl^- 的通透性高，小管液中的 Na^+ 和 Cl^- 顺浓度差扩散至管周组织液，故小管液中 Na^+、Cl^- 的浓度又逐渐降低。髓袢升支粗段对 NaCl 的重吸收是通过钠泵和肾小管上皮细胞顶端膜上 Na^+-K^+-$2Cl^-$ 同向转运体（Na^+-K^+-$2Cl^-$ cotransporter type 2，NKCC2）的活动，将 Na^+、Cl^-、K^+ 协同转运（图 8-8），一起转入细胞内，其比例为 Na^+：$2Cl^-$：K^+。顶端膜上这种同向转运体利用 Na^+ 顺浓度梯度扩散进入细胞释放的势能驱动 K^+ 和 Cl^- 逆浓度梯度进入细胞。进入细胞内的 Na^+ 通过基底侧膜钠泵泵至组织间液，Cl^- 顺浓度梯度经基底侧膜中的氯通道进入组织间液，而 K^+ 则顺浓度梯度经顶端膜返回小管液中，并使小管液呈正电位，这一电位差又使小管液中的 Na^+、K^+ 和 Ca^{2+} 等正离子经细胞旁途径被动重吸收。

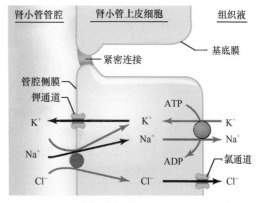

图 8-8 髓袢升支粗段 Na^+ 重吸收的机制

髓袢升支粗段对水几乎不通透，水不被重吸收而留在小管内，由于其中的 NaCl 被上皮细胞重吸收入管周组织液，因此造成小管液渗透压降低而管周组织液渗透压增高。该段对水和 NaCl 重吸收的分离，对尿液的浓缩和稀释具有重要作用。速尿和利尿酸等利尿剂，能特异性地与管腔膜转运体上的 Cl⁻ 结合点相结合，抑制 $Na^+-K^+-2Cl^-$ 的协同转运，导致利尿。

3. 远曲小管和集合管　远曲小管和集合管主动重吸收的 NaCl 约占滤液中总量的 12%。在机体缺水或缺盐时，对水或盐的重吸收增加。在集合管，Na^+ 的重吸收主要受醛固酮的调节，水的重吸收则主要受抗利尿激素的调节，属于调节性重吸收，而其余肾小管各段对 Na^+ 和水的重吸收，与机体是否存在水、Na^+ 不足或过剩无直接关系，属于必然性重吸收。远曲小管上皮细胞对水仍不通透，但仍能主动重吸收 NaCl，使小管液渗透压继续降低。远曲小管上皮细胞顶端膜有 Na^+-Cl^- 同向转运体（Na-Cl cotransporter，NCC），主动重吸收 NaCl，小管液中的 Na^+ 和 Cl^- 进入细胞内，细胞内的 Na^+ 由钠泵泵出。噻嗪类（thiazide）利尿剂可抑制此处的 Na^+-Cl^- 同向转运。

集合管有两类不同的细胞，即主细胞（principal cell）和闰细胞（intercalated cell）。主细胞基底侧膜上的 Na^+ 泵起维持细胞内低 Na^+ 的作用，并成为小管液中 Na^+ 经顶端膜 Na^+ 通道进入细胞的动力源泉（图 8-9）。而 Na^+ 的重吸收又造成小管液呈负电位，可驱使小管液中的 Cl^- 经细胞旁途径而被动重吸收，也成为 K^+ 从细胞内分泌入小管腔的动力。氨氯吡咪（阿米洛利，amiloride）可抑制集合管上皮细胞顶端膜的 Na^+ 通道，既减少 Na^+ 的重吸收，又减少 Cl^- 经细胞旁途径的被动转运。闰细胞的功能与 H^+ 的分泌有关。远曲小管和集合管上皮细胞的紧密连接对 Na^+、K^+、Cl^- 等离子的通透性较低，因此这些离子不易透过该部位返回小管液。

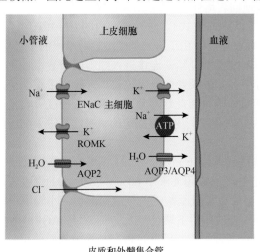 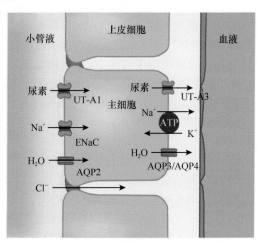

皮质和外髓集合管　　　　　　　　　　　　内髓集合管

图 8-9　远曲小管和集合管重吸收 Na^+、Cl^- 及水

集合管对水的重吸收量取决于集合管主细胞对水的通透性。主细胞管腔膜侧胞质的囊泡内含水通道蛋白 2（aquaporin 2，AQP2），而基底侧膜有 AQP3 和 AQP4 分布。插入上皮细胞顶端膜 AQP2 的多少，决定上皮细胞对水的通透性，而 AQP2 的插入又受 ADH 控制（参见本章第三节）。乙醇可抑制 ADH 分泌，故饮酒后尿量可增加。

由此可见，肾小管各段和集合管对 Na^+ 的重吸收，在维持细胞外液 Na^+ 平衡和渗透压中有重要作用。而且，随着 Na^+ 的主动重吸收，促进了葡萄糖和氨基酸的继发性主动重吸收，间接促进了 HCO_3^-、Cl^- 的被动重吸收（在髓袢升支粗段，Cl^- 属继发性主动重吸收），同时还促进了 Na^+-H^+ 交换和 Na^+-K^+ 交换的过程。因此，Na^+ 的重吸收在肾小管和集合管对其他物质的重吸收及分泌功能中具有重要地位。

知识拓展　　　　　　　　　　　**水通道蛋白的发现**

20 世纪 50 年代中期，科学家发现细胞膜中存在某种通道，只允许水分子出入，称之为水通道。因为水对于生命至关重要，可以说水通道是最重要的一种细胞膜通道。尽管科学家发现存在水通道，但水通道到底是什么却一直是个谜。

20世纪80年代中期，美国科学家 Peter Agre 发现细胞膜上水的通道蛋白就是人们寻找已久的水通道。他把含有水通道蛋白的细胞和去除了这种蛋白的细胞进行了对比，结果前者能够吸水，后者不能。为进一步验证，他又制造了两种人造细胞膜，一种含有水通道蛋白，一种则不含这种蛋白。他将这两种人造细胞膜分别做成泡状物，然后放在水中，结果第一种泡状物吸收了很多水而膨胀，第二种则没有变化。此实验充分说明水通道蛋白具有吸收水分子的功能。从此确定了细胞膜上存在转运水的特异性通道蛋白，并称 Aquaporin 1（AQP 1）。Peter Agre 教授因发现水通道蛋白获得 2003 年诺贝尔化学奖。

目前，AQP 在哺乳动物细胞中已发现 13 种亚型（AQP0～AQP12），AQP 广泛分布于肾脏、肝脏、睾丸、眼、大脑组织，水通道蛋白按其功能特异性可分为两类：一类具有高度选择的水通透性，即除水之外不转运其他小分子溶质，如 AQP0、AQP1、AQP2、AQP4、AQP5、AQP8；另一类具有相对选择的水通透性，AQP3 及 AQP4 对尿素和甘油均具有较高的通透性，而 AQP9 仅对尿素有通透性。

AQP 在肾脏中的分布情况如下：AQP1 主要分布于近端小管、髓袢降支细段的管腔膜和基底侧膜及直小血管，AQP2 分布于集合管主细胞的管腔膜，AQP3、AQP4 分布于集合管主细胞的基底侧膜，AQP6 分布于集合管闰细胞的囊泡，AQP7 分布于近端小管 S3 段的管腔膜，AQP11 分布于近端小管的内质网。除 AQP7 主要负责甘油的转运，其他水通道蛋白均参与水的转运，AQP6 还可以参与阴离子的转运，AQP2 和 AQP3 受到抗利尿激素调控。

水孔蛋白在肾脏中的分布表明，水通道蛋白基因表达异常可能参与某些水平衡紊乱性疾病的发病，如缺血再灌注损伤与 AQP1～AQP3 下调有关。近端肾小管性酸中毒中检测到 AQP2 上调。急性肾移植排斥与 AQP2 下调有关。先天性肾盂积水检测到 AQP1～AQP4 的下调。

（二）葡萄糖和氨基酸的重吸收

肾小球滤过液中的葡萄糖浓度和血中的相等，但终尿中几乎不含葡萄糖，说明葡萄糖全部被重吸收回血。葡萄糖的重吸收部位仅限于近端小管（主要在近曲小管），其余的各段肾小管无重吸收葡萄糖的能力。所以，一旦近端小管不能将小管液中的葡萄糖全部重吸收，余下的部分则随尿排出。

葡萄糖的重吸收是与 Na^+ 伴随进行的，属于继发性主动重吸收。小管液中的葡萄糖和 Na^+ 与上皮细胞刷状缘上的转运体结合形成复合体后，引起其构型改变，使 Na^+ 易化扩散入细胞内，葡萄糖亦伴随进入。在细胞内，Na^+、葡萄糖和转运体分离，后者恢复原构型。Na^+ 被泵入组织液，葡萄糖则和管周膜上的载体结合，易化扩散至管周组织液再入血（图 8-7）。

近端小管对葡萄糖的重吸收有一定的限度，当血中的葡萄糖浓度超过 180mg/100ml 时，近端小管上皮细胞吸收葡萄糖已达极限，葡萄糖就不能被全部重吸收，尿中开始出现葡萄糖。此时的血浆葡萄糖浓度称为肾糖阈（renal threshold for glucose）。血糖浓度超过肾糖阈后，随着血糖浓度的升高，肾小管对葡萄糖吸收达极限的上皮细胞数量增加，随尿排出的葡萄糖便增多。人的两肾全部近端小管在单位时间内能重吸收葡萄糖的最大量，称为葡萄糖的吸收极限量。此时，全部近端小管上皮细胞对葡萄糖的吸收均已达极限（全部转运体均达到饱和）。在这种情况下，随着血糖的升高，尿中排出的葡萄糖呈平行性增加。人肾对葡萄糖的吸收极限量，男性为 375mg/min，女性为 300mg/min（图 8-10）。

肾小球滤过的氨基酸和葡萄糖一样，主要在近端小管被重吸收，其吸收方式也是继发性主动重吸收，需 Na^+ 的存在，但有多种类型氨基酸转运体。

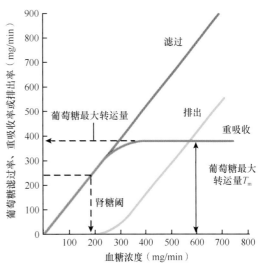

图 8-10 葡萄糖的重吸收和排泄

（三）HCO_3^- 的重吸收与 H^+ 和 NH_3 的分泌

在一般膳食情况下，代谢的酸性产物多于碱性产物。机体产生的挥发性酸（CO_2）主要由呼吸道排出。肾脏通过重吸收 HCO_3^- 和分泌 H^+，以及分泌 NH_3，回收 HCO_3^-，对机体酸碱平衡的维持起重要的调节作用。

1. HCO_3^- 的重吸收与 H^+ 的分泌　正常情况下，从肾小球滤过的 HCO_3^- 几乎全部被肾小管和集合管重吸收，高达 80% 的 HCO_3^- 是由近端小管重吸收的。血液中的 HCO_3^- 是以钠盐 $NaHCO_3$ 的形式存在，当滤过进入肾小囊后离解为 Na^+ 和 HCO_3^-。HCO_3^- 的重吸收与近端小管上皮细胞管腔膜上 Na^+-H^+ 交换有密切关系。由于小管液中的 HCO_3^- 不易透过管腔膜，它与肾小管细胞分泌的 H^+ 结合生成 H_2CO_3，H_2CO_3 迅速分解为 CO_2 和水。CO_2 为高脂溶性物质，能迅速扩散入上皮细胞内，并在细胞内碳酸酐酶作用下与 H_2O 生成 H_2CO_3。H_2CO_3 又解离成 H^+ 和 HCO_3^-，H^+ 可以通过 Na^+-H^+ 交换从细胞分泌到小管液中，HCO_3^- 则与 Na^+ 一起转运回血，因此近端肾小管重吸收 HCO_3^- 是以 CO_2 的形式，而不是直接以 HCO_3^- 的形式进行的。如果滤过的 HCO_3^- 量超过了分泌的 H^+，HCO_3^- 就不能全部以 CO_2 形式被重吸收。由于 HCO_3^- 不易透过管腔膜，所以多余的 HCO_3^- 便随尿排出体外。

可见肾小管上皮细胞分泌一个 H^+ 就可使 1 个 HCO_3^- 和 1 个 Na^+ 重吸收回血（图 8-11），这在体内的酸碱平衡调节中起着重要作用。用乙酰唑胺后，Na^+-H^+ 交换减少，Na^+ 和 HCO_3^- 的重吸收也会减少，$NaHCO_3$、$NaCl$ 和水的排出增加，可引起利尿。由于近端小管液中的 CO_2 透过管腔膜的速度明显高于 Cl^- 的转运速度。因此，HCO_3^- 的重吸收率明显大于 Cl^- 的重吸收率。

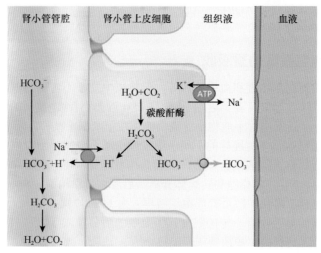

图 8-11　近端小管重吸收 HCO_3^- 机制

肾小管和集合管上皮细胞均可分泌 H^+，其中，近端小管细胞通过 Na^+-H^+ 交换分泌 H^+，促进 $NaHCO_3$ 重吸收。远曲小管和集合管的闰细胞也可分泌 H^+。H^+ 的分泌是一个逆电化学梯度进行的主动转运过程。

有人认为，管腔膜上有 H^+ 泵，能将细胞内的 H^+ 泵入小管腔内。H^+ 分泌和 HCO_3^- 的重吸收与酸碱平衡的调节有关。每分泌一个 H^+，可重吸收 1 个 Na^+ 和 1 个 HCO_3^- 回血液（图 8-11）。$NaHCO_3$ 是体内重要的碱贮备，因此，肾小管和集合管分泌 H^+ 的作用对维持体内酸碱平衡是非常重要的。

2. NH_3 的分泌　近端小管、髓袢升支粗段和远端小管上皮细胞内的谷氨酰胺（glutamine）在谷氨酰胺酶（glutaminase）的作用下脱氨，生成谷氨酸根（glutamate）和 NH_4^+。在细胞内，NH_4^+ 与 NH_3+H^+ 两种形式处于一定的平衡状态。NH_4^+ 通过上皮细胞顶端膜逆向转运体（Na^+-H^+ 转运体）进入小管液（由 NH_4^+ 代替 H^+）。NH_3 是脂溶性分子，可通过细胞膜单纯扩散进入小管腔，也可通过基底侧膜进入细胞间隙。

在集合管，NH_3 的分泌机制有所不同。集合管细胞膜对 NH_3 能高度通透，而对 NH_4^+ 的通透性较低，故细胞内生成的 NH_3 通过扩散方式进入小管液。

一般 NH_3 主要由远曲小管和集合管分泌，但酸中毒时，近端小管也可分泌 NH_3。进入小管液的 NH_3 与其中的 H^+ 结合成 NH_4^+，减少了小管液中的 H^+ 量，有助于 H^+ 的继续分泌。NH_4^+ 是水溶性物质，不能通过细胞膜。小管液中的 NH_4^+ 可与强酸盐（如 NaCl）的负离子结合生成铵盐（NH_4Cl）随尿排出。强酸盐的正离子（如 Na^+）则与 H^+ 交换而进入肾小管细胞，然后和细胞内 HCO_3^- 一起被转运入血。随着小管液中的 NH_3 与 H^+ 结合生成 NH_4^+，小管液中的 NH_3 降低，利于 NH_3 的继续分泌（图 8-12）。Na^+ 亦可与 K^+ 交换，K^+ 分泌到小管液。

　　NH_3 的分泌与 H^+ 的分泌密切相关。而 H^+ 的分泌有促进 HCO_3^- 重吸收回血液。如集合管 H^+ 的分泌被抑制，尿中 NH_4^+ 的排出也就减少。生理情况下，肾脏分泌的 H^+，约 50% 由 NH_3 缓冲。慢性酸中毒时可刺激肾小管和集合管上皮细胞谷氨酰胺的代谢，增加 NH_4^+ 和 NH_3 的排泄和生成 HCO_3^-。故 NH_3 的分泌也是肾脏调节酸碱平衡的重要机制之一。

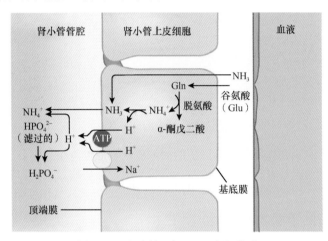

图 8-12　肾小管 H^+、NH_3 分泌关系

（四）K^+ 的重吸收与分泌

　　微穿刺实验研究证实：肾小球滤过的 K^+，约 67% 在近端小管被重吸收回血。而终尿中的 K^+ 主要是由集合管和远曲小管分泌的。尿中 K^+ 排泄量根据 K^+ 的摄入量而定，高 K^+ 饮食可排出大量的 K^+，低 K^+ 饮食则尿中排 K^+ 量少，使机体的 K^+ 摄入量与排出量保持平衡，维持机体 K^+ 浓度的相对恒定。

　　有学者认为，近端肾小管 K^+ 的重吸收是一个主动转运过程。小管液中的 K^+ 浓度约 4mmol/L，远低于细胞内 K^+ 浓度（约 150mmol/L），因此，小管液的 K^+ 逆浓度差主动转运入细胞，然后扩散至管周组织液并入血，其主动重吸收的机制尚不清楚。

　　远曲小管和集合管对 Na^+ 的主动重吸收，使管腔内成为负电位（$-40 \sim -10mV$）；钠泵的活动则促使组织液的 K^+ 进入细胞，增加了细胞内和小管液之间的 K^+ 浓度差，以上二者均有利于 K^+ 进入小管液中。K^+ 的分泌与 Na^+ 的主动重吸收有密切的联系，在小管液中的 Na^+ 重吸收入细胞内的同时，K^+ 被分泌到小管液内，这种 K^+ 的分泌与 Na^+ 的重吸收相互联系，称为 Na^+-K^+ 交换。由于 Na^+-K^+ 交换和 Na^+-H^+ 交换都是 Na^+ 依赖性的，故二者呈竞争性抑制，即当 Na^+-H^+ 交换增强时，Na^+-K^+ 交换减弱，反之，Na^+-H^+ 交换减弱时，Na^+-K^+ 交换则增强。在酸中毒时，小管细胞内的碳酸酐酶活性增强，H^+ 生成增多，Na^+-H^+ 交换增强，以增加 $NaHCO_3$ 的重吸收；而 Na^+-K^+ 交换则减弱，K^+ 随尿排出减少，可能出现血钾升高。在临床上，为维持体内的 K^+ 平衡，应对不能进食的患者适当地补 K^+，以免引起血 K^+ 降低。肾功能不全的患者，排 K^+ 功能障碍，可发生高钾血症。血 K^+ 过高或过低，都会对人体的功能，尤其是对神经和心脏的兴奋性产生不利的影响。

（五）尿素的重吸收和排泄

　　尿素为蛋白质代谢产物，经肾小球滤过后到达肾小管，40% ～ 50% 在近端小管吸收，其他部分节段对尿素通透性很低，部分节段通过尿素通道蛋白（urea channel protein，UT）增加该节段对尿素的通透性，尿素吸收存在肾内再循环机制（图 8-13）。从髓袢升支细段至皮质和外髓部集合管对尿素通透性低，集合管开始对水进行重吸收，导致尿素在集合管内浓度逐渐增高；内髓部集合管末端在抗利尿激素作用下，尿素通道蛋白 UT-A1 和 UT-A3 对尿素通透性增高，尿素扩散到内髓部组织；髓袢降支细段 UT-A2 介导的尿素通透性增加，尿素重新进入髓袢，加入尿素再循环。直小血管在

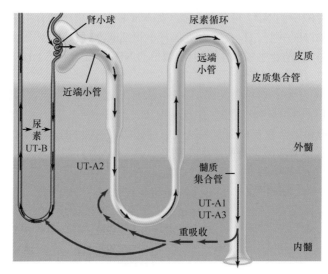

图 8-13　尿素的重吸收

保持尿素渗透梯度中具有重要作用。内髓间质的高浓度尿素通过直小血管升支进入血液，从内髓部带走的尿素，在向外髓部走行过程中，再扩散到组织间液，然后通过直小血管降支表达的尿素通道UT-B进入血液回到内髓部，从而维持从肾外髓部到内髓部的尿素浓度梯度和渗透压梯度。

（六）其他物质的重吸收及排泄

钙和磷是人体内含量最丰富的无机元素。正常成年人，钙总量为 700～1400g，磷总量约为400～800g。人体钙约20%经肾排出，80%随粪便排出。肾小球滤过的钙，95%以上被肾小管重吸收。血钙升高，则尿钙排出增多。

肾是排磷的主要器官，肾排出的磷占总磷排出量的70%，余下的30%由粪便排出。肾小球滤过的磷，约85%～95%被肾小管（主要为近曲小管）重吸收。

小管液中的氨基酸、HPO_4^{2-}、SO_4^{2-} 等的重吸收机制基本上与葡萄糖相同，但转运体可能不同。部分尿酸在近端小管重吸收。大部分的 Ca^{2+}、Mg^{2+} 在髓袢升支粗段重吸收。小管液中微量的蛋白质，在近端小管内通过入胞作用而重吸收。

肾小管细胞可将血浆中的某些代谢产物如肌酐等，以及进入人体的某些异物如青霉素等直接排入小管液。肌酐是由肌肉中肌酸脱水或磷酸肌酸脱磷酸而来，每日随尿排出的肌酐量大于滤过的总量，表明肾小管和集合管细胞具有将血浆中的肌酐排入小管液的作用。血肌酐水平是判定肾功能的一个重要指标，肾小球滤过率减少或肾小管功能受损时，血肌酐含量均可增多。此外，进入体内的物质如青霉素、酚红、速尿和利尿酸等，它们在血液中大多与血浆蛋白结合而运输，很少被肾小球滤过，主要由近端小管排入小管液。

三、肾小管和集合管重吸收和分泌功能的评价

由于肾小管对多种物质具有强大的重吸收功能，其受损伤会出现严重的排泄异常和内环境稳态的破坏。因此，同步、动态监测血清多种物质的浓度和24h尿中排泄量是评价肾小管和集合管重吸收和分泌功能的基本方法。

（一）尿液理化性质、成分和尿量变化

尿液的理化性质虽随机体自身状态改变发生较大幅度的波动，但其中某些特征性变化，标志着肾小管的重吸收或分泌功能状态；而尿量的明显增多，常标志着肾小管和集合管重吸收功能的下降或肾浓缩尿能力的降低。如，尿比重和渗透压一般应高于血浆，没有过多的水摄入等特殊因素的影响下，固定的低比重尿或低渗透压尿多提示远曲小管和集合管功能的极度下降；而排出大量的等渗尿常提示髓袢浓缩稀释尿的功能缺失。又如，尿液 $α_1$- 微球蛋白检测，这种小分子蛋白通过肾小球滤过，正常能在近端小管将其分解，故尿中含量甚微，由于肾小管中毒损伤敏感部位正是分解此类蛋白的部位，因此尿中 $α_1$- 微球蛋白含量增高成为评价急、慢性中毒的重要标志。

（二）自由水清除率

自由水清除功能是大多数肾脏疾病患者最先丧失的功能之一，常用于评价急性肾小管坏死时肾小管功能的恢复情况。自由水清除率（free-water clearance，C_{H_2O}）即单位时间内从血浆中清除到尿液中不含溶质的水量。由于单位时间生成的尿量等于所有溶质清除率与 C_{H_2O} 之和。故计算 C_{H_2O} 需先算出肾对全部溶质的血浆清除率即渗透单位清除率（osmaolar Clearance，C_{osm}）。因此，测单位时间的尿量（U）、尿和血浆的渗透压（V_{osm}，P_{osm}），按公式计算得 $C_{osm}=U×V_{osm}/P_{osm}$；于是，$C_{H_2O}=U–C_{osm}$。正常人 C_{H_2O} 为负值，禁水 8h 后晨尿为 $-120\sim-25$ml/h。

四、影响肾小管和集合管重吸收的因素

从上述已知，小管液流经肾小管和集合管过程中发生物质成分和量的变化，从总体看主要是重吸收作用，重吸收功能轻微改变就会导致尿量很大的变化。而分泌作用仅影响终尿中被分泌物质的排出量，对总体尿量影响较小。凡是影响重吸收过程中的任何环节，均能够影响重吸收的过程，最终影响终尿的质和量。

（一）肾小球滤过球管平衡

近端小管对小管液中溶质和水的重吸收量随肾小球滤过率的变化而改变，重吸收率占肾小球滤过率的 65%～70%。这就是前面已经提及的球管平衡和定比重吸收现象。其生理意义在于使尿量和尿钠不致因肾小球滤过率的增减而发生大幅度的变化。球 - 管平衡与近端小管对 Na^+ 的恒定比率重吸收有关。在肾血浆流量不变的情况下，当肾小球滤过率增加时，进入近端小管周围毛细血管的血量减少，毛细血管血压下降，血浆胶体渗透压升高，促使小管旁周围组织间隙的组织液回流入毛细血管，组织液静水压随之降低，小管液中 Na^+ 和水通过跨细胞途径和细胞旁途径重吸收的量增加，使近端小管的重吸收率可保持在肾小球滤过率的 65%～70%。如果肾小球滤过率减少，则发生相反的变化，使重吸收率仍能保持在 65%～70%。球 - 管平衡在某些情况下可能被打乱。如，肾小管液溶质浓度增加时，近端小管重吸收率减少，而肾小球滤过率不受影响，这时重吸收率就会小于65%，尿量和尿中 NaCl 排出明显增多。

（二）肾小管液的溶质

肾小管和集合管重吸收水的动力是小管液和上皮细胞之间的渗透浓度梯度。小管液溶质的浓度决定小管内的渗透压，是对抗肾小管重吸收水分的力量。如果小管液中溶质的浓度高，渗透压高，就会妨碍肾小管特别是近端小管对水的重吸收，小管液中 Na^+ 被稀释而浓度降低，故小管液与细胞内之间的 Na^+ 浓度差变小，Na^+ 的重吸收也减少，结果尿量增多，NaCl 的排出也增多。这种现象称渗透性利尿（osmotic diuresis）。糖尿病患者，由于血糖升高而使超滤液中葡萄糖的量超过近端小管对糖的最大转运率，葡萄糖不能完全重吸收回血，使小管液中葡萄糖含量增多，小管液渗透压增高，妨碍了水和 NaCl 的重吸收，而造成尿量增多。糖尿病多尿（polyuria）的原因就属于这种渗透性利尿。

临床上利用渗透性利尿的原理，给某些水肿患者静脉点滴能被肾小球滤过但不被肾小管重吸收的物质，如甘露醇和山梨醇等，来提高小管液的渗透压，以达到利尿消肿的目的，用于治疗脑水肿和青光眼，降低颅内压和眼内压。这种利尿方式也可用于心肾功能正常的水肿和预防肾功能衰竭。

第三节 尿生成的调节

机体可根据不同的生理（或病理）情况，通过神经和体液方式影响尿生成的三个环节，使肾小球滤过和肾小管的重吸收、分泌过程发生变化，最终对尿的质和量进行控制，以维持内环境理化性质的相对稳定。

一、神经调节

肾脏主要接受交感神经的支配和调节。肾交感神经节前神经元胞体位于脊髓胸 12 至腰 2 节段的中间外侧柱，其纤维进入腹腔神经节和位于主动脉、肾动脉部的神经节。节后纤维与肾动脉伴行，支配肾动脉（尤其是入球小动脉和出球小动脉的平滑肌）、肾小管上皮细胞和球旁器，对肾小管的支配以近端小管、髓袢升支粗段和远端小管为主。

肾交感神经兴奋通过下列作用影响尿生成：

1. 控制肾血流量 交感神经兴奋，释放去甲肾上腺素，作用于入球小动脉和出球小动脉肾上腺素 α 受体，使入球小动脉收缩，由于入球小动脉的 α 受体密度高于出球小动脉，因此前者收缩比后者更明显，肾小球毛细血管的血浆流量减少，肾小球毛细血管的血压下降，肾小球滤过率减少。

2. 促进肾素释放 肾交感神经还支配近球细胞，通过神经末梢释放的递质去甲肾上腺素激活近球细胞的肾上腺素 β 受体，使近球细胞释放肾素，导致循环中的血管紧张素 II 和醛固酮含量增加，增加肾小管对 NaCl 和水的重吸收。

3. 直接刺激近端小管和髓袢上皮细胞重吸收 Na^+、Cl^- 和水 微穿刺表明，低频率低强度电刺激肾交感神经，在不改变肾小球滤过率的情况下，可增加近端小管和髓袢对 Na^+、Cl^- 和水的重吸收。这种作用可被肾上腺素 α_1 受体拮抗剂所阻断，表明肾交感神经兴奋时末梢释放去甲肾上腺素，作用于近端小管和髓袢细胞膜上的肾上腺素 α_1 受体，增加 Na^+、Cl^- 和水的重吸收。抑制肾交感神经活动则有相反的作用。

肾交感神经活动受许多因素的影响，如血容量改变（通过心肺感受器反射）和血压改变（通过压力感受器反射）等均可引起肾交感神经活动改变，从而调节肾脏的功能。

心肺感受器位于心房、心室和肺循环大血管壁，也可称为容量感受器（volume receptor），感受其所在部位血容量的改变。血容量增多时可刺激心肺感受器，其反射效应是交感神经活动抑制；反之，当血容量减少时，交感神经活动增强。心肺感受器反射可引起全身各部分交感神经活动的改变，但其中以肾交感神经活动的改变最为显著，表现为肾血流量以及肾脏排钠量和尿量的改变。所以，这一反射的生理意义在于维持细胞外液量的稳定。

动脉血压升高时，刺激颈动脉窦和主动脉弓的压力感受器也能反射性地引起交感神经（包括肾交感神经）活动抑制，产生利尿钠和利尿效应。

二、体液调节

（一）抗利尿激素

抗利尿激素（antidiuretic hormone，ADH）又称血管升压素（vasopressin，VP）是一种九肽激素。ADH 在下丘脑视上核和室旁核神经元胞体内合成。在这些神经元内，先合成血 ADH 的前体，前体的氨基末端包含 ADH 分子，羧基末端包含糖肽，二者之间有一个运载蛋白。前体被包装在分泌颗粒中，沿下丘脑—垂体束的轴突被运输到神经垂体，在运输过程中，ADH 与运载蛋白分离并储存在颗粒中，直至释放入血。

1. 抗利尿激素作用及机制 ADH 有 V_1 和 V_2 两种受体。V_1 受体分布于血管平滑肌，激活后可引起平滑肌收缩，血管阻力增加，血压升高；V_2 受体主要分布在肾远端小管后段和集合管上皮细胞，激活后通过兴奋性 G 蛋白（Gs）激活腺苷酸环化酶，使细胞内 cAMP 增加，cAMP 再激活蛋白激酶 A，使上皮细胞内含水通道蛋白 AQP2 的小泡镶嵌在上皮细胞的顶端膜上，形成水通道，从而增加顶端膜对水的通透性（图 8-14）。小管液中的水在管内外渗透浓度梯度的作用下，通过水通道而被

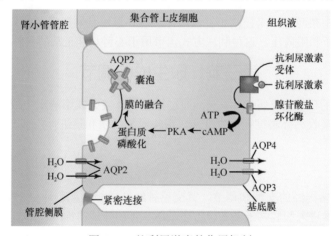

图 8-14　抗利尿激素的作用机制

重吸收。通过顶端膜水通道进入上皮细胞内的水再经基底侧膜的水通道蛋白（AQP3 和 AQP4）进入细胞间隙而被重吸收。ADH 在高浓度下也能促进 AQP2 的合成。通过对 AQP2 膜转位和合成的调控，ADH 能控制小管上皮细胞顶端膜对水的通透性，从而影响水的重吸收，对尿量产生明显影响。如果 ADH 的合成和释放受抑制，如创伤或者手术引起的下丘脑损伤，或集合管上皮细胞的 V_2 受体缺陷，如 X 染色体连锁的肾性尿崩症，导致细胞内 cAMP 浓度下降，顶端膜上含水通道的小泡内移，进入上皮细胞胞质，上皮细胞对水的通透性下降或不通透，水的重吸收就减少，尿量明显增加，尿渗透压减低，称尿崩症（diabetes insipidus）。因此 ADH 在肾脏维持水平衡中起关键作用，通过尿的浓缩和稀释功能调节机体渗透压及水的平衡。

若机体由于某种原因，ADH 释放减少，集合管对水的通透性非常低。因此，髓袢升支粗段的小管液流经集合管时，NaCl 被继续重吸收，而水被少量重吸收，故小管液渗透浓度进一步下降，可降低至 50mOsm/(Kg·H$_2$O)，形成低渗尿（hypoosmotic urine），造成尿液的稀释。在机体失水、禁水等情况下，血浆晶体渗透压升高，在 ADH 存在时，集合管上皮细胞顶端膜上 AQP2 的表达增加，对水的通透性增加，小管液从外髓集合管向内髓集合管流动时，由于渗透作用，水不断进入高渗的组织间液，使小管液不断被浓缩而变成高渗液，最后尿液的渗透浓度可高达 1200mOsm/(kg·H$_2$O)，形成高渗尿（hyperosmotic urine）。

2. ADH 分泌调节 ADH 释放的调节受多种因素的影响，其中最重要的是体液渗透压和循环血量。

（1）体液渗透压：细胞外液渗透压的改变是生理情况下调节 ADH 的重要因素。正常血浆渗透压为 280～290mOsm/（kg·H$_2$O），引起 ADH 分泌的血浆渗透浓度阈值为 275～290mOsm/(kg·H$_2$O)，血浆中 ADH 的浓度为 0～4pg/ml。血浆渗透压低于引起 ADH 分泌的渗透浓度阈值时，ADH 分泌停止，血浆 ADH 浓度可接近于零；当血浆晶体渗透压升高达 ADH 释放的阈值后，血浆晶体渗透压每升高 1%，ADH 浓度可升高 1pg/ml。血浆晶体渗透压升高还可引起渴觉。正常人引起渴觉的血浆渗透浓度阈值为 289～307mOsm/(kg·H$_2$O)；血浆 ADH 浓度达 5pg/ml 时也可引起渴觉。

体液渗透压改变对 ADH 分泌的影响是通过渗透压感受器（osmoreceptor）介导的反射活动实现的。下丘脑视上核和室旁核及其周围区域存在渗透压感受器，这些细胞对血浆晶体渗透压、尤其是对 NaCl 浓度的改变非常敏感。渗透压感受器对不同溶质引起的血浆晶体渗透压升高的敏感性是不同的。Na$^+$ 和 Cl$^-$ 形成的渗透压是引起 ADH 释放最有效的刺激；静脉注射甘露糖和蔗糖也能刺激 ADH 的分泌，但葡萄糖和尿素的刺激则较小。

在人体因剧烈运动而大量出汗或病理情况下发生严重的呕吐、腹泻后，导致体内水分丧失，血浆晶体渗透压升高，使由视上核和室旁核细胞合成、神经垂体释放的 ADH 增加，促进集合管对水的重吸收，尿液浓缩，水分排出减少，有利于血浆晶体渗透压恢复到正常范围。相反，大量饮水使血浆晶体渗透压降低，上述刺激作用减弱，ADH 分泌和释放减少甚至停止，集合管对水的重吸收减少，尿液稀释，尿量增多，以排出体内过剩的水分。这种由于一次性大量饮水，反射性地使 ADH 分泌和释放减少而引起尿量明显增多的现象，称为水利尿（water diuresis）（图 8-15）。临床上常用它来检测肾的稀释能力。

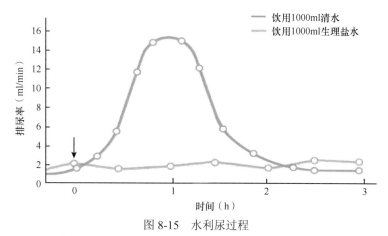

图 8-15 水利尿过程

一次饮 1L 清水及 1L 等渗盐水（0.9%NaCl 溶液）后尿的排放率（箭头表示饮水时间）

（2）循环血量：循环血量减少时，对左心房和胸腔大静脉壁上的容量感受器刺激减弱，同时心输出量减少，血压降低，对颈动脉窦压力感受器的刺激减弱，二者经迷走神经传入中枢的冲动减少，反射性地使 ADH 分泌和释放增多，水重吸收增多，尿量减少，有利于血容量和血压的恢复。循环血量增多，对容量感受器的刺激增强；心输出量增多，血压升高，对压力感受器的刺激增强，二者均可使迷走神经传入冲动增加，反射性地抑制 ADH 的分泌和释放，使水的重吸收减少，尿量增多，以排出体内过剩的水分。

心肺感受器和压力感受器在调节 ADH 释放时，其敏感性比渗透压感受器要低，一般需血容量或动脉血压降低 5% ～ 10% 时，才能刺激 ADH 释放。但血容量或动脉血压降低时，可降低引起 ADH 释放的血浆晶体渗透浓度阈值，即 ADH 释放的调定点下移；反之，当血容量或动脉血压升高时，可使调定点上移。

（3）其他因素：恶心是引起 ADH 分泌的有效刺激；疼痛、应激刺激、Ang Ⅱ 和低血糖可刺激 ADH 分泌；某些药物，如尼古丁和吗啡，也可刺激 ADH 分泌；乙醇可抑制 ADH 分泌，故饮酒后尿量可增加。

（二）肾素-血管紧张素-醛固酮系统

肾素 - 血管紧张素 - 醛固酮系统（renin-angiotensin-aldosterone system，RAAS）在心血管活动的调节中起重要作用。这一体液系统在肾脏排钠排水的调节中也起重要的作用，而且与肾上腺皮质球状带释放醛固酮的活动有密切关系。

1. 肾素 - 血管紧张素 - 醛固酮系统组成　肾素主要是由球旁细胞分泌的，它是一种蛋白水解酶，能催化血浆中的血管紧张素原（angiotensinogen）使之生成血管紧张素 Ⅰ（十肽）（angiotensin Ⅰ，Ang Ⅰ）。血液和组织中，特别是肺组织中有血管紧张素转换酶（angiotensin converting enzyme，ACE），转换酶可使血管紧张素 Ⅰ 降解，生成血管紧张素 Ⅱ（八肽）（angiotensin Ⅱ，Ang Ⅱ）。血管紧张素 Ⅱ 受血浆和组织液中血管紧张素酶 A、氨基肽酶、中性内肽酶的作用，被水解为 7 肽的血管紧张素 Ⅲ（angiotensin Ⅲ，Ang Ⅲ）。Ang Ⅱ 和 Ang Ⅲ 可刺激肾上腺皮质球状带合成和分泌醛固酮（aldosterone）（图 8-16）。就收缩血管作用而言，Ang Ⅱ ＞ Ang Ⅰ；促进肾上腺皮质分泌醛固酮，则 Ang Ⅲ ＞ Ang Ⅱ。

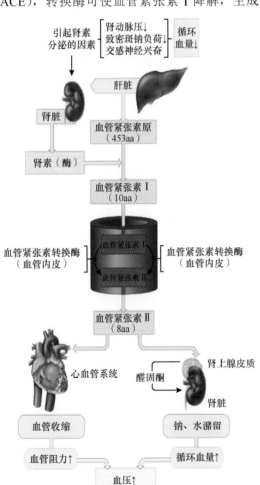

2. 肾素 - 血管紧张素 - 醛固酮系统对肾脏排钠的调节作用　是通过机体对肾素释放的调节来实现的。肾素释放增加，导致 Ang Ⅱ 和醛固酮增多，进而影响肾脏的滤过、重吸收和分泌等功能。

3. 刺激肾素释放的主要因素　刺激球旁器合成和释放肾素的主要因素有以下几方面。

（1）致密斑 NaCl 浓度降低：致密斑可被看成是一个 NaCl 感受器，当小管液中 NaCl 浓度降低时，通过致密斑的 Na⁺ 量减少，致密斑将信息传递给球旁细胞促其分泌肾素。反之，通过致密斑的 Na⁺ 量增加时，肾素释放减少。在急性失血（有效循环血量减少），其他原因引起的细胞外液量减少，以及心力衰竭等情况下，肾素释放增加；在血容量增多和高盐饮食时则肾素释放减少。

（2）肾动脉灌注压降低：肾入球小动脉的球旁细胞能感受血管壁的张力变化。有效循环血量减少时，入球小动脉壁的张力降低，球旁细胞释放肾素就增加，通过肾素 - 血管紧张素系统的活动，使血压包括肾动脉灌注压升高。反之，当有效循环血量增多时，

图 8-16　肾素 - 血管紧张素 - 醛固酮系统分泌调节

肾素释放减少。

（3）肾交感神经活动增强：动脉血压降低时，通过压力感受性反射使肾交感神经活动加强。肾交感神经末梢释放的去甲肾上腺素作用于球旁细胞的肾上腺素 β 受体，可刺激球旁细胞释放肾素。同样，有效循环血量减少时，中心血量减少，也能使肾交感神经活动加强，肾素释放增加。

（4）体液因素：体内有许多体液因素可影响球旁细胞对肾素的释放，其中最重要的是前列腺素，肾脏内合成的 PGE_2 和 PGI_2 能促进肾素释放。另外，循环血液中的肾上腺素和去甲肾上腺素也能刺激肾素释放（类似交感神经的作用）。其他如 ADH、内皮素、心房钠尿肽和一氧化氮等，都可抑制肾素释放。Ang II 也可抑制球旁细胞释放肾素。

4. Ang II 调节尿生成的功能 Ang II 对尿生成的调节包括直接作用和间接作用，其直接作用包括对肾小管重吸收和肾小球滤过率的调节；其间接作用则通过促进 ADH 和醛固酮的合成和释放而发挥作用。

Ang II 可通过以下途径促进 Na^+ 的重吸收：

（1）促进近端小管对 Na^+ 的重吸收：近端小管上皮细胞的顶端膜和基底侧膜上都有血管紧张素受体分布，生理浓度的 Ang II 可以促进近端小管重吸收 Na^+。

（2）促进肾上腺皮质合成和释放醛固酮：Ang II 作用于肾上腺皮质球状带细胞，可刺激后者合成和释放醛固酮，醛固酮可刺激远端小管和集合管上皮重吸收 Na^+ 并分泌 K^+。

（3）促进肾小管上皮的 Na^+-H^+ 交换：Ang II 可以促进近端小管和髓袢升支粗段上皮细胞的 Na^+-H^+ 交换，即通过与 H^+ 的交换而重吸收 Na^+。

（4）通过作用于神经系统调节肾脏排钠和饮水：Ang II 作用于脑内室周器，主要是穹隆下器和后缘区的 Ang II 受体，可刺激 ADH 释放，促进肾脏集合管对水的重吸收；同时使交感神经活动加强，从而影响肾小球滤过并促进肾小管重吸收 Na^+。Ang II 还可引起渴觉和饮水。另外，在外周交感神经末梢，Ang II 可通过作用于神经末梢的 Ang II 受体，使去甲肾上腺素的释放增加，从而加强交感神经对肾脏的效应。

Ang II 对肾小球滤过率的影响则比较复杂。在 Ang II 浓度较低时，它主要引起出球小动脉收缩（出球小动脉对 Ang II 的敏感性比入球小动脉大），在这种情况下，肾血流量减少，但肾小球毛细血管血压升高，因此，肾小球滤过率变化不大。在 Ang II 维持浓度较高时，入球小动脉强烈收缩，则肾小球滤过率减小。Ang II 还引起位于致密斑、入球和出球微动脉三角区内的系膜细胞收缩，K_f 值减小，也可使肾小球滤过率降低。当肾动脉血压降低时，肾内 Ang II 的生成增加，由于出球小动脉收缩明显，故滤过分数增加，肾小球滤过率能维持正常，这是肾小球滤过率自身调节的机制之一。此外，在入球小动脉，Ang II 可使血管平滑肌生成前列环素（PGI_2）和 NO 这些物质又能减弱 Ang II 的缩血管作用。

5. 醛固酮的功能 醛固酮由肾上腺皮质球状带的细胞分泌，其作用主要是促进远曲小管和集合管上皮细胞对 Na^+ 和水的重吸收，促进 K^+ 的分泌，所以具有保 Na^+ 排 K^+ 和增加细胞外液容量的作用。

醛固酮进入远曲小管和集合管的上皮细胞后，与胞浆内的受体结合，形成激素 - 受体复合物，后者通过核膜，与核中 DNA 特异性结合位点相互作用，调节特异性 mRNA 转录，最终合成多种醛固酮诱导蛋白，进而使顶端膜对 Na^+ 的通透性增大，线粒体内 ATP 的合成和管周膜上钠泵的活性增加，以及 Na^+-K^+ 和 Na^+-H^+ 交换过程增强。结果，在醛固酮的作用下，远曲小管和集合管上皮细胞在对 Na^+ 的重吸收增强的同时，对水的重吸收也增加，故细胞外液量增多，K^+ 的分泌量也增加（图 8-17）。

醛固酮的分泌除受 RASS 影响外，血 K^+ 浓度升高和（或）血 Na^+ 浓度降低，均可直接刺激醛固酮的合成和分泌增加；反之，则使醛固酮分泌减少。但肾上腺皮质球状带对血 K^+ 浓度的变化比血 Na^+ 更为敏感，血 K^+ 升高 0.5mmol/L，即可刺激其分泌活动增加，而血 Na^+ 浓度则需更大程度降低才能引起同样的效应。

总之，肾脏通过 RAAS 参与调节循环血量、血压和水、钠代谢（图 8-16）。某些肾脏疾病（如肾小球肾炎、肾小动脉硬化症等）可出现 RAAS 活性增强，形成肾性高血压；醛固酮分泌增多可出现水钠潴留。

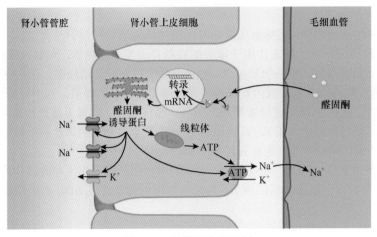

图 8-17 醛固酮作用机制

（三）心房钠尿肽

心房钠尿肽（atrial natriuretic peptide，ANP）是由心房肌细胞合成和释放的激素。主要的生理作用是使血管平滑肌舒张和促进肾脏排钠、排水。循环血量增多使心房扩张和摄入钠过多时，刺激其释放。

ANP 对肾脏的作用主要有以下几方面：

1. 增加肾小球滤过率 ANP 可使入球小动脉舒张，并可使滤过分数增加，因此 GFR 增高，Na^+ 的滤过量也随之增加。另外，ANP 还能使系膜细胞舒张，导致滤过系数 k_f 值增大。

2. 降低肾髓质部的渗透浓度 由于 ANP 也使肾髓质部的血流量增加。因此可较多地带走肾髓质部的 NaCl 和尿素等物质，使肾髓质部渗透浓度降低，肾脏排钠增多。

3. 抑制集合管对 Na^+ 的重吸收 ANP 通过其第二信使 cGMP 使肾髓质部集合管上皮细胞顶端膜上的钠通道关闭，从而抑制 Na^+ 的重吸收，使尿钠排出量增加。由于 Na^+ 的重吸收减少（利尿钠效应），水的重吸收也随之减少（利尿效应）。

4. 抑制近球细胞分泌肾素 ANP 可抑制近球细胞分泌肾素，故 Ang II 和醛固酮的生成减少，导致 Na^+ 的排出增加。

ANP 还可以通过作用肾上腺和中枢神经系统对肾脏活动发生影响。ANP 可抑制肾上腺皮质球状带细胞分泌醛固酮，从而间接地抑制 Na^+ 的重吸收。在脑内，ANP 可以抑制抗利尿激素的释放，导致肾脏排水增加。

（四）肾上腺素和去甲肾上腺素

循环血液中的肾上腺素和去甲肾上腺素对肾脏的作用和交感神经的作用是一致的，能使肾脏小动脉的阻力增加，减少肾血流量，并能促进近端小管和髓袢升支粗段等部位对 Na^+ 和水的重吸收。

（五）其他因素

肾脏可生成多种局部激素，影响肾自身的血流动力学和肾小管的功能，如缓激肽可使肾小动脉舒张，抑制集合管对 Na^+ 和水的重吸收；NO 可对抗 Ang II 和去甲肾上腺素的缩血管作用；PGE_2 和 PGI_2 能舒张小动脉，增加肾血流量，抑制近端小管和髓袢升支粗段对 Na^+ 的重吸收，导致尿钠排出量增加，且可对抗 ADH，使尿量增加和刺激颗粒细胞释放肾素。

三、尿生成调节的意义

（一）在调节水平衡中的作用

机体通过肾脏维持体液平衡是机体保持内环境稳定的主要途径。肾的调节功能受神经和内分泌反应的影响，一般先通过下丘脑 - 垂体后叶 - 抗利尿激素系统恢复和维持体液的正常渗透压，之后通过肾素 - 醛固酮系统恢复和维持血容量。但血容量急剧减少时，机体将以牺牲体液渗透压为代价，优先保持和恢复血容量，使重要生命器官的灌流得到保证，维持生命。

（二）在调节电解质平衡中的作用

肾脏在维持体内电解质平衡中的作用是通过肾脏保钠排钾来调节血浆中 Na^+、K^+ 的含量，从而保持血中 Na^+、K^+ 的相对稳定。肾脏排 Na^+ 的特点是多吃多排、少吃少排、不吃不排；而肾脏排 K^+ 的特点是多吃多排、少吃少排、不吃也排。当出现血容量或血浆 Na^+ 浓度的变化，机体通过醛固酮、ADH 等影响远曲小管和集合管对钠、水的吸收，从而保持血容量及血浆中 Na^+、K^+ 的相对稳定。在钾摄入极少或几乎不摄入的情况下，肾脏每天仍能排出 $20 \sim 40mmol$ 的 K^+。因此，临床上低钾血症比高钾血症更为多见。而当出现少尿或无尿时，临床上多出现高钾血症。

（三）在调节酸碱平衡中的作用

机体在新陈代谢过程中不断产生酸性物质与碱性物质，这些物质释放入血后，导致血浆 pH 发生改变，通过各种调节机制使血液中酸与碱经常保持动态平衡，使血液的 pH 保持在 $7.35 \sim 7.45$，称酸碱平衡。机体对酸碱平衡的维持主要由三大调节体系共同作用完成，即血液缓冲系统的缓冲、肺对酸碱平衡的调节和肾对酸碱平衡的调节。前两个系统的调节为即时效应，而肾脏的调节为持久效应。

肾脏对酸碱平衡的调节过程实际上就是一个排酸保碱的过程。通过肾小管泌 H^+、泌 NH_3 和 H^+-Na^+ 交换，肾小管细胞不仅排出大量酸性物质，而且也回收了 $NaHCO_3$，这有利于血液正常 pH 的保持。肾脏对酸碱平衡的调节相较于血液缓冲系统和肺的调节来说是一个比较缓慢的过程，通常要在数小时后开始发挥作用，$3 \sim 5$ 天后达到高峰。肾脏对酸碱平衡的调节作用一旦发挥，其作用强大且持久。

第四节　尿 的 排 放

一、膀胱和尿道的神经支配

膀胱逼尿肌和内括约肌受副交感和交感神经的双重支配（图 8-18）。起自骶髓 2 ~ 4 侧角的盆神经，其传出纤维属副交感神经，兴奋时使膀胱逼尿肌收缩，尿道内括约肌松弛，促进排尿。起自脊髓胸 11 ~ 腰 2 侧角的腹下神经，其传出纤维属交感神经，兴奋时使膀胱逼尿肌松弛，尿道内括约肌收缩，抑制排尿。但在排尿活动中，该神经的作用较次要。起自骶髓 2 ~ 4 前角的阴部神经，属躯体神经，兴奋时使尿道外括约肌收缩，这一作用受意识控制。

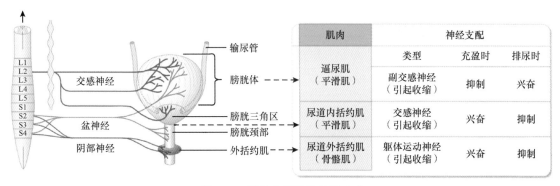

肌肉	神经支配		
	类型	充盈时	排尿时
逼尿肌（平滑肌）	副交感神经（引起收缩）	抑制	兴奋
尿道内括约肌（平滑肌）	交感神经（引起收缩）	兴奋	抑制
尿道外括约肌（骨骼肌）	躯体运动神经（引起收缩）	兴奋	抑制

图 8-18　膀胱和尿道的神经支配

上述三种神经中也含有传入纤维。膀胱充盈感觉的传入纤维在盆神经中；传导膀胱痛觉的纤维在腹下神经中；尿道感觉的传入纤维在阴部神经中（图 8-18）。

二、排 尿 反 射

排尿活动是一种反射活动。当膀胱内尿量达 $0.4 \sim 0.5L$，内压超过 $1.0kPa$ 时，膀胱壁上的牵张感受器受到刺激而兴奋，冲动沿盆神经传入骶髓的初级排尿反射中枢，同时，冲动上行达大脑皮层的高级排尿反射中枢，产生尿意。如环境允许排尿，由高级排尿反射中枢发出的冲动加强初级中枢的兴奋，经盆神经传出冲动增多，引起逼尿肌收缩，内括约肌松弛，尿液进入后尿道。后尿道感受器受到尿液刺激，冲动沿阴部神经传入脊髓初级排尿中枢使其活动增强，再经传出神经使逼尿肌加强收缩，外括约肌松弛，于是，尿液被强大的膀胱内压（高达14.7kPa）驱出。尿液对尿道的刺激可反射性地加强排尿中枢活动，这是一种正反馈，可以促进排尿反射，直至尿液排完为止（图8-19）。在排尿末期，尿道海绵体肌肉收缩，将残留于尿道的尿液排出体外。此外，在排尿时，腹肌和膈肌的强力收缩产生的较高腹内压，有助于克服排尿的阻力。

若当时环境不适宜排尿，高级排尿反射中枢发出抑制性冲动，使初级排尿反射中枢活动减弱，腹下神经和阴部神经传出冲动增多，以抑制排尿。在一定范围内，排尿可受意识控制。在膀胱充盈、内压升高期间，通过膀胱-肾反射使肾生成尿液减少，以避免膀胱的负担进一步加重。

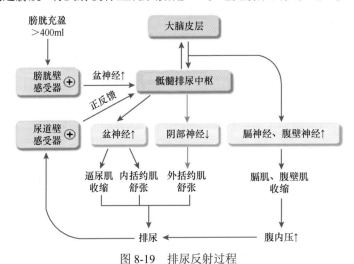

图 8-19　排尿反射过程

存在于大脑皮层的高级排尿中枢，对骶髓初级排尿中枢既有兴奋又有抑制作用，但以抑制作用占优势。小儿因大脑皮层尚未发育完善，对初级排尿反射中枢的控制能力较弱，故排尿次数多，夜间也易发生遗尿。成人后，如发生脊髓横断伤，排尿的初级反射中枢与大脑皮层失去关系，便不能随意抑制排尿，而出现尿失禁。如果骶髓的初级排尿反射中枢或排尿反射弧的其他环节受损时，则排尿反射不能进行，此时，膀胱内充满尿液而不能排出，称为尿潴留。

三、排尿异常

排尿是一个反射过程，但受高位中枢的随意控制。如果排尿反射弧的任何一个部位受损，或骶段脊髓排尿中枢与高位中枢失去联系，都将导致排尿异常（paruria）。

排尿功能异常包括排尿困难、尿频、尿急、尿痛、尿潴留、尿失禁、少尿、无尿和多尿。排尿困难是指排尿时障碍，常伴有尿频、尿急、尿痛等尿路刺激症状；尿痛是指排尿时所产生的疼痛或烧灼感，可出现于会阴部、耻骨上区和尿道内。尿液在膀胱内不能排出称为尿潴留；膀胱不能维持其控制排尿的功能，尿液不自主地流出称为尿失禁；24小时尿量少于400ml，或每小时尿量少于17ml称为少尿；如24小时尿量少于50ml或100ml，或12小时内完全无尿，则称为无尿；24小时尿量经常超过2500ml者称为多尿；如在4000ml以上者则为尿崩症。

如膀胱的传入神经受损，膀胱充盈的传入信号不能传至骶段脊髓，导致膀胱充盈时不能反射性引起张力增加，膀胱壁张力下降，称无张力膀胱（atonic bladder）。当膀胱过度充盈时，可发生溢流性滴流，即从尿道溢出数滴尿液，称为充溢性尿失禁（overflow incontinence）。若支配膀胱的传出神经或骶段脊髓受损，排尿反射也不能发生，膀胱变得松弛扩张，大量尿液滞留在膀胱内，可致尿潴留（urine retention）。当高位脊髓受损，骶部排尿中枢的活动得不到高位中枢的控制，尽管脊髓排尿反射的反射弧完好，但也可出现尿失禁（urinary incontinence），这种情况主要发生在脊休克恢复后。在脊休克期间，由于骶段脊髓排尿中枢处于休克状态，排尿反射消失，可发生溢流性尿失禁。

临床案例： 尿 毒 症

患者，女，37 岁，两年前无明显诱因出现头晕，眼睑浮肿，当地医院查血压 180/100mmHg，血肌酐 470μmol/L，尿蛋白（++），尿红细胞 5～8 个 / 高倍镜视野，畸形红细胞占 80% 以上，尿蛋白定量 2.3g/24h。随后在当地医院以肾炎入院治疗，效果不佳，血肌酐持续上升。后入肾病专科医院治疗，血肌酐下降，症状好转，出院后，病情反复。本次患者因自觉困倦乏力，饮食差，怕冷，夜尿多（3～4 次）入院。检查面色泛黄、眼睑部浮肿，血压 200/140mmHg，血常规：血红蛋白 80g/L，尿蛋白（++），尿红细胞 5～10 个 / 高倍镜视野，白细胞 0～3 个 / 高倍镜视野，pH 7.0，尿比重 1.008，血肌酐 1016μmol/，肾活检肾小球球性硬化，囊壁增厚、粘连，小管萎缩，间质纤维化。临床诊断：慢性肾病（尿毒症期）、肾性贫血、肾性高血压 3 级。治疗：给予类固醇激素治疗，饮食以清单为主，低蛋白饮食，休息及适当锻炼。

思考题：

1. 什么是尿毒症？

2. 为什么尿毒症患者会有乏力和面色泛黄等表现？

3. 夜尿 3～4 次说明什么？

4. 何谓肾性贫血、肾性高血压？发生机制是什么？

5. 尿毒症有什么治疗方法？

（李 韶 彭碧文 姚齐颖 吴 琼）

重点名词

有效滤过压　effective filtration pressure

滤过平衡　filtration equilibrium

肾小球滤过率　glomerular filtration rate，GFR

滤过分数　filtration fraction，FF

肾血浆流量　renal plasma flow，RPF

管球反馈　tubuloglomerular feedback

重吸收　reabsorption

分泌　secretion

肾糖阈　renal threshold for glucose

渗透性利尿　osmotic diuresis

多尿　polyuria

抗利尿激素　antidiuretic hormone，ADH

血管升压素　vasopressin，VP

渗透压感受器　osmoreceptor

肾素 - 血管紧张素 - 醛固酮系统　renin-angiotensin-aldosterone system，RAAS

血管紧张素转换酶　angiotensin converting enzyme，ACE

血管紧张素原　angiotensinogen

心房钠尿肽　natriuretic peptide，ANP

清除率　clearance，C

尿潴留　urine retention

尿失禁　urine incontinence

第八章
微课类视类、练习题、思考题答案

第九章 感受器和感觉器官生理

本章重点:

感受器和感觉器官的定义;感受器的分类;感受器的生理特征;躯体感受器、内脏感受器的结构特点、适宜刺激和换能机制;眼调节机制;感光细胞感光换能机制;声波传导过程及特征;毛细胞感音换能机制;内淋巴电位和微音器电位发生机制。核心知识概括示意图见图 9-1。

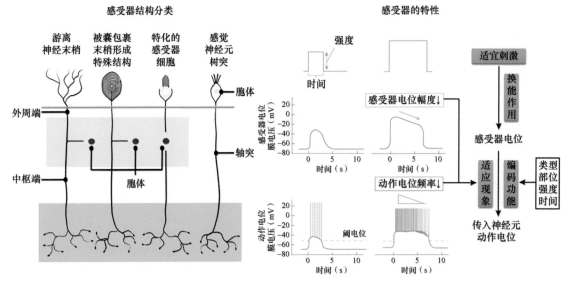

图 9-1 核心知识概括示意图

感觉(sensation)是脑对直接作用于感受器(sensory receptor)的客观事物的个别属性的反映。通过感觉,人能够认识外界物体的颜色、形状、气味等,从而了解事物的各种属性。通过感觉,人还能够认识到自己机体的各种状态,比如饥饿、寒冷等,从而有可能实现自我调节,比如饥则食。感觉是认识过程的开端,是一切较高级复杂的认识活动的基础,也是人的全部心理现象的基础。人的知觉、记忆、思维等复杂的认识活动必须借助于感觉提供的原始材料。人的情绪体验也必须依靠人对环境和身体内部状态的感觉。

感受器是指位于机体表面或组织内部并可将内外环境刺激转化为电信号的一类特化结构或装置。感受器的结构具有多样性,最简单的感受器是游离的传入神经末梢,另有一些感受器是结构和功能上都高度分化的感受细胞,这些感受细胞连同它们的附属结构,就构成了专门感受某一特定感觉类型的器官,即感觉器官(sensory organ)。机体最主要的感觉器官有眼(视觉)、耳(听觉与平衡觉)、鼻(嗅觉)和舌(味觉)等,由于它们均位于头部,故被称为特殊感觉器官。

感觉的形成包括三个主要环节:对感受器的刺激和换能过程,神经上行传导系统的活动,和中枢神经系统特别是大脑皮质的活动从而产生感觉经验,本章内容仅对感受器的结构和功能特性和换能机制进行叙述(图 9-1)。首先对感受器和附属器官的功能和分类进行概述,然后对各种感受器和附属器官进行分别介绍。

第一节 感觉和感觉器官概述

一、感觉和感受器的分类

根据适宜刺激、感受器的分布情况和获取信息的不同,我们一般可以将感觉分为躯体感觉(触压觉、温度觉、痛觉、痒觉和本体感觉)、内脏感觉和特殊感觉(视觉、听觉、平衡觉、嗅觉和味觉)三类(表 9-1)。

表 9-1 主要的感觉分类

	感觉	感觉器官	适宜刺激	感受器	获取的信息
躯体感觉	浅感觉 触压觉	皮肤	机械刺激	机械感受器	物体的大小、形状和质地
	温度觉	皮肤	冷和热等温度刺激	冷感受器和热感受器	冷、热、温、凉的温度觉，46℃以上和15℃以下的温度同时产生痛觉
	痛觉	皮肤	达到伤害机体程度的机械、温度、化学刺激	温度、机械、化学和多觉型伤害性感受器	痛觉以及机体对伤害性刺激的痛反应，常伴有情绪反应、防卫反应和自主神经反应
	痒觉	皮肤	机械性或化学性刺激	机械性或化学性痒觉感受器	引起抓挠欲望的不愉快的感觉，包括感官、情感和动机成分
深感觉	本体感觉	肌肉、肌腱和关节	躯体运动	肌肉、肌腱和关节的神经纤维	身体各部分的运动和相对位置
内脏感觉		心血管、肺、消化道等组织器官	心血管、肺、消化道等组织器官的化学、温度和机械刺激	化学感受器（如颈动脉体的氧分压感受器）、机械感受器（如膀胱的压力感受器、颈动脉窦）、伤害性感受器和温热感受器	内脏充盈引起的尿意、便意和胃饱胀等内脏感觉，内脏痛和牵涉痛，其他如血压、氧分压、pH 变化等输入信息
特殊感觉	视觉	眼	光波	视网膜的视锥细胞和视杆细胞	物体的颜色、大小、模式、结构、运动、空间深度
	听觉	耳	声波	耳蜗内基底膜上的毛细胞	声音的音量、音调、模式
	嗅觉	鼻	挥发性气体分子	嗅上皮	气味
	味觉	舌	可溶性物质	舌上的味蕾	味道（酸、甜、咸、苦、鲜）
	平衡觉	内耳	机体姿势、运动状态的变化以及头部位置的变化	前庭器官中的毛细胞	机体姿势、运动状态以及头部的空间位置

　　根据有无特化的感受器细胞，感受器一般分为两类，第一类由特化的感受器细胞组成（图 9-2A），如视网膜中的感光细胞（视杆细胞、视锥细胞）和耳蜗中的毛细胞等，这些特化的感受细胞连同其附属结构（如眼的折光系统、耳的声波传导结构）组成感觉器官。第二类由初级输入神经元（传入神经元）的终末组成（图 9-2B），如神经纤维的终末端通过反复分支形成的游离神经末梢，负责感受痛觉和温度觉；或神经纤维的终末端通过在表面或周围外包结缔组织被囊形成的触觉小体、环层小体与肌梭等特殊结构，参与触觉、压觉、振动觉和本体感觉的形成。

　　根据刺激的理化性质，感受器可以分为下列几类：①机械感受器（mechanoreceptor），负责感受声音、机械力刺激（如压力、拉伸、加速、振动）、血压和肌肉紧张；②温度感受器（thermoreceptor），负责感受冷或热的刺激；③光感受器（photoreceptor），负责感受光线强弱和物体色彩（波长）的变化；④化学感受器（chemoreceptor），负责感受嗅觉、味觉、pH、血氧浓度、各种有机分子和离子（如葡萄糖、钠离子）浓度等的变化。须指出的是，部分感受器是复合型，可以感受两种及以上理化性质的刺激，如痛觉感受器（nociceptor）等。

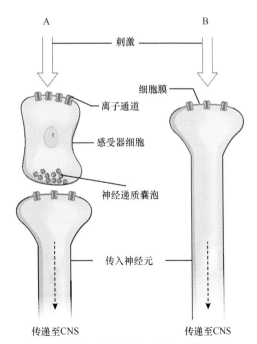

图 9-2 机体内感受器存在形式分类

A. 刺激首先作用于感受器细胞的离子通道上产生电位变化，进而诱导感受器细胞突触输出处的神经递质释放，并作用于传入神经元引起神经冲动；B. 刺激直接作用于传入神经元末梢上的离子通道并产生电位变化与神经冲动；CNS：中枢神经系统

二、感受器的一般特性

（一）适宜刺激

刺激（stimulus）是指可以激活或兴奋感受器的一种处理方法。在生理情况下，每一类感受器通常仅对某种特定模式的刺激最敏感，这种模式的刺激即被称为此感受器的适宜刺激（adequate stimulus）。因此，当机体面临复杂环境刺激时，总是优先兴奋适宜此刺激模式的感受器而形成感觉。

反之，感受器并不是仅对适宜刺激才有反应，但在形成相同强度反应的条件下，非适宜刺激所需的强度要远大于适宜刺激。理论上而言，假如非适宜刺激强度足够大，所有感受器均可被兴奋，但形成感觉的性质与感受器自身性质相同。我们用力按压眼球会引起"眼冒金星"的画面，其生理机制为视网膜中原本对光起反应的视杆细胞和视锥细胞，被强烈的机械刺激所兴奋，进而形成"冒金星"的视觉效应。

感受器均有其特定的感觉阈值，分为两类：①强度阈值，即引起感受器兴奋所需的最小刺激强度；②时间阈值，即引起感受器兴奋所需的最短时间。对于某些特殊感受器（如躯体感觉中的触压觉感受器），刺激作用除强度与时间因素外，还要求刺激的作用范围达到一定的面积，故称为面积阈值。面积阈值与刺激强弱呈反比，类比于物理学中压强的概念，即在引起感受器同等兴奋程度的条件下，刺激越强，面积阈值越小，刺激越弱，面积阈值越大。关于触压觉的特性，除上述阈值外，还有感觉辨别阈、两点阈等。

（二）感受器的换能作用

感受器接受的外界刺激信号必须转化为传入神经的生物电信号（梯度电位或动作电位）才能在机体内进行信息传递，这种刺激信号和生物电信号之间的能量转换过程即被称为换能作用（transducer function）。在感受器换能作用过程中，刺激信号并不能直接转换为传入神经的动作电位，刺激信号需要首先作用于初级传入神经元终末或感受器细胞表面的离子通道，使其开放或关闭而产生一种过渡性的局部膜电位变化，这种变化的梯度电位称为感受器电位（receptor potential）。当感受器电位

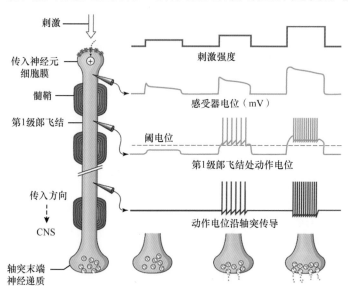

图 9-3 感受器换能作用过程

沿轴突传导至含有电压门控离子通道的部位，动作电位方可形成。在周围神经系统传入神经元的有髓神经纤维中，电压门控钠离子通道一般大量分布于郎飞结的第一节点处（图 9-3）。在某些感受细胞（如感光细胞、毛细胞）中，感受器电位则首先以电紧张的形式传导至感受细胞的突触输出处，进而促进神经递质释放并作用于初级传入神经元的末梢，引起类似于感受器电位的一种过渡性电位，即发生器电位（generator potential）。感受器电位与发生器电位同属于过渡性电位，均具有局部电位的特征，即不具备"全或无"二元式特征，衰减式传导，并可叠加总和。

（三）感受器的编码功能

在外界刺激信号转化为生物电信号的过程中，除能量转换外，也将外界刺激包含的变化信息转移至电信号的时间序列（如动作电位的频率）中，即发生了信息的转移作用，被称为感受器的编码（coding）功能。目前证据表明，感受器编码起始于外周神经系统中的传入神经元。

刺激信号包括刺激的类型、部位、强度和持续时间四个基本属性。感受器对刺激类型的编码主要是识别作用。如前所述，根据感受器适宜刺激的原理，不同类别的感受器对不同类型的刺激敏感性不一致，因此感受器对刺激的反应具有选择性，这种选择性就决定了感受器对刺激类型的识别。

感觉单位由一个感觉神经元及其所有外周终末分支组成，其终末分布的空间范围即被称为感受野。在一个感受单元内，其终末表面负责感受刺激的离子通道往往性质相同，如仅对冷刺激或机械刺激起反应。然而，在相邻的感觉单元中，不同性质的感受野通常相互交错重叠分布，有利于感受器对刺激类型的复杂编码，如将冰块放置于手背上，机体能同时感知到触觉和温度觉。感受器对刺激部位的编码功能，即机体如何感知刺激作用的部位，其主要取决于被兴奋的感受器位置。对刺激部位编码的准确性，受感觉单位中该神经元的感受野大小所影响，感受野越大，准确性越低。感受器对于强度的编码则由感受器电位的振幅高低所决定，一旦感受器电位去极化达到阈电位水平，可在感觉传入神经元上产生动作电位，因该动作电位可重复发生，结果形成不同频率的动作电位编码刺激强度（图9-4）。另外，感受器对持续时间的编码由动作电位脉冲序列的动态变化来反应。

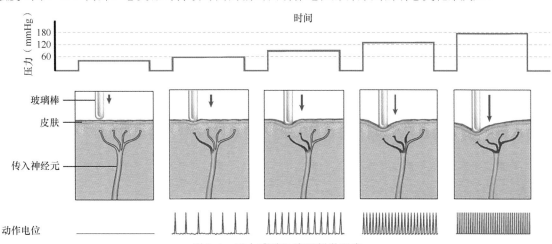

图 9-4　压力感受器编码刺激强度

当使用玻璃棒按压皮肤时，传入神经元根据压力大小（刺激强度）形成动作电位的频率变化

（四）感受器的适应现象

适应（adaptation）是指当刺激持续存在的条件下，感受器敏感性和传入神经元动作电位频率降低的现象。适应现象尽管是感受器的普遍特征，但其在不同的感受器中差异较大。按照感受器适应现象出现的快慢，分为快适应感受器和慢适应感受器两类（图9-5）。

快适应感受器在持续刺激的起始阶段，对应形成感受器电位和传入神经元动作电位，但在短时

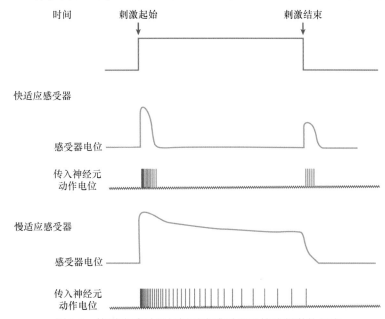

图 9-5　快适应感受器与慢适应感受器对持续刺激的反应

在持续刺激的起始与结束阶段，快适应感受器与慢适应感受器产生感受器电位和传入神经元动作电位的演变规律

间内停止对刺激做出反应，甚至能在形成单个动作电位后立即停止反应。快适应感受器对于感受刺激快速变化具备重要的生理意义，有利于机体接受新刺激、探索新异物体或障碍物等，如皮肤中负责感受振动觉的环层小体。

慢适应感受器在持续刺激的起始阶段形成神经冲动后，冲动频率会稍有下降，但会在较长时间内维持在一定水平，直到刺激作用消失。慢适应感受器一般存在于皮肤（如梅克尔盘、鲁菲尼小体）、运动系统（如肌梭、关节囊感受器）与心血管系统（如颈动脉窦压力感受器、颈动脉体化学感受器），有利于机体对姿势、血压等进行持久而恒定的调节。

第二节　躯体感受器生理

躯体对所处的环境的感知能力对我们的生存至关重要，这是我们与周围世界互动的基础。躯体感受器分别分布于体表的皮肤和深部的肌肉及关节等，兴奋后产生的感觉可分为浅感觉与深感觉两类，前者包括触压觉、温度觉、痛觉和痒觉，后者则以本体感觉为主。约瑟夫·厄尔兰格（Joseph Erlanger）和赫伯特·加塞（Herbert Gasser）发现，机体存在不同类型的感觉神经纤维，能对不同刺激作出反应，例如对疼痛和非疼痛触摸的反应，二人因此获得了 1944 年诺贝尔生理学或医学奖。美国生理学家戴维·朱利叶斯（David Julius）和美国分子生物学家雅顿·帕塔普蒂安（Ardem Patapoutian）因发现温度和触觉感受器获得 2021 年诺贝尔生理学或医学奖。

一、浅感觉感受器

（一）触压觉感受器

触压觉是触、压等机械刺激作用于皮肤所形成的感觉，习惯上是触、压和振动觉的总称，有时也简称为触觉。通过触压觉可以感知物体的大小、形状和质地。

在无毛皮肤区，触压觉机械感受器共分为四种类型：环层小体（lamellar corpuscle）、麦斯纳小体（Meissner's corpuscle）、梅克尔盘（Merkel's corpuscle）及鲁菲尼小体（Ruffini's corpuscle）（图 9-6）。在有毛皮肤区也有四种触压觉感受器，一种为毛囊感受器（hair follicle receptor），与无毛皮肤区的麦斯纳小体相似；另外三种感受器和无毛皮肤区基本相同。

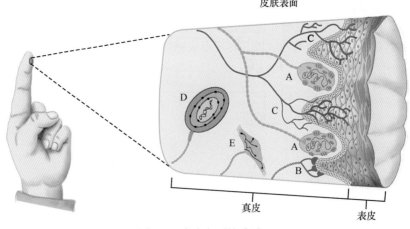

图 9-6　皮肤表面的感受器

A. 麦斯纳小体（Meissner's corpuscle）；B. 梅克尔盘（Merkel's corpuscle）；C. 游离神经末梢；D. 环层小体（lamellar corpuscle）；
E. 鲁菲尼小体（Ruffini's corpuscle）。其中，除 C 为伤害性感受器外，其余为触压觉感受器

触压觉感受器的适宜刺激是机械刺激，不同类型的触压觉感受器对机械刺激适应的快慢不同。环层小体、麦斯纳小体，属于快适应感受器，主要感受触觉和振动觉。它们可对触动、吹动，尤其是振动皮肤的刺激进行编码，并能在刺激强度发生变化时兴奋。例如在识别盲文时，皮肤发生形变很快，可使快适应感受器发挥很好的作用。梅克尔盘和鲁菲尼小体则属于慢适应感受器，可对受到刺激的皮肤的位置进行编码。触压觉感受器将外界的机械力转化为电信号，这个过程称为机械力转导（mechanotransduction），而这个过程则需要感受器上的机械激活通道（mechanically activated channel，MA channel）来介导。2010 年美国分子生物学家雅顿·帕塔普蒂安（Ardem Patapoutian）确定了编码感知机械力的离子通道的基因 *Piezo1* 和 *Piezo2*。Piezo1 和 Piezo2 蛋白是离子通道感受器，对细胞膜施加机械压力可直接激活这两种感受器（图 9-7）。*Piezo1* 在皮肤中高表达，而 *Piezo2* 在皮肤以及背根神经节（dorsal root ganglia，DRG）感觉神经元中高表达，Piezo 蛋白在皮肤和 DRG 中的表达与躯体触压觉相关。

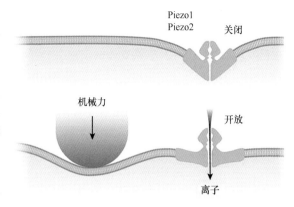

图 9-7　感知机械力的离子通道感受器 Piezo1 和 Piezo2

Piezo1 和 Piezo2 蛋白是离子通道感受器，对细胞膜施加机械压力可直接激活这两种感受器

实验中用纤细的尼龙丝触及皮肤时，只在皮肤的某些点才能引起触压的感觉，这些点称为触点（touch point）。在触点上，引起触觉的最小压陷深度即为触觉阈（tactile sensation threshold）。鼻、口唇、指尖部位的触觉感受器的感受野很小，分布的密度却很高，因此其触觉的阈值很低，敏感度很高。反之，在腕和足等处的触觉感受器的感受野较大，密度却很低，所以触觉阈很高，敏感度很低。将钝头两脚规的两脚同时或相继触及皮肤时，人体能分辨出这两个刺激点的最小距离，称为两点辨别阈（threshold of two-point discrimination）。体表不同部位的两点辨别阈差别很大，例如指尖和口唇特别低（2～5mm），而背部、肩部和大腿较高，可达上述 10～20 倍。

（二）温度觉感受器

温度觉是冷和热等温度刺激作用于皮肤所引起的感觉，实际感受的是物体表面与身体接触部位的皮肤之间温度的差异。人体能感知从冷到热很宽范围的温度变化，主观意识上产生冷、热、温、凉等四种类型的温度觉。伤害性温度感觉由 46℃以上和 15℃以下的温度引起，其不仅是温度觉，还包括痛觉。

温度觉感受器分为冷感受器和热感受器。冷感受器位于 Aδ 和 C 类传入神经纤维的末梢上，热感受器位于 C 类传入神经纤维的末梢上。皮肤受到的 10～46℃的温度刺激均可引起 Aδ 和 C 类神经纤维的末梢去极化，产生感受器电位，后者触发动作电位，传导到位于背根神经节或三叉神经节的初级感觉传入神经元中。引起冷感受器放电的皮肤温度为 10～40℃，引起热感受器放电的皮肤温度为 30～46℃。而在中等温度时（如 35℃），冷感受器和热感受器均处在较低的活动水平，表现为其传入纤维上只有较低频率的放电。当皮肤温度下降时，热感受器不活动，冷感受器活动增多，其放电频率随皮肤温度的降低而增高，所产生的冷觉也随之增强；而当皮肤温度升高时，则反之。当皮肤温度达到 46℃时，热感受器活动水平达高峰。高于 46℃（伤害性阈值）后，热感受器活动急剧减少至停止，热觉会突然消失，代之以热痛觉。由此可见，热感受器感受热觉，伤害性感受器感受热痛觉。

近年来的研究发现，感觉神经元上有能够传导温度的蛋白质，它们能被特定的温度变化激活，行使分子温度探测器的功能。大多数温度敏感的瞬时受体电位（transient receptor potential，TRP）离子通道都存在于脊髓背根神经节感觉神经元的某些亚群。1997 年，美国生理学家戴维·朱利叶斯（David Julius）第一次发现了感觉温度的一个分子受体 TRPV1，TRPV1 是一个是皮肤神经末梢上对热做出反应的感受器，即热敏受体，可以被辣椒素（capsaicin）或 43℃以上的令人感到疼痛的温度下被激活而产生电信号，信号沿感觉神

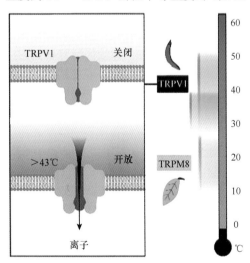

图 9-8　感知温度的离子通道感受器 TRPV1 和 TRPM8

TRPV1 和 TRPM8 蛋白是对温度敏感的离子通道感受器。TRPV1 可以被辣椒素或 43℃以上温度激活，TRPM8 可被薄荷醇或＜ 16℃以下的寒冷激活

经系统上传至大脑，从而产生"灼热"的刺痛感，是皮肤神经末梢上对热做出反应的感受器。随后，科学家又鉴定出一种被证明会被薄荷醇（menthol）或＜16℃的寒冷激活的感受器 TRPM8（图 9-8）。在已发现的 28 个 TRP 家族成员中，有 7 个可以感受热觉刺激，分别是 TRPV1 ～ TRPV4、TRPM2、TRPM4、TRPM5；2 个可以感受冷觉刺激，即 TRPA1 和 TRPM8。不同亚型的 TRP 通道在不同温度范围内开启。当这些通道激活后允许非特异性阳离子通过，其中以去极化诱导的钠离子内流为主。不同的 TRP 通道有重叠的温度感受范围，类似于触觉感受器的重叠感受野。一些 TRP 通道也可以被化学配体打开，这就解释了辣椒素和乙醇在摄入时被认为是热的原因，而薄荷醇涂在皮肤表面时则令人感觉凉爽。

（三）痛觉感受器

痛觉（pain sensation）是与实际或潜在的组织损伤有关的感觉、情绪、认知和社会维度的痛苦体验。疼痛是一种人类共有而个体差异很大的不愉快的感觉。它包括伤害性刺激作用于机体所引起的痛感觉以及机体对伤害性刺激的痛反应，常伴有情绪反应、防卫反应和自主神经反应。

痛觉感受器可被任何形式（机械、温度、化学）达到伤害机体的程度的刺激所激活，因此痛觉感受器又被称为伤害性感受器（nociceptor），其重要特征是没有一定的适宜刺激，任何的温度、机械、化学刺激超过一定的阈值，均可激活痛觉感受器。根据对伤害性刺激反应的性质，可将伤害性感受器分为四类：温度、机械、化学和多觉型伤害性感受器（polymodal nociceptor）。所谓多觉伤害性感受器，就是能被温度、机械、化学等多种伤害性刺激激活的伤害性感受器。伤害性感受器也不易发生适应，属于慢适应感受器，因此通常痛觉可以作为机体受到伤害的一种警告，其可引起机体一系列防御性保护反应。但长期或者剧烈疼痛（例如癌痛或分娩痛），对机体成为另一种伤害，是临床上最常见的症状之一。

伤害性感受器是 Aδ 和 C 类的游离神经末梢，能被强烈的机械刺激、极端温度和许多化学物质激活。在伤害性感受器上分布有许多受体和离子通道，可以被各种伤害性刺激激活，产生感受器电位，进而触发可传导的动作电位。Aδ 和 C 神经末梢两种痛觉感受器的传入纤维的传导速度不同，可感受和传导不同的痛反应。细的有髓鞘的 Aδ 纤维感受和传导快痛（fast pain），即尖锐和定位明确的刺痛，其发生和消失快，一般不伴有情绪反应；细的无髓鞘 C 纤维感受和传导慢痛（slow pain），即定位不明确的烧灼痛，其发生和消失慢，常伴有明显的不愉快情绪。

大多数导致或可能导致组织损伤的刺激都会引起痛觉，能引起疼痛的内源性和外源性化学物质，统称为致痛物质（algogenic substance）。其可分为以下三类：

1. 直接由损伤细胞中释放的物质。包括钾离子、氢离子、组织胺、乙酰胆碱、5- 羟色胺和 ATP 等。当外源对机体施加这些物质时，也能使伤害性感受器兴奋，发放冲动增加。例如，静脉滴注青霉素时，因其药液里含有钾离子，会比滴注其他药液更疼。

2. 由损伤细胞成分在机体局部由酶促合成的物质、血浆蛋白被损伤部位释放的酶降解而形成的缓激肽及被游走白细胞带入到损伤区域的物质。损伤细胞的膜脂质降解产物——花生四烯酸，在环氧合酶的作用下，合成前列腺素，其含量随炎症发展而增加。前列腺素有 5 种：PGD2、PGE2、PGF2、PG12 和血栓素 A2，其中 PGE2 致痛作用最强。阿司匹林和其他非甾体抗炎药物发挥镇痛作用，就是通过抑制环氧合酶，使前列腺素合成减少。缓激肽是由损伤部位的酶降解血浆蛋白而形成的九肽，是最强的一种内源性致痛物质。当组织损伤时，在趋化因子的引导下，白细胞会穿过毛细血管，募集到病灶局部，释放大量细胞因子。细胞因子在外周炎症痛和损伤性神经病理痛的产生和持续中起重要作用。与痛觉感受有关的主要细胞因子是神经生长因子、IL-1β、IL-6、IL-8 以及 TNF-α。

3. 在伤害性感受器被伤害性刺激激活后，由感觉神经末梢释放的致痛物质。包括 P 物质（substance P，SP）、降钙素基因相关肽（calcitonin gene-related peptide，CGRP）、兴奋性氨基酸、胆囊收缩素（cholecystokinin，CCK）等。皮肤接受伤害性刺激以后，神经冲动向脊髓后角传递，释放 P 物质。同时，神经冲动也通过轴突分支向外周传递，释放 P 物质，作用于肥大细胞上的相应受体，促使肥大细胞释放组胺。P 物质也促使血管扩张，血浆外渗，降解成缓激肽。P 物质自身和组胺、缓激肽均能进一步激活伤害性感受器，导致伤害性感受器的敏化，加重疼痛。

（四）痒觉感受器

痒觉是引起抓挠欲望的一种不愉快的感觉，包括感官、情感和动机成分。根据痒觉外周诱发因素的不同，可以分为机械性痒和化学性痒。化学性痒可以更进一步分为组胺依赖性痒觉和非组胺依赖性痒觉。

目前对痒觉感受器的分类还处于探索阶段。痒觉和痛觉感受器共用许多同样的离子通道传递信号，痒觉的感受器起初被认为由产生痛觉的 Aδ 和 C 神经纤维末梢，依据刺激激发的强度编码、传递不同的痛或痒信号。然而，近期研究发现外周存在产生痒觉的特异性感受器，其神经冲动可特异性的向胃泌素释放肽受体（gastrin-releasing peptide receptor，GRPR）、Mas 相关的 G 蛋白偶联受体（Mas-related G-protein coupled receptor，MRGPR）和 B 型尿钠肽（natriuretic polypeptide B，Nppb）阳性神经元传导。目前，以上这些标记性受体和神经肽被用来分类痒觉神经元和其外周感受器。

化学性痒觉感受器主要位于 C 类传入神经纤维的末梢上，少量位于细小薄髓的 Aδ 纤维上。组胺或非组胺能瘙痒原可激活 C 纤维上的非特异性离子通道如 TRPA1 或 TRPV1，导致膜去极化并诱发电压门钠离子通道如 Nav1.7、Nav1.8 和 Nav1.9 的开放，从而诱发动作电位。MRGPR 和血清素（一般指代 5-HT）受体家族也在化学性痒感受器中起重要作用。

机械性痒由低阈值的机械感受器传导，如梅克尔盘上的 Piezo2 通道。特异性敲除梅克尔盘上的 Piezo2 通道可以诱导出慢性痒小鼠的自发痒和触诱发痒行为。

二、深感觉感受器

躯体感觉的深感觉，即本体感觉（proprioception），是躯体的空间位置、姿势、运动状态和运动方向等信息通过激活肌肉、肌腱和关节等躯体深部的组织结构所引起的感觉。

负责本体感觉的感受器有肌梭、腱器官和关节感受器等。肌梭（muscle spindle）主要感受骨骼肌的长度变化、运动方向、运动速度及变化率，对肌肉拉伸的绝对强度以及拉伸发生的速率都有反应，从而产生相应的本体感觉，并可反射性引起腱反射及维持肌紧张，参与对随意运动的精细调节。腱器官（tendon organ）主要感受骨骼肌的张力变化，从而监测肌紧张，产生相应的本体感觉，并能避免过度的牵张反射，具有保护意义。关节感受器分布于关节囊、韧带和骨膜等处，类似于触压觉感受器，如鲁菲尼小体能感受关节的屈曲和伸展，而环层小体则能感受关节的活动情况等。

本体感受器的传入纤维主要是有髓鞘的 Aα 和 Aβ 纤维。躯体运动和姿势的变化均可引起神经末梢去极化，触发 Aα 和 Aβ 纤维产生动作电位。

本体感觉也参与躯体平衡觉和空间位置觉的形成。虽然本体感觉平时并不被人们所意识到，但在躯体运动时，其与视觉感受器（眼）、平衡觉感受器（前庭器官）及皮肤触压觉感受器一起传递信息，能让人们产生运动知觉，并可协调躯体运动。

第三节　内脏感受器生理

内脏感受器是指心血管、肺、消化道等内脏组织或器官中的各类型感受器，其主要感受内脏组织或器官受到内环境或外环境变化所引起的刺激，将所引起的传入冲动经内脏神经传至各级中枢神经系统，其中小部分输入信息形成主观的内脏感觉（visceral sensation），大部分内脏感受器的输入信息则不形成主观感觉。

按形态结构，内脏感受器有三种类型：游离神经末梢、神经末梢形成的缠络和环层小体。按其功能来分，主要有化学感受器（如颈动脉体、主动脉体）、机械感受器（如颈动脉窦、主动脉弓）、伤害性感受器和温热感受器。内脏黏膜、肌肉、浆膜的游离神经末梢被认为是伤害性感受器，可接受机械、化学和热刺激而出现反应。

内脏感受器的适宜刺激是内环境或外环境变化所引起的体内的自然刺激，如内脏和肺的牵张、血压的升降、血液的酸碱度变化、血氧分压升降、中心温度变化等，由位于心血管、肺、消化道等组织器官的内脏感受器传入冲动。部分内脏的化学、温度和机械刺激等，由内脏神经末梢感受器换能，转变成内脏传入神经冲动，经内脏神经传至各级中枢神经网络加工处理，形成内脏感觉。例如，适度扩张膀胱、直肠和胃的传入信息，被高级中枢解读成尿意、便意和胃饱胀等内脏感觉，过度牵拉或刺激，会引发内脏痛觉。

另一部分的内脏感受器受到化学和机械刺激后产生的输入信息并不产生内脏感觉，比如前面章节介绍过的心血管系统的化学感受器（如颈动脉体、主动脉体感受氧分压、二氧化碳分压及 pH 变化）、机械感受器（如颈动脉窦、主动脉弓、肺的牵张感受器），接受刺激后产生的神经输入并不引起机体的主观感觉，但这些输入信息能引起多种反射活动，对内脏功能的调节起重要作用，以适应机体对内环境变化的需要。

感知机械力的离子通道感受器 Piezo1 和 Piezo2 在膀胱、大肠、肾、肺和心血管中高表达，与在这些器官中的内脏痛觉有关。Piezo 在肾脏中的表达可能与肾脏中血流感受有关。机械力感知蛋白（离子通道）Piezo1 和 Piezo2 已被证明参与调控血压、呼吸和排尿等其他重要的生理过程。

第四节　感觉器官生理

一、眼的视觉功能

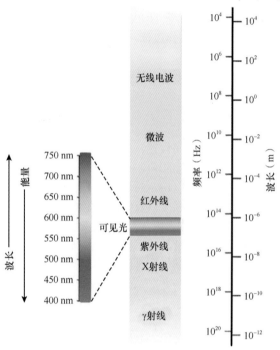

图 9-9　电磁频谱

可见光波长范围为 400～750nm

感知视觉信号需要能够聚焦和响应光的特殊感觉器官——眼。视觉在人类日常活动中具有极其重要的意义，是人们从外部世界获得信息最主要的途径，至少有 70% 的外界信息来自视觉。外界物体发出的光线经眼的折光系统成像于视网膜上，再由眼的感光换能系统将视网膜像所含的视觉信息转变为生物电信号，并在视网膜中对这些信号进行初步处理，然后由视神经传入中枢，并在各级中枢，尤其是大脑皮层进一步分析处理，最终形成视觉。本节只介绍眼的折光调节和视网膜感光细胞的感光换能机制，视网膜到视中枢对视觉信号的分析将在第十章具体阐述。

眼的感受器仅对我们称为可见光的电磁辐射的一小部分敏感（图 9-9）。能够刺激眼的可见光的波长为 400～750nm，在该频带内的不同波长的光被感知为不同的颜色。

（一）眼的折光系统及其调节

1. 眼的结构　人的眼睛近似于球形，位于眼眶内。正常成年人其前后径平均为 24mm，垂直径平均 23mm。最前端突出于眶外 12～14mm，受眼睑保护。眼球包括眼球壁、眼内腔和内容物、神经、血管等组织。眼分为两个充满液体的空间。虹膜和角膜之间的前房充满了称为房水的透明液体。晶状体和视网膜之间的后房充满了一种称为玻璃体的黏性果冻状物质（图 9-10）。眼球壁主要分为外、中、内三层。

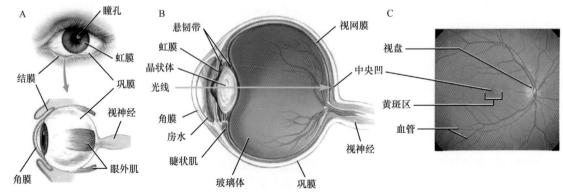

图 9-10　眼的大致结构

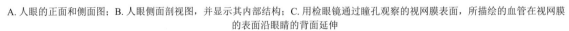

A. 人眼的正面和侧面图；B. 人眼侧面剖视图，并显示其内部结构；C. 用检眼镜通过瞳孔观察的视网膜表面，所描绘的血管在视网膜的表面沿眼睛的背面延伸

（1）外层：眼球外层起维持眼球形状和保护眼内组织的作用，前 1/6 为透明的角膜，其余 5/6 为白色的巩膜。角膜稍呈椭圆形，略向前突。横径为 11.5～12mm，垂直径 10.5～11mm。周边厚约 1mm，中央为 0.50～0.57mm，除了是光线进入眼内和折射成像的主要结构外，也起保护作用，并是测定人体知觉的重要部位。巩膜为致密的胶原纤维结构，不透明，呈乳白色，质地坚韧。

（2）中层：为葡萄膜，又称色素膜，具有丰富的色素和血管，包括虹膜、睫状体和脉络膜三部分。虹膜：呈圆环形，在葡萄膜的最前部分，位于晶状体前，有辐射状皱褶称纹理，不同种族人的虹膜颜色不同。中央有一 2.5～4mm 的圆孔，称瞳孔。睫状体前接虹膜根部，后接脉络膜，外侧为巩膜，内侧则通过悬韧带与晶状体赤道部相连。脉络膜位于巩膜和视网膜之间。脉络膜的血循环营养视网膜外层，其含有的丰富色素起遮光作用。

（3）内层：为视网膜，是一层透明的膜，也是视觉形成的神经信息传递的第一站。具有很精细的网络结构及丰富的代谢和生理功能。视网膜的视轴正对终点为黄斑中心凹。黄斑区是视网膜上视觉最敏锐的特殊区域，直径 1～3mm，其中央为一小凹，即中心凹。黄斑鼻侧约 3mm 处有一直径为 1.5mm 的淡红色区，为视盘，亦称视乳头，是视网膜上视觉纤维汇集向视觉中枢传递的出眼球部位，无感光细胞，故视野上呈现为固有的暗区，称生理盲点。

2. 眼的折光系统　由于视觉的感光细胞在眼球的视网膜上，因此外界物体能够在视网膜上形成真实而清晰的物像是视觉形成的首要步骤。外界物体在视网膜上形成物像是通过眼的折光系统完成的。人眼的折光系统是一个复杂的光学系统。入眼光线在到达视网膜之前，须先后通过角膜、房水、晶状体和玻璃体 4 种折射率不同的折光体（介质），以及各折光体（主要是角膜和晶状体）的前、后表面所构成的多个屈光度不等的折射界面。

光线沿直线传播，光波从可见物体的每个点向各个方向发散，当光波从空气传播到更稠密的介质（如玻璃或水）中时，光波将以一定的角度改变方向，该角度取决于介质的密度和入射介面的角度。光波的这种弯曲（称为折射）使我们能够将物体的准确图像聚焦到视网膜上。当从物体上某个点发散的光波从空气进入角膜和晶状体的曲面时，它们会向内折射，然后会聚到视网膜上的某个点（图 9-11）。

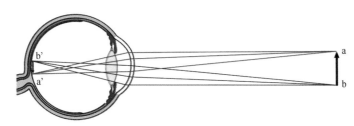

图 9-11　眼的聚焦功能

眼睛的折光系统对光的折射。为简单起见，此处仅在最大折射发生的角膜表面显示光折射。折射也发生在晶状体和眼睛的其他部位。

来自 a（上方）和 b（下方）的入射光沿相反方向弯曲，导致 b' 在视网膜上的 a' 上方

角膜在聚焦光波方面比晶状体发挥更大的作用，因为角膜的密度更高，光线从空气进入角膜的折射角比进入晶状体和眼球内的液体的折射角更大，但角膜没有调节曲度的功能，因此当视焦点在远距离物体与近距离物体之间切换时，主要通过调节晶状体的形状来动态调节折光系统的折射率。睫状肌通过晶状体悬韧带的小带纤维附着于晶状体，晶状体的形状由睫状肌及其施加于小带纤维的张力控制。视场中央的对象聚焦在中央凹上，形成的图像与原始图像相比是上下颠倒和左右翻转的，而大脑能将我们对图像的感知恢复为正确的方向。

3. 眼的调节

（1）调节反射（近反射）：当眼在看远处物体（6m 以外）时，从物体上发出或反射的光线到达眼时，已基本上是平行光线，这些平行光线经过眼的折光系统仅需要较小的折光度即可在视网膜上形成清晰的图像。当眼睛聚焦于远处的物体时，睫状肌松弛，由于悬韧带的牵引作用，通过小带纤维将晶状体拉成扁平的椭圆形，此时晶状体的折光度较小。通常将人眼不作任何调节时所能看清物体的最远距离称为远点（far point）。当眼看近物（6m 以内）时，从物体上发出或反射的光线到达眼时，则呈现某种程度的辐散，光线进而通过眼的折光系统将成像在视网膜上。由于光线到达视网膜时尚未聚焦，因而只能产生一个模糊的视觉形象。但是，正常眼在看近物时也非常清楚，这是因为眼在

看近物时已进行了调节反射（accommodation reflex）的缘故。来自近物的光波以更大的入射角到达角膜，必须进行更多折射才能在视网膜上会聚（图9-12）。眼通过调节反射所能看清楚最近点称为近点（near point），8岁左右的儿童近点约为8.6cm，20岁左右的成人近点约为11.4cm，30岁左右的成人近点约为14.3cm。

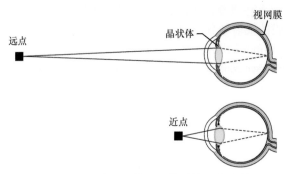

图9-12　眼在视近物和远物时的调节反射

　　调节反射，又称近反射（near reflex），是指当视焦点从远处的物体切换到较近的物体时，眼为看清近物所做的一种反射动作，其目的是使近物的图像在视网膜上聚焦和清晰成像。近反射是由副交感神经系统控制的一种协调变化，它包括三个独立的过程：晶状体屈光调节（refractive accommodation）、瞳孔缩小（miosis）和会聚反应（convergence），统称为近反射三联运动（near reflex triad）（图9-13）。

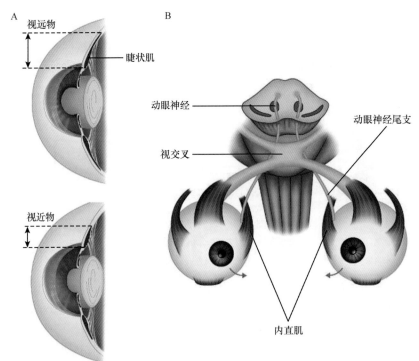

图9-13　眼的近反射

A. 视近物时副交感神经兴奋通过虹膜括约肌收缩使得瞳孔直径减小，并通过睫状肌收缩使晶状体悬韧带松弛导致晶状体通过自然弹性曲度增加从而获得更高的折射率；B.物体接近眼球时，动眼神经中的运动神经元支配双眼附着于眼睛内侧的内直肌收缩和外直肌放松。使双侧眼睛内收

　　1）屈光调节：当物体靠近眼睛时，需要增加眼睛的折射力，以便在视网膜上形成清晰的图像。视近物时，副交感神经刺激睫状肌收缩，使其更靠近晶状体，晶状体悬韧带松弛，晶状体周围的径向张力释放。这允许晶状体通过其自身的自然弹性恢复为更加接近球形的椭圆形，从而获得更高的折射率。

　　2）瞳孔缩小：当物体接近眼球时，副交感神经兴奋，虹膜括约肌收缩，引起瞳孔直径减小。在近反射过程中，瞳孔收缩，通过阻挡角膜周围散射的光来增加眼睛的聚焦深度，有利于近物在视网膜上的清晰成像。

3）会聚反应：又称辐辏反射，是指焦点由远处物体向近处物体转移时，两眼反射性出现同时向内运动的过程。这一动作包括双眼内直肌的收缩和外直肌的放松。内直肌附着于眼睛的内侧，其收缩使眼睛内收。内直肌由动眼神经中的运动神经元支配。会聚有助于在看近物时使其在双眼的中心凹上保持聚焦图像，并促进双眼视觉。

需要指出的是，近反射三联运动的任一运动都可以在没有其他行动的情况下发生。例如，当正透镜置于双眼前方时，瞳孔缩小和会聚会在没有屈光调节的情况下发生。

（2）瞳孔对光反射：瞳孔对光反射是一种自主神经反射，通过对光的反应收缩瞳孔，从而调节到达视网膜的光量。正如可以通过改变相机的光圈以改变进入的光量一样，调节瞳孔的直径也可以起到光圈的作用。

瞳孔收缩通过虹膜括约肌的神经支配发生，虹膜由自主神经所支配的两层平滑肌组成，交感神经的刺激会引起虹膜径向排列的肌纤维收缩，从而扩大瞳孔。副交感神经通过使围绕瞳孔盘绕的肌肉纤维收缩，从而缩小瞳孔。中脑区域整合的光敏反射可以通过这些神经调节瞳孔大小。通过调节，始终保持适量的光线进入眼睛，使落在视网膜上的物像达到最清晰的效果，还有就是控制光线，防止有过量的光线灼伤视网膜。

明亮的光线会导致瞳孔直径减小，从而减少进入眼睛的光量，并将光限制在晶状体的中央部分，从而获得更准确的视力。瞳孔的收缩还可以保护视网膜免受非常明亮的光线（例如来自太阳的直射光线）引起的损害。相反，在昏暗的光线条件下，需要最大的光线入射时，瞳孔则会变大。

情绪或痛苦也会导致瞳孔直径变化。例如，生气时交感神经系统的激活，使人的瞳孔扩大。瞳孔对光变化的异常反应或缺乏反应，可能提示外伤或肿瘤对中脑造成了损害，也可能提示患者受到海洛因等毒品的影响。

（3）眼动调节：为了将视觉图像中最重要的点（固定点）聚焦在中央凹处并保持在中央凹处，眼球必须能够精准移动。眼球的运动由附着在每个眼球外侧的六块骨骼肌控制，这些肌肉执行两个基本动作，快速眼动和慢速眼动。

快速眼动也称为扫视运动，可将眼睛从一个注视点迅速移到另一个注视点，从而可以搜索整个视野。另外，扫视运动可以使视觉图像在不同的感光细胞上移动，从而防止由于视网膜特定区域中的感光细胞持续光漂白而导致的适应效应。快速眼动也会在某些睡眠阶段中发生，譬如在做梦的时候，尽管这样的扫视运动并不被认为与"观看"梦中的视觉图像有关。

慢速眼动主要发生在视野内追踪视觉对象，以及头部位置变化时的运动补偿中，这些运动补偿的控制中心需从前庭系统获得有关头部位置变化的信息。此外，其他慢速眼动的控制系统需要运动对象视觉信息的持续性反馈。

4. 常见眼疾病的生理基础

（1）屈光异常：正常人眼无需做任何调节就可使平行光线聚焦于视网膜上，因而可看清远处的物体；当眼处于静止无调节状态下，只要物体离眼的距离不小于近点，能通过折光系统在视网膜上清晰成像，可看清 6m 以内的物体，这种眼称为正视眼（emmetropia）（图 9-14）；若眼的折光能力异常，或眼球的形态异常，使平行光线不能聚焦于静止未调节眼的视网膜上，而在视网膜前或后方成像，则称为非正视眼，也称屈光不正（refraction error），包括近视（myopia）、远视（hyperopia）和散光（astigmatism）。

随着人们年龄的增长，晶状体会逐渐失去弹性，从而降低其恢复球状的能力，导致其视近物能力逐渐下降。这种情况被称为老视（presbyopia），即老花眼，是衰老过程的正常现象，也是 45 岁左右的人可能必须开始戴老花镜或双焦点眼镜进行近距离工作的原因。

角膜和晶状体形状以及眼球前后轴距决定了光线会聚的点。如果眼球的前后轴距相对于透镜的聚焦能力而言过长，则会导致近视（图 9-14A）。在这种情况下，远处物体的图像聚焦在视网膜前面的一点上，便无法清晰地看到远处的物体。

相反，如果眼睛的前后轴距对于晶状体而言太短，近处物体的图像会聚焦在视网膜后面，则会导致远视（图 9-14B），视近物不清，但如果激活调节反射以增加晶状体的曲率，则可以看清近处的物体。

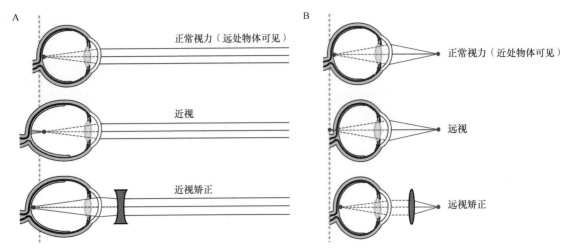

图 9-14　矫正视力缺陷
A.近视；B.远视

当晶状体或角膜的表面不是光滑的球形表面，则会发生会聚成像障碍导致的视觉缺陷，这种情况称为散光。此外，散光也可因晶状体表面各经线的曲率不等，或在外力作用下晶状体被挤出其正常位置而产生。眼外伤造成的角膜表面畸形也可产生不规则散光。

以上视觉缺陷可以通过矫正镜控制进入眼睛光的折射来纠正。图 9-14 显示了近视和远视眼分别使用凹透镜和凸透镜（如传统眼镜或隐形眼镜）进行矫正的情况。近年来，使用激光重塑角膜的屈光手术也能对此进行矫正。规则散光通常可用柱面镜加以矫正。

（2）白内障：构成晶状体的大部分细胞在生命早期会失去其内部的膜细胞器，因此变得完全透明，但它们会失去复制能力。唯一保留分裂能力的晶状体细胞位于晶状体表面，随着新晶状体细胞的形成，较旧的晶状体细胞会位于晶状体内部深处。

随着年龄的增长，晶状体的中央部分变得越来越密集和坚硬，并且可能会变成黄色或黑色。随着年龄增长而发生的另一种晶状体颜色的变化是白内障（cataract），表现为晶状体变为混浊不透明，这是最常见的眼部疾病之一。白内障与吸烟和糖尿病等疾病有关，也可能是长期暴露于紫外线下导致的，因此许多专家建议戴墨镜以延迟发病。晶状体颜色的早期变化不会干扰视力，但随着病程发展，视力会受到损害。不透明的晶状体可以通过手术摘除，并借助于植入的人工晶状体或补偿性矫正晶状体。尽管人工晶状体没有调节能力，但可以有效地恢复视力。

（3）青光眼：人眼的大小和形状部分取决于房水和玻璃体液的体积。这两种流体是无色透明的，能够让光从眼睛的前部传到视网膜。房水由特殊的血管组织不断形成，这些血管组织覆盖在睫状肌上，并通过位于角膜边缘虹膜前方的根管排出。在某些情况下，房水的形成速度快于其被去除的速度，进而导致眼内压力增加。青光眼（glaucoma）就是一种由于房水循环障碍引起的急性或慢性眼内压力增加进而导致视网膜细胞受损的疾病，也是不可逆性失明的主要原因之一。

（二）眼的感光换能机制

外界物体通过眼的折光系统成像于视网膜上的原理可归于物理学范畴，与物体在照相机底片上成像并无本质上的区别。视觉信息还要通过视觉系统（视网膜、视觉传导通路和大脑皮层）的处理才能转换成意识或心理学范畴的主观映像。视网膜在这一过程中的作用是感光换能和视觉信息的编码。

1. 视网膜及感光细胞的特性　视网膜（retina）是中枢神经系统的延伸，是位于眼球壁最内层锯齿缘以后的具有感光功能的部分,包括色素上皮层和神经层，其厚度仅 0.1～0.5mm，但结构十分复杂。视网膜神经层内含有感光细胞，在将光波转换为视觉电信号中起感光换能作用。

感光细胞的尖端或外段部分膜内的细胞浆甚少，绝大部分为一些整齐的重叠成层的圆盘状结构所占据，这圆盘称为膜盘（membranous disc）。膜盘是细胞膜类似的脂质双层结构，其中镶嵌着有对光做出反应的分子元件。在视锥细胞中，膜盘是由表面质膜的折叠形成的，而在视杆中，膜盘是细胞内的结构。感光细胞还具有一个内段部分，其中包含线粒体和其他细胞器，以及一个将感光细胞连接到视网膜中其他神经元的突触末梢。根据其感光外部段的形状，感光细胞可以被分为两种类型：视杆细胞（rod cell）和视锥细胞（cone cell）（图9-15）。

人的视网膜中视杆细胞和视锥细胞的空间分布也是不均匀的，愈靠近视网膜中心，视锥细胞愈多而视杆细胞愈少；在黄斑的中央凹处，感光细胞全部是视锥细胞，而缺乏视杆细胞；愈靠近视网膜周边，视杆细胞愈多而视锥细胞愈少；这造成人眼视觉在中央凹处对亮光有最高的视敏度和色觉，在暗处则中央视力较差；相反地，视网膜周边部则能感受弱光的刺激，但无色觉且清晰度较差。视网膜由黄斑向鼻侧约3mm处有一直径约1.5mm的淡红色圆盘状结构，称为视神经乳头，这是视网膜上视神经纤维汇集穿出眼球的部位，是视神经的始端。因为该处无感光细胞分布，所以无光感受作用，成为视野中的盲点（blind spot）。人们一般用双眼视物，一侧眼视野中的盲点可被对侧眼视野所补偿，因此并不会感觉到视野中有盲点存在。

感光细胞中含有能吸收光的分子，被称为光敏色素，也称视色素。光敏色素由一分子视蛋白（opsin）和一分子称为视黄醛（retinal）的生色基团组成结合发色团。视蛋白是一种G蛋白偶联受体，同一般的细胞膜受体具有类似的

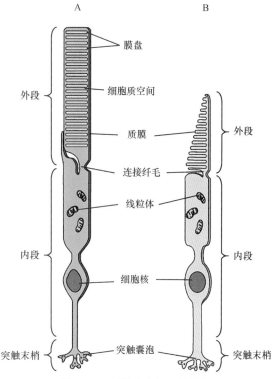

图9-15　两种感光细胞的结构

A. 视杆细胞；B. 视锥细胞，感光细胞外段部分被重叠成层的膜盘结构占据，在视杆细胞中，膜盘是细胞内的结构，而在视锥细胞中，膜盘由细胞膜折叠形成，感光细胞内段部分包含线粒体和其他细胞器，以及一个将感光细胞连接到视网膜中其他神经元的突触末梢

结构，由348个氨基酸残基组成，其中疏水性氨基酸肽链区段形成7次α-螺旋跨膜结构。视黄醛是维生素A的衍生物，是视黄醇氧化后的衍生物，由β-胡萝卜素发生氧化断裂生成的。这是光敏色素中对光敏感的部分。每个光敏色素中的视蛋白是不同的，并且以不同的方式与发色团结合。因此，每种光敏色素都能在可见光谱的特定部分最有效地吸收光。当适当波长的光照射到感光细胞上时，会导致感光细胞膜超极化。

2. 视杆细胞的感光换能机制　视杆系统由视杆细胞和与它们相联系的双极细胞和神经节细胞等成分组成，对光的敏感度较高，能在昏暗环境中感受弱光刺激而引起暗视觉，但只能区别物体的明暗而不能识别物体的颜色，而且只能识别物体较粗略的轮廓，对被视物细节的分辨能力较低，也称晚光觉或暗视觉（scotopic vision）系统。某些只在白昼活动的动物，如爬虫类和鸡等，其视网膜感光细胞只有视锥细胞，而缺乏视杆细胞，故为先天性"夜盲"；而另一些在夜间活动的动物，如猫头鹰等，其视网膜中只有视杆细胞，故夜光觉敏锐。

（1）视紫红质的光化学反应：视杆细胞中只含有一种光敏色素，即视紫红质（rhodopsin）。视紫红质对500nm波长的光线吸收能力最强，这与人眼在弱光条件下对蓝绿光区域（相当于500nm波长附近）感觉最明亮的事实相一致，说明人在暗视觉与视杆细胞中所含视紫红质的光化学反应有直接的关系。

视杆细胞内11-顺式视黄醛与视蛋白组成视紫红质，11-顺式视黄醛吸收光后异构为全反式视黄醛，视黄醛分子构象的这种改变，将导致视蛋白分子构象也发生改变，导致视紫红质最后分解为视蛋白和视黄醛，经过较复杂的信号传递系统的活动，诱发视杆细胞出现感受器电位。在光照后解体的视紫红质，在暗处又可重新合成，是一个可逆反应，其反应的平衡点决定于光照的强度。视紫红质再合成的第一步，是全反型的视黄醛变为11-顺型的视黄醛，很快再同视蛋白结合。

视紫红质在分解和再合成过程中，有一部分视黄醛被消耗，这最终要靠食物进入血液循环（一部分贮存于肝）中的维生素A来补充。长期摄入维生素A不足，将会影响人在暗光处的视力，引起夜盲症（nyctalopia）。光线越暗，视杆细胞中的视紫红质的合成过程越超过分解过程，视紫红质数

量越高使视网膜对弱光愈敏感；相反，光线增强，视杆细胞中的视紫红质的分解增强，合成过程减弱，视紫红质大多处于分解状态，使视杆细胞几乎失去了感受光刺激的能力。

（2）视杆细胞的感受器电位：视杆细胞外段具有特殊的超微结构，是进行光 - 电转换的关键部位。人的每个视杆细胞外段中有数千个膜盘，膜盘中镶嵌的蛋白质绝大部分是视紫红质，每一个膜盘所含的视紫红质分子约有 100 万个，这样的结构有利于使进入视网膜的光量子有更大的机会在外段中碰到视紫红质分子。

在视网膜未经光照射时，视杆细胞的静息电位只有 –40 ～ –30mV，比一般神经细胞的小得多。如图 9-16A 所示，视杆细胞在无光照的情况下主要存在着两种电流，一是细胞内段的 K^+ 外向电流，由 K^+ 通过内段膜上的非门控钾通道外流所引起，这同神经细胞静息膜电位的形成机制相同；二是细胞外段的 Na^+ 内向电流，这是由于外段膜在无光照时，就有相当数量的 cGMP 门控的阳离子通道开放，允许 Na^+ 通透，也允许少量的 Ca^{2+} 通透，这一内向电流可使细胞膜发生部分去极化。视杆细胞在无光照的情况下，胞质内的 cGMP 浓度较高，能维持 cGMP 门控的阳离子通道处于持续开放状态，因而形成稳定的由 Na^+ 跨外段膜内流而引起内向电流，称为暗电流（dark current），这也是视杆细胞的静息膜电位比一般神经细胞低的原因。视杆细胞依赖内段膜有高密度的钠钾泵的连续活动将 Na^+ 移出膜外，这样就维持了膜内外的 Na^+、K^+ 浓度的相对稳定。

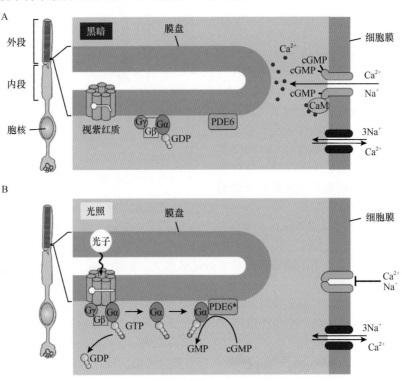

图 9-16　视杆细胞的感光换能机制

A. 在黑暗中，视紫红质处于非活性状态，离子可以自由穿过杆状细胞膜。在黑暗中，cGMP 磷酸二酯酶 PDE6 不活跃，cGMP 能够在杆状细胞内积累。cGMP 与配体门控离子通道结合，该离子通道可通透 Na^+ 和 Ca^{2+}。钙通过钠钙交换体再次被运回；B. 在光照时，光子激活视紫红质蛋白，触发 GTP 交换转导蛋白上的 GDP，转导蛋白的 α 亚单位激活 PDE6，PDE6 切割 cGMP。cGMP 门控通道关闭，跨膜电位变得更负

当视网膜受到光照时，跨膜电位反而向超极化方向变化，因此视杆细胞的感受器电位，表现为一种超极化型的慢电位。光量子被视盘膜中作为受体的视紫红质吸收后引起视蛋白分子的变构，激活了传递蛋白（transducin，Gt）；传递蛋白在结构上属于 G- 蛋白家族的一员，又称为转导蛋白，它激活的结果是进而激活附近的磷酸二酯酶 6（phosphodiesterase 6，PDE6）；于是使外段部分胞浆中的 cGMP 大量分解，而胞浆中 cGMP 的分解，就使未受光刺激时结合于外段膜的 cGMP 解离而被分解，而 cGMP 在膜上的存在正是门控式 Na^+ 通道开放的条件，膜上 cGMP 减少，Na^+ 通道开放减少，于是光照的结果出现了超极化型感受器电位（图 9-16B）。一个分子的视紫红质被激活时，可使约 500 个传递蛋白被激活；虽然传递蛋白激活磷酸二酯酶是 1：1 的，但一个被激活的磷酸二酯酶在一秒

内大约可使 4000 多个 cGMP 分子降解。由于酶系统的这种生物放大作用，就可以说明 1 个光量子的作用能在外段膜上引起大量化学门控式 Na^+ 通道的关闭，引起一个足以被人的视觉系统所感知的超极化型电变化。

3. 视锥细胞的感光换能机制　视锥系统由视锥细胞和与它们相联系的双极细胞和神经节细胞等成分组成，对光的敏感性较低，只有在强光条件下才能被激活，但可辨别物体的颜色，而且对物体轮廓和表面细节的识别有高分辨能力，也称为白昼视觉或明视觉（photopic vision）系统。

视锥细胞外段也具有与视杆细胞类似的膜盘结构，但有所区别的是，在视杆细胞中，膜盘是细胞内的结构，而在视锥细胞中膜盘由细胞膜向内反复折叠形成，膜盘上含有特殊的光敏色素，但分子数目较少。视锥细胞功能的重要特点，是它有辨别颜色的能力。颜色视觉，即色觉，是一种复杂的物理—心理现象，颜色的不同，主要是不同波长的光线作用于视网膜后在人脑引起的主观印象。大多数脊椎动物具有三种不同的视锥色素，各存在于不同的视锥细胞中。三种视锥色素都含有同样的 11- 顺型视黄醛，只是视蛋白的分子结构稍有不同。看来是视蛋白分子结构中的微小差异，决定了同它结合在一起的视黄醛分子对何种波长的光线最为敏感，因而才有视杆细胞中的视紫红质和三种不同的视锥色素的区别。光线作用于视锥细胞外段时，在它们的外段膜两侧也发生与视杆细胞类似的超级化型感受器电位。而三种不同类型的视锥细胞也含有分别对红、绿、蓝色光敏感的独特的光敏色素，这也是产生视觉中的色觉的"三原色学说"的结构基础（图 9-17）。

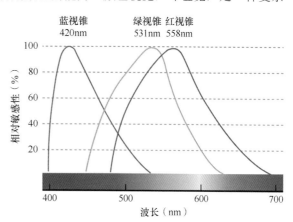

图 9-17　人视网膜中三种不同视锥细胞的光谱相对敏感性

目前认为视锥细胞外段的感光换能机制与视杆细胞类似。视锥细胞的视盘膜中的视黄醛分子由于吸收光子能量诱导视蛋白解离引起构象变化，并促进视蛋白与属于 G 蛋白家族的转导蛋白相互作用。转导蛋白激活磷酸二酯酶，该酶迅速降解 cGMP。细胞质 cGMP 浓度的降低使阳离子通道关闭，去极化电流的减少使膜电位超极化。在其被光激活后，视黄醛分子变回其静止形状，并通过酶介导的机制与视蛋白重新结合。

4. 明适应和暗适应　当人长时间在明亮环境中突然进入暗处时，最初看不清任何东西，经过一定时间后，视觉敏感度才逐渐增高而看清在暗处的物体，这种现象称为暗适应（dark adaptation）。研究表明，人眼感知光线的视觉阈，一般是在进入暗处后的最初 5 ～ 8 分钟内有一个明显下降期；之后又出现更为明显的第二次下降，在进入暗处 25 ～ 30 分钟时，视觉阈下降到最低点，并稳定于这一水平。在亮度不足的昏暗房间中，视觉只能由视杆细胞提供，因为视杆细胞的灵敏度比视锥细胞高。然而，在暴露于强光时，视杆细胞中的视紫红质已被完全激活，并从视蛋白中解离，从而使视杆细胞对光的进一步刺激不敏感。在视紫红质通过视黄醇的酶促重新结合而恢复到其静止状态之前，视紫红质不能再次完全反应，这一过程需要几分钟。通过饮食获得足够的维生素 A 对于夜视是必不可少的，因为它为视紫红质提供了视黄醛。

相反，当人长时间在暗处而突然进入明亮处时，最初感到一片耀眼的光亮，也不能看清物体，稍待片刻后才能恢复视觉，这种现象称为明适应（light adaptation）。明适应的进程很快，通常在几秒钟内即可完成。其机制是由于视杆细胞在暗处蓄积了大量的视紫红质，进入亮处遇到强光时迅速分解，因而会产生耀眼的光感。由于视杆细胞被大量地激活，眼睛对光极为敏感，因此视觉图像会过亮且对比度很差。但是，随着视黄醛与视紫红质的分离，视紫红质很快就会失活（有时被称为"漂白"），视杆细胞就不会响应，此时只有相对光敏感度较低的视锥细胞在起作用，明适应后的视觉图像会变得清晰且不会过于明亮。

二、耳的听觉功能

耳由外耳、中耳和内耳组成。声波通过外耳和中耳的传递到达耳蜗，经耳蜗的感音换能作用，最终将声波的机械能转变为听神经纤维上的神经冲动，后者上传到大脑皮层的听觉中枢，产生听觉。

听觉的产生基于声音的物理特性和外耳、中耳、内耳的生理结构。此外，声音传向大脑的神经通路和涉及感知声音信息处理的大脑区域均存在着复杂的神经信息处理。

人听觉器官的适宜刺激是由声源振动引起空气产生的疏密波，即声波。通过介质分子的振动，声能通过气体、液体或固体介质传输，空气是我们能听到声的最常见介质。声源的振动频率决定了我们听到的音高。振动越快，音高越高。人类的听阈频率范围为 20 ～ 20 000Hz，但人耳对 1000 ～ 4000Hz 的声音最敏锐。

（一）声波在耳中的传导

1. 声波在外耳中的传导 外耳由耳廓和外耳道组成（图 9-18），其一端开口于耳廓，另一端为鼓膜所封闭。耳廓和外耳道的形状有助于放大和引导声音。耳廓具有集音作用，有些动物（如猫）能转动耳廓以探测声源的方向；人耳廓的运动能力已经退化，但可通过转动颈部来判断声源的方向。

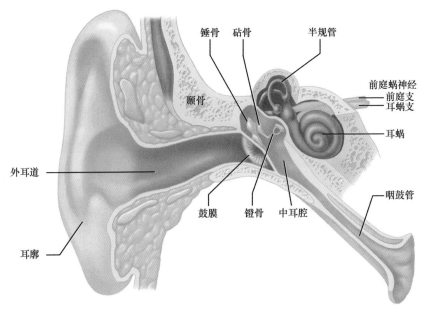

图 9-18 人耳的结构

根据物理学共振原理，一端封闭的充气管道对波长为其管长 4 倍的声波产生最大共振，使声压增强。人的外耳道长约 2.5cm，其最佳共振频率约为 3800Hz。在外耳道口与鼓膜附近分别测量不同频率（3000 ～ 5000Hz）声波的声压，结果表明鼓膜附近的声压级要比外耳道口的声压级强 12 分贝（decibel，dB）左右。

2. 声波在中耳中的传导 中耳的结构：中耳是颅骨颞骨上的一个充满空气的腔体，由鼓膜、听骨链、鼓室和咽鼓管等结构组成（图 9-19），鼓膜将外耳道与中耳分隔开。鼓膜呈椭圆形，面积为 50 ～ 90mm²，厚约 0.1mm，呈顶点朝向中耳呈浅漏斗状。鼓膜在外耳道的底部绷紧，当空气分子推动鼓膜时，鼓膜与声波相同的频率振动。鼓膜对各种不同的声波压力作出不同的反应，当接收到低频声音时鼓膜缓慢地震动，当接收到高频声音时鼓膜高速地震动。因此，鼓膜具有较好频率响应性和较小失真度。听骨链由锤骨、砧骨和镫骨这三块听小骨组成。中耳腔通过连接中耳和咽部之间的咽鼓管与大气连通，可保证外耳道和中耳腔内的压力通常与大气压力相等。咽鼓管的裂隙状末端通常是闭合的，但在打哈欠、吞咽或打喷嚏时，肌肉运动会使咽鼓管打开。海拔的突然变化（如电梯或飞机的上升或下降）会产生压力差。当耳外和耳道内的压力改变时，由于咽鼓管闭合，中耳内的压力最初的时候保持不变。这种压力差会拉伸鼓膜，引起疼痛。这一问题可以通过主动打哈欠或吞咽来缓解，这样可以打开咽鼓管，使中耳的压力与新的大气压相平衡。

中耳增压效应的生理意义和机制：当声波从空气传入内耳耳蜗内的淋巴液时，因为水的声阻抗大大高于空气的声阻抗，液体比空气更难移动，约有 99.9% 的声能将被反射回空气中，仅约 0.1% 的声能可透射到淋巴液，由此造成声能的巨大损失，因此，传递到内耳的声压必须要放大，中耳的增压效应具有重要的生理意义。中耳的增压效应主要通过锤骨、砧骨和镫骨这三块听小骨组成的可移动链来实现（图 9-19）。锤骨柄附着于鼓膜内面的中心处，镫骨底板与卵圆窗膜相贴，砧骨居中。

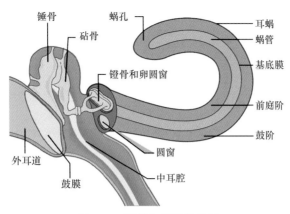

图 9-19　耳骨与耳蜗的关系

镫骨附着在卵圆窗上，卵圆窗的另一侧是充满液体的前庭阶。在这个隔室的远端是蜗孔，蜗孔是一个直接通向充满液体的鼓阶的开口。

鼓膜和中耳之间有一个圆形的膜窗

三块听小骨形成一个固定角度的杠杆，锤骨柄为长臂，砧骨长突为短臂，杠杆的支点刚好位于听骨链的重心上，因而在能量传递过程中惰性最小，效率最高。鼓膜振动时，如果锤骨柄内移，则砧骨长突和镫骨底板也作相同方向的内移。这些骨头就像是一个活塞，将鼓膜的振动与分隔中耳和内耳的卵圆窗联系在一起。施加在鼓膜上的声波经听骨链被传递到卵圆窗上；鼓膜的有效振动面积为 $55mm^2$，而卵圆窗膜的面积只有 $3.2mm^2$，由于卵圆窗比鼓膜小得多，单位面积的力（即压力）增加了 17.2 倍。另外，听骨链杠杆的长臂与短臂之比为 1.3∶1，故通过杠杆的作用，在短臂一侧的压力将增大 1.3 倍。综合以上两方面的作用，声波在整个中耳传递过程中将增压约 22.4 倍（17.2×1.3），而振幅约减小 25%。中耳的增压效应可使内耳淋巴液的声能从 0.1% 增加到 46%，从而使声波足以引起耳蜗内淋巴液发生位移和振动。

与中耳增压效应相对应的，传递到内耳的能量也可以通过中耳两块小骨骼肌的收缩而减少。鼓膜张肌和镫骨肌分别附着在锤骨和镫骨上，肌肉的收缩可抑制相应骨骼的运动。在发生巨响的时候，鼓膜张肌和镫骨肌反射性地收缩，可以保护脆弱的内耳感受器不受连续的、响亮的声音所损害。然而，它们不能防止突然的、间歇性的响声，这就是为什么人们在射击场环境中佩戴护耳器至关重要。当人在发声时，鼓膜张肌和镫骨肌也会反射性地收缩，以减少对自己声音响度的感知，并在特定的频率范围内优化听力。

3. 声波在内耳中的传导　内耳的解剖：内耳又称迷路，位于颞骨岩部的骨质内，分为骨迷路和膜迷路。骨迷路为骨性隧道，膜迷路为膜性结构，套在骨迷路内，形状与之相似。骨迷路与膜迷路之间充满外淋巴（perilymph），膜迷路内充满内淋巴（endolymph），内、外淋巴互不相通。迷路内前向后分为耳蜗（cochlea）和前庭器官（vestibular apparatus）两部分。其中，耳蜗为听觉感受器，将由外耳、中耳传到耳蜗的机械振动转变为听神经纤维的神经冲动；前庭器官是位觉和平衡觉感受器。

耳蜗的结构：耳蜗为一骨管，围绕蜗轴盘旋 2.5～2.75 周，形似蜗牛壳。此骨管内部被骨质螺旋板和基底膜分隔成上、下两半，上半称前庭阶，下半称鼓阶，前庭阶和鼓阶在耳蜗管远端螺旋孔处是连续的（图 9-19）。前庭阶通向中耳的小孔，即前庭窗；鼓阶通向中耳的另一个小孔，即圆窗。在螺旋板接近基底膜处还有一斜向外直达外侧壁的薄膜，称前庭膜。前庭膜与基底膜之间的膜性管道称为蜗管，是迷路的一部分。基底膜是由长短不同的纤维并列连接而成，耳蜗底部的基底膜纤维较短，顶部纤维较长。

声波传导至耳蜗的途径：声波可通过气传导和骨传导两条途径传入内耳耳蜗，正常情况下以气传导为主。①气传导：声波经外耳道引起鼓膜振动，再经听小骨链和卵圆窗膜传入耳蜗，此途径称为气传导（air conduction），是声波传导的主要途径。此外，鼓膜的振动也可引起鼓室内空气的振动，再经圆窗膜传入耳蜗，这一途径也属气传导，但在正常情况下并不重要，仅在听骨链运动障碍时才发挥一定作用，因为未经听小骨链的放大，此时的听力较正常时大为降低。②骨传导：声波直接作用于颅骨，经颅骨和耳蜗骨壁传入耳蜗，此途径称为骨传导（bone conduction）。骨传导的效能远低于气传导，因此在引起正常听觉中的作用极小。当鼓膜或中耳病变引起传音性耳聋时，气传导明显受损，而骨传导却不受影响，甚至相对增强。当耳蜗病变引起感音性耳聋时，音叉试验的结果表现为气传导和骨传导均异常。因此，临床上可通过检查患者的气传导和骨传导是否正常来判断听觉异常的产生部位和原因。因前庭阶的壁大部分是骨性的，传导到耳蜗的压力波只能通过两条途径消散。一条途径是压力波通过耳蜗管末端的蜗孔进入鼓阶，进而通过圆窗膜的振动衰减（图 9-20）。然而，绝大部分压力波经前庭阶直接传递至耳蜗管形成压力差。

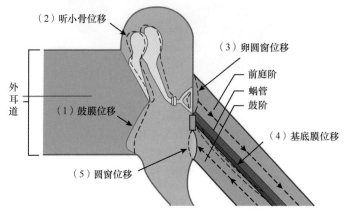

图 9-20　通过中耳和内耳传播声音振动

（1）通过外耳道的声波移动鼓膜；（2）鼓膜移动中耳骨骼；（3）引起卵圆窗膜位移；（4）引起基底膜特定区域的振荡；（5）引起圆窗膜的减压振荡

行波学说（traveling wave theory）：当声波振动通过听骨链到达卵圆窗膜时，压力变化立即传给耳蜗内的淋巴液和膜性结构。当卵圆窗膜内移时，由于液体的不可压缩性质，导致前庭和基底膜下移，最后鼓阶的外淋巴压迫圆窗膜，使圆窗膜外移；而当卵圆窗膜外移时，整个耳蜗内的淋巴液和膜性结构又作相反方向的移动，如此反复，形成振动。振动从基底膜的底部（靠近卵圆窗膜处）开始，按照物理学中的行波（travelling wave）原理沿基底膜向蜗顶方向传播，就像人在抖动一条绸带时，有行波沿绸带向其远端传播一样。不同频率的声波引起的行波都是从基底膜的底部开始，但声波频率不同，行波传播的距离和最大振幅出现的部位有所不同。声波频率越高，行波传播越近，最大振幅出现的部位越靠近蜗底；相反，声波频率越低，行波传播越远，最大振幅出现的部位越靠近蜗顶。因此，基底膜是一种频率分析膜，人的基底膜感受的声波频率为每秒 20 ～ 20000Hz。每一声波频率在基底膜上都有一个特定的行波传播范围和最大振幅区（图 9-21）。

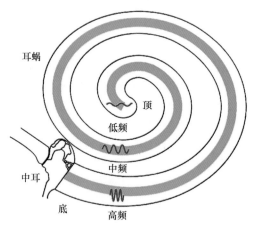

图 9-21　声波在耳蜗中的传导的行波学说

不同频率的声波引起的行波从耳蜗基底膜的底部开始，声波频率越高，行波传播越近，声波频率越低，行波传播越远。

低频 20 ～ 600Hz，中频 600 ～ 1500Hz，高频 1500 ～ 20000Hz

（二）耳蜗的感音换能作用

1. 耳蜗听觉感受器的结构　柯蒂氏器（Corti's organ）位于基底膜上，又称螺旋器或 Corti 器。基底膜上排列有毛细胞（hair cell），是声音感受器细胞（图 9-22）。毛细胞属于机械感受器，具有从一端突出的毛发状的静纤毛，另一端与神经相连，毛细胞上还有盖膜。在解剖学上有两组不同的毛细胞，分别为内毛细胞和外毛细胞。内毛细胞的静纤毛伸入内淋巴液中，将由耳蜗管内液体振动引起的压力波转换为感受器电位。外毛细胞的静纤毛嵌入盖膜中，并通过复杂的途径机械地改变其振动，从而增强对基底膜不同位置上振动频率的调节。

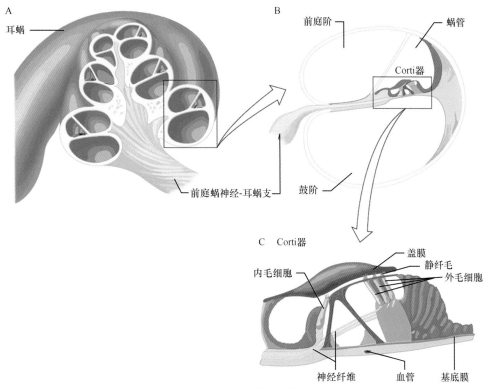

图 9-22　Corti 器的结构模式图

视图 A、B 和 C 显示的放大倍数依次增加

2. 听觉感受器的换能机制　盖膜覆盖在 Corti 器上。当压力波使基底膜发生移动时，毛细胞相对于固定的盖膜发生移动，因此静纤毛弯曲。当静纤毛向束中最高的一侧弯曲时，顶端连接拉伸会打开机械门控的阳离子通道，K^+ 从内淋巴液流入使并膜去极化（图 9-23）。这导致细胞底部附近的电压门控 Ca^{2+} 通道打开，从而触发神经递质的释放。当静纤毛沿相反方向弯曲时，毛细胞会使顶端连接松弛，关闭阳离子通道并使细胞快速复极化。因此，当声波振动基底膜时，静纤毛来回弯曲，毛细胞的膜电位迅速波动，以爆发形式被释放神经递质。

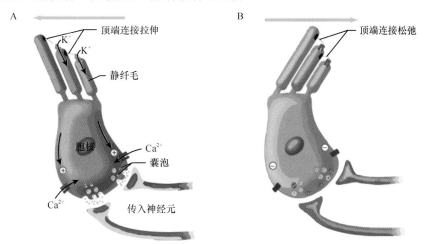

图 9-23　听觉系统毛细胞中神经递质的释放机制

A. 单方向弯曲静纤毛可使细胞去极化并刺激神经递质的释放；B. 向相反方向弯曲使细胞复极并停止释放

每个毛细胞释放的神经递质都是谷氨酸（与感光细胞一致），谷氨酸结合并激活传入神经元末端的受体，并诱发神经元产生动作电位，其轴突形成前庭耳蜗神经（颅神经Ⅷ）的耳蜗分支。声波的能量（响度）越大，传入神经纤维中产生动作电位的频率就越高。由于毛细胞均位于基底膜上，因此每个毛细胞都会对有限范围内的声音频率做出反应，并对其中某个特定频率反应最强。

除了鼓膜张肌和镫骨肌的保护性反射外，来自脑干的传出神经纤维也可通过调节外毛细胞的活性，进而抑制它们的反应，以达到保护作用。尽管有这些保护机制，但在高强度声音（例如摇滚音乐会扬声器、喷气式飞机引擎和建筑设备发出的声音）暴露下，毛细胞依旧很容易被损伤或破坏。如果长期暴露在较低的噪音水平，同样会造成损伤。响亮声音引起毛细胞损伤的机制一般被认为是基底膜的高振幅位移引起的静纤毛尖端断裂。在中等程度噪音暴露时，听力障碍可能是暂时性的，因为静纤毛尖端可以再生。但是，如果声音过于响亮或持续时间过长，毛细胞自身就会死亡并且不能再生。在暂时性或永久性听力丧失中，耳炎或"耳鸣"是很常见的，这是由于在耳蜗毛细胞损伤或丧失后，传入神经元持续不恰当地激活所引起的。

3. 耳蜗相关的生物电现象

（1）耳蜗内电位：耳蜗的前庭阶和鼓阶中充满着外淋巴液，而蜗管（中阶）内含内淋巴液。内淋巴液的 K^+ 浓度比外淋巴液高 30 倍，而外淋巴液的 Na^+ 浓度比内淋巴液高 10 倍。这种在离子组成上内淋巴液和外淋巴液的差异造成了静息状态下耳蜗不同部位之间存在着电位差。在耳蜗未受刺激时，如果以鼓阶中的外淋巴的电位为参考零电位，则可测出蜗管内淋巴的电位为 +80mV 左右，称为耳蜗内电位（endocochlear potential，EP）或内淋巴电位（endolymphatic potential）（图 9-24）。在静息情况下，毛细胞的静息电位为 –80～–70mV。由于毛细胞顶端浸浴在内淋巴液中，因此毛细胞顶端膜内外的电位差可达 160mV。但蜗管的内淋巴不能到达毛细胞的基底部，而外淋巴容易通过基底膜，因此毛细胞基底部的浸浴液为外淋巴液，在此部位毛细胞膜内外的电位差只有 80mV 左右。耳蜗内电位对基底膜的机械位移很敏感，当基底膜向鼓阶方向位移时，耳蜗内电位可增高 10～15mV；当向前庭阶位移时，耳蜗内电位可降低 10mV。当基底膜持续位移时，耳蜗内电位亦保持相应的变化。

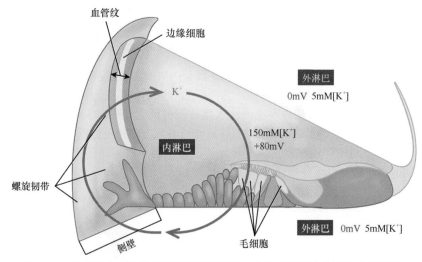

图 9-24 血管纹在产生和维持耳蜗内淋巴高 K^+ 和内淋巴电位中的作用机制

内淋巴中正电位的产生与维持与位于蜗管外侧壁血管纹（stria vascularis）活动密切相关。血管纹位于蜗管外侧壁，为特殊的含毛细血管的复层上皮，可产生内淋巴，主要包括基底细胞（basal cell，BC）、中间细胞（intermediary cell，IC）和边缘细胞（marginal cell，MC）三种细胞。基底细胞来自发育过程中的间质细胞，形成血管纹的基底部，分隔血管纹与其下方的螺旋韧带。中间细胞构成血管纹上皮层主体，细胞间不连续地围绕在一起，包绕毛细血管网。而边缘细胞近内淋巴腔。血管纹将 K^+ 转入内淋巴过程大致如下：螺旋韧带中的纤维细胞通过钠泵和 Na^+-K^+-$2Cl^-$ 同向转运体将 K^+ 转入细胞内，然后通过纤维细胞、基底细胞以及中间细胞三种细胞之间的缝隙连接，将 K^+ 转入中间细胞内，使中间细胞内 K^+ 浓度增高；中间细胞的钾通道，将 K^+ 转运到血管纹间液。而边缘细胞通过钠泵和 Na^+-K^+-$2Cl^-$ 同向转运体将 K^+ 从血管纹间液转运到边缘细胞内，再经边缘细胞的钾通道将 K^+ 转入内淋巴中。

（2）耳蜗微音器电位：当声音作用于耳蜗时，可从圆窗引出一种与刺激的音波频率与幅度相似的电位变化。如将此电位引到扩音器上，即可复制出刺激的声音，因而认为耳蜗犹如微音器，故称此种电位为耳蜗微音器电位（cochlear microphonics，CM）。这种引起微音器电位的效应，被称之Wever-Bray 效应。耳蜗微音器电位的特点为波形和频率与刺激声波一致，强度可达 1 毫伏，其大小与基底膜的运动大小成直线关系，响应频率可达每秒 10 000 次以上，潜伏期小于 0.1 毫秒，无不应期，既无适应现象，也不发生疲劳。在寒冷、麻醉、甚至动物死亡后半小时内并不消失。同时耳蜗微音器电位是随内、外淋巴离子浓度的改变而改变，并且在缺氧时大部分微音器电位消失。

（3）听神经动作电位：听神经纤维的动作电位，是耳蜗对声音刺激所产生的一系列反应中最后出现的电变化，是耳蜗对声音刺激进行换能和编码作用的总结果，中枢的听觉感受只能根据这些传入来引起。根据引导方法不同，可分为听神经复合动作电位和单一听神经纤维动作电位。

1）听神经复合动作电位：从听神经干上记录到的复合动作电位，是所有听神经纤维产生的动作电位的总和，反映了整个听神经的兴奋状态，其振幅取决于声波的强度、兴奋的听神经纤维数目以及放电的同步化程度，但不能反映声波的频率特性。

2）单一听神经纤维动作电位：将微电极插入到听神经纤维中，即可记录到单一听神经纤维动作电位。每一听神经纤维都有其特征频率或者最佳频率即某一特定频率的纯音只需要很小的刺激强度即可使该听神经纤维产生动作电位，而每一听神经纤维特征频率取决于该纤维末梢在基底膜上的分布位置。

三、前庭器官的运动觉和位置觉功能

前庭器官由半规管、椭圆囊和球囊组成，其主要功能是感受机体姿势和运动状态（运动觉）以及头部在空间的位置（位置觉），这些感觉合称为平衡觉（equilibrium sensation）。

前庭器官中也有毛细胞。前庭器官是一系列充满内淋巴液的膜性管，与耳蜗管连接（图 9-25）。毛细胞通过类似于刚刚讨论的耳蜗毛细胞的纤毛转导机制检测头部运动和位置的变化。前庭装置由三个膜状半规管和两个囊状结构（即椭圆囊和球囊）组成，所有这些都位于头部两侧颞骨的隧道中。容纳前庭装置和耳蜗的内耳骨隧道具有非常复杂的形状，有时被称为迷路。

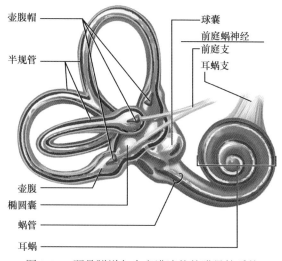

图 9-25 颞骨隧道包含充满液体的膜导管系统

半规管，椭圆囊和球囊组成前庭器官。该系统连接到耳蜗管。壶腹内的结构是包含毛细胞（感受器）的壶腹嵴

（一）半规管

半规管在头部沿三个垂直轴旋转时检测角加速度。人两侧内耳中各有上、外、后三个半规管，分别代表空间的三个平面（图 9-26）。外半规管在头部前倾 30° 时与地面平行，故又称水平半规管，其余两个半规管则与地面垂直。每个半规管在与椭圆囊连接处均有一个膨大的部分，称为壶腹，壶腹内有一称为壶腹嵴的镰状隆起，其上有高度分化的感觉上皮，由毛细胞和支持细胞所组成。每个毛细胞顶部有两种纤毛，一种是动纤毛，位于一侧边缘处，为最长的一条；另一种是静纤毛，数量较多且阶梯状排列，相对较短。毛细胞的底部为感觉传入神经末梢。

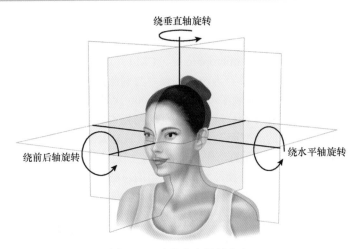

图 9-26 迷路内半规管方向

每个方向平面都垂直于其他平面。它们一起可以探测到各个方向的运动

　　纤毛被包裹在凝胶状液体中。当纤毛都处于自然状态时，毛细胞的静息电位为 –80mV；如果外力使静纤毛向动纤毛一侧弯曲时，细胞膜即发生去极化，当达到阈电位（–60mV）水平时，传入神经纤维放电频率增高，从而产生兴奋效应；相反，如果外力使动纤毛向静纤毛一侧弯曲时，细胞膜发生则超极化（–120mV），传入神经纤维放电频率降低，产生抑制效应。这是前庭器官中所有毛细胞感受外界刺激的一般规律(图 9-27)。这些感受器的运动引起毛细胞膜电位和神经递质释放的变化，其机制与耳蜗毛细胞类似。

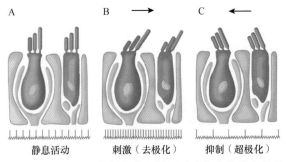

图 9-27　壶腹毛细胞位置与传入神经元动作电位放电的关系

A. 静息活动；B. 纤毛的单向运动增加了由毛细胞激活的传入神经的动作电位频率；C. 相反方向的运动状态相对于静息状态降低了频率

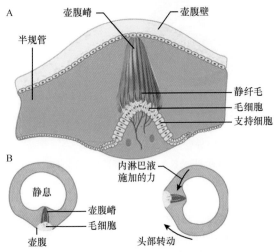

图 9-28　壶腹嵴和壶腹与头部旋转运动

A. 壶腹嵴和壶腹的组织结构；B. 头部静止和加速时，壶腹嵴与壶腹的关系

　　头部旋转运动的速度和幅度决定了纤毛弯曲的方向。在水平半规管内，当内淋巴液由管腔流向壶腹时，静纤毛朝向动纤毛一侧弯曲，毛细胞兴奋；而当内淋巴液离开壶腹时，静纤毛则背向动纤毛方向弯曲，毛细胞抑制（图 9-28）。在前半规管和后半规管，由于毛细胞排列方向不同，内淋巴液流动的方向与毛细胞反应的方式刚好相反，即内淋巴离开壶腹的流动引起毛细胞兴奋，而朝向壶腹的流动则引起毛细胞抑制。基础量的神经递质从静位状态的毛细胞中释放出来，头部运动时神经递质释放量根据毛细胞弯曲的方向而增加或减少。每个毛细胞感受器都有一个最大限度释放神经递质的方向。在与毛细胞形成突触的传入神经纤维中，动作电位的频率既与感受器细胞上纤毛弯曲所受的作用力大小有关，也与作用力施加的方向有关。

当人体直立并绕身体纵轴向左旋转时，左侧水平半规管中内淋巴液将向壶腹方向流动，而此时右侧水平半规管中内淋巴的流动方向则是离开壶腹，导致左侧毛细胞兴奋、右侧毛细胞抑制，因此在中枢获得的信息中，来自左侧的神经冲动强于右侧。当旋转进行到匀速状态时（就像在快速旋转时花样滑冰者的头部），两侧壶腹中内淋巴液与头部其他部分相同的速度运动，而纤毛慢慢回到它们的静止位置，中枢获得的信息与不旋转时是相同的。当旋转突然停止时，由于内淋巴液的惯性作用，两侧壶腹中毛细胞纤毛的弯曲方向和冲动发放情况正好与旋转开始时相反。因此，毛细胞只有在头部运动速度加速或减速时才会受到刺激。

（二）椭圆囊和球囊

椭圆囊和球囊提供了关于头部直线加速度以及头部位置相对于重力作用变化的信息，它们的感受器细胞也属于对位移敏感的机械感受器。站立时，椭圆囊中的毛细胞几乎笔直，当头部在水平面内做直线加速度运动时，它们会做出反应。在球囊中，毛细胞与椭圆囊中的毛细胞垂直，当你从平卧姿势改变到站立姿势时，或者当你在蹦床上蹦跳时产生的垂直加速度时，毛细胞就会做出反应（图 9-29）。

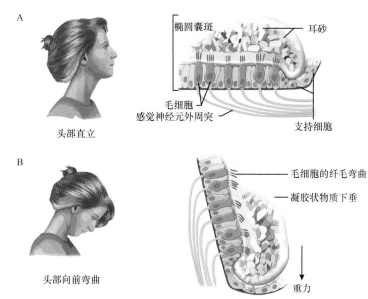

图 9-29　头部位置对椭圆囊位砂的影响

A. 直立姿势：毛细胞不弯曲；B. 当头向前倾斜时，胶状的耳砂在重力的作用下产生移动使毛细胞弯曲

椭圆囊和球囊比壶腹稍复杂，其内各有一个特殊的结构，分别称为椭圆囊囊斑和球囊囊斑，毛细胞位于囊斑上，其纤毛埋植在胶质状的位砂膜中，位砂膜表面有许多细小的碳酸钙结晶（耳砂），其比重比内淋巴液大，因而具有较大的惯性。在椭圆囊和球囊的囊斑上，几乎每个毛细胞的排列方向都不相同。作为对位置变化的反应，胶状的耳砂在重力的作用下产生移动。

四、味觉与嗅觉器官生理

对特定化学物质敏感的感受器被称为化学感受器。某些化学感受器能对机体内环境中化学物质的变化产生响应，如对血液中氧和氢离子浓度变化敏感的化学感受器。在本节中将分别讨论味觉和嗅觉，它们不仅会影响食欲、唾液量，胃液分泌等，还能防止有害物质损伤机体。

（一）味觉器官

味觉感受器是味蕾（taste bud），大约有 10 000 个，主要分布在舌的上表面和侧面，少数散在于口腔和咽部黏膜表面。每个味蕾是一小群细胞，像橙片一样排列在一个空心的味孔周围，位于称为舌乳头的结构中。味蕾由味细胞、支持细胞和基底细胞组成。味细胞顶端有纤毛，称为味毛，从味蕾表面的味孔伸出，暴露于口腔，是味觉感受的关键部位。味毛会增加味觉感受器的表面积，其细胞膜上的膜蛋白会感受特定化学物质的存在并转化为受体电位。味蕾的底部是基底细胞，它们不断分裂并分化，以替换在口腔环境中受损的味觉感受器细胞。味细胞周围被感觉神经末梢所包绕。

味觉感受器的适宜刺激是食物中有味道的物质，即味质。人类能区分数千种味质，虽然这些味质的味道千差万别，但都是由咸、酸、甜、苦和鲜五种基本的味觉组合形成。咸味通常由 NaCl 所引起，酸味由 H^+ 所引起，引起甜味的主要味质是糖，苦味通常由毒物或有害物质所引起，鲜味（umami）一词来自日语，是由谷氨酸钠所产生的味觉。这种味道与谷氨酸和类似氨基酸的味道有关。除了这些已知的味觉感受器外，还有其他可能尚未发现。例如，最近的实验表明，首先在啮齿动物的舌乳头中鉴定出的脂肪酸转运蛋白。研究表明，阻断这些转运蛋白会抑制人们对高脂肪食品的口味的偏好，并会减少消化系统产生的脂肪酶的数量。如果在人体中得到证实，这种脂肪酸转运蛋白可能成为味觉受体家族的第六个成员，并且可能在调节我们对高热高脂食物的摄入和代谢中起重要作用。

以上五种基本味觉的感觉换能机制不完全相同（图 9-30）。对小鼠的研究表明，在较低钠浓度条件下，引起咸味的 Na^+ 可通过味毛膜上特殊的上皮细胞钠通道进入细胞内，使膜发生去极化而产生感受器电位。这种钠通道可被利尿剂阿米洛利（amiloride）所阻断而使咸味感觉消失。而高盐条件下，可能同时激活苦味和酸味感受细胞来触发拒食反应。H^+ 可通过味毛膜上 TRP 通道（PKD2L1，PKD1L3）进入细胞内，使膜发生去极化而产生感受器电位。甜味、鲜味和苦味分别由两个味觉受体蛋白家族（T1R 和 T2R）所介导，它们都是 G 蛋白偶联受体。引起甜味的糖分子结合于由 T1R2 和 T1R3 蛋白组成的二聚体味受体，再依次激活 G 蛋白和磷脂酶 C，使细胞内 IP3 水平增高，然后由 IP3 触发细胞内钙库释放 Ca^{2+}，通过胞内效应最终引起细胞膜发生去极化，继而触发味细胞释放神经递质。引起鲜味的 G 蛋白偶联受体是由 T1R1 和 T1R3 蛋白组成的二聚体。缺乏 T1R1 的小鼠失去了分辨谷氨酸和其他氨基酸的能力，但仍能感受甜味。引起苦味的 G 蛋白偶联受体则由 30 余种 T2R 蛋白家族组成的，其信号转导过程与上述甜味觉的完全相同，但作用的味细胞不同，最终经不同的初级传入纤维传入到不同的中枢部位，所以苦味和甜味之间也不会发生混淆。每个传入神经元与一个以上的感受细胞形成突触，中枢神经系统能根据不同的传入通路来辨别不同的味觉。

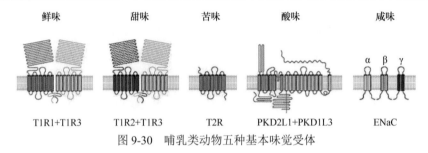

图 9-30 哺乳类动物五种基本味觉受体

（二）嗅觉器官

食物味道（不是味觉）主要是由嗅觉引起的。物质的气味与其化学结构直接相关，人类可以非常准确地识别成千上万种不同的气味。因此，处理嗅觉的神经回路必须编码有关不同化学物质结构的信息，存储（学习）代表不同物质的不同编码模式，并在以后识别特定的神经编码以识别气味。

嗅觉感受器位于上鼻道及鼻中隔后上部的嗅上皮中。嗅上皮由嗅细胞、支持细胞、基底细胞和 Bowman 腺组成。嗅细胞是双极神经元，其树突伸向鼻腔，末端有 4～25 条无运动能力的纤毛，称

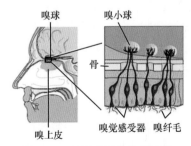

图 9-31 外周嗅觉系统的结构

为嗅毛，埋于 Bowman 腺所分泌的黏液之中；其中枢突是由无髓纤维组成的嗅丝，穿过筛骨形成嗅神经直接进入嗅球。嗅觉感受器的适宜刺激是空气中有气味的化学物质，即嗅质。嗅质分子首先扩散到空气中，然后进入鼻腔到达嗅上皮区域，进入覆盖上皮的黏液，然后与纤毛上的特定气味受体结合（图 9-31）。接受刺激的气味受体通过激活 G 蛋白增高 cAMP 水平，从而开放非选择性阳离子通道并使细胞去极化。嗅觉信号以电紧张方式扩布至嗅细胞中枢突的起始段并产生动作电位，动作电位沿轴突传入嗅球，继而传入至更高级的嗅觉中枢，引起嗅觉。

自然界中的嗅质约 2 万余种，其中约 1 万种可被人类分辨和记忆。研究发现，小鼠约有 1000 个基因用来编码嗅细胞膜上的嗅受体。由于每个嗅受体在结构上均有所不同，并且每个嗅细胞几乎只表达一种嗅受体，因此小鼠的嗅上皮中大约有 1000 种嗅细胞。嗅觉具有群体编码的特性，即一

个嗅细胞可对多种嗅质发生反应，而一种嗅质又可激活多种嗅细胞。因此它们可以通过不同的组合方式形成大量的嗅质模式，这就是动物能分辨和记忆1万种嗅质的基础。此外，嗅觉系统也同其他感觉系统相类似，不同性质的基本气味刺激有其专用的感受位点和传输线路，非基本气味则由它们交叉组合，最终在中枢形成特定的主观嗅觉。

临床案例： **耳聋的贝多芬**

贝多芬在音乐上具有很深造诣，但他一生与病魔搏斗。从17岁的一场呼吸道感染开始，因感染过于严重导致继发性中耳炎。26岁的贝多芬在与亲人朋友的通信中开始提及他的耳聋，此后逐渐加重。贝多芬听力在出现问题后，曾在很长时间内使用木制助听器来提高听力——用牙咬住木棒的一端，另一端顶在钢琴上来听自己演奏的琴声。贝多芬耳疾在32岁时已经非常严重，并于当年给其弟弟写下遗嘱。尽管如此，他并未放弃，在48岁时创作完成了其音乐生涯最高峰的《第九交响曲》。49岁时其听力完全丧失，双耳耳聋，直至57岁去世。2000年10月，《柳叶刀》医学杂志发表了一篇关于贝多芬头发中铅元素含量检测的论文，结果发现其高于正常值100倍，提示贝多芬可能患有铅中毒。贝多芬钟爱一种劣质的匈牙利葡萄酒并长期饮用，这种酒的香味和甜度依赖于铅的添加。此外，贝多芬生活的年代使用的酒杯一般是含铅的水晶杯。

思考题：

1. 贝多芬的耳聋经历了哪两个阶段？
2. 贝多芬耳聋早期使用木制助听器的原理是什么？
3. 铅中毒引起耳聋的机制是什么？
4. 在现代医学中，治疗贝多芬早期和晚期耳聋可使用哪些听力辅助设备？

（田　波　张　培　李　熳　韩耘芸　孟宪芳　裴　磊　孙　宁）

重点名词

感觉　sensation	感受器　sensory receptor
感觉器官　sensory organ	感受野　receptive field
适宜刺激　adequate stimulus	感受器电位　receptor potential
触觉阈　tactile sensation threshold	两点辨别阈　threshold of two-point discrimination
伤害性感受器　nociceptor	快痛　fast pain
慢痛　slow pain	致痛物质　algogenic substance
近反射　near reflex	暗视觉　scotopic vision
明视觉　photopic vision	视紫红质　rhodopsin
暗适应　dark adaptation	明适应　light adaptation
耳蜗　cochlea	气传导　air conduction
骨传导　bone conduction	外淋巴　perilymph
内淋巴　endolymph	行波学说　traveling-wave theory
柯蒂氏器　Corti's organ	毛细胞　hair cell
内淋巴电位　endolymphatic potential	血管纹　stria vascularis
前庭器官　vestibular apparatus	

第九章
微课类视频、练习题、思考题答案

参考文献

David J, 2013. TRP Channels and Pain. Annu. Rev. Cell. Dev. Biol. 29: 355-384.

Dong X, 2018. Peripheral and Central Mechanisms of Itch. Neuron, 98(3): 482-494.

Emily RL, Yali VZ, Craig M, 2014. Peripheral coding of taste. Neuron, 81(5): 984-1000.

Leal WS, 2013. Odorant Reception in Insects: Roles of Receptors, Binding Proteins, and Degrading Enzymes. Annual Review of Entomology, 58(1): 373-391.

Wayne O, Brian PH, Brett RB, et al, 2006. Mechanisms of mechanotransduction. Devepmental Cell, 10(1): 11-20.

第十章 神经生理

本章重点:

经典化学性突触传递过程;神经纤维传导动作电位及突触传递异同;主要神经递质及其受体;丘脑的感觉信息传导和分析功能;内脏痛特征和牵涉痛概念及其机制;大脑信息整合处理基本过程,记忆的类型;牵张反射的概念、类型及其机制;交感和副交感神经系统的特点及功能;下丘脑对内脏活动的整合控制功能;大脑皮层语言功能区;睡眠分期和睡眠功能。核心知识概括示意图见图 10-1。

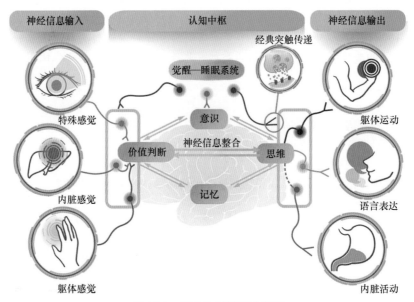

图 10-1 核心知识概括示意图

神经系统(nervous system)是机体整体功能最重要的控制系统,由中枢神经系统(central nervous system)和周围神经系统(peripheral nervous system)组成。神经系统参与包括感觉、自我意识、情感价值判断、思维、记忆和运动等多种认知活动和内脏活动,以及在此基础上的多种复杂行为。

第一节 神经系统细胞生理

构成神经系统的细胞有神经元(neuron)和胶质细胞(neuroglial cell),它们是神经系统执行各项功能的细胞基础。在人体中枢神经系统中,神经元数量为 $10^{11} \sim 10^{12}$ 个,胶质细胞数量约为神经元的 10 ～ 50 倍。

一、神经元

神经元是实现神经系统功能最重要的细胞基础,故又称之为神经细胞。神经元之间以网络样的形式进行信息传递,完成神经系统各项复杂功能。

(一)神经元基本形态与功能

1. 神经元基本形态 单个神经元的形状和大小不一。典型的神经元由胞体(soma)和突起组成(图 10-2)。突起分为树突(dendrite)和轴突(axon)。树突数目多,起始部较短粗,反复分支,逐渐变细,呈树枝状。轴突则一般只有一条,末梢像树根一样可有较多分支,每个末梢膨大呈球形,称为突触小体。不同神经元的轴突长短差异很大。人脑的神经元中,轴突短的仅数十微米,长的可达 1 米以上。被髓鞘或神经膜包覆的轴突或长的树突部分称为神经纤维。

神经纤维的信息传导速度受有无髓鞘、直径和温度等多种因素的影响。有髓鞘的神经纤维传导速度较无髓鞘的快，在一定范围内传导速度随髓鞘厚度增加而加快。神经纤维直径愈大，传导速度愈快。一般认为，神经纤维总直径每增加 1 倍，其传导速度将增加 6 倍。在一定范围内，局部温度愈高，传导速度愈快。

根据传导速度的不同，将哺乳类动物的周围神经纤维分为 A、B、C 三类（表 10-1）。A 类包括有髓鞘的躯体传入和传出纤维，根据其平均传导速度又为 α、β、γ、δ 四类。B 类是有髓鞘的自主神经的节前纤维。C 类包括无髓鞘的躯体传入纤维及自主神经节后纤维。根据纤维的直径大小及来源不同将传入纤维分为Ⅰ、Ⅱ、Ⅲ、Ⅳ四类，Ⅰ类纤维中包括Ⅰa和Ⅰb两类。

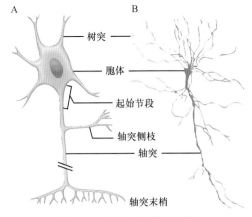

图 10-2　神经元结构模式图

表 10-1　哺乳动物周围神经纤维的分类及特征

类型		来源	纤维直径（μm）	传导速度（m/s）	附注
A（有髓鞘）					
	α	本体感觉、躯体运动	13～22	70～120	与Ⅰa、Ⅰb相对应
	β	触 - 压觉	8～13	30～70	与Ⅱ相对应
	γ	支配梭内肌（引起收缩）	4～8	15～30	
	δ	痛、温度和触 - 压觉	1～4	12～30	与Ⅲ相对应
B（有髓鞘）		自主神经节前纤维	1～3	3～15	
C（无髓鞘）					
脊髓后根		痛、温度和触 - 压觉	0.4～1.2	0.6～2.0	与Ⅳ相对应
交感		交感神经节后纤维	0.3～1.3	0.7～2.3	

2. 神经元联系方式　神经元构成的功能网络，常呈现以下四种联系方式（图 10-3）：①单线式，指一个神经元仅与另一个神经元发生突触联系，并逐级继续一对一传递下去，即神经元之间连接呈线性。②辐射式，是指一个神经元轴突侧支可同时与多个神经元发生突触联系，并一级传一级与更多神经元建立联系。该联系方式有利于扩大神经系统活动的范围，可使一个神经元信息扩布到许多神经元，同时发生兴奋或抑制，多见于感觉传入通路。③汇聚式，是指多个神经元末梢与单个神经元发生联系，并最终集中于一个神经元,使许多神经元兴奋性和 / 或抑制性的作用集中到同一神经元，发生整合作用。它是中枢神经系统实现信息整合的结构基础，常见于传出通路。④环式，是指某一神经元通过其轴突侧支与中间神经元联系，中间神经元直接或间接地又回返作用于该神经元。兴奋冲动通过环式联系时，可因为负反馈而使活动及时终止，或因正反馈而使兴奋增强和延续。

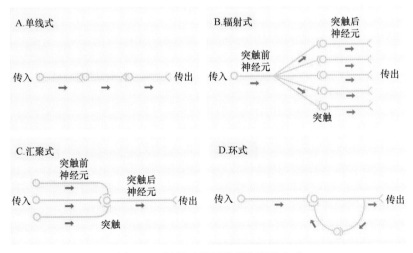

图 10-3　神经元的四种经典联系方式

3. 神经元基本功能 包括接受、整合处理和传导信息等，此外，神经元还对其所支配的靶细胞有一定的营养功能。

（1）接受、整合处理和传导信息：神经元的树突既接受化学性突触前末梢传来的化学性输入，也接受电突触传递来的电信号输入。树突表面上许多棘状突起称为树突棘（dendritic spine），是形成突触后膜的主要结构。在大脑皮层，约98%的突触在树突上形成。大量的树突分支和树突棘有效地扩大神经元接受外部刺激的表面积。树突将输入信息主要以局部电位的形式传递至神经元胞体（图10-4）。近年有研究证据表明，树突胞膜上并不缺乏电压门控 Na^+ 通道，自神经元胞体向树突膜上逐渐增加的电压门控 K^+ 通道，是树突不能产生和传导动作电位的可能原因。另外，少部分树突可产生动作电位并沿树突向胞体或向树突远端传导，其机制与膜上电压门控的 Na^+ 通道或 Ca^{2+} 通道被激活有关。我国著名的生理学家张香桐是树突生理功能研究的先驱者之一，他在20世纪50年代提出树突具有电兴奋性和传导冲动的功能。

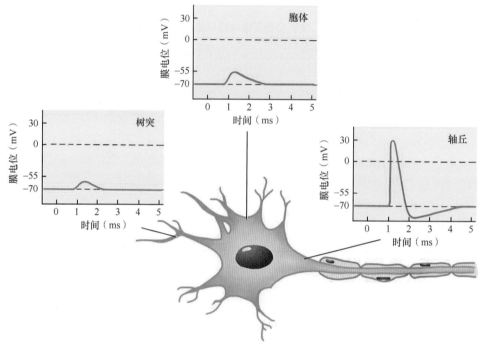

图 10-4 单个神经元上的信息接受、整合和传导

神经元的胞体可整合多个树突传递而来的电信号，也可直接接受突触前末梢的输入，产生局部电位。在一般条件下，胞体主要接受局部电位性质的神经信息，对信息进行整合以决定是否产生动作电位。如果达到阈电位，则会在轴突起始部，即轴丘（axon hillock）处爆发动作电位，沿轴突传至轴突末梢，向后一个神经元传递信息，因此，轴突负责将胞体整合后的神经电信号传递至其他神经元或效应器细胞（图10-4）。轴丘处密集存在 Na^+ 通道，是神经元阈值最低的部位，最易产生动作电位。轴丘动作电位也可逆向传至胞体，其意义可能在于消除该神经元此次兴奋前不同程度的去极化或超极化，恢复其再次接受信息传入的能力。轴突传导的信息以动作电位性质为主。

在神经纤维上传导的动作电位称为神经冲动。神经纤维在传导动作电位时的主要特点有：①双向性。只要刺激足以引起动作电位，刺激神经纤维上任何一点都可使动作电位产生后同时向神经纤维两端传导。②不衰减性。在神经纤维上传导的动作电位形状和大小，不会因传导距离的改变而变化。③绝缘性。一条神经内的多条纤维同时传导动作电位时，彼此互不干扰，其主要原因是细胞外液对电流的短路作用，使局部电流主要在单一神经纤维上构成回路。髓鞘亦发挥了重要的绝缘作用。④相对不疲劳性。神经纤维能较长时间保持传导动作电位的能力，不易发生疲劳。这一特点与化学性突触传递（后述）比较，后者则相对容易疲劳。⑤完整性。神经纤维只有在其结构和功能均完整时才能传导动作电位。如果神经纤维受损、被切断或局部使用麻醉剂时，动作电位传导将受阻。

（2）神经的营养性作用：神经元通过神经末梢对所支配靶组织的代谢活动进行调节，影响靶组织的结构和功能，这种作用称为神经的营养性作用（trophic action）。切断运动神经或脊髓灰质炎患者的脊髓前角运动神经元发生病变，其所支配的肌肉丧失运动能力，肌肉出现蛋白质、糖原合成减少，肌肉逐渐萎缩，说明神经元对所支配的组织存在营养性作用。持续使用局部麻醉药阻断神经冲动的传导，并不能使其所支配的肌肉发生代谢变化，因此神经的营养性作用与神经冲动无关，可能是与释放某些特殊的化学物质相关。

4. 影响神经元功能的因素 凡影响上述神经元功能实现过程中的任何因素，均可影响神经元的功能。神经元发挥功能是以生物电的产生和传导为基础，脑脊液和神经元周围组织间液的理化性质可影响神经元生物电的产生过程，已在静息电位和动作电位的影响因素中阐述。在此仅阐述影响神经元功能的另外两个重要的因素，即神经元的轴质运输和神经营养因子。

（1）轴质运输：用同位素标记氨基酸后再将其注射到蛛网膜下腔中，首先标记物出现在神经元胞体中，再依次出现在近胞体和远胞体端的轴浆中，说明氨基酸可从胞体向轴突远端运输。在神经纤维中间结扎后，结扎部位两端均出现因物质堆积而膨大的现象，说明轴浆内存在某些在胞体和轴突末梢间双向运输的物质。这种神经元胞质内物质在胞体和轴突末梢之间的运输过程被称为轴质运输（axoplasmic transport），根据运输方向的不同分为顺向轴质运输（anterograde axoplasmic transport）和逆向轴质运输（retrograde axoplasmic transport）两类。

顺向轴质运输是物质自胞体向轴突末梢的运输，包括快速（200～400mm/天）和慢速（0.01～1.0mm/天）两类。快速轴质运输，是指有膜结构的细胞器（线粒体、递质囊泡和分泌颗粒等）从微管的胞体端移动到轴突末梢端的过程，其关键的动力分子是驱动蛋白（kinesin）。每个驱动蛋白包含两条重链和两条轻链。重链通过其球形的头部（ATP酶区域）与微管连接，并可在微管上移动。轻链（相当于杆部）可连接被运输的细胞器（图10-5）。当驱动蛋白的一个头部与微管结合时，ATP酶被激活，横桥分解ATP而获能，驱动蛋白的颈部发生扭动，另一个头部即与微管上的下一个位点结合。这一过程交替进行，细胞器便沿着微管被运输送到轴突末梢。与此同时，微管朝向轴突末梢的一端不断形成，而朝向胞体的一端不断分解，使微管不断由胞体向轴突末梢移动，使物质随微管移动而顺向运输。微管在轴突排列呈单向，因而驱动蛋白运输方向是单向的。慢速轴质运输的物质主要是胞浆蛋白和细胞骨架基质成分，主要动力分子为动力蛋白。动力蛋白作用方式与驱动蛋白相似。

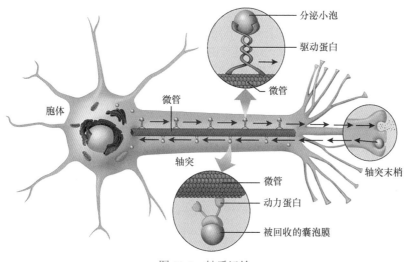

图 10-5　轴质运输

逆向轴质运输是物质自轴突末梢向胞体运输，其转运速度约为205mm/天。切断神经纤维后，神经元胞体发生变性，证实逆向轴质运输参与维持神经元结构与功能的完整。与快速顺向轴浆运输类似，逆向轴质运输的物质也是在微管上移动，只是方向相反。逆向轴质运输的动力主要来自动力蛋白，运输物质主要是在轴突末梢内吞物质（如神经营养因子等）形成的各种内吞体和溶酶体以及线粒体和内质网成分。另外，部分病毒（如狂犬病病毒）和毒素（如破伤风毒素）可在轴突末梢被摄取，被逆向运输到神经元的胞体，造成神经元结构和功能的损伤而致病；辣根过氧化物酶在神经末梢摄取后被逆向运输，催化某些底物氧化着色，因而常被作为示踪剂用于科学研究。轴质运输是一个耗能过程，其运输速度是可以被调节和影响的，如在神经纤维被切断后，与生长有关的蛋白质运输增加百倍，利于创伤后的修复；而在缺氧的条件下，轴质运输减慢甚至终止，不利于神经元功能的维持。

值得关注的是，树突与胞体间也存在轴质运输现象，微管和驱动蛋白仍然是其结构基础。

（2）神经营养因子对神经元的营养作用：被支配的靶细胞和胶质细胞可通过分泌神经营养因子（neurotrophic factor，NT）调节神经元的增殖、分化、成熟、存活并维持其功能的完整。目前已经发现的神经营养因子主要有神经生长因子、脑源性神经营养因子、神经营养因子 -3、神经营养因子 -4/5、神经营养因子 -6 和胶质细胞源性营养因子等。此外，成纤维细胞生长因子、胰岛素样生长因子、表皮生长因子、转化生长因子和血小板源性生长因子等亦能影响神经元生长。

（二）神经元间的突触传递

神经元间的信息传递是神经系统执行各项生理功能的基础，其结构基础是突触（synapse）。突触数量极其庞大。根据突触传递信息的机制不同，可将其分为电突触（electrical synapse）和化学性突触（chemical synapse）两类。根据组成突触的神经元部位不同，将突触分为轴突 - 树突型突触、轴突 - 胞体型突触、轴突 - 轴突型突触和树突 - 树突型突触等，其中以轴突 - 树突型突触最为常见（图 10-6）。此外，还可以根据突触前后神经元的关系和传递机制等进行多个突触关系的综合分类，如存在化学性突触或化学性突触与电突触组合的串联性突触、交互性突触和混合性突触等。

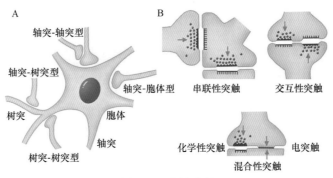

图 10-6　突触类型

1. 电突触传递　电突触普遍存在于无脊椎动物的神经系统中。在哺乳动物，电突触在大脑皮层神经环路发育的早期起着非常重要的作用，成年后某些需要高同步化活动的神经元群之间也存在丰富的电突触。电突触传递是携带神经信息的带电离子通过细胞间缝隙连接（gap junction）直接以电信号方式进行的细胞间信息传递。缝隙连接处相邻两个细胞相隔 2 ～ 4nm，每一侧膜上整齐地排列着由六个连接蛋白单体组成的连接子，连接子的中心是一个直径约 2.2nm 的亲水性孔道（图 10-7）。与后述化学性突触不同，形成电突触的两细胞相邻的膜不增厚，且神经元胞质中无囊泡。

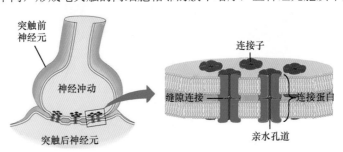

图 10-7　电突触结构

（1）传递过程：电突触传递是通过缝隙连接中的亲水性孔道实现的。Na^+、K^+、Cl^- 和 cAMP 等经亲水孔道在两个细胞间流动，完成二者的信息传递。另外，局部电流也能以电紧张的形式从一个细胞传向相邻的另一个细胞，因而一个细胞产生的动作电位通过流经缝隙连接的局部电流直接传播到另一个细胞，改变其功能活动。由此，电突触实现电信号 - 电信号的细胞间信息传递。

（2）基本功能：电突触传递主要实现两大功能。一是促进神经元群体活动同步化，连接蛋白参与新皮层、丘脑、下橄榄核等脑区神经元的同步化活动。二是促进神经通路发育和成熟，电突触在哺乳动物个体发育过程中先于化学性突触产生，在化学性突触成熟后数量逐渐衰减，表明其在神经系统发育过程中的先导作用。

（3）主要特点：电突触传递具有双向传递和传递速度快等特点，这是由其电 - 电模式的传递机制决定的。

2. 化学性突触传递 传递信息的媒介是一些被称为神经递质的化学物质。化学性突触传递分为经典化学性突触传递和非定向化学性突触传递两类。

（1）经典化学性突触传递：经典化学性突触传递是神经元间信息传递主要的方式，又称为定向化学性突触传递。为简化叙述，下文中无特殊指代的"突触"就是指经典化学性突触。在电子显微镜下观察到，突触处细胞膜电子密度远高于神经元其他部位的细胞膜，是辨别突触的重要标志。以最为常见的轴突 - 树突型突触为例，轴突末梢呈球形膨大的突触小体一侧为突触前膜，突触前膜在形态上与其他部位膜明显区别的功能部位称活化区（图 10-8）。突触前膜一侧的胞质内含丰富的突触囊泡（synaptic vesicle），又称突触小泡，突触小泡含有大量的神经递质，而且不同的突触递质，其囊泡大小和形状不完全相同。如小而清亮透明的突触小泡，多内含乙酰胆碱和氨基酸类递质；小而具有致密中心的突触小泡，多内含儿茶酚胺类递质；大而具有致密中心的突触小泡，多含神经肽类递质。与突触前膜相对应的为突触后膜，增厚的突触后膜上有突触后致密区，有能与神经递质结合的相应受体。在前后膜之间是约 20nm 的突触间隙。

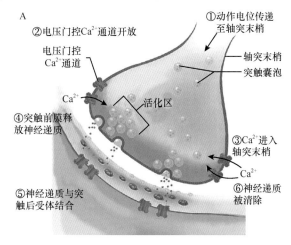

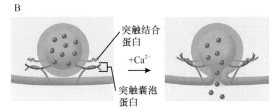

图 10-8 经典化学性突触传递过程

经典化学突触传递过程一般分为四个基本环节即突触前动作电位触发 Ca^{2+} 内流，Ca^{2+} 触发神经递质的释放，递质扩散到突触后膜激活突触后受体，发挥作用后的递质被再摄取或清除。

1）动作电位触发突触前轴突末梢的 Ca^{2+} 内流：当动作电位传至突触前轴突末梢时，突触前轴突末梢细胞膜产生去极化，开放膜上电压门控 Ca^{2+} 通道，膜外 Ca^{2+} 顺浓度和电场梯度内流，胞浆 Ca^{2+} 浓度在短时间内显著增加，即从静息状态下的 100nm 上升到 10 ～ 100μm。

2）Ca^{2+} 触发神经递质的释放：突触前轴突末梢中 Ca^{2+} 浓度瞬时升高触发神经递质释放的机制非常复杂，须经历突触囊泡的动员、摆渡、着位、融合和出胞等复杂步骤。胞浆内 Ca^{2+} 浓度较低时，突触囊泡被膜上的突触蛋白锚定于细胞骨架上。当胞浆 Ca^{2+} 升高后，Ca^{2+} 与钙调蛋白结合为 Ca^{2+}-钙调蛋白复合物，激活钙调蛋白依赖的激酶Ⅱ，促使突触蛋白磷酸化，突触囊泡得以从细胞骨架上的固定状态解离出来，这一步骤称为动员。在胞浆中 G 蛋白 Rb3 等的协助下，已被动员的突触囊泡继续向突触前膜活化区移动即摆渡。突触囊泡被摆渡到活化区后，囊泡膜上的突触囊泡蛋白复合体随即与突触前膜上的突触融合蛋白和突触小体相关蛋白 -25 等靶蛋白复合体识别，形成核心复合体，突触囊泡因此得以与突触对接，这一过程称着位。随后，高 Ca^{2+} 进一步直接触发突触囊泡上的突触结合蛋白发生变构，变构后的突触结合蛋白可能通过直接插入突触前膜或直接作用于上述核心复合体，触发突触囊泡膜与突触前膜形成融合孔，启动融合过程。融合孔一旦形成，其孔径迅速由约 1nm 扩大至约 50nm，神经递质以胞吐的形式从突触囊泡中大量释放到突触间隙。整个递质释放的过程大约历经 0.2 ～ 0.5ms。德国籍科学家 Thomas C. Südhof 因在突触结合蛋白领域的杰出贡献获得 2013 年诺贝尔生理学奖。

胞浆内高浓度 Ca^{2+} 在引起神经递质释放后，在 Na^+-Ca^{2+} 逆向转运体的协助下又迅速回到细胞外而恢复正常水平。融入突触前膜的原突触囊泡膜重新被回收至突触前轴突末梢胞浆中，装载新合成的神经递质，形成新的突触囊泡而被循环利用。

3）神经递质与受体结合后引起突触后效应：神经递质从突触囊泡释放后，进入突触间隙，扩散至突触后膜，迅速与突触后膜上相应的受体特异性结合。递质受体结合的突触后效应随递质和受体的不同分为突触后电信号效应和突触后化学信号效应。

突触后电信号效应是指在突触后膜表现为离子通道改变和带电离子的跨膜运动，使突触后膜去极化或超极化，产生突触后电位的变化。突触后电位分为兴奋性和抑制性突触后电位两类（图 10-9）。如果突触前轴突末梢释放的神经递质与突触后膜受体特异性结合后，导致突触后膜产生局部的去极化电位，称为兴奋性突触后电位（excitatory postsynaptic potential，EPSP）。兴奋性突触后电位引起突触后神经元更容易产生动作电位，兴奋性升高。将产生兴奋性突触后电位的神经递质、受体和突触分别称为兴奋性递质、兴奋性受体和兴奋性突触。根据产生的快慢分为快、慢和迟慢兴奋性突触后电位。

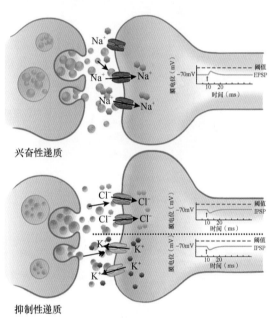

图 10-9　突触后电位产生机制

如果突触前末梢释放的神经递质与突触后膜相应受体结合后，导致突触后膜出现超极化，该电位变化即为抑制性突触后电位（inhibitory postsynaptic potential，IPSP）。同理，产生抑制性突触后电的神经递质、受体和突触分别称为抑制性递质、抑制性受体和抑制性突触。抑制性突触后电位产生常因为突触后膜对 Cl^- 和 K^+ 的通透性增加引起，由此出现以 Cl^- 内流和（或） K^+ 外流为主的跨膜离子流，突触后膜超极化。抑制性突触后电位也分为快、慢两类。快抑制性突触后电位广泛存在于中枢神经系统，慢抑制性突触后电位主要见于自主神经节和部分皮层神经元。抑制性突触后电位的产生，导致突触后神经元兴奋性降低，不易产生动作电位。一个突触后神经元一般与多个突触前神经末梢构成突触，既可产生兴奋性突触后电位也可产生抑制性突触后电位。突触后神经元电位取决于同时产生的兴奋性和抑制性突触后电位的总和效应。当其膜电位总和效应为超极化时，突触后神经元被抑制；当其膜电位总和效应为去极化时，则易于达到阈电位而爆发动作电位。

突触后化学信号效应指突触后神经元自细胞膜到细胞核的一系列生物信使分子结构、数量和功能的连锁变化过程。此过程常由 G 蛋白偶联受体和具有酪氨酸激酶活性的受体来介导，例如，G 蛋白偶联受体激活后，改变突触后神经元的腺苷酸环化酶和磷酸二酯酶等活性，影响胞浆第二信使水平，触发化学信号传递过程。突触后电信号可来自神经递质与受体结合后直接导致和经突触后化学信号间接触发的突触后膜上离子通道开放和关闭。

4）神经递质经多种途径被及时清除：神经递质被释放发挥效应后，被及时清除，确保突触传递持续进行。因此，清除突触间隙和突触后膜上的神经递质，是突触传递过程完成的必要环节。神经递质的清除方式和机制因其性质存在差异，主要包括突触前末梢和胶质细胞重摄取、酶解代谢以及扩散进入血液循环被运走等。

经典化学突触传递过程具有与神经纤维电信号传导完全不同的特征：①单向传递。神经冲动经过突触时只能从突触前神经元传到突触后神经元，不能逆向传递，这是由突触的结构特点决定。②突触延搁。突触传递主要以电 - 化学 - 电方式进行传递，耗时 $0.3 \sim 0.5ms$，与神经纤维和电突触相比，传递速度慢，耗时较多，这种现象被称为突触延搁（synaptic delay）或中枢延搁，传递经过的突触数目越多，所需时间越长。③总和现象。突触后膜产生的兴奋性突触后电位和抑制性突触后电位属于局部电位，可发生时间和空间总和（图 10-10）。④易受环境等多种因素的影响和易疲劳。内环境中离子浓度、氧含量、酸碱度和代谢产物的改变、神经递质和受体数量以及神经递质与受体结合特性等变化均可影响突触传递效率。高频率的神经冲动，使突触前末梢内的神经递质释放速度超过合成速度，导致神经递质耗竭，突触传递效率下降，称为突触疲劳（synaptic fatigue）。⑤兴奋节律改变。以一定频率放电的突触前神经元，通过突触将信息传递给突触后神经元，突触后神经元的放电频率不一定与突触前神经元放电频率一致，此即为兴奋节律改变。⑥后放。在多突触构成的反射回路中，当刺激停止后，传出神经元还可继续发放冲动，使反射活动持续一段时间，此现象称为后放（after discharge）。例如以酸刺激脊蛙的脚爪，蛙腿出现反射性屈腿，撤出刺激后，屈腿动作仍持续一段时间。后放的产生与兴奋传递在中枢环式联系中持续存在有关。⑦可塑性。突触传递过程和后续效应不是一成不变，而是经常发生变化，称为突触传递的可塑性。

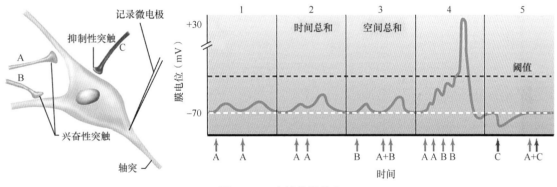

图 10-10　突触传递总和

（2）非定向化学性突触传递：交感节后神经元即肾上腺素能神经元的轴突末梢有大量分支，分支上间隔出现明显膨大的曲张体（varicosity）。曲张体内含有丰富的小而具有致密中心的突触囊泡，囊泡内含有高浓度的去甲肾上腺素。当神经冲动到达曲张体时，去甲肾上腺素从曲张体释出，以扩散的方式到达平滑肌细胞，与膜上相应的受体结合，产生一系列生理效应。这种细胞间信息传递由化学物质介导，以神经递质与相应受体相结合而发生效应，但无典型的特化增厚的突触前膜和突触后膜，故将其称为非定向（或非经典）化学性突触传递。非定向化学突触性传递也见于中枢神经系统，如大脑皮层的无髓鞘去甲肾上腺素能纤维、黑质的多巴胺能纤维和脑干的 5- 羟色胺能纤维等。

非定向化学性突触传递在作用机制、传递特点和影响因素等方面与经典化学性突触传递相似，其不同点在于：①非定向性。突触前成分（曲张体）与突触后成分无固定接触，无一对一的关系，突触前、后成分无特化的突触前膜和后膜。突触后效应具有弥散性，一个曲张体释放的递质可作用于较多的突触后成分。②传递耗时长短不一，一般较长。曲张体与多个效应细胞间距离不等，通常传递神经信息的两个细胞间相距较远，一般大于 20nm，有的可超过 400nm。

（3）影响化学性突触传递的因素：突触传递过程中受多种因素的影响，主要涉及神经递质释放、突触后膜受体识别和结合以及神经递质清除三个环节。

1）神经递质释放环节：神经递质的释放量主要取决于进入轴突末梢的 Ca^{2+} 量，凡是影响轴突末

梢 Ca^{2+} 内流的因素都能影响化学性突触传递。例如，到达轴突末梢动作电位的频率或幅度可改变电压门控 Ca^{2+} 通道的状态而影响递质释放。递质的释放也与突触囊泡蛋白的功能状态和递质的合成过程等有关。例如，梭状芽孢菌毒素可以灭活与突触囊泡着位有关的蛋白，抑制递质释放；破伤风感染引起的肌痉挛，就是破伤风毒素阻碍抑制性递质释放而使运动神经元过度兴奋的结果。

突触前递质释放增加或减少的现象分别被称为突触前易化（presynaptic facilitation）或突触前抑制（presynaptic inhibition）。这里所指的递质包含兴奋性和抑制性两类递质。但在传统生理学上，仅描述了一个狭义上的突触前抑制（图 10-11），即轴突 B 是释放抑制性递质——γ- 氨基丁酸（γ-aminobutyric acid，GABA）的轴突末梢，它通过轴突 - 轴突型突触作用于释放兴奋性递质的轴突 A 末梢（实为轴突 B→轴突 A 突触的后膜，又是轴突 A→运动神经元 C 突触的前膜），使轴突 A 末梢膜 Cl^- 内流（$GABA_A$ 受体激活）或 K^+ 外流（$GABA_B$ 受体激活），造成动作电位去极化的幅度和速度降低、动作电位时程缩短，Ca^{2+} 通道激活程度和数量下降，减少末梢 Ca^{2+} 内流，减少轴突 A 末梢兴奋性递质释放，从而使突触后膜（运动神经元 C）兴奋性突触后电位减小，发生突触前抑制。突触前抑制既可来自其他突触，也可来自自身突触，具有精细调节神经环路活动的功能。例如，大量无关或次要的感觉信息在传入过程中，通过突触前抑制机制被选择性消除，确保重要的感觉信息上传到上一级高位中枢。

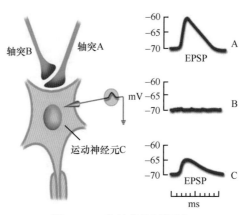

图 10-11　突触前抑制机制

图中 ABC 所示均为在运动神经元 C 记录的电位。A 为轴突 A→运动神经元 C 突触传递时；B 为轴突 B→轴突 A 突触传递时；
C 为在轴突 B→轴突 A 突触传递，同时轴突 A→运动神经元 C 突触传递

2）受体识别和结合环节：受体识别和结合环节对突触传递过程的影响发生在突触后膜，通常将增大的变化称为突触后易化（postsynaptic facilitation）或突触后增强（postsynaptic potentiation），减小的变化称为突触后压抑（postsynaptic depression）。

受体识别和结合环节的改变与下列多种因素有关：①受体与递质亲和力增强或减弱，可促进或抑制该突触传递过程。②受体数量、结构或功能状态，直接影响突触传递过程，如重症肌无力患者由于自身产生乙酰胆碱受体（N 型）的抗体，使神经 - 肌接头的突触传递受阻，肌肉松弛。③其他某些物质还可与受体结合，不发挥生物学效应，但阻止正常神经递质发挥作用，使突触传递过程受阻。

3）神经递质清除环节：突触间隙中神经递质的数量，除与突触前膜的释放有关外，还与清除有关。多种因素通过不同机制影响神经递质的清除，例如，三环类抗郁药抑制脑内去甲肾上腺素在末梢的重摄取，加强该递质对受体的作用；有机磷农药和新斯的明等抑制胆碱酯酶活性，导致乙酰胆碱在突触间隙蓄积，造成突触传递的异常增强。

3. 神经递质和受体

（1）概述：神经递质（neurotransmitter）及其受体（receptor）是化学性突触传递的基本物质和结构基础，在神经系统的信息传递中具有十分重要的地位。

1）神经递质：神经递质，常被简称为递质，由德国科学家 Otto Loewi 首先在迷走神经对心脏抑制作用的研究中发现。一个化学物质被确认为递质，一般应具备以下几个条件，①递质必须在神经元内合成，具有合成该递质的前体物质和酶系统。②递质合成后储存于轴突末梢的突触囊泡中，以防被胞质中的酶所破坏。当神经元兴奋时，突触囊泡释放递质，进入突触间隙。③递质作用于突触后膜上的特异性受体，产生突触后电位而发挥其生理作用。④突触间隙和突触后存在使这一递质失

活的酶或其他失活方式（重新摄取回收），以实现突触传递的时效性。⑤递质直接作用于突触后膜，模拟递质释放过程（如微电泳）可引起与刺激神经同样的效应。⑥用受体激动剂或阻断剂能加强或阻断该递质的突触传递效应。以上递质判定的标准针对的是经典神经递质。一些新型递质如神经肽、NO、CO 和硫化氢等，并不完全符合上述条件。

除神经递质外，神经系统内还存在一类物质，对突触信息传递起调节作用，被称为神经调质（neuromodulator）。某些物质在某突触传递中起递质作用，而对另外的突触传递而言则可起调质作用，因此，递质和调质并无严格界限。

已知的递质达数十种，根据递质存在的部位可以将其分为中枢递质和外周递质，多数递质同时存在于中枢和外周神经系统。根据化学结构，递质分为以下几种类型：①氨基酸类，如谷氨酸、甘氨酸和 γ- 氨基丁酸等；②胆碱类，如乙酰胆碱；③单胺类，如去甲肾上腺素、肾上腺素、多巴胺、5-羟色胺和组胺等；④神经肽类，如血管活性肠肽；⑤其他，如嘌呤类（如腺苷和 ATP）和气体分子类（NO、CO）等。常将能合成和释放某类递质的神经元和神经纤维相应地称为某能神经元或神经纤维。例如，合成和释放乙酰胆碱的神经元和神经纤维就被称为胆碱能神经元和胆碱能神经纤维。

曾经认为，递质在一个神经元内是单一存在的。现在已证明，一个神经元内可以同时存在两种或两种以上的递质，这一现象称为神经递质共存（neurotransmitter coexistence）。如大鼠延髓神经元内 5- 羟色胺和 P 物质共存。同一神经元内共存的递质可以在神经元兴奋时同时释放，称为递质共释放。共存和共释放的递质在神经传递中起协同或拮抗作用，协调某些生理活动。

神经递质的代谢包括递质的合成、贮存、释放、降解失活、重摄取等步骤。递质不同，其代谢过程也不同。乙酰胆碱和胺类等多数递质，在神经元胞体中特定合成酶的催化作用下合成。肽类递质则是在基因调控下，通过核糖体的翻译和翻译后的酶切加工等过程形成。已合成的递质存储于突触囊泡中，有的囊泡也是递质合成的部位，例如，去甲肾上腺素合成的最后一步是在囊泡中多巴胺 β 羟化酶的催化下进行的。在突触传递过程中，囊泡中递质在 Ca^{2+} 的介导下以胞吐形式释放，发挥生物学效应后被迅速消除。递质的降解失活是在酶的作用下完成，每一种神经递质都有各自特异的水解酶。递质释放后，递质自身或递质酶解产物可重摄取回突触前末梢内，用于重新合成新的神经递质。

2）神经递质受体：能与神经递质相结合并产生效应的受体称为神经递质受体（neurotransmitter receptor），简称为受体。神经递质受体多数为膜受体，是突触后膜或突触前膜上的一类特殊膜蛋白质。神经递质必须通过与受体相结合才能发挥作用，如果受体事先与药物结合，则递质就很难再与受体结合，不能发挥作用。这种能与受体结合，占据受体或改变受体的空间结构形式，使递质不能发挥作用的药物称为受体阻断剂或拮抗剂。反之，能发挥与递质相似的生理效应的药物，称为受体激动剂。受体的激动剂和拮抗剂以及神经递质统称为配体。

根据分子结构和作用机制的不同，受体分为离子通道型和 G 蛋白偶联型受体。离子通道型受体是集受体和离子通道为一体的大分子膜蛋白，又称为配体门控离子通道 / 受体，或促离子型受体，如乙酰胆碱 N 受体、GABA$_A$ 受体和谷氨酸 N- 甲基 -D- 天冬氨酸（N-methyl-D-aspartic acid receptor，NMDA）型受体。G 蛋白偶联型受体也称代谢型受体，肾上腺素 β 受体、乙酰胆碱 M 受体属于这一类型，通过跨膜信号转导途径使突触后神经元或效应器细胞的活动发生改变。根据存在的部位不同，受体又可分为突触后膜受体和突触前膜受体。

受体与递质结合，除具有特异性、饱和性和可逆性等一般特性外，还具有效应多样性和可变性特征。效应多样性是指不同受体亚型分布于不同的器官和组织，同一神经递质与不同亚型结合，可产生完全不同的效应。不同受体亚型的特异性阻断剂或特异性激动剂是不同的，例如，肾上腺素 α 受体的阻断剂是酚妥拉明；肾上腺素 β 受体的阻断剂是普萘洛尔。可变性是指受体的数量及其与递质的亲和力等可发生改变。受体数量或递质亲和力增加称为受体的上调。受体数量或亲和力下降称为受体的下调。有些膜受体的上调是通过膜的流动性将暂时储存于细胞内膜或细胞浆的受体蛋白表达于细胞膜上，这个过程又称为上膜。有些膜受体的下调则通过受体蛋白被细胞膜内吞入胞，即受体的内化，减少膜上受体的数量。另外，也可通过受体蛋白的磷酸化或去磷酸化来实现受体的上调或下调。

（2）主要神经递质及其受体系统：主要的神经递质及其受体系统以及递质受体结合后的效应等列表总结如下（表 10-2）。

表 10-2　主要的神经递质及其与受体结合后的作用机制

递质	受体	第二信使	离子通透性
乙酰胆碱	N	—	↑Na^+、其他小离子
	M_1	↑IP_3、DG	↑Ca^{2+}
	M_2（心脏）	↓cAMP	↑K^+
	M_3	↑IP_3、DG	
	M_4（腺体）、M_5	↑IP_3、DG	
多巴胺	D_1、D_5	↑cAMP	
	D_2	↓cAMP	↑K^+、↓Ca^{2+}
	D_3、D_4	↓cAMP	
去甲肾上腺素	α_{1A}、α_{1B}、α_{1D}	↑IP_3、DG	↓K^+
	α_{2A}、α_{2B}、α_{2C}	↓cAMP	↑K^+、↓Ca^{2+}
	β_1、β_2、β_3	↑cAMP	
5- 羟色胺	5-HT_{1A}	↓cAMP	↑K^+
	5-HT_{1B}	↓cAMP	
	5-HT_{1D}	↓cAMP	↑K^+
	5-HT_{2A}	↑IP_3、DG	↓K^+
	5-HT_{2C}	↑IP_3、DG	
	5-HT_3	—	↑Na^+
	5-HT_4	↑cAMP	
腺苷	A_1、A_3	↓cAMP	
	A_2	↑cAMP	
谷氨酸	促代谢型		
	促离子型		
	AMPA、KA	—	↑Na^+
	NMDA	—	↑Na^+、Ca^{2+}
γ- 氨基丁酸	$GABA_A$	—	↑Cl^-
	$GABA_B$	↑IP_3，DG	↑K^+、↓Ca^{2+}

注：AMPA，α- 氨基 -3- 羟基 -5- 甲基 -4- 异恶唑丙酸；KA，海人藻酸；NMDA，N- 甲基 -D- 天冬氨酸；IP_3，肌醇三磷酸；DG，甘油二酯

1）乙酰胆碱及其受体：乙酰胆碱是最早被确定的神经递质。乙酰胆碱主要在胆碱能神经末梢内合成，少量在胞体合成。胆碱和乙酰辅酶 A 在胆碱乙酰化酶的作用下合成乙酰胆碱。释放的乙酰胆碱产生作用后迅速被胆碱酯酶水解，产物中的胆碱可重新被摄取，参与新的乙酰胆碱的合成（图 10-12）。

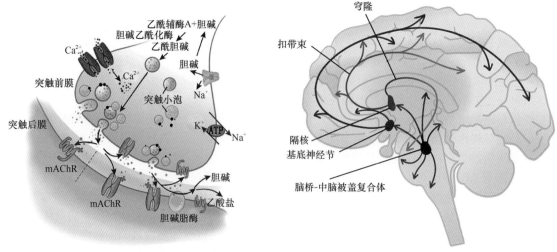

图 10-12　乙酰胆碱和受体以及脑内乙酰胆碱分布和投射

能合成和释放乙酰胆碱的神经元称为胆碱能神经元（cholinergic neuron）。神经系统中胆碱能神经元分布比较广泛。中枢神经系统中的胆碱能神经元分为两类，即局部环路神经元和投射神经元。

胆碱能局部环路神经元在核团内组成局部环路，多属于中间神经元，主要位于纹状体、伏隔核、嗅结节、大脑皮层Ⅱ～Ⅳ层、海马、杏仁核、小脑以及脊髓背角。胆碱能投射神经元形成基底前脑胆碱能系统和脑干胆碱能系统。前者发出的轴突投射至海马和新皮层，后者发出的轴突则主要投射至背侧丘脑和前脑（图10-12）。外周神经系统的胆碱能神经元主要为副交感节后神经元。

能与乙酰胆碱特异性结合的受体称为乙酰胆碱受体。根据乙酰胆碱受体能分别与天然植物碱毒蕈碱（muscarine，M）和烟碱（nicotine，N）结合并产生不同的生物效应，将其分为M受体和N受体两类。M受体又分为M_1～M_5共五种亚型，N受体分为神经元型N_1和肌肉型N_2两种亚型。毒蕈碱和烟碱分别是M受体和N受体的激动剂，阿托品是M受体阻断剂，筒箭毒碱是N受体阻断剂。

胆碱能系统的主要生理功能包括：调控躯体感觉、躯体运动、内脏活动、摄食、饮水和体温等，参与学习和记忆、觉醒与睡眠、情绪等脑的高级活动。

2）单胺类递质及其受体：单胺类递质包括去甲肾上腺素、肾上腺素、多巴胺、5-羟色胺和组胺等。

A. 去甲肾上腺素（noradrenaline，NA或norepinephrine，NE）和肾上腺素（adrenaline，Adr或epinephrine，E），两者在结构上的差异主要是前者比后者少一个甲基。去甲肾上腺素合成原料是酪氨酸，在胞浆酪氨酸羟化酶和多巴脱羧酶的作用下形成多巴胺，后者进入突触囊泡，由多巴胺β-羟化酶催化，生成去甲肾上腺素。脑内某些部位存在苯乙醇胺氮位甲基移位酶，使去甲肾上腺素进一步转变为肾上腺素。在中枢神经系统中，去甲肾上腺素能神经元（noradrenergic neuron）胞体绝大多数位于低位脑干，如脑桥的蓝斑以及延髓网状结构的腹外侧部分；肾上腺素能神经元的胞体主要位于延髓，发出的纤维大部分加入去甲肾上腺素能上行纤维。能与去甲肾上腺素或肾上腺素结合的受体统称为肾上腺素受体，属于G蛋白偶联受体，主要分为肾上腺素α受体（简称α受体）和肾上腺素β受体（简称β受体）两种。肾上腺素α受体至少包含α_1和α_2亚型，肾上腺素β受体至少包含β_1～β_3三种亚型。去甲肾上腺素和肾上腺素递质受体系统的主要生理功能是参与内脏活动（主要是心血管活动）、情绪、体温、摄食、觉醒、应激和学习记忆等方面功能的调节。

B. 多巴胺（dopamine，DA）合成所需要的原料和合成过程见上述。多巴胺、去甲肾上腺素和肾上腺素均属儿茶酚胺类递质。一些儿茶酚胺能神经元（如黑质-纹状体系统）由于缺乏多巴胺β-羟化酶，儿茶酚胺的合成终止于多巴胺。多巴胺递质系统主要存在于中枢神经系统，包括黑质-纹状体系统、中脑边缘系统和结节-漏斗等区域。已发现并克隆出D_1～D_5五种受体亚型。主要参与对躯体运动协调、精神活动、情绪、奖赏、成瘾和内分泌以及心血管活动等的调节。

C. 5-羟色胺（5-hydroxytryptamine，5-HT）由色氨酸经色氨酸羟化酶生成5-羟色氨酸，再经5-羟色氨脱羧酶作用而生成。在中枢神经系统中，5-羟色胺能神经元胞体主要集中于低位脑干的中缝核内，其轴突与纹状体、丘脑、下丘脑、边缘前脑、大脑皮层以及脊髓后角、侧角和前角形成广泛的联系。5-HT受体多而复杂，目前已知有$5-HT_1$～$5-HT_7$等七种亚型。5-HT递质受体系统在中枢神经系统的功能主要是调节痛觉、精神活动、情绪、睡眠觉醒、体温、性行为、内分泌、心血管活动和躯体运动等。

D. 组胺（histamine）由组氨酸经组氨酸脱羧酶脱羧基而形成。合成组胺的神经元胞体集中分布于下丘脑后部的结节乳头核内，其纤维几乎到达中枢神经系统的所有部分。组胺受体分为H_1～H_3等三种亚型，其中，H_3多分布于突触前膜。组胺递质受体系统主要参与痛觉、精神活动、觉醒、性行为、摄水、内分泌和心血管活动等多种功能的调节。

3）氨基酸类递质及其受体：氨基酸递质及其受体系统，根据突触后效应分为兴奋性和抑制性两类。

兴奋性氨基酸递质主要包括谷氨酸（glutamic acid，Glu）和天门冬氨酸。谷氨酸是脑内分布最广的兴奋性神经递质，中枢神经系统内绝大多数兴奋性突触都以谷氨酸作为递质。在神经元内，作为递质释放的谷氨酸主要在谷氨酰胺酶作用下，从谷氨酰胺衍生而来。释放的谷氨酸大多被胶质细胞所摄取并转化谷氨酰胺。谷氨酰胺转而被胶质细胞释放，由神经元摄取，并转换回谷氨酸。谷氨酸受体包含促离子型和促代谢型两类。谷氨酸促离子型受体包括海人藻酸（kainic acid，KA）受体、α-氨基-3-羟基-5-甲基-4-异恶唑丙酸（α-amino-3-hydroxy-methyl-4-iosxazolepropionic acid，AMPA）受体和N-甲基-D-天冬氨酸受体。海人藻酸和AMPA受体主要对Na^+通透，N-甲基-D-天冬氨酸受体对Ca^{2+}通透，但Ca^{2+}并不直接参与突触后电位的形成，而是触发胞内激酶的活动。谷氨酸促代谢型受体有十余种亚型，主要激活胞内第二信使系统，部分地参与离子通道开放的调节。谷氨酸及其受体分布广泛，几乎所有的中枢神经系统的功能均与谷氨酸递质受体系统有关。目前对天门冬氨酸的研究很少。

抑制性氨基酸递质主要有 γ- 氨基丁酸（γ-aminobutyric acid，GABA）、甘氨酸（glycine，Gly）和牛磺酸等，其中 γ- 氨基丁酸分布广泛，是脑内主要的抑制性神经递质。γ- 氨基丁酸由谷氨酸在谷氨酸脱羧酶作用下合成。受体包括 $GABA_A$、$GABA_B$ 和 $GABA_C$ 亚型，其中 $GABA_A$ 和 $GABA_C$ 属于离子型受体，$GABA_B$ 属于 G 蛋白偶联型受体。同谷氨酸递质受体系统相似，GABA 及其受体分布广泛，几乎参与所有中枢神经系统的功能活动。在中枢神经系统，特别是脊髓中，甘氨酸是另一种重要的抑制性神经递质。γ- 氨基丁酸和甘氨酸可以在脊髓同一突触前膜共释放，分别激活 γ- 氨基丁酸能受体和甘氨酸能受体，介导快速的突触后抑制效应。甘氨酸受体为离子通道型受体，也是 Cl^- 通道，当甘氨酸与受体结合时，Cl^- 通道开放，细胞超极化。目前已知的甘氨酸受体亚型有 T1 和 T2 两种。甘氨酸及其受体在中枢神经系统中分布广泛，在神经信号的传递中起重要作用。

4）神经肽递质及其受体：神经肽（neuropeptide）是指在神经系统中起信息传递或调节信息传递作用的肽类物质，是生命科学研究中进展最快的领域之一。1978 年报道的神经肽仅有十余种，目前已经发现近百种。神经肽通常主要分为神经激素、阿片肽和脑肠肽三类。神经激素类包括促肾上腺皮质激素释放激素、生长抑素、血管升压素和心房钠尿肽等。阿片肽类包括 β- 内啡肽、脑啡肽和强啡肽等。脑肠肽类包括缩胆囊素、血管活性肠肽、胃泌素、神经降压素、甘丙肽、促胃液素释放肽和降钙素基因相关肽等。此外，神经系统释放的神经肽还有 P 物质、神经肽 Y、促食欲素（orexin/hypocretin）和神经肽 S 等。神经肽的受体根据其物质的不同而有所不同，主要为 G 蛋白偶联型受体。神经肽递质独立或与上述经典神经递质联合发挥作用，其参与的功能复杂多样。

5）嘌呤类递质及其受体：嘌呤类递质主要有腺苷和 ATP，分别通过腺苷受体（P_1 受体）和嘌呤核苷酸受体（P_2 受体）发挥作用。腺苷 P_1 受体又分为 A_1、A_2 和 A_3 三种类型，均为 G 蛋白偶联型受体。腺苷与 P_1 受体结合后主要抑制其他递质的释放，故又称其为抑制性中枢调质。而腺苷在某些脑区也能加强兴奋性递质和减少抑制性递质的释放，发挥兴奋作用。ATP 在自主神经系统常与其他递质共存和共释放。与 ATP 结合的 P_2 受体主要有 P_{2X} 和 P_{2Y} 两大家族，P_{2X} 受体包括 P_{2X1} ～ P_{2X7} 七种亚型。P_{2X} 为促离子型受体，而 P_{2Y} 为 G 蛋白偶联型受体。ATP 与 P_2 受体结合主要表现为兴奋效应，如自主神经末梢释放 ATP，与血管及内脏平滑肌细胞膜上 P_{2X} 受体结合激活 Ca^{2+} 通道，引起 Ca^{2+} 内流产生兴奋。

6）气体分子：气体类递质包括 NO、CO 和硫化氢等。NO 由 L- 精氨酸经一氧化氮合酶催化生成。与经典神经递质通过囊泡释放不同，NO 是从一个神经元弥散到另一个神经元中，通过增加鸟苷酸环化酶的活性而发挥生理效应。NO 广泛参与多种神经功能活动，如学习记忆、感觉和运动等。CO 由血红素加氧酶催化血红素分解而生成。外周神经组织产生的血红素亚单位经血液循环到达并通过血脑屏障进入脑内，在局部血红素加氧酶的作用下产生 CO。CO 与 NO 相似，通过激活鸟苷酸环化酶而发挥其生理学效应。近年发现，硫化氢也可作为神经递质参与神经功能活动。

7）其他可能的递质：其他中枢内化学活性物质陆续被发现具有神经递质特性和功能，如前列腺素、H^+ 等。

二、胶 质 细 胞

胶质细胞是神经组织中除神经元以外的另一大类细胞，广泛分布于中枢和周围神经系统。

（一）胶质细胞的类型和特征

根据胶质细胞分布的部位、形态和功能特征，主要将胶质细胞进行如下分类。一是中枢神经系统胶质细胞，包括星形胶质细胞（astrocyte）、少突胶质细胞（oligodendrocyte）、小胶质细胞（microglia）、室管膜细胞和脉络丛上皮细胞；二是周围神经系统的胶质细胞，包括施万细胞（schwann cell）和卫星细胞（satellite cell）。

胶质细胞具有复杂多样的结构，也有胞体和突起，但无树突和轴突之分。虽然不同胶质细胞具有不同的功能，但从总体而言，胶质细胞有其共性的功能特征。故将胶质细胞和神经元的结构和功能特征比较如下（表 10-3）。

表 10-3 神经元和神经胶质细胞的比较

	共同点	不同点	
		神经元	神经胶质细胞
形态	有胞体和突起	突起分为树突和轴突	无树突和轴突之分
细胞之间的联系	缝隙连接	化学性突触多见，缝隙连接较少	缝隙连接普遍，不形成化学性突触
生物电	存在静息电位和能产生局部电位	能产生动作电位	不能产生动作电位
分裂和再生能力	未成熟细胞均有分裂和再生能力	成熟细胞无分裂和再生能力	成熟的阶段仍保留分裂和再生能力
释放生物活性物质和受体	可释放多种生物活性物质，且细胞膜上存在多种与某些化学物质结合的受体	具体种类不同	具体种类不同

（二）胶质细胞的功能

胶质细胞释放神经营养因子对神经元产生营养作用，并通过多种机制参与神经元生长分化、正常活动调节以及病理性损伤与修复等重要的生理和病理过程，不同类型的胶质细胞具有不同的功能。

1. 支架、绝缘和屏障作用 大量星形胶质细胞以其长突起在脑和脊髓内交织成网，构成支持神经元的支架。星形胶质细胞分布到神经元树突和轴突的末端，将大量神经元进行物理分隔，避免神经元之间发生相互影响。另外，星形胶质细胞的血管周足参与构成血脑屏障。少突胶质细胞和施万细胞形成神经纤维的髓鞘。髓鞘具有绝缘作用，可防止相邻神经纤维在传导神经冲动时的相互影响。

2. 参与神经元信息处理 星形胶质细胞通过与神经元的相互作用，参与多种神经功能的调控。例如，在海马，抑制性中间神经元的反复放电可以引起中间神经元和锥体细胞之间的突触传递效率增强。这种增强作用是邻近的星形胶质细胞释放谷氨酸所致。中间神经元放电后释放 γ-氨基丁酸，激活星型胶质细胞膜上 $GABA_B$ 受体，使星型胶质细胞产生 Ca^{2+} 依赖的谷氨酸释放。释放出的谷氨酸激活中间神经元膜上谷氨酸受体，增强突触前递质释放，最终引起中间神经元和锥体细胞之间的突触传递作用增强。此外，星型胶质细胞还可分泌另一种神经递质 ATP。

3. 参与神经递质的代谢 星形胶质细胞膜上有不同神经递质的转运体，可以逆浓度梯度从细胞外将神经递质摄入细胞内，并在相应酶的作用下转化。如星形神经胶质细胞能摄取神经元释放的谷氨酸和 γ-氨基丁酸，再转变为谷氨酰胺而转运到神经元内，从而消除氨基酸递质对神经元的持续作用和对神经元信息传递的影响，同时也为合成氨基酸类递质提供前体物质。

4. 调节细胞外 K^+ 浓度 星形胶质细胞在神经元周围微环境的调节中具有"K^+ 库"作用。当组织间隙液 K^+ 增加时，星形胶质细胞膜上的 Na^+-K^+ 泵可将细胞外过多的 K^+ 泵入胞内，并通过缝隙连接将其分散到邻近胶质细胞，以维持细胞外适宜的 K^+ 浓度，稳定神经元正常的兴奋性，保证电活动正常进行。当神经组织受损，胶质细胞增生形成瘢痕，其 Na^+-K^+ 泵功能下降，导致细胞外液 K^+ 增加，神经元兴奋性增高形成癫痫病灶。

5. 对神经元的营养性作用 研究表明，星形胶质细胞能合成和分泌大量神经营养因子，包括血管紧张素、神经生长因子、胰岛素样生长因子、细胞因子白细胞介素 -1、白细胞介素 -3、白细胞介素 -6、γ-干扰素以及其他细胞外基质等活性物质，对神经元起营养作用。星形胶质细胞还可以通过血管周足和突起连接毛细血管与神经元，对神经元起运输营养物质和排出代谢产物的作用。另外，位于神经节的卫星细胞也对神经元提供营养支持作用。

6. 影响神经元发育 在人和猴的大脑和小脑皮层发育早期，放射状星形胶质细胞可引导神经元迁移至目的地，进而形成皮层的板层结构。

7. 参与免疫炎症反应 当中枢神经系统发生感染后，星型胶质细胞可作为中枢神经系统的抗原递呈细胞，将经过处理的外来抗原呈递给 T 淋巴细胞。一般情况下，小胶质细胞处在静息状态，当受到各类刺激时，静止的小胶质细胞被活化，类似于外周的巨噬细胞，表现为增生、形态变化、分泌多种细胞因子如白细胞介素 -1 和肿瘤坏死因子等，参与中枢神经系统内免疫应答反应。

三、神经系统可塑性

为主动适应和反映外界环境的各种变化，神经系统中细胞能够发生数量、结构和功能上的改变，这种神经系统中细胞能够变化的特性，被称为神经系统中细胞的可塑性（plasticity）。

（一）突触可塑性

突触可塑性（synaptic plasticity）是指突触的结构和功能可发生变化，并能维持一定时间。在结构上，突触可以表现出突触数量的变化，如出现新的突触或原有突触的消失；也可以表现为突触结构或分子的变化，进而导致突触传递效应的改变。从突触传递效应变化的角度来看，突触传递可塑性可分为两类：一是突触易化或又称为突触增强（synaptic potentiation），表现为突触传递功能效应的增强。二是突触抑制（synaptic depression），表现为突触功能效应的减弱。此外，突触传递可塑性还根据持续时间的长短分为短时程和长时程突触传递可塑性，前者主要包括强直后增强、敏感化和习惯化等，后者则主要包括长时程增强和长时程抑制。

1. 强直后增强　强直后增强（posttetanic potentiation，PTP）这是指突触前末梢在接受一短串的高频刺激后，突触效能发生增强的现象，通常持续数分钟，最长可持续数小时，产生机制可能与高频刺激引起的突触前末梢轴浆中 Ca^{2+} 增加，神经递质释放增多有关。

2. 习惯化和敏感化　习惯化（habituation）是指重复给予较为温和的刺激，短时间内突触后功能效应减弱的现象。敏感化（sensitization）则是指重复给予伤害性刺激后，突触后的效应在短时间增强的现象。习惯化和敏感化在发生机制上分别与突触前末梢内 Ca^{2+} 内流的减少和增加有关。

3. 长时程增强　长时程增强（long-term potentiation，LTP）是指突触传递效率长时程增加。先施予短暂的高频条件刺激后，再给单个刺激所诱发兴奋性突触后电位的幅度立刻增大，潜伏期也明显缩短，表明高频条件刺激能改变突触传递效能，产生可以持续数小时乃至数周的长时程增强效应。长时程增强的发生先后经历诱导和维持两个阶段。诱导阶段与突触后神经元 Ca^{2+} 内流增加有关。维持阶段的机制较复杂，既含有突触前膜 Ca^{2+} 内流增加引起神经递质释放增多、突触后受体功能增强（受体密度、亲和力增加，突触电流扩散效率增快）单独作用机制，也涉及二者相互作用机制。

4. 长时程抑制　长时程抑制（long-term depression，LTD）是指突触传递效率的长时程降低。由日本神经生物学家 Ito 在 1982 年首次明确证实，如果同时用低频刺激小脑平行纤维和爬行纤维，在平行纤维与浦肯野细胞之间形成的突触上，可观察到浦肯野细胞诱发单位放电脉冲数及兴奋性突触后电位减小的长时程抑制现象。长时程抑制过程中进入细胞的 Ca^{2+} 数量较少，脱磷酸活性下降，谷氨酸受体磷酸化程度减少，功能下调，造成突触传递效率降低。

（二）发育期神经细胞可塑性

神经细胞发育期的可塑性主要是指神经系统在逐渐发育成熟过程中的结构和功能的变化。发育早期，神经细胞可塑性程度较大，对神经环路的形成具有重要作用，如切断新出生的雪貂内耳听神经元至内侧膝状体的投射，同时切除上丘使视觉信息无法传递到视皮层，随后观察到内侧膝状体与视网膜节细胞的轴突相连接，听皮层神经元接收视觉输入，表现出视觉皮层神经元的反应特性。神经细胞发育可塑性存在一个关键期，在关键期以前，神经细胞对引起可塑性变化的各种因素尤为敏感，而在关键期之后可塑性则大大降低。不同脑区神经细胞发育可塑性的关键期出现的时间不同，持续时间也有差异。例如，猫视皮层内突触发育的可塑性关键期为出生后 18 ～ 36 天，听皮层的发育关键期可持续到出生后 80 天。

此外，在神经损伤反应中，既有神经细胞和突触的丢失，又存在神经细胞局部结构向外突出即神经出芽（sprouting）。神经出芽通过与周围环境建立新的突触连接，部分地恢复原神经细胞的功能，分为再生性出芽、代偿性出芽、侧支或反应性出芽三类。再生性出芽主要见于周围神经系统损伤后，而代偿性出芽、侧支或反应性出芽则多见于中枢神经系统局灶性损伤后。在损伤后恢复中的中枢神经系统，破坏神经元轴突某一分支，可诱发其他无损部分的出芽，即为代偿性出芽。侧支或反应性出芽指受损神经组织周围未受损神经元发出新侧支的现象，可恢复突触传递效应并取代原有已损坏的突触传递。

第二节 感觉信息的输入

感觉（sensation）是大脑对内外环境变化的直接反映，是一切较高级的复杂的认知活动如思维、记忆等的基础。感受器换能编码机制部分已在第九章具体阐述，本节重点介绍感觉信息在神经传导通路和大脑皮层的传递和整合的过程。

一、感觉信息处理的基本规律

（一）感觉信息的多级整合处理

感觉传入通路通常由不少于 3 级的神经元组成。感觉感受器受到刺激时，冲动沿感觉神经纤维上行至脊神经后根或脑神经节内。之后，感觉信息沿神经纤维传至脊髓后角或位于脑干的神经核团的第二级神经元换元。自此发出的纤维交叉到对侧并上行，达丘脑的第三级神经元（甚至更多级神经元），此处发出的神经纤维将感觉信号以动作电位（含编码信息）的方式传导至神经中枢大脑皮层相应的感觉代表区，形成感觉。

（二）感觉信息处理的侧向抑制

由于位于第 1 级的传入神经元含多条投射纤维，故一个局部刺激通常可激活多个传入神经元，因此相互之间存在辐射式联系（图 10-13）。在神经冲动的传递过程中，对应适宜刺激的传入神经元中心区投射纤维直接将神经冲动传导至第 2 级神经元，而周边区投射纤维则经过抑制性中间神经元与次级神经元形成突触连接，同步抑制非适宜刺激的传入神经元传导神经冲动，使适宜刺激与非适宜刺激传入神经元之间的信号差别进一步扩大，该现象被称为侧向抑制。侧向抑制可对感觉信息在传入过程中进行过滤与有效放大，增强感觉系统对刺激信号的识别与分辨能力。

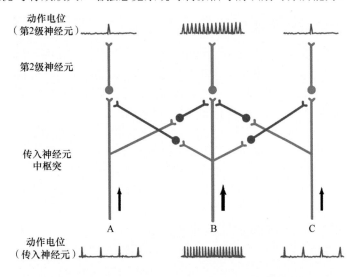

图 10-13 侧向抑制

假定三个传入神经元 A、B、C 具有重叠的感受野，中间位置的传入神经元 B 上形成的动作电位频率最高。当动作电位沿传入神经元中枢突向感觉传入通路上第 2 级神经元的传播过程中，相比于 A 或 C 对 B 的抑制作用，B 通过与中间神经元形成的抑制性突触连接对 A 和 C 的抑制作用更强，因此，在第 2 级神经元上形成的动作电位频率相差更大

（三）感觉信息传导的专一性

各种不同感觉的投射通路相互独立，具有专一并且相互独立的感觉传导功能，其投射纤维主要终止于不同部位皮层，引起特定感觉。例如，刺激同一区域皮肤，可分别通过激活该区域内的触压觉、温度觉和痛觉感受器，分别通过相应的投射通路向不同脑区投射形成不同的感觉，各通路专递的感觉信息具有专一性且相互独立。

在同一区域，随感觉种类不同，感觉单位（sensory unit）与感受野（receptive field）的性质、大小也不一致（图10-14）。感觉单位由一个感觉神经元及其所有外周终末分支组成。感受野是指一个感觉神经元所反应的刺激区域，对一个感觉单位而言，其周围突分布的空间范围即为该神经元的感受野。凡是落在感受野范围内的适宜刺激，均能兴奋该感受野所对应的感觉单位并产生神经冲动进行传导。由于相邻传入神经元的感受野通常是重叠的，故单个点的刺激会激活多个感觉单位。另外，感受野的重叠程度在身体的不同部位也呈现出差异。

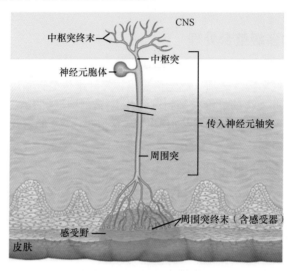

图 10-14　感觉单位与感受野

CNS. 中枢神经系统

（四）感觉信息的非特异性投射

除特异性投射系统（specific projection system）之外，感觉传入通路中的各级中转神经元还发出侧支，弥散进入各级网状结构中，最终弥散性投射到大脑皮层的广泛区域。这一系统被称为非特异投射系统（non-specific projection system）。非特异投射系统主要包括脊髓网状结构，脑干网状结构和丘脑非特异性投射系统，其中，丘脑非特异性投射系统指丘脑中线核团，主要由丘脑内侧的核团和内髓板内的核团组成，包括丘脑室旁核、中央中核、束旁核、中央外侧核及中央旁核等核团。

非特异投射系统与特异投射系统相比，感受器接收的信息与皮层不具有点对点的投射关系，且在投射途中经多次换元，其投射纤维在进入皮层后分布于各层内，以游离末梢的形式与皮层神经元的树突构成突触联系。由于该系统没有专一的感觉传导功能，因而该系统不能引起各种特定感觉，其重要性在于维持和改变大脑皮层兴奋和觉醒状态，间接调控特异投射系统产生特定感觉的强度。非特异投射系统的功能缺失既是某些脑外伤和脑疾病患者感觉和意识障碍的基础，亦是某些麻醉药物产生麻醉作用的部分机制。

二、躯体感觉的信息输入和分析

躯体感觉的初级传入神经元胞体位于背根神经节或脑神经节中，其周围突与感受器相连；中枢突进入脊髓和脑干后发出两类分支，一类在不同水平直接或间接通过中间神经元与运动神经元相连而构成反射弧，完成各种反射；另一类经多级神经元接替后向大脑皮层投射而产生各种不同感觉。

（一）皮层下的传入

躯体感觉包括浅感觉和深感觉两大类：浅感觉包括触压觉、温度觉、痛觉和痒觉；深感觉即本体感觉，主要包括位置觉和运动觉。躯体感觉的脊髓上行传入通路主要有两条，即前外侧索通路和后索-内侧丘系通路，分别主要传导浅感觉和深感觉信息，这两条通路在脊髓和大脑中的组织方式互不相同（图10-15）。

前外侧索通路（图10-15A）传导痛觉、温度觉和粗略触压觉等躯体浅感觉。躯体浅感觉的传入纤维进入脊髓后在中央灰质后角更换神经元，形成第一个突触。第二级神经元发出纤维经白质前连

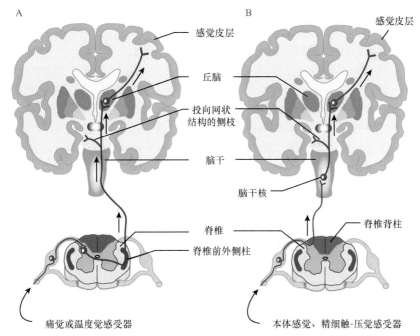

图 10-15　脊髓感觉传导通路

A. 前外侧索通路；B. 后索 - 内侧丘系

合交叉投射至对侧，在脊髓前外侧部上行到丘脑，形成前外侧索通路，在丘脑与向皮层投射的神经元形成第二个突触。其中，传导痛觉和温度觉的纤维走行于外侧并形成脊髓丘脑侧束，传导粗略触 - 压觉的纤维走行于腹侧并形成脊髓丘脑前束（图 10-16）。小部分传导粗略触压觉的纤维不交叉，汇入同侧脊髓丘脑前束上行。前外侧索通路中大部分纤维终止于丘脑的特异感觉接替核，少部分纤维投射到丘脑中线区和髓板内的非特异投射核。

后索 - 内侧丘系通路（图 10-15B）传导本体感觉和精细触压觉。在这条通路中，感觉传入纤维进入脊髓后在脊髓的同侧上行，沿后索的薄束和楔束上行至延髓下方的薄束核和楔束核换元，在脑干形成第一个突触。然后，第二级神经元发出纤维交叉至脑干对侧组成内侧丘系，继续上行投

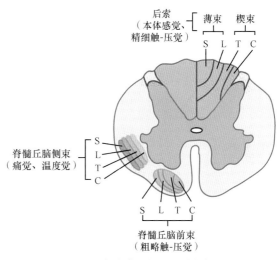

图 10-16　脊髓感觉传导通路的横断面

S. 骶；L. 腰；T. 胸；C. 颈

射到丘脑的腹后外侧核，并在此处更换为第三级神经元。与前外侧索通路一样，后索 - 内侧丘系通路的第二个突触位于丘脑，其纤维从丘脑投射到躯体感觉皮层（图 10-15B）。上述两条通路都从传入神经元进入中枢神经系统的那一侧交叉投射至脊髓（前外侧索通路）或脑干（后索 - 内侧丘系通路）的对侧。来自身体左侧躯体感受器的感觉通路终止于右侧大脑半球的躯体感觉皮层。

由于传导痛觉、温度觉和粗略触压觉的纤维先交叉后上行，而传导本体感觉和精细触压觉的纤维则先上行后交叉，所以在一侧脊髓发生横断损伤的情况下，损伤平面以下同侧发生本体感觉和精细触压觉障碍，而对侧则发生痛觉、温度觉和粗略触压觉障碍。此外，脊髓空洞症患者如果仅中央管前交叉的感觉传导纤维受到较局限的损害，可出现病变节段以下双侧皮节的痛觉和温度觉障碍，而粗略触 - 压觉基本正常的表现，即痛觉、温度觉和粗略触 - 压觉障碍分离的现象。这是因为痛觉、温度觉传入纤维进入脊髓后，在进入水平的上下 1 ～ 2 个节段内即全部换元并经前连合交叉到对侧；而粗略触 - 压觉传入纤维进入脊髓后可分成上行和下行纤维，其换元可发生在多个节段范围，故中央管前交叉纤维在局限节段内的空洞病变不致影响粗略触压觉。同时，上述两个通路内的上行纤维都有一定的空间分布。来自骶、腰、胸、颈区域的轴突在前外侧索依次由外到内加入；而在后索则

依次由内到外加入（图10-16）。因此，如果肿瘤从脊髓外压迫和侵蚀脊髓丘脑束，首先波及的是来自骶、腰部的纤维，病变早期可出现骶部或腰部痛觉和温度觉的缺失；如果在高位脊髓中央发生肿瘤，则首先发生颈部或胸部的浅感觉缺失。

来自头面部的体感信息不经过上述两条脊髓通路传递到大脑，而是通过脑神经直接进入脑干：头面部浅感觉第一级神经元位于三叉神经节内，感觉纤维进入中枢后，触-压觉通路的纤维在脑桥三叉神经主核换元，而痛觉和温度觉通路的纤维在三叉神经脊束核换元。由这些核团发出的纤维大部交叉到对侧并沿三叉丘系上行至丘脑腹后内侧核换元，最终投射到大脑皮层中央后回的下部。头面部深感觉也由三叉神经传递，其第一级神经元可能位于三叉神经中脑核，但其上行途径仍不清楚。

（二）皮层感觉区

躯体感觉神经上传的感觉信息经丘脑腹后核中继后，由特异投射系统所投射的大脑皮层的特定区域称为躯体感觉代表区（somatic sensory area），主要包括体表感觉区和本体感觉区。

1.体表感觉代表区

（1）第一感觉区：第一感觉区位于中央后回。其感觉投射有以下特点：①躯干和四肢部分的感觉为交叉性投射，但头面部感觉的投射则为双侧性的。②体表感觉皮层投射区域的大小主要取决于其感觉分辨的精细程度，而非躯体感受区域的面积。分辨愈精细的部位，代表区愈大，如拇指、示指和嘴唇的代表区；相反，躯干的代表区却很小（图10-17）。不同身体部位的代表区有相当大的重叠，其大小可能会随着感觉体验的变化而改变。③体表不同区域在中央后回的投射区域具有一定的分野，且总体安排是倒置的，即下肢上段在顶部，膝以下在半球内侧面，上肢在中部，而头面部则在底部。但在头面部的代表区内部，其排列却是正立的。

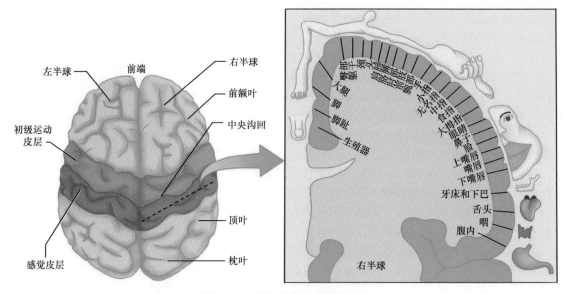

图 10-17　躯体感觉的皮层代表区

在感觉皮层，接受同一感受野内同一类感觉刺激的细胞所形成的皮层柱又称感觉柱（sensory column），其细胞一般呈纵向柱状排列，相互间通过密切的突触联系形成一个最基本的感觉信息处理功能单位。柱内的神经元处理相应感受野的感觉传入信息并产生感觉，同时产生传出信息并向相关的运动皮层投射。相邻感觉柱形成兴奋和抑制镶嵌模式，一个细胞柱兴奋时，其相邻感觉柱则受抑制。这种结构和功能的组织形式也同样存在于第二感觉区、视区、听区和运动区中。

感觉皮层具有可塑性。研究发现如果猴的一个手指被截去，则它在皮层的感觉区将被其邻近手指的代表区所占据。反过来，若切除皮层上某手指的代表区，则该手指的感觉投射将移向被切除的代表区的周围皮层。如果训练猴的手指使之具有良好的辨别振动感觉，则该手指皮层代表区将扩大。

（2）第二感觉区：位于大脑外侧沟的上壁，由中央后回底部延伸到脑岛的区域，面积远小于第一感觉区。身体各部分向第二感觉区的感觉投射很不完善，定位也不太具体。切除人脑第二感觉区不会引起显著的感觉障碍。此外，第二感觉区还接受痛觉传入的投射。

2. 本体感觉的皮层代表区 皮层本体感觉代表区就是运动区，在人脑位于中央前回。在猫、兔等较低等的哺乳动物，体表感觉区与运动区基本重合在一起，称为感觉运动区（sensorimotor area）。在猴、猩猩等灵长类动物，体表感觉区和运动区相对分化，分别位于中央后回和中央前回。躯体的空间位置和运动状态的感觉经脊髓后索上行，一部分经内侧丘系和丘脑的特异性投射系统投射到运动区形成本体感觉，还有相当一部分进入小脑，故后索疾患时由于向小脑的传导受阻而产生感觉性运动共济失调。运动区与小脑和基底神经节之间还存在相互联系的环路，可能与随意运动指令的形成和协调有关。

三、内脏感觉的信息输入和分析

各种性质的感受器广泛分布于内脏器官，它们在接受不同的刺激后，在相应的传入神经纤维产生冲动，这些内脏冲动传入有两种主要功能：一种是对内脏环境变化的无意识反射性调节，以确保脏器的正常活动；另一种是脏器受到的刺激经换能转变成传入冲动，传至高级中枢形成内脏感觉。

内脏感觉的传入神经（图 10-18）为交感神经和副交感神经的感觉传入部分。交感传入神经的胞体主要位于脊髓第 7 胸段～第 2 腰段后根神经节；骶部副交感传入神经的胞体主要位于 2～4 骶段后根神经节。走行于后根神经的内脏感觉的传入纤维进入脊髓后，主要沿着躯体感觉的同一通路，即脊髓丘脑束和感觉投射系统上行到达大脑皮层。脑神经内的内脏感觉神经元胞体主要位于第Ⅶ、Ⅸ、Ⅹ对脑神经（也可能包括第Ⅴ对脑神经）的感觉神经节内，其中枢突均投射到延髓孤束核，换元后的下一级神经元的轴突大部分跨越中线加入内侧丘系，伴随躯体感觉纤维上行，终止于丘脑的特异感觉接替核；少部分纤维投射到脑干网状结构，终止于丘脑的非特异投射核。最终，这些纤维都经过感觉投射系统到达大脑皮层内脏感觉代表区。

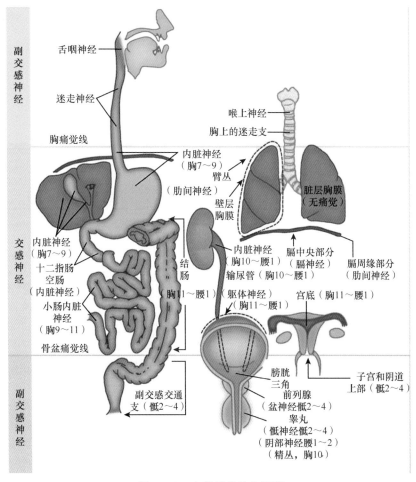

图 10-18 内脏感觉传入通路

位于胸痛觉线和骨盆痛觉线之间的器官，其痛觉通过交感神经纤维传入；在胸痛觉线以上和骨盆痛觉线以下的器官，其痛觉通过副交感神经纤维传入

内脏主要具有痛觉感受器，其他类型感受器较少，因此，内脏感觉主要是痛觉。与躯体痛一样，内脏痛的感觉分析发生于各个中枢水平。内脏感觉在皮层并没有专一代表区，而是混杂在体表第一感觉区中。在人脑，第二感觉区、运动辅助区（supplementary motor area）以及边缘系统皮层也接受内脏感觉的投射。

内脏痛（visceral pain）是临床上的常见症状，常由机械性牵拉、痉挛、缺血或炎症等刺激所引起，可分为真脏器痛和体腔壁痛，前者是脏器本身的活动状态或病理变化所引起的疼痛，如痛经、分娩痛、肠绞痛、膀胱过胀痛等；后者是指内脏疾患引起的邻近体腔壁浆膜受刺激或骨骼肌痉挛而产生的疼痛，如胸膜或腹膜炎症时可发生体腔壁痛。内脏痛具有以下特点：①定位不准确，这是内脏痛最主要的特点。如腹痛时患者常不能说清楚发生疼痛的明确位置，这是因为痛觉感受器在内脏的分布密度要比在躯体的分布稀疏得多；②发生缓慢，持续时间较长，常呈渐进性增强，但有时也可迅速转为剧烈疼痛；③中空内脏器官如胃、肠、胆囊和胆管等，这些器官壁上的感受器对扩张性和牵拉性刺激十分敏感，而对针刺、切割、烧灼等通常易引起躯体痛的刺激不敏感；④常伴有情绪和自主神经活动的改变。内脏痛特别能引起不愉快的情绪活动，并伴有恶心、呕吐和心血管及呼吸活动的改变，这可能与内脏痛信号到达引起情绪和自主神经反应的中枢部位有关。

牵涉痛（referred pain）是指由某些内脏疾病引起的特定远隔体表部位发生疼痛或痛觉过敏的现象。例如，心肌缺血时常发生心前区、左肩和左上臂疼痛；胆囊炎、胆石症发作时常有右肩胛区疼痛（图 10-19）。牵涉痛对内脏疾病的诊断具有临床意义。

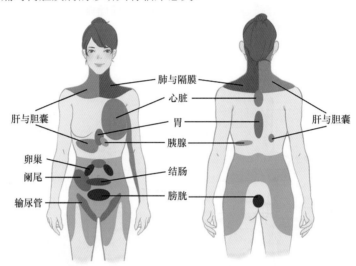

图 10-19 各内脏器官引起牵涉痛的体表区域

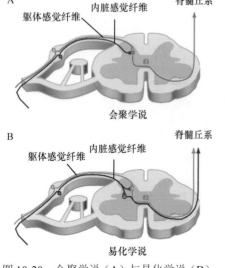

图 10-20 会聚学说（A）与易化学说（B）
对比模式图

发生牵涉痛的躯体部位与疼痛原发内脏器官都受同一脊髓节段的背根神经支配。因此，关于牵涉痛的发生机制，通常用会聚学说和易化学说加以解释（图 10-20）。①会聚学说认为：来自内脏和体表的痛觉传入纤维在感觉传导通路的某处（如脊髓、丘脑等处）会聚，终止于共同的神经元，即两者会聚到一条共同的通路，将感觉信息上传至大脑中枢。当内脏痛觉纤维受到强烈的刺激，痛觉信息经此通路上传时，由于中枢更习惯于识别体表信息，因而常将内脏痛误判为体表痛；②易化学说认为：来自内脏和躯体的感觉传入纤维，各自投射到脊髓背角同一区域内邻近的不同神经元，由患病内脏传来的痛觉信息冲动可以提高邻近躯体感觉神经元的兴奋性，从而对躯体传入冲动产生易化作用，使平常不至于引起疼痛的刺激信号变为致痛信号，从而产生牵涉痛。

四、特殊感觉的信息输入和分析

（一）视觉

1. 视网膜的信息处理 在感光细胞完成光电换能后，电信号经过视网膜神经回路（retinal neural circuit）传入视神经，感光细胞-双极细胞-神经节细胞构成视觉信息传递的直接通路，在这些细胞之间还有发挥调制作用的水平细胞和无长突细胞，这样就使视网膜神经细胞形成了复杂的网络联系。感光细胞和双极细胞缺乏介导神经元动作电位的电压门控通道，而神经节细胞具有电压门控通道，是感光细胞-双极细胞-神经节细胞途径中可以产生动作电位的第一个细胞（图 10-21）。

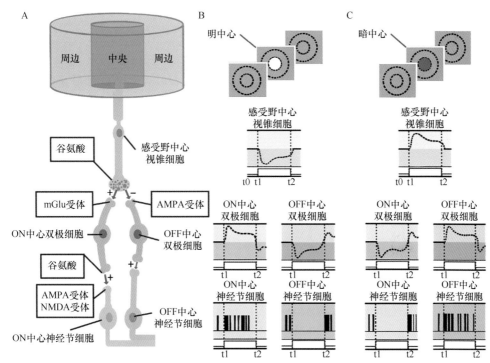

图 10-21　视网膜感光细胞-双极细胞-神经节细胞构成的视觉信息传递直接通路

A. 感受野中心的视锥细胞可与 ON 型和 OFF 型两类双极细胞形成突触联系，ON 型的双极细胞的谷氨酸受体是抑制性的代谢型受体 mGluR6，而 OFF 型的双极细胞的谷氨酸受体是兴奋性的 AMPA 受体；B. 感光细胞-双极细胞-神经节细胞通路中的三种细胞类型在感受野中心区域给光（明中心）时的电位反应；C. 感光细胞-双极细胞-神经节细胞通路中的三种细胞类型在感受野中心区域撤光（暗中心）时的电位反应

感光细胞以两种不同的方式作用于双极细胞，分别称为 ON 型和 OFF 型（图 10-21）。在这两种类型中，感光细胞在无光的情况下都会自发去极化，从而导致神经递质谷氨酸释放到双极细胞上。光刺激会使感光细胞发生超极化，从而减少释放到双极细胞上的谷氨酸。ON 型和 OFF 型双极细胞的主要区别是：在无光输入的情况下，ON 型的双极细胞超极化，OFF 型的双极细胞去极化。相反，在受光线刺激感光细胞发生超极化时，谷氨酸减少会导致 ON 型双极细胞去极化、OFF 型双极细胞超极化。这是由于两者的谷氨酸受体类型不同：ON 型双极细胞的谷氨酸受体是抑制性的代谢型受体 mGluR6，而 OFF 型的双极细胞的谷氨酸受体是兴奋性的 AMPA 受体。需要注意的是，接受视锥细胞输入的双极细胞包括 ON 型和 OFF 型两类，而接受视杆细胞输入的双极细胞只有 ON 型这一类。

多个感光细胞可以向同一个双极细胞会聚，而多个双极细胞可向同一个神经节细胞会聚，这样的会聚的程度随感光细胞类型和视网膜区域的差异而各有不同，在视网膜周边区域，多达 100 个杆状细胞会聚到单个双极细胞上，而在中央凹区域中，只有一个或几个视锥细胞会形成突触连接到一个双极细胞上（图 10-22）。双极细胞和神经节细胞的感受野是中心-周边（center-surround）式的，可分为 ON 中心型和 OFF 中心型。感光细胞-双极细胞-神经节细胞直接通路之间的突触通过水平细胞和无长突细胞相互连接，水平细胞和无长突细胞对感受野中心区域的感光细胞的抑制作用更明显。要使 ON 中心型神经节细胞输出率达到最高，需要在其感受野中心区域给光，并且在周边区撤光；

相反，OFF 中心型神经节细胞在感受野中心区域撤光、周边区给光时输出率达到最高。这些 ON 中心型和 OFF 中心型双极和神经节细胞在视网膜每个区域中的共存，能够增强大脑感知边缘或边界处的对比度的能力，从而极大地提高了图像分辨率。

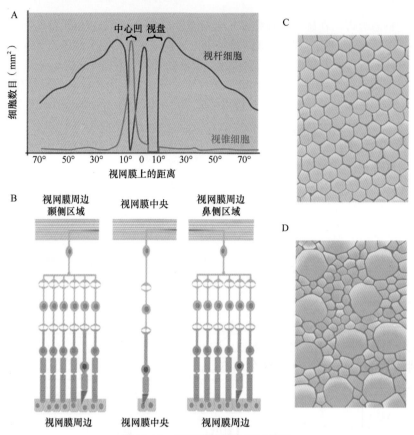

图 10-22　视网膜结构的区域差异

A. 视锥细胞主要位于视网膜中央凹处，距中央凹 10° 以内。视杆细胞不存在于中央凹中心，主要分布在视网膜的周边区域。B. 在视网膜中央，相对较少的感光细胞将信息会聚给一个神经节细胞；在周边的视网膜中，许多感光细胞提供输入会聚给一个神经节细胞；C ～ D 为人视网膜的端面切片图像。C. 视网膜中央的放大的横截面显示出视锥细胞密集堆积；D. 在视网膜较周边的位置，较大的是视锥细胞的内端部分，较小的视杆细胞的内段部分

2. 视觉的节后神经传导和分析　视网膜中神经节细胞的轴突在视神经乳头处汇集并穿过眼球后壁形成视神经（optic nerve），即颅神经Ⅱ。视神经中来自两眼鼻侧视网膜的纤维交叉投射而形成视交叉（optic chiasma），来自颞侧视网膜的纤维则不交叉。因此，左眼颞侧视网膜和右眼鼻侧视网膜的纤维汇集成左侧视束（optic tract），投射到左侧丘脑的外侧膝状体核（lateral geniculate nuCleus）；而右眼颞侧视网膜和左眼鼻侧视网膜的纤维则汇集成右侧视束，投射到右侧丘脑的外侧膝状体核。左、右外侧膝状体各自经同侧视辐射（optic radiation）投射到同侧初级视皮层。

外侧膝状体核是视觉系统的中继核，接受来自视网膜神经节细胞的投射纤维并发出纤维投射至初级视觉皮层。人外侧膝状体核的神经元规则地分层排列，可分为六层，不同类型的神经元分布在不同分层，接收不同亚型的视网膜神经节细胞的输入，其中第 1、4、6 层接收对侧鼻侧视网膜的信息而第 2、3、5 层接收同侧颞侧视网膜的信息（图 10-23）。这一点的重要性在于可以将空间位置信息在视觉信息传递的过程中得以保留。单个外侧膝状体神经元是可能接收多个视网膜神经节细胞的输入的。外侧膝状体细胞的感受野与视网膜神经元的感受野相比，结构相似但却具有更大的空间范围，能够综合处理来自双眼的信息。外侧膝状体的投射轴突，以扇形而呈有顺序的排列形式形成视辐射，终止于初级视皮质。除了来自视网膜的输入之外，外侧膝状体的许多神经元还接收来自脑干网状结构的输入和从视觉皮层（大脑皮层的主要视觉区域）传递回反馈输入，参与控制信息从视网膜到视觉皮层的传输，并且可能参与调节在视觉和其他感觉方式之间注意力的转移。

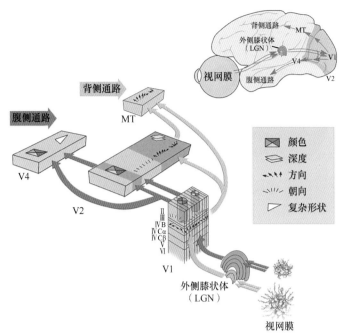

图 10-23 视觉通路的平行处理模型
主要分为背侧通路和腹侧通路

视皮层负责视觉信息的高级处理过程。视皮层位于大脑的后部枕叶的距状裂周围，主要包括初级视皮层（又称作纹状皮层或视觉第一区域，即 V1）和纹外皮层（例如视觉第二、第三、第四、第五区域等，即 V2、V3、V4、V5）。V1 分为六个功能不同的层，标记为 1～6。接受外侧膝状体大部分视觉输入的第 4 层进一步分为 4A、4B、4Cα 和 4Cβ 四个亚层，其中 4Cα 主要接收来自外侧膝状体的大细胞输入，而 4Cβ 接收来自小细胞途径的输入。V1 的输出信息出送到两个渠道，分别成为背侧流（dorsal stream）和腹侧流（ventral stream）。①背侧流起始于 V1，通过 V2，进入背内侧区和中颞区（MT，即 V5），然后抵达顶下小叶。背侧流常被称为"空间通路"（Where/How pathway），参与处理物体的空间位置信息以及相关的运动控制；②腹侧流起始于 V1，依次通过 V2，V4，进入下颞叶（inferior temporal lobe）。该通路常被称为"内容通路"（Who/What pathway），参与物体识别，例如面孔识别，也与长期记忆有关（图 10-23）。

不同类型的视觉信息（颜色，深度，形状，运动等）被不同类型的神经节细胞提取和编码，并在传送到外侧膝状体细胞时也保持的相对独立的通路。外侧膝状体作为视觉信息的中转站，在平行信息处理通道中起到了关键的作用，将不同神经节细胞介导的左右眼信息通道、空间频率通道、颜色信息通道、空间方位信息通道、运动方位信息通道等分别传送到专门处理这些信息的皮层神经元。初级视觉皮层中形成对侧视野的完整神经元映射，这种来自视网膜的对于空间信息的保留称为视网膜拓扑（retinotopy）（图 10-23）。

两只同时眼睛睁开时，我们总视野的外部区域是只能通过一只眼睛感知，这部分区域被称为单眼视觉区。在中央部分是两只眼睛的视场重叠部分，被称为双眼视觉区域（图 10-24）。双眼视物时，两眼视网膜上各形成一个完整的像。由于眼外肌的精细协调运动，可使来自物体同一部分的光线成像于两眼视网膜的对称点上，并在主观上产生单一物体的视觉，称为单视。在眼外肌瘫痪或眼球内肿瘤压迫等情况下，使物像落在两眼视网膜的非对称点上，因而在主观上产生有一定程度互相重叠的两个物体的感觉，称为复视。双眼视的优点是可以弥补单眼视野中的盲区缺损和扩大视野。比较该中心区域中两只眼睛的重叠信息，由于两眼视网膜上所形成的物像并不完全相同，因此来自两眼的图像信息经过视觉高级中枢处理后，主观上可产生被视物体的厚度以及空间的深度或距离等感觉，称为立体视觉（stereoscopic vision）。

3. 色觉信息的中枢分析 颜色视觉简称色觉（color vision），它是指不同波长的可见光刺激人眼后在脑内产生的一种主观感觉。正常人眼可分辨波长 380～760nm 约 150 种不同的颜色，每种颜色都与一定波长的光线相对应。在可见光谱的范围内，波长只要有 3～5nm 的增减，就可被人视

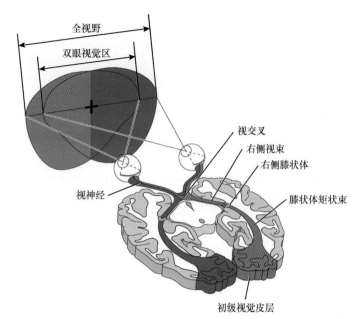

图 10-24　介导图像视觉感知的视觉传导通路

觉系统分辨为不同的颜色。关于色觉的形成，主要有三原色学说（trichromatic theory）和对比色学说（opponent color theory）两种理论解释，三原色学说所描述的是颜色信息在感光细胞水平的编码机制，而对比色学说则阐述了颜色信息在光感受器之后神经通路中的编码机制。

在强光下，大多数人（正常人群中男性占 92%，女性超过 99%）具有正常的色觉。但是，视锥色素的突变可以导致色觉缺陷，主要有色盲（color blindness）和色弱（color weakness）两种形式。色盲是一种对全部颜色或某些颜色缺乏分辨能力的色觉障碍；全色盲极为少见，表现为只能分辨光线的明暗，呈单色视觉；部分色盲又可分为红色盲、绿色盲及蓝色盲，最常见的形式是红绿色盲，主要出现在男性中，完全缺乏红色或绿色视锥的视蛋白色素，或者这些视蛋白的构象异常，患者只有灰度深浅的差别，导致对颜色辨别力很差。色弱是通常由后天因素引起，患者并不缺乏某种视锥细胞，而是由于某种视锥细胞的反应能力较弱，使患者对某种颜色的识别能力较正常人稍差，即辨色能力不足。

（二）听觉

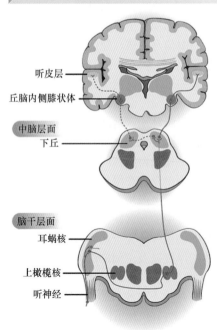

图 10-25　听觉中枢传导通路

听觉传导的第 1 级神经元为蜗螺旋神经节内的双极细胞，其周围突分布于内耳的 Corti 器；中枢突组成蜗神经，与前庭神经一道在延髓和脑桥交界处入脑，止于蜗神经腹侧核和背侧核。第 2 级神经元胞体在蜗神经腹侧核和背侧核，发出纤维大部分在脑桥内形成斜方体并交叉至对侧，至上橄榄核复合体（superior olivary complex）外侧折向上行，称外侧丘系（lateral lemniscus）。外侧丘系的纤维经中脑被盖的背外侧部大多数止于下丘（inferior colliculus）。第 3 级神经元胞体在下丘，其纤维经下丘臂止于内侧膝状体核（medial geniculate nucleus）。第 4 级神经元胞体在内侧膝状体，发出纤维组成听辐射（acoustic radiation），经内囊后肢，止于大脑听皮层（auditory cortex）（图 10-25）。

少数蜗神经腹侧核和背侧核的纤维不交叉，进入同侧外侧丘系；也有少数外侧丘系的纤维直接止于内侧膝状体；还有一些蜗神经核发出的纤维在上橄榄核换元，然后加入同侧的外侧丘系。因此，听觉冲动是双侧传导的。若一侧通路在外侧丘系以上受损，不会产生明显症状，但若损伤了蜗神经、内耳或中耳，则将导致听觉障碍。

听皮层位于颞叶的一部分大脑皮层（颞上回），在人类和其他脊椎动物中发挥处理听觉信息的功能，是听觉系统的最高级中枢。听皮层一般被分为核心区（core，初级皮层，A1）、带状区（belt；二级皮层，A2）和伞带区（parabelt；三级皮层，A3）。带状区紧靠着核心区，伞带区与带状区的侧面相邻。听觉皮层一端的神经元对低频响应最好，另一端神经元对高频响应最佳，并按频率拓扑的方式排列，相邻的神经元响应相邻的频率，频率拓扑结构贯穿在整个听觉系统。一侧听皮层可接收到两侧耳传入的声音，但对两边耳朵传入的声音敏感程度不一样，左侧听皮层中枢系统对右耳传入的信息敏感，右侧听皮层中枢系统对左耳传入的信息敏感。另外，左右两侧听皮层对不同性质的声信息处理具有选择性。左侧皮层听区选择性处理语言信息，右侧皮层听区选择性处理音乐声信息。与由耳蜗核向听皮层的上行听觉中枢通路相对应，存在着从听皮层出发经过多个核团最后终止于耳蜗的下行投射通路，这些下行投射多为抑制性，可发挥提高听觉系统频率选择性的作用。

（三）前庭平衡觉

前庭的平衡觉信息的主要用途是提供对身体位置和加速度的有意识的认知、对身体周围空间的感知以及对空间信息的记忆。人体的平衡觉主要与头部的空间方位有关。头部的空间方位在很大程度上取决于前庭感受器的传入信息，但视觉的提示作用也很重要，传入信息也来自关节囊本体感受器的躯体传入冲动，它提供了躯体不同部分相对位置的信息，传入信息还包括皮肤的外感受器，尤其是触压觉感受器的传入冲动。以上四种传入信息在顶叶的前庭中枢系统进行综合，成为整个躯体的连续的空间方位图像。

前庭感受器的神经信息通过前庭耳蜗神经的前庭分支传递到脑干内的核团。它通过丘脑的多突触通路传递到顶叶的前庭中枢系统。下行投射也从脑干核团发送到脊髓以影响姿势反射。前庭的信息与来自关节、肌腱和皮肤的信息整合在一起，从而产生姿势感（本体感受）和运动感。来自不同感官系统的信息不匹配会产生恶心和头晕的感觉。例如，许多游乐园都有虚拟现实游乐设施。在这种游乐设施中，你的眼睛会让你感到物体在运动或旋转，而你的前庭系统却会发出信号说你根本没有移动。当经历不熟悉的线性和旋转加速模式但还没有适应这种模式时，就会发生晕动病。此时可通过前庭神经核与网状结构的联系而引起自主神经功能失调，导致皮肤苍白、恶心、呕吐、出汗、心率加快、血压下降、呼吸加快以及唾液分泌增多等现象，也称为前庭自主神经反应。

前庭信息的一个用途是在头部位置发生变化时通过控制眼部肌肉，使眼睛仍可以保持固定在同一点上。前庭-眼反射（vestibulo-ocular reflex，VOR）是一种在头部运动时稳定视线的反射，在头部运动过程中，前庭系统的激活产生与头部运动相反方向的眼球运动，将目光稳定地固定在某个位置上稳定视网膜上的图像（图 10-26）。由于头部始终存在轻微的运动，因此前庭-眼反射对于稳定视

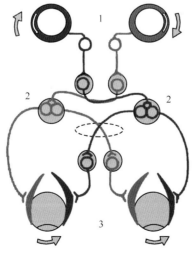

图 10-26　前庭 - 眼反射通路

前庭系统检测到头部的旋转，从而触发一侧眼外肌的抑制和另一侧眼外肌肌的兴奋，引起眼球向头部运动相反方向的代偿运动，从而稳定眼睛视网膜上的图像。1. 前庭系统检测到头部运动；2. 一侧眼外肌抑制性舒张，另一侧眼外肌兴奋性收缩；3. 眼球向头部运动相反方向代偿运动

力是必要的，反射受损会引起眼震颤（nystagmus）。眼震颤是指身体做正、负角加速度运动时出现的眼球不自主的节律性运动，可以在健康人对特殊的前庭输入作出反应时发生，也可能是病理的征兆。当在转椅上旋转了约 20 秒，突然停下椅子时，就会诱发明显的眼震颤。眼震颤是因为在头部运动停止后，短时间内半规管中的液体仍继续旋转；反射性地引起一侧眼外肌的兴奋和另一侧眼外肌的抑制，出现两侧眼球缓慢向一侧移动，这称为眼震颤的慢动相；当眼球移动到两眼裂一侧端而不能再移动时，又突然快速返回到眼裂正中，这称为眼震颤的快动相；以后再反复出现新的慢动相和快动相。

前庭信息的另一用途是用于保持直立姿势和平衡的反射机制。前庭装置在支持头部运动、空间定向和伴随运动的反射过程中起作用。来自前庭器官的传入冲动，除能引起运动觉和位置觉外，还可引起各种姿势调节反射。例如，人坐在车上，当车突然向前启动或加速时，由于惯性作用，身体将后仰，但在出现后仰之前，椭圆囊中的位砂由于惯性使毛细胞的纤毛向后弯曲，反射性地引起躯干部屈肌和下肢伸肌紧张增强，从而使身体前倾以保持身体平衡；又如，人乘坐电梯上升时，球囊中的位砂使毛细胞的纤毛向下方弯曲，可反射性地抑制伸肌而发生下肢屈曲，而乘电梯下降时，则反射性地兴奋伸肌而发生下肢伸直。同样，当人绕身体纵轴向左旋转时，可反射性地引起右侧颈部肌紧张增强，左侧减弱，头向右偏移；右侧上、下肢屈肌紧张增强，肢体屈曲，同时左侧伸肌紧张增强，肢体伸直，使躯干向右偏移，以防摔倒。由此可见，这些姿势反射都与引起反射的刺激相对抗，其意义在于使机体尽可能保持在原有空间位置上，以维持一定的姿势和身体平衡。

（四）嗅觉和味觉

嗅感觉器受体接受气味刺激后，信息延轴突由嗅鞘细胞包绕，汇聚成嗅丝穿过筛孔进入嗅球，将信息以一种高度精确的方式投射到嗅球中的一到两个嗅小球中，使得一个嗅小球只接受来自一种气味受体的输入。嗅球位于筛板上方的前颅底，是嗅觉系统的第一级中转站，僧帽细胞和丛状细胞是嗅球上主要的二级神经元，其轴突以嗅束的方式投射到嗅皮质。嗅觉的信息传递通路与其他感觉系统的不同之处在于缺少丘脑的传递，嗅球不经过丘脑而直接投射到了嗅皮层。嗅皮层包括初级嗅皮质：前嗅核、梨状皮层、杏仁核及内嗅皮层，次级嗅皮质：眶额叶皮质、内侧颞叶、扣带回、海马、下丘脑、背内侧丘脑。在生物进化过程中，嗅皮层逐渐趋于缩小，在高等动物仅存在于边缘叶前底部，包括梨状区皮层的前部、杏仁核的一部分。

嗅觉加工过程可分为初级和高级阶段。初级阶段由嗅觉神经元上的嗅觉受体与相应气味分子接触，将化学信号转化为电信号，通过嗅神经汇聚至嗅球处的嗅小球内；嗅觉初级阶段包括嗅觉的敏感性及阈值。嗅觉信号通过神经元直接投射至前嗅核、梨状皮层、杏仁核及内嗅皮层等皮质或皮质下结构，再由上述脑区发出次级投射，与眶额叶皮质、海马、内侧颞叶、扣带回等区域建立联系，该过程为嗅觉的高级处理阶段，包括对气味的识别和命名能力、嗅觉熟悉度、愉快度。参与嗅觉信号高级处理阶段的脑区，尤其是杏仁核、海马、眶额皮层、脑岛和扣带回等，也与情感和记忆信息处理密切相关。杏仁核负责综合评估不同感觉通道携带的情绪性信号，处理对动物生存具有重要意义的气味相关威胁和恐惧信号。海马、眶额皮层等脑区负责与杏仁核协同，在编码气味的情绪效价并形成与嗅觉相关的情绪记忆等方面扮演关键角色。

味蕾基部的味觉感受器细胞接收味觉刺激，味觉感受器细胞周围绕有味觉神经末梢，一个单独的味蕾可以由几个传入神经元来支配，一个传入神经元也可以支配几个味蕾。舌前 2/3 味觉信息由三叉神经和面神经向中枢传导，其中舌前 2/3 及软腭是第 VII 对脑神经——面神经的支配区，舌下颌侧、舌前 2/3 黏膜、口腔底黏膜等部位由三叉神经的分支舌神经支配；而舌后 1/3 是第 IX 对脑神经——舌咽神经支配；其他如会厌、喉及咽的一部分是由迷走神经所支配。这些味觉神经的轴突发送至孤束核，轴突从这里到达丘脑内侧，最后到达杏仁核、前岛叶皮质和眶额叶皮质。

第三节　认知中枢生理

低等动物（如腔肠动物）的神经系统比较简单，其感觉神经元与支配肌肉运动神经元直接或通过少数几个神经元构建联系，对环境刺激仅能做出简单的运动反射。当进化出现复杂大脑，感受装置（感受器或感觉器官）检测到内外环境的刺激时，一方面可将信息传输至脑干和脊髓运动神经元，完成简单无意识反射，如膝跳反射和瞳孔对光反射等。另一方面，各种感觉信息通过上行通路到达各级感觉皮层后，进入联合皮层，在大脑进行有意识的信息处理，这个信息处理过程是标识个体生命的最重要内容，自我意识、情感价值判断、思维以及记忆四大功能网络共同参与这一过程的实现。鉴于四大功能网络在大脑认知中发挥了核心作用，我们称之为认知中枢。信息经认知中枢处理后，可通过运动皮层发出指令，进而产生复杂的行为输出（图 10-27）。

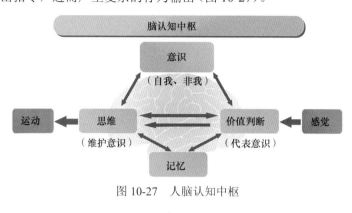

图 10-27　人脑认知中枢

一、意　　识

意识（consciousness）在心理学、哲学和医学中的含义各不相同，迄今尚无统一定义。早期对意识的研究属于哲学范畴，主要是对意识的概念和起源进行描述性探讨和简单的逻辑推理。20 世纪 50 年代，才开启了对"意识"真正意义上的科学研究。从脑生理功能的角度探讨"意识"，主要将其分为泛化意识和自我意识。

（一）泛化意识

一种被医学界广泛认可的意识的含义是：意识包括意识状态和意识体验。意识状态即醒觉，指个体处于醒觉状态，是意识体验的前提。意识体验即高级神经活动，指人类对环境和自身的觉知，以及对外界刺激具有警觉性和反应性。这种意识定义涵盖几乎所有的脑功能状态，包括感觉、运动、思维、记忆和情感等过程，故称为泛化意识。

与泛化意识相关的脑区包括前额叶皮质、丘脑和后顶叶皮质等。脑功能成像显示，泛化意识丧失的植物人的损伤部位常见于丘脑、丘脑和前额叶皮质之间的连接以及前额叶皮质；全身麻醉患者在泛化意识逐渐降低的过程中，丘脑、扣带皮层、角脑回以及前额叶皮质等脑区的功能活动下降，其中外侧前额叶皮质表现最为明显。此外，采用刚好达到人感知阈值的刺激，如微弱的白噪声或者快速在屏幕上闪过的单词，若被试者无意识地留意这些刺激，那么在他的大脑中仅有与感受相关的初级皮层被激活，若受试者报告能够意识到声音或者快速闪现的单词，后顶叶皮质会被激活。

关于意识相关脑区形成泛化意识的工作模式，目前主要有两种理论：全局工作空间理论和整合信息理论。全局工作空间理论认为，意识存在于额叶和顶叶构成的全局工作空间的神经回路，当信息进入全局工作空间被"广播"后，信息就能被全脑的各个系统访问，即进入人的"意识"，能被主体意识到。整合信息理论则认为，意识的产生有两个维度，任何一个意识体验都同时包括两个维度的内容。第一个维度是信息的量，越强烈越清晰的意识，包含的信息量就越多；第二个维度为信息的整合程度，一个高度整合的意识，是指一个意识体验无法被分割成两个更小的部分。

（二）自我意识

自我意识（self consciousness）指个体对自身存在状态的觉知，包括对自己的生理状态和心理状态的觉知。在每个人的内心体验中，觉察到自己的一切是区别于周围其他的任何人和物的存在，这就是自我意识。因此，从大脑信息整合处理角度，意识核心内涵应为自我意识。

自我意识的主要功能是使大脑具有区别自我与非我的能力，代表人可以认识自己的存在，并与不同于自己的存在进行对比。自我意识为其他脑功能网络（如思维、情感价值判断等）活动提供了重要前提，使其始终围绕"自我"生存、发展等价值而展开。因此，有自我意识的存在，机体才能成为一个具有高度自我控制、自我完善的有组织的功能系统。尽管现代的计算机具有很强的逻辑计算能力，但因为没有自我意识，只能机械地执行各种指令，缺乏自我意识相关的主观能动性和创造能力。

目前对自我意识发生的神经机制尚不清楚。颞顶叶连接区在自我空间位置的意识形成中具有重要作用，局限性的颞顶叶连接区损伤可引起自我空间定位与感受异常。

二、情感价值判断

情感价值判断是机体对各种内外环境信息的重要性进行评估，特别是就信息对机体的利与弊进行甄别的过程。例如，机体将可口食物、良好的社交关系等评估为有利，而伤害性刺激如严重创伤、饥饿、寒冷和生活打击等，则会被认为是不利环境。情感价值判断的结果最后通过影响思维活动过程，形成有利机体的应对方案和行为发生，维持机体正常生存与发展。例如，机体因缺水而产生渴感时，情感价值判断系统会将这一信息判断为不利环境，基于这一判断进行的思维过程使机体在行为上转向寻找水源。当机体在此过程中发现饮用水源时，情感价值判断系统会将水源评估为有利的环境，又通过思维过程决定实施饮水的行为。如果机体此时发现的是不太清洁的河水，情感价值判断系统会进一步对此时的口渴和饮入不清洁河水之间进行对机体利弊的甄别，最终决策机体是否实施饮水行为。

情感价值判断系统的有无是大脑与计算机的又一重要区别。没有情感价值判断的计算机只能被动地分析和计算各种输入指令，即使是能引起计算机系统崩溃、具有极大弊端的病毒代码，计算机也毫无选择的刻板地执行。

（一）与情感价值判断相关的内心体验与外在表现

情感价值判断系统在评估利弊过程中产生的内心体验常用情感和情绪来表示，如喜悦、悲伤、恐惧和愤怒等。情感中的"感"字有感觉、感受之意，常用来描述那些具有稳定的、深刻意义的内心体验和感受，因此，具有稳定性、深刻性和持久性。情感价值判断为有利，则会产生愉悦等内心体验；相反，若判断为有弊，则会产生痛苦、恐惧等内心体验。情绪被认为包括主观情感体验和客观生理反应两个方面，前者的含义与情感相似，二者通常并无明显区分，后者又称为情绪生理反应，属于情感价值判断过程的外在表现。

情感价值判断过程的外在表现包括面部表情、身体姿态和动作以及内脏反应等，是上述内心体验通过躯体活动、内脏活动和内分泌改变等以某种（些）形式的呈现。如愉悦、恐惧、痛苦时，常出现面部表情的变化。恐惧时，躯体肌肉会出现退缩、僵直和逃避等反应。情绪生理反应与自主神经系统和内分泌系统活动的改变密切相关，如在动物恐惧发怒时，交感活动增强，表现为皮肤和内脏血管收缩、血压升高和心率加快、骨骼肌血管舒张、出汗、瞳孔扩大等，同时伴有血液中多种激素如促肾上腺皮质激素、肾上腺素、去甲肾上腺素、甲状腺激素等的浓度明显升高。某些情况下，情绪生理反应也可表现为副交感神经系统活动相对亢进，如悲伤时流泪等。情绪不稳定时，激素分泌则可能出现明显紊乱。

（二）情感价值判断的神经机制

情感价值判断的重要高级中枢位于大脑皮层，主要包括腹内侧前额叶皮层、眶额叶皮层和扣带回皮层等脑区。腹内侧前额叶皮层受损会引起社交相关的情绪障碍。眶额叶皮层和扣带回皮层是情绪的主观感受处理中枢。眶额叶皮层能够编码不同信息的主观价值，直接指导思维和决策过程。扣带回皮层则主要参与情绪的评价和情绪反应的调节。

情感价值判断也依赖于皮层下核团，主要包括杏仁核、伏隔核等。杏仁核在情绪评估和情感体验中发挥重要作用，早期被认为是脑的"恐惧中心"。潜在和正在对机体产生的伤害即危险信号可激活杏仁核，使机体产生恐惧情感体验。其中，杏仁核基底外侧核部分神经元投射至内侧前额叶、腹侧海马以及中央杏仁核，主要负责不利信息的负效价编码，刺激这些回路，动物出现焦虑以及逃避反应。杏仁核基底外侧核另一部分神经元投射至伏隔核，主要负责有利信息的正效价编码。参与调控上述核团活动的其他脑区也参与情感价值判断的过程，包括中脑被盖区、中缝核和外侧缰核等脑区。其中，中脑被盖区多巴胺能神经元 - 伏隔核通路、中缝核 5- 羟色胺能神经元参与有利信息的正效价编码，例如糖水、可口食物和社交等多种有利信息均能激活该条通路，产生愉快的内心体验；损伤这些脑区，会引起快感缺失和情感淡漠。外侧缰核在引发痛苦、厌恶、恐惧的环境信息的评估和内心体验中发挥作用，例如足部电击、奎宁以及社交弱势等刺激能激活外侧缰核神经元产生强烈的负性情绪。由于外侧缰核是通过抑制中脑腹侧被盖区多巴胺能神经元 - 伏隔核这一奖赏通路，进而产生痛苦或厌恶等情感体验，又被称为"反奖赏中枢"。

<h1 style="text-align:center">三、思　维</h1>

思维（thinking）是脑对内外环境刺激信息进行更深层次的加工，包括分析、综合、概括、推理、想象和决策等一系列过程。思维是高级认知活动，决策是其最终环节。通过脑的思维过程，感性材料加工并转化为理性认识，以揭示事物的本质特征以及事物间的内在联系，最终形成解决问题的有效方案和途径。

（一）思维的特性

思维具有高度的集成和整合特性。思维功能脑区与其他功能脑区（包括感觉、情感价值判断、记忆和运动等）的连接复杂程度都远超其他任何脑区。与其他功能脑区密集的连接，使思维脑区成为集成和整合来自其余脑功能网络信息的最佳脑区，构成信息处理的核心。思维脑区可调用来自感觉、情感价值判断和记忆等多个脑功能网络信息，实现思维过程中对信息的深度加工分析。基于思维的这一特性，思维脑区可类比为电脑的中央处理器。由于人类存在特有的复杂而完善的语言文字系统，在人脑可以借助这些符号形成抽象概念，并基于此对客观事物进行概括，进而形成复杂的抽象思维。

思维还具有可知和可记忆特性。思维的可知特性是指思维可以被大脑感受与觉知。思维的可知，具体表现为对思维正处理的信息类型以及思维正进行的步骤和环节的可知。思维的可记忆特性是指与思维活动有关的信息和过程都可以被储存和提取。简言之，思维可形成记忆，关于思维的记忆又被称为工作记忆（working memory）。工作记忆的内容包括思维过程中的信息、发生的环节以及各环节间的先后顺序和因果逻辑联系等。因此，工作记忆是保持思维活动连贯性和条理性的重要条件。

（二）思维的模式与一般过程

思维的模式可分为环境信息诱导型和冥思型（或称非诱导型）。

环境信息诱导型思维是指显性的环境信息进入皮层后，在产生特定感觉的基础上所诱导的特定思维活动。这种思维模式一般包括以下环节：显性环境信息进入思维脑区，产生相应的感觉；随后在情感价值判断系统权衡环境刺激的利弊以及记忆提供以往经验的对比与指导下，进行深度分析、综合和推理，并形成种种应对方案的假设与推演，最后，在各种应对方案中做出最优选择即决策。决策后若要付诸行动，则会影响高级运动皮层（包括辅助运动区和运动前区）和基底神经节等脑区，通过编码和设计相关运动程序，进而产生行为输出。值得一提的是，运动程序设计属于思维过程范畴，也是随意运动发起和控制的最重要环节（参见本章第四节）。

在各种环境刺激诱导特定的思维过程中，脑可对信息有选择性的监控、加工和记忆，表现为对一定对象的选择指向和集中，称为专注或注意（attention）。不同的人可能对同一复杂的环境信息产生完全不同的思维过程和记忆，说明思维脑区对环境信息的接受和处理，有重点监控某些环境刺激而忽视其他刺激的倾向。专注有助于获得对事物的清晰、深刻和完整的反映，为清晰的思维活动提供准确的信息。

冥思型思维是指在没有显性的环境刺激下出现的特定的思维活动。冥思型思维活动在记忆提供的信息基础上发生，通常不表现出立即的行为反应。如某人在深思时，脑海突然闪现的一些"想法"就属于冥思型思维。快速眼动睡眠期梦境中出现的各种思维活动也属于冥思型思维。

（三）思维产生的神经机制

联合皮层被认为是思维产生最重要的中枢结构。联合皮层与感觉、运动、情感价值判断和记忆等功能脑区都具有紧密的相互联系。联合皮层分为不同的亚区，包括顶 - 枕联合区、边缘联合区和前额叶联合区（图 10-28），不同亚区在思维过程中发挥不同的作用。

顶 - 枕叶联合区负责环境信息的采集与监测。顶 - 枕叶联合区位于次级视觉皮层的前部、次级体感皮层的后部以及听觉皮层的内侧。这一特殊解剖位置使顶 - 枕叶联合区在思维中主要负责感知多通道环境信息，并对其进行加工和整合，是环境信息诱导型思维的"入口"。当顶 - 枕叶受损时，

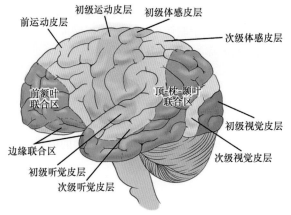

图 10-28　思维产生依赖于联合皮层（顶 - 枕联合区、边缘联合区和前额叶联合区）

可引起空间环境感知障碍，间接导致思维能力受损。例如，顶 - 枕叶受损患者，因视觉空间思维能力受损，虽有解决问题的意愿并反复尝试，都不能完成这项任务，即用 27 个同样大小的立方体（其中 8 个三面是黄色、12 个两面是黄色、6 个一面是黄色、1 个无黄色面）搭成一个各面都是黄色的大立方体。

边缘联合区负责在思维中调取记忆和情感价值判断的信息以及最后的决策。边缘联合区位于额叶腹侧、颞叶的前端。边缘联合区与内侧内嗅皮层、海马区等记忆脑区相互作用，主要在思维过程中通过访问记忆系统，调取以往经验进行对比与指导。边缘联合区与杏仁核等情感价值判断脑区相互作用，可以解析和处理情感价值判断信息，进而驱动和影响思维过程。

前额叶联合区主要负责信息深度加工处理。前额叶联合区是对信息复杂深度地分析、综合和推理以及形成各种应对方案的关键脑区，也参与执行结果与最初应对方案的对照与纠错，保证执行活动的完成。前额叶联合区受损时，患者表现为对复杂环境不知所措和对突然发生的事件束手无策，因为他们只能根据直接感知到的事物的某些特点作出简单反应，不能发现事物间内在联系，不能进行复杂周密地逻辑推理，因而无法形成有效应对方案，临床上把患者的上述表现称为"额叶综合征"。前额叶联合区尤其是背外侧区与工作记忆密切相关，该区受损患者的思维活动连贯性和条理性受损，不能记住思维过程中的相关信息及其先后和因果逻辑联系。

决策主要包括备选方案发生的概率及其实现后的价值两个参数。内侧额叶皮层以及扣带回前部与背侧纹状体和颞上沟后部相互作用，与每一种方案发生概率参数的解析与计算有关。眶额叶皮层与杏仁核、伏隔核、腹侧纹状体、岛叶的相互作用，则参与每一种方案实现后的价值评估。

四、记　忆

记忆是指信息和经验在脑内的储存和提取，即信息的巩固和再现。记忆获得依赖于学习过程。学习是通过感觉器官接受外界信息并输入脑内的过程。记忆是人类适应环境、认识客观世界、改造世界及进行社会实践的重要条件。

（一）记忆获得的方式与分类

1. 记忆获得的方式　学习是记忆获得的重要方式。学习的内容和形式非常复杂，按学习的形式通常将学习分为非联合型和联合型学习两类。

（1）非联合型学习：非联合型学习（nonassociative learning）是一种较简单的学习形式，包括习惯化和敏感化，属于突触传递可塑性范畴。习惯化是指在一种温和刺激的反复作用下，人和动物的反应性逐渐降低的过程。例如，大街上的各种噪音，开始时会引起你的注意，但经历一小段时间后即可被忽视。敏感化是指某些刺激能够引起反应加强的过程。在日常生活中，人们听到"救护车""警车"的报警声音时所产生的警惕性反应也属于敏感化。

（2）联合型学习：联合型学习（associative learning）是两个或两个以上事件重复发生，且发生时间很接近，最终在脑内逐渐形成关联的过程，如经典条件反射和操作式条件反射。

1）经典条件反射：也称为巴甫洛夫反射。条件反射是由条件刺激与非条件刺激在时间上的结合而建立起来的。例如，食物作为非条件刺激，通过非条件反射引起唾液分泌；而铃声本来不能引起唾液分泌，是一种条件刺激。每次让狗进食之前先给予铃声刺激，然后立即给食物。在条件刺激和非条件刺激多次结合以后，狗一听到铃声即可出现唾液分泌的增多，说明建立了一个条件反射。

2）操作式条件反射：是要求动物在接受某些特定的信号时完成一定操作。例如，先将猴固定在特制的座椅上，训练其手压杠杆而给予食物奖励。然后，以亮灯的不同颜色作为条件刺激，训练猴红灯亮时用手压杠杆，一旦它完成了操作，立即给予食物奖励进行强化。黄灯亮时如果猴压杠杆就不给食物以表示惩罚。如此强化多次后，猴学会了见红灯亮就压杠杆，见黄灯亮则不压杠杆。

人类条件反射的建立除可用现实具体的信号，如光、声、嗅、味、触等刺激外，也可用抽象的语词代替具体的信号。巴甫洛夫把现实具体的信号称为第一信号，而把有关的语词称为第二信号。与此相对应的，人类大脑皮层对第一信号发生反应的功能系统称为第一信号系统，而对第二信号发生反应的功能系统则称为第二信号系统。因此，人脑功能有两个信号系统，而动物只有第一信号系统，第二信号系统是人类区别于动物的主要特征。

2. 记忆的分类

（1）以记忆保留时间的长短分类：按照记忆保留时间长短的不同，将记忆分为感觉性记忆（sensory memory）、短期记忆（short-term memory）、中期记忆（intermediate memory）和长期记忆（long-term memory）。感觉性记忆和短期记忆统称为短时性记忆，中期记忆与长期记忆不易区分，又统称为长时性记忆（图 10-29）。

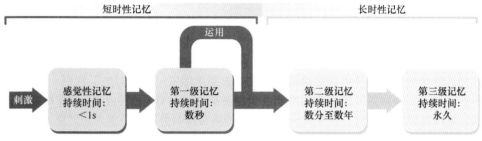

图 10-29 记忆的分类及过程

感觉性记忆是指外界信息进入大脑后，未经加工处理，短暂地贮存于大脑相关区域，但随后立即消失。感觉性记忆的特点是保持时间极短，一般仅能保持 1 秒以内，但记忆容量巨大。

短期记忆也称为第一级记忆，是指外界信息进入大脑后，经过信息的处理和整合，暂时贮存于大脑相关区域。它储存的时间仅几秒钟到几分钟，其长短仅满足于完成某项极为简单的工作。如打电话时的拨号，拨完后记忆随即消失。短期记忆具有容易受干扰、保存时间短暂和记忆容量有限等特点。短期记忆经过反复运用或强化，可向长时性记忆转化。

中期记忆指外界信息进入大脑后，能较长时间地贮存于大脑相关区域，其储存时间从几分钟到几天。有些中期记忆可以转变为长期记忆。中期记忆大致相当于记忆过程的第二级记忆。

长期记忆的容量相当大，信息在大脑相关区域贮存的时间自几天到数年，甚至形成终生记忆，如自己的电话号码、兴趣爱好和父母的音容笑貌、性格脾气等。长期记忆大致相当于记忆过程的第三级记忆。

（2）根据记忆的储存和回忆方式分类：长时性记忆根据其存贮和回忆的方式分为陈述性记忆（declarative memory）和非陈述性记忆（nondeclarative memory）两类（图 10-30）。

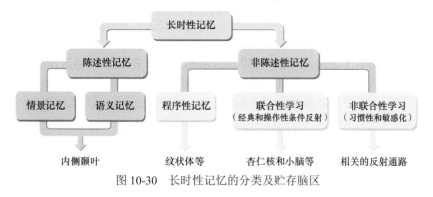

图 10-30 长时性记忆的分类及贮存脑区

陈述性记忆是存储个人发生的事件和经验的记忆形式。陈述性记忆是指有关时间、地点、事件、人物和客观事实等信息的记忆。上述信息能进入人的主观意识，能清晰、完整地回忆起这些事件和情节，并且能用语言或文字准确表达出来。例如，某人可将自己去年夏天在外婆家度假的经历用语言或文字表述为"我去年夏天到乡下外婆家度假"。陈述性记忆又可分为情景记忆（episodic memory）和语义记忆（semantic memory）。前者是关于事件发生的时间、地点和环境的记忆；后者则为关于事物概念、含义和客观事实的记忆，即对一般知识的记忆（如字、词的含义，自然科学的公理、定律等）。陈述性记忆依赖于记忆信息在海马、内侧颞叶等记忆相关脑区滞留时间的长短。实验证明，颞叶切除对陈述性记忆影响极大，但几乎不影响非陈述性记忆。

非陈述性记忆是存储个人理解的事件本质的知识，即记忆关于实践的知识。非陈述性记忆是与操作技能和实践经验有关的记忆，如技巧性动作、习惯性行为和条件反射等。非陈述性记忆需要反复进行某种操作和练习才能缓慢保存下来，主要通过熟练的行为活动来表达，而不是语言或文字，也不进入人的意识。这类记忆不依赖记忆信息在海马滞留时间的长短。

陈述性记忆可以转化为非陈述性记忆，例如，在学习弹奏钢琴时，首先要对每一个琴键发出的音符产生陈述性记忆，经过长时间的练习后，弹奏钢琴就变为一种技巧性动作，陈述性记忆也就变成了非陈述性记忆。

（二）记忆的机制

学习和记忆活动极其复杂，记忆的神经机制并不完全清楚。1894 年，著名神经生物学家 Cajal 就提出假设，即学习过程中可能产生神经细胞间连接的持续性形态学变化，这种变化可能是记忆的神经基础。

1. 记忆的脑区定位 脑内存在不同的记忆系统，不同的记忆分别储存于脑内不同部位。

（1）陈述性记忆神经回路及其储存部位：陈述性记忆的中期记忆储存于包括海马、内嗅皮层、嗅周皮层等结构在内的内侧颞叶。若损伤海马及其邻近结构，可引起中期记忆功能的丧失。陈述性记忆的长时性记忆储存于大脑皮层联络区（感觉区、运动区以外的广大新皮层区），其中情景记忆储存于前额叶皮层，而语义记忆则储存于整个大脑皮层联络区。例如，电刺激清醒癫痫患者的颞叶皮层外侧表面，能诱发对往事的回忆。刺激颞上回，患者似乎可听到以往曾听过的音乐演奏，甚至看到乐队的影像。顶叶皮层可能储存有关地点的影像记忆。

（2）非陈述性记忆神经回路及其储存：有关运动技巧、习惯等非陈述性记忆的储存部位是纹状体、小脑和运动皮层。经典条件反射储存部位是相应的感觉及运动回路。恐惧性条件反射的储存部位是杏仁核。操作式条件反射储存于纹状体和小脑。

2. 记忆的细胞分子机制 神经元及其环路的持续放电活动与短时性记忆有关，在昏迷、深度麻醉、电休克和脑缺血等情况下，神经元动作电位及突触后电位的形成受到干扰，短时记忆受到影响，而长时性记忆不受显著影响。目前认为，突触可塑性导致神经元间网络功能连接长时性变化，是长时性记忆储存的细胞生理学基础。与学习和记忆机制相关的突触传递可塑性主要包括习惯化和敏感化以及长时程增强等。

（1）习惯化：习惯化的本质是突触传递效能的降低。海兔的缩鳃反射是研究习惯化和敏感化的理想模型。重复刺激喷水管皮肤，感觉神经元激发中间神经元和运动神经元产生的兴奋性突触后电位逐渐减小，缩鳃动作逐渐减弱，最终将不再对刺激作出反应，即缩鳃反射的习惯化。习惯化的机制是突触前膜 Ca^{2+} 通道失活，Ca^{2+} 内流减少，使突触囊泡移向活化区的能力下降，可释放谷氨酸的突触囊泡数目减少。

（2）敏感化：敏感化是突触传递效能增强的结果。当海兔尾部受到一个较强的电刺激后，温和地抚摸刺激喷水管也会引起强烈的缩鳃动作，说明海兔缩鳃反射敏感化。敏感化比习惯化更复杂，习惯化只涉及一个反射回路的神经元，而敏感化是一个反射回路影响另一个反射回路的结果。例如，刺激作用于尾部，通过影响中间神经元而增强缩鳃反射回路中感觉神经元与中间神经元和运动神经元的联系。

（3）长时程增强：是在学习后记忆相关的神经通路出现的突触传递持续增强，被广泛视为记忆储存的细胞机制。长时程增强早期只涉及现有突触的快速修饰，与持续活化的蛋白激酶和蛋白磷酸化有关。突触长时程增强的后期，通过一系列信号转导通路，会诱发新基因转录和蛋白质合成，新蛋白的合成使得突触形态乃至神经元形态结构的改变。这些形态变化包括树突棘增加、突触数目增多等。这种结构的变化使记忆能够长时间储存（图 10-31）。

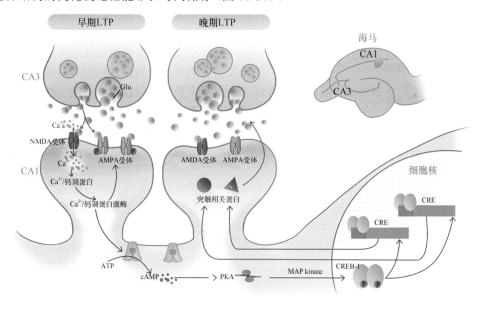

图 10-31　早期和晚期 LTP 形成的机制

CA1. 海马 CA1 区；CA3. 海马 CA3 区；CRE. cAMP 反应元件；CREB-1. cAMP 反应元件结合蛋白；

MAP kinase. 丝裂原活化蛋白激酶；PKA. 蛋白激酶 A

3. 睡眠在记忆巩固中的作用　觉醒期，机体经历学习形成的最初不太稳定的记忆痕迹细胞网络，进入睡眠后，逐渐转化为一种稳定的状态，有利于长时性记忆的形成，这种现象称为睡眠期记忆巩固。慢波睡眠在记忆巩固中发挥重要作用。在觉醒和慢波睡眠期同步记录记忆脑区神经元的放电，发现觉醒期间放电活跃的神经元在随后的睡眠中放电也较多，即睡眠期间记忆痕迹细胞发生重激活，其放电模式在睡眠期得到保留并重演。重激活现象在多个脑区中都存在，包括海马、内嗅皮层、前额叶、丘脑、感觉皮层、纹状体、杏仁核等。睡眠期的神经元重激活，有效地诱导记忆痕迹细胞间突触的长时程可塑性改变，促进记忆巩固，而睡眠剥夺则会破坏记忆突触的长时程增强，抑制长时性记忆的形成。

自我意识、情感价值判断、思维和记忆构成了大脑信息处理的四大基本脑功能网络模块。任何个体的有意识行为均涉及这四大模块，其中，自我意识是核心，是个体生命的重要标签，为其他脑功能网络提供重要的前提和方向。自我意识区分自我和非我，维护自我的生存和发展，即"自我价值"。情感价值判断和思维是维护"自我价值"的具体形式，表现出为适应环境和实现"自我价值"的趋利避害行为。记忆系统则将其他功能网络中的信息和发生过程等内容贮存起来形成经验，进而成为未来各功能模块运行的基础。

第四节　神经信息输出

神经系统在获取神经信息输入并进行整合处理后，需要进行信息输出，以做出对各类神经信息输入的应答反应。机体完成应答反应的效应器主要是各类肌细胞和腺体。

根据效应器及其控制特点的不同，神经信息输出分为躯体运动系统（somatic motor system）和内脏运动系统（visceral motor system）。躯体运动系统整体上是可随意控制的，神经系统的这一信息输出过程，简称为运动控制。此外，神经系统通过对语言的发音器官和书写的手部肌群的运动控制，实现人的语言表达功能，也属于躯体运动控制。内脏运动系统由心肌、内脏平滑肌和各种内、外分泌腺体以及控制它们的神经结构组成。

一、躯体运动控制

躯体运动由骨骼肌的收缩和舒张实现。骨骼肌是躯体肌肉群的总称，功能是使骨骼或其他附着物（如眼球）运动，本质是运动神经元控制下的每一个骨骼肌细胞即肌纤维发生收缩和舒张的结果。因此，躯体运动是由中枢神经系统的信息输出控制。

（一）躯体运动控制系统的中枢组构方式

躯体运动的中枢控制是以等级性的方式组构。中枢运动控制系统的最高水平以新皮层的联络皮层和前脑基底神经节为代表，负责运动的筹划，即确定运动的目标和达到目标的最佳运动策略；中间水平以运动皮层和小脑为代表，负责运动的程序，即肌肉收缩的顺序、运动的空间和时间安排，以及如何使运动连贯准确地达到预定目标；最低水平以脑干和脊髓为代表，负责运动的执行，即激活发起目标定向性运动的运动神经元和中间神经元池，调整运动执行。

根据躯体运动涉及的中枢控制区及自身特性，分为反射性运动、随意性运动和节律性运动三类。

反射性运动（reflective exercise）是躯体运动的简单形式，不受意识控制，是在外周刺激下引起肌肉发生规律而不随意地收缩和舒张。反射运动（如膝跳反射）所需时间通常较短，不需大脑皮层参与。反射性运动通常由外界环境特定的刺激引起，对机体有保护作用，主要在脊髓和脑干内完成，小脑和大脑皮层运动区等脑区参与部分反射性运动的调节。

随意性运动（voluntary movement）是由意识控制的、为实现特定目标而进行的运动，多由主观意愿发起，也可因刺激而激发。随意性运动必须要由大脑皮层发起。运动设想起源于联络皮层，运动方案在大脑皮层、基底神经节、皮层小脑等脑区间相互联系而完善，设计好的运动信息先传送到运动皮层，再由运动皮层的传出通路传递到脑干或脊髓的运动神经元，启动运动。运动发生时，来自肌肉、关节等处的多种感觉传入信息（即反馈信息）传到脊髓小脑与运动皮层，与大脑皮层发出的运动指令反复进行比较，及时调整运动皮层的活动，不断纠正运动偏差，保证运动准确无误。

节律性运动（rhythmic exercise）介于反射性运动和随意性运动之间，很大程度可在意识不参与的情况下运行，但也可以受意识的控制（如呼吸运动中的人为屏气）。

（二）躯体运动控制的基本三级结构

中枢神经系统内的运动结构主要包括大脑皮层、脑干、脊髓、基底神经节和小脑（图10-32），其中，大脑皮层、脑干和脊髓构成运动信息传出的基本三级结构，它们等级性地将信息向外传出，按照等级由低到高排序为脊髓、脑干和大脑皮层。基底神经节及小脑则通过与上述基本三级结构的联系，调节运动信息的最终输出形式。

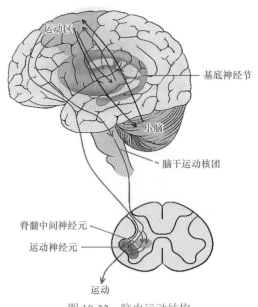

图 10-32　脑内运动结构

1. 脊髓的运动控制功能　脊髓参与运动控制的神经元主要位于脊髓前角。脊髓前角分布有 α、β 和 γ 运动神经元。其中，脊髓 α 运动神经元（包括脑干中直接支配面部肌肉的运动神经元）负责产生肌张力，是运动的最后公路（final common path）。α 运动神经元胞体较大，纤维较粗，其轴突末梢的每一分支都支配一根肌纤维。由一个 α 运动神经元及其所支配的全部肌纤维组成的功能单位，称为运动单位（motor unit）（图 10-33）。运动单位的大小可有很大的差别，如负责拇指运动的运动单位所支配的肌纤维数目少于负责上臂的，前者有利于支配肌肉进行精细运动，而后者则有利于产生巨大的肌张力。同一个运动单位的肌纤维，可以和其他运动单位的肌纤维交叉分布，因此，即使只有少数运动神经元活动，在肌肉中产生的张力也是均匀的。γ 运动神经元分布于 α 运动神经元之间，其轴突主要支配骨骼肌的梭内肌纤维，调节肌梭的敏感性，最终调节 α 运动神经元的兴奋性。β 运动神经元发出的纤维对骨骼肌的梭内肌和梭外肌均有支配，功能尚不清楚。

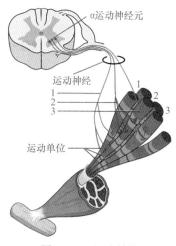

图 10-33　运动单位

（1）脊髓介导产生反射性运动：除含有上述直接传出信息的运动神经元外，运动前角还包含多种中间神经元，一起构成了脊髓中运动控制的神经环路。脊髓运动控制神经环路是完成反射性和节律性运动的重要结构基础，当刺激传入脊髓时，通过该环路即可引起特定肌肉收缩和舒张，不需要上位中枢参与。因此，中枢运动系统的构筑还具有平行性特点。

脊椎动物是脊髓与高位中枢完全离断的动物模型，常用于研究脊髓功能。横断脊椎动物的脊髓后，离断平面以下将出现所有反射活动的暂时性丧失，进入无反应状态，这种现象称脊休克（spinal shock）。人类由于车祸、高空坠落、地震等导致脊髓的完全横贯创伤，出现脊休克，表现为脊髓离断面以下的感觉和随意运动以及肌紧张的消失、血管扩张、血压下降、发汗停止和大小便潴留等现象。脊休克发生后的一段时间内，机体可以一定程度地恢复一些基本的反射活动，如对侧伸肌反射、牵张反射及一些内脏反射（如血管舒缩，发汗、排便和排尿反射等），恢复所需时间长短与动物进化程度密切相关，蛙类只要数分钟，犬类需要数天，人类则需要数周或数月才能恢复。而随意运动和感觉是不能恢复的。待机体部分反射活动恢复后，若在前次横断的水平下方再次离断脊髓，则脊休克不会再度发生。因此，脊休克的出现是由于脊髓突然失去高位中枢（如大脑皮层、脑干网状结构等）支配的缘故，脊休克后部分反射活动的恢复说明脊髓具有独立完成一些简单反射性运动的能力，但这些活动是不完善的，必须依赖高位中枢的调控。高位中枢的调控有易化作用（如脊髓离断后，伸肌反射减弱），又有抑制作用（如脊髓离断后，屈肌反射的增强）。

正常情况下，脊髓整合来自外周和中枢两方面的信息，保证各种反射活动的正常进行和躯体运动的协调。脊髓完成的大部分反射性运动与躯体的姿势调节关系密切，统称为姿势反射（postural reflex）。在脊髓水平完成的反射性运动有屈反射、对侧伸肌反射、牵张反射等。

1）屈肌反射与对侧伸肌反射：脊椎动物一侧肢体的皮肤受到伤害性刺激时，受刺激一侧的肢体出现屈曲，表现为受刺激肢体的屈肌收缩，伸肌舒张，该反射称为屈肌反射（flexor reflex）。此反射往往由伤害性刺激引起，又称痛反射，使肢体离开伤害性刺激，具有保护作用。屈肌反射产生的基本过程：刺激产生的感觉信号经传入神经纤维兴奋支配屈肌的运动神经元的同时，其侧支使抑制性中间神经元兴奋，后者与支配伸肌的运动神经元形成突触联系，并抑制该神经元活动，保证屈肌收缩的同时，伸肌舒张，共同完成肢体屈曲运动（图 10-34）。上述过程出现的抑制方式属于传入侧支性抑制（afferent collateral inhibition），又称为交互抑制（reciprocal inhibition）。传入侧支性抑制首先由英国生理学家 Sherrington 描述，是指传入纤维的冲动在兴奋某一中枢神经元的同时，经侧支兴奋另一个抑制性中间神经元，进而抑制另一中枢神经元的现象。传入侧支性抑制属于突触后抑制，在神经系统中广泛存在，其意义是使不同中枢之间的活动协调一致，或者增加某中枢活动与其他中枢活动的对比度。

一般情况下，当刺激停止后，屈肌反射亦随之及时停止，这一过程与脊髓内存在的另一类突触后抑制形式即回返性抑制（recurrent inhibition）有关。脊髓 α 运动神经元的兴奋使相关肌群收缩的同时，也通过其轴突侧支兴奋抑制性中间神经元即闰绍细胞（ranshaw cell），兴奋的闰绍细胞通过其短轴突释放抑制性递质甘氨酸，反馈性抑制脊髓 α 运动神经元活动，及时减弱或终止反射活动。回返性抑制是典型的负反馈抑制，又称为反馈抑制（feedback inhibition），其生理意义是使发动兴奋的神经元活动能及时地终止，并促使同一中枢内许多神经元的活动步调一致。

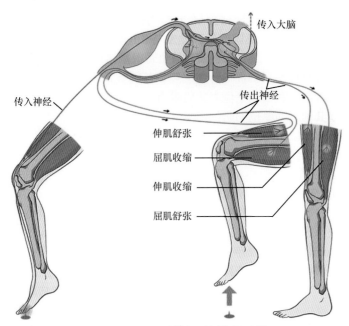

图 10-34 屈肌反射与对侧伸肌反射

屈肌反射的强弱与刺激的强度有关，当刺激增大到一定程度时，在本侧肢体屈肌反射的基础上，还出现对侧肢体的伸直，称为对侧伸肌反射（crossed extensor reflex）。对侧肢体伸直是一种姿势反射，其意义在于保持躯体平衡，维持姿势。屈肌反射多在刺激后几毫秒出现，对侧伸肌反射在刺激后的 0.2～0.5s 出现，潜伏期较屈肌反射长，提示这是一种多突触反射。对侧伸肌反射发生的基本过程为：较强刺激进入同侧脊髓后角，引发同侧肢体屈肌反射。与此同时，较强的刺激信号也传入到对侧脊髓后角，一方面使对侧伸肌兴奋收缩，另一方面又通过传入侧支性抑制方式，抑制支配屈肌的神经元活动，这样就保证了伸肌收缩的同时，屈肌舒张，共同完成对侧肢体伸直运动（图 10-34）。

2）牵张反射：有神经支配的骨骼肌受到外力牵拉而伸长时，引起受牵拉的同一块肌肉出现反射性收缩，此反射即为牵张反射（stretch reflex）。牵张反射包括腱反射（tendon reflex）和肌紧张（muscle tone）两种表现形式，二者比较见表 10-4。

表 10-4 腱反射和肌紧张

	腱反射	肌紧张
刺激	快速牵拉肌腱	持续缓慢牵拉肌腱
感受器	肌梭	肌梭
效应器	快肌纤维	慢肌纤维
表现	肌肉快速收缩，动作明显	同一肌肉不同运动单位交替收缩，动作不明显
反射时间	短	持续进行
反射类型	单突触反射	多突触反射
实例	肘反射、膝反射、跟腱（踝）反射	多种姿势反射（坐、直立、运动等）
意义	减弱或消失提示反射弧受损或中断，亢进表示中枢有病变	姿势反射的基础，临床上检查肌张力与腱反射有相似的意义

腱反射是快速牵拉肌腱引起的牵张反射，表现为被牵拉肌肉快速明显地缩短。例如，叩击髌骨下方的股四头肌肌腱引起股四头肌收缩，也称为股四头肌反射或膝跳反射（图 10-35）。常见的腱反射还有跟腱反射、肘反射等。腱反射属单突触反射，反射中枢常在 1～2 个脊髓节段内，反射效应仅局限于受牵拉的肌肉。临床上常采用检查腱反射的方法来了解神经系统的功能状态。腱反射减退或消失提示反射弧某个部分受损，亢进则提示脊髓以上高位中枢有病变。

缓慢而持续地牵拉肌腱引起的牵张反射即为肌紧张，它是维持躯体姿势最基本的反射。肌紧张表现为受牵拉肌肉持续、轻度的收缩，但不表现明显的收缩动作。肌紧张属多突触反射，是由同一肌肉的不同运动单位交替收缩产生的，收缩力量不大，相对不易疲劳。肌紧张通过肌肉的紧张性收缩来对抗牵拉以维持躯体的姿势。例如，人在直立时，重力作用使伸肌群受到持续牵拉而出现紧张性收缩，以保持抬头、挺胸、伸腰、直腿的直立姿势。

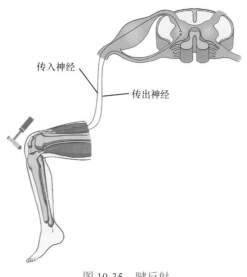

图 10-35　腱反射

牵张反射的感受器和效应器都在同一块肌肉，感受器是肌肉中的肌梭，效应器就是普通的骨骼肌纤维即梭外肌纤维，基本反射中枢在脊髓。肌梭呈梭形，两端细小而中间膨大，外层为一结缔组织囊，囊内含有 6～12 根特殊的肌纤维，称为梭内肌纤维，梭内肌纤维和囊外的梭外肌纤维呈并列关系。梭内肌纤维包括两类纤维即细胞核集中分布纤维中央的核袋纤维和细胞核弥散分布的核链纤维。梭内肌纤维存在结构与功能不同的两部分，感受装置位于中间，收缩成分位于两端，二者呈串联关系。传递核袋纤维内感受装置信息的传入纤维是直径较粗的有髓鞘 Ia 纤维（8～12μm），其末梢呈螺旋形。传递核链纤维内感受装置信息的传入纤维除了 Ia 纤维外，还有直径较细的 II 类纤维，其末梢为花枝状。上述两类纤维均可与脊髓前角 α 运动神经元建立突触联系（图 10-36）。

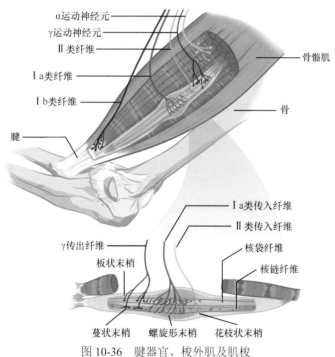

图 10-36　腱器官、梭外肌及肌梭

当梭外肌受外力牵拉伸长时，肌梭同时也被拉长，使位于肌梭中间的感受装置发生形变，Ia 和 II 类纤维传入神经冲动增多，引起支配同一肌肉的 α 运动神经元兴奋，梭外肌收缩，产生牵张反射。当梭外肌收缩变短时，肌梭受到的刺激减弱而使传入冲动减少，结果 α 运动神经元活动减弱，梭外肌回到收缩前状态（即舒张）。由此可见，肌梭是一种长度感受器。另外，上述两类传入纤维的信息或可传至小脑和大脑皮层感觉区，其中 II 类纤维的传入可能与本体感觉形成有关。

生理情况下，牵张反射受到多种因素的调节。肌梭内感受装置的敏感性是脊髓以上的高位中枢调节肌紧张的基础。脊髓 γ 运动神经元支配梭内肌纤维收缩成分，其末梢在核袋纤维内呈板状，在核链纤维内呈蔓状。γ 运动神经元兴奋时，梭内肌纤维收缩成分收缩，梭内肌纤维中间部分感受装置因受牵拉致敏感性增加，通过传入神经向 α 运动神经元传入的冲动增加，梭外肌纤维收缩，肌紧张因此随之增加。由 γ 运动神经元兴奋至梭外肌收缩的神经通路，称为 γ- 环路，由此引起肌紧张过高而出现的僵直,被称为γ僵直。而如果直接使α运动神经元活动过强,致肌紧张过高而出现的僵直,则称为α僵直。肌肉不收缩时,γ运动神经元存在基础性放电。当α运动神经元兴奋、肌肉收缩时,γ运动神经元兴奋水平亦随之增加,保证肌肉收缩时肌梭敏感性不下降。

腱器官对牵张反射的调节。在肌肉与肌腱的交界部位,存在张力感受器腱器官(tendon organ),它与梭外肌呈串联排列,传入神经为Ⅰb类纤维。当肌肉受外力牵拉而诱发牵张反射时,腱器官因梭外肌收缩张力增加而兴奋,经Ⅰb类纤维兴奋抑制性中间神经元,转而抑制α运动神经元活动,牵张反射减弱和及时终止。这种由腱器官兴奋引起的牵张反射的抑制,称为反牵张反射,可以避免被牵拉肌肉因过度收缩而损伤,具有保护性意义。

3) 节间反射:是指脊髓一个节段的神经元发出轴突与邻近节段的神经元发生联系,通过协同活动引起的反射活动,如刺激脊动物腰背皮肤引起后肢的搔爬反射。

(2) 脊髓介导的随意运动:脊髓前角α运动神经元作为运动的最后公路,通过接受上位中枢(联络皮层、大脑皮层、基底神经节、皮层小脑、运动皮层)的运动信息输出,进行随意运动。

2. 脑干的运动控制功能　脑干的运动控制结构有两类,一类是直接支配头面部肌肉的脑神经传出神经元,它们的地位等同于脊髓前角α运动神经元,也属于运动的最后公路;另一类则是运动系统的第二等级结构,统称为脑干运动核团。脑干运动核团神经元一方面接受上位中枢的调节,另一方面通过下行通路投射到脊髓灰质,通过顶盖脊髓束、红核脊髓束、网状脊髓束和前庭脊髓束终止于与肌肉收缩活动有关的脊髓中间神经元和运动神经元,调节运动。

(1) 脑干调节肌紧张　将动物的脑干与高位中枢离断,即在中脑上、下丘之间横断脑干,动物立即出现明显增强的全身肌紧张,表现出四肢伸直、脊柱挺硬、头尾昂起,呈角弓反张状态(图10-37),这种现象被称为去大脑僵直(decerebrate rigidity)。去大脑僵直现象表明,一方面,作为下位运动中枢的脑干和脊髓前角,其活动通常受上位中枢的调控;另一方面,作为第二级运动中枢结构的脑干对运动最后公路——脊髓亦存在持续地调节。

去大脑僵直产生是由于在中脑水平切断脑干后,中断了大脑皮层和基底神经节等部位对脑干网状结构抑制区的驱动作用,使抑制区的功能显著减弱,下行作用首先提高脊髓γ运动神经元活动,提高肌梭敏感性,肌梭传入冲动增多,促使α运动神经元兴奋,肌紧张增强而出现僵直,这种僵直称为γ僵直(γ rigidity)。这种下行作用也可直接或通过脊髓中间神经元使α运动神经元活动增强,引起肌紧张增强出现僵直,称为α僵直(α rigidity)。

若切断去大脑僵直动物的脊髓背根破坏γ运动神经元的神经环路,γ僵直会消失。在此基础上,去除小脑前叶,动物将再次出现僵直现象,这种僵直属于α僵直。若进一步切断动物的第八对脑神经,以消除内耳前庭器官传至前庭核的冲动,上述α僵直又消失,可见α僵直主要是通过前庭脊髓束使α运动神经元兴奋性过高实现的。当人类患某些脑内疾病时也出现类似去大脑僵直的现象,如当蝶鞍上囊肿导致大脑皮层与皮层下结构的联系中断时,可引起明显的下肢伸肌僵直及上肢的半屈状态,称为去皮层僵直(decorticate rigidity),这是抗重力肌的肌紧张增强表现。人类在中脑疾患时也可出现去大脑僵直,表现为头后仰,上下肢均僵硬伸直,上臂内旋,手指屈曲。去大脑僵直的出现往往提示病变已严重侵犯脑干,是疾病预后不良的信号。

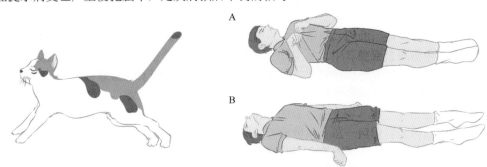

图10-37　动物的去大脑僵直、人类的去皮层及去大脑僵直
A. 去皮层僵直;B. 去大脑僵直

因此,高位各级中枢(包括脑干)通过调节脊髓α和γ运动神经元活动调节肌紧张。脑干网状结构存在加强和抑制肌紧张以及肌肉运动的区域,分别称为易化区和抑制区(图10-38)。生理情况

下，易化区活动占优势，存在神经元的自发放电活动。易化区范围较广，包括延髓网状结构的背外侧区、脑桥被盖区、中脑被盖区、中脑中央灰质等。脑干网状结构以外的脑区，包括下丘脑、丘脑中线核群、小脑前叶两侧部和后叶中间等可增强易化区的活动。易化区的神经元兴奋γ运动神经元，增强肌梭敏感性，增强肌紧张和运动。抑制区范围较小，位于延髓网状结构的腹内侧，其下行冲动抑制γ运动神经元。抑制区神经元无自发放电，受大脑皮层、基底神经节、小脑前叶蚓部等下行神经冲动的支配。正常情况下，易化系统和抑制系统活动处于动态平衡中，共同调节肌紧张、协调肌肉的运动。一旦失衡，即可引起肌肉紧张度异常。

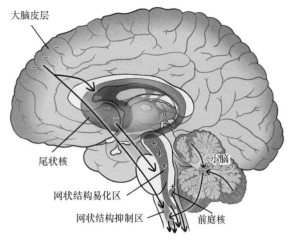

图 10-38　中枢调节肌紧张的区域及通路

（2）躯体反射性运动：脑干核团自身也可介导直接由感觉传入引起的躯体性反射运动，包括状态反射、翻正反射、旋转加速度反射等，表现出较脊髓介导的姿势反射更加明显的整合特点。

1）状态反射：头部在空间位置的变化以及与躯干相对位置的变化，均可反射性地改变躯体肌肉的紧张性，这一反射称为状态反射。状态反射包括迷路紧张反射和颈紧张反射。迷路紧张反射是指内耳迷路的椭圆囊和球囊受到刺激，将冲动传到前庭核，增加躯体伸肌肌紧张性的一种反射。颈紧张反射是指颈部扭转时，颈部脊椎关节韧带和肌肉本体感受器受刺激，引起四肢肌肉紧张性增加的反射活动。在正常情况下，状态反射常受高级中枢的抑制而表现不明显。

2）翻正反射：正常动物可保持站立姿势，如将其推倒则可翻正过来，这种反射称为翻正反射（righting reflex）。动物从空中坠落时，可清楚地观察到翻正反射：动物四足朝天从空中落下，首先头颈扭转，使头部位置先翻正，前肢和躯干跟随着扭转过来，后肢也接着扭转过来，最后四肢着地。在这过程中，最先是不正常的头部位置刺激视觉与内耳迷路，引起头部位置翻正后，不正常的头与躯干位置刺激颈部关节韧带及肌肉，使躯干的位置也翻正。

3. 大脑皮层的运动控制功能　大脑皮层是运动系统的最高级结构，负责随意运动的筹划和执行。与运动有关的大脑皮层主要区域包括初级运动皮层（primary motor cortex，Bordmann 分区的 4 区）、运动前区（premotor area，Bordmann 分区的 6 区）和辅助运动区等。

（1）中央前回运动区：包括初级运动皮层和运动前区，是控制躯体运动最重要的区域。中央前回运动区接受本体感觉冲动传入，感受躯体姿势以及躯体各部在空间的位置和运动状态，调整和控制全身的运动。初级运动皮层主要与远端关节如手指、脚趾等的精巧的运动有关，运动前区主要与近端关节如肩、髋等关节的运动有关，主要参与姿势维持和粗大运动。

中央前回运动区是管理随意运动最重要的部位，功能特征：①交叉支配躯体运动，即一侧皮层支配对侧躯体的肌肉，但在头面部大部分为双侧支配（下部面肌和舌肌主要受对侧支配），如一侧内囊损伤后，对侧下部面肌及舌肌麻痹，但头面部多数肌肉活动仍基本正常。②具有精细的功能定位。运动愈精细、愈复杂的肌肉，其皮层代表区面积愈大。例如，手和五指以及发声部位所占皮层面积很大，几乎等同于整个下肢所占的区域，而躯干所占面积则很小。③运动区定位从上到下的排列是倒置的，呈"倒置人体"样分布。下肢的代表区在皮层顶部，膝关节以下肌肉的代表区在半球内侧面；上肢肌肉的代表区在中间部；头面部肌肉的代表区在底部，但头面部代表区在皮层的安排仍是正立的（图 10-39）。另外，运动区的前后排列为：躯干和近端肢体的代表区在前部（6 区），远端肢体的代表区在后部（4 区），手指、足趾，唇和舌部肌肉的代表区在中央沟前缘。

（2）辅助运动区：辅助运动区（supplementary motor area）位于两半球纵裂的内侧壁，扣带回沟以上，4 区之前的区域。电刺激该区引起的肢体运动一般为双侧性的。破坏该区后双手协调性动作难以完成。

（3）其他运动区：除了上述运动区外，第一、第二感觉区、Bordmann 分区的 8 区、18 区及 19 区也与运动有关。刺激第一、第二感觉区产生某些躯体运动，刺激 8 区、18 区和 19 区引起眼外肌运动。

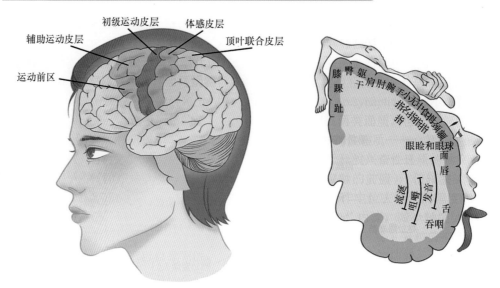

图 10-39 躯体各部位肌肉代表区分布

在人类，大脑皮层运动区传出通路主要有皮层脊髓束和皮层脑干束。皮层脊髓束是由大脑皮层发出，经内囊、脑干下行支配脊髓前角运动神经元的传导束。皮层脑干束是由大脑皮层发出，经内囊到达脑干运动神经元的传导束。80%的皮层脊髓束纤维在延髓锥体跨过中线，交叉到对侧，沿脊髓外侧索下行，形成皮层脊髓侧束。另外20%的纤维沿着同侧脊髓前索下行，形成皮层脊髓前束。

皮层脊髓侧束纤维到达脊髓后，与脊髓前角外侧的运动神经元构成突触，控制四肢远端的肌肉，参与精细的、技巧性运动。皮层脊髓侧束受损后，灵长类动物立即丧失两手指捏夹起细小物品的能力，如不能捏夹起牙签、瓜子等物品，但腕部以上运动能力基本正常，不影响正常站立和行走。临床上，损伤皮层脊髓侧束后将出现巴宾斯基征（Babinski sign）阳性体征，即以钝物划足趾外侧时，患者出现拇趾背曲和其他四趾外展呈扇形散开的体征。正常时，脊髓在高位中枢控制下，这一原始反射被抑制不表现出来。婴儿（皮层脊髓束发育不全）、在深睡或麻醉状态下的成人也可出现巴宾斯基阳性体征。临床上常用此体征检查皮层脊髓侧束功能是否正常。

皮层脊髓前束到达脊髓后，主要与脊髓前角内侧的运动神经元构成联系，参与控制躯干和四肢远端肌肉（主要是屈肌）的活动，与姿势维持和粗大运动有关。如果损伤动物的皮层脊髓前束，远端肌肉失去了中枢的控制，将出现躯体平衡功能异常、行走和攀登均发生困难。

运动传出通路通常分为锥体系和锥体外系，前者包括皮层脊髓束和皮层脑干束，后者指除锥体系外控制脊髓运动神经元活动的下行通路，包括顶盖脊髓束、网状脊髓束和红核脊髓束等。锥体系和锥体外系在皮层起源部位有重叠，相互间存在广泛的纤维联系。因此，在临床上，运动传出通路损伤引起的运动障碍中，难以区分是锥体系还是锥体外系受损，通常是合并损伤所致。分为柔软性麻痹（软瘫）和痉挛性麻痹（硬瘫）两种表现，都有随意运动的丧失，前者伴有牵张反射减退或消失，后者则伴有牵张反射亢进。一般认为，单纯损伤皮层脊髓束和皮层脑干束时仅出现软瘫，合并损伤姿势调节通路后才出现硬瘫。

（三）运动的两大调节结构

1. 基底神经节对运动的调节 基底神经节是位于皮层下一组运动核团的总称。基底神经节传出纤维主要是通过丘脑到达额叶皮层、前运动皮层和运动皮层，与大脑皮层形成回路，间接控制运动。基底神经节是鸟类及以下动物调节运动的高级中枢，是哺乳类动物大脑皮层下的调节运动的重要脑区。基底神经节病变可导致人出现严重的运动障碍，如帕金森病（Parkinson's disease）和亨廷顿病（Huntington's disease）等。

（1）基底神经节的组成：主要包括黑质、纹状体、丘脑底核。纹状体由尾核、壳核和苍白球构成。尾核和壳核在发生上较新，称为新纹状体；苍白球可分为内侧和外侧两部分，在发生上较古老，称为旧纹状体。黑质可分为致密部和网状部两部分。

（2）基底神经节与大脑皮层间的回路：基底神经节接受大脑皮层的纤维投射，其传出纤维经丘脑腹前核和腹外侧核接替后返回大脑皮层，构成基底神经节与大脑皮层之间的回路（图10-40），分为直接通路和间接通路两条途径。

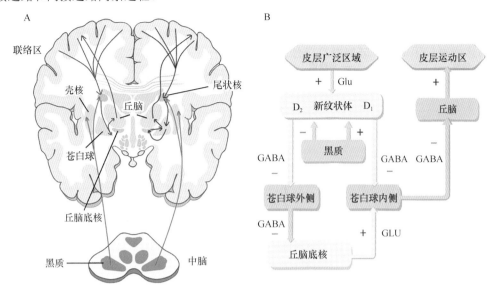

图 10-40 基底神经节与大脑皮层的联系及相互作用通路

A. 基底神经节与大脑皮层的环路联系（绿色：黑质 - 纹状体通路；蓝色：间接通路；红色：直接通路）；B. 基底神经节与大脑皮层之间直接及间接回路的去抑制作用

1）直接通路及其作用：直接通路途径指大脑皮层广泛区域→新纹状体→苍白球内侧部→丘脑腹前核和腹外侧核→大脑皮层运动区。在直接通路中，大脑皮层发出的神经纤维释放谷氨酸兴奋新纹状体；而从新纹状体到苍白球内侧部，以及从苍白球内侧部再到丘脑腹前核和腹外侧核的纤维都是释放抑制性神经递质 γ- 氨基丁酸，即新纹状体抑制苍白球内侧部，而苍白球内侧部又抑制丘脑。因此，当新纹状体活动增加时，丘脑和大脑皮层的活动增加，这种现象称为去抑制。

2）间接通路及其作用：间接通路途径为大脑皮层广泛区域→新纹状体→苍白球外侧部→丘脑底核→苍白球内侧部→丘脑腹前核和腹外侧核→大脑皮层运动区。这条通路同样存在去抑制现象，新纹状体到苍白球外侧部、苍白球外侧部到丘脑底核的投射纤维都是抑制性的，当新纹状体活动增加时，丘脑底核的活动加强。丘脑底核到达苍白球内侧部的纤维为兴奋性的（递质是谷氨酸），苍白球内侧部兴奋，抑制丘脑腹前核和腹外侧核，使大脑皮层的活动减少。因此，间接通路的作用与直接通路完全相反，对抗直接通路对丘脑和大脑皮层的兴奋作用。

黑质 - 新纹状体多巴胺能投射系统，由黑质致密部发出，投射至新纹状体中分别表达 D_1 受体和 D_2 受体的中型多棘神经元。黑质神经纤维释放多巴胺时，可激活 D_1 受体增强直接通路的活动，也可激活 D_2 受体抑制间接通路的活动，对大脑皮层的运动功能起兴奋作用。

（3）基底神经节的功能：目前认为，基底神经节可能参与运动的设计和程序编制，将抽象动作的设想转换成为随意运动，也参与肌紧张的调节、本体感觉传入冲动信息的处理过程。此外，基底神经节与感觉传入、行为、学习与记忆等功能活动有关。基底神经节损害在临床上可产生两类运动障碍性疾病，一类表现为肌紧张过强而运动过少，如帕金森病；另一类则表现为肌紧张不全而运动过多，如亨廷顿病和手足徐动症（athetosis）。

帕金森病又称震颤麻痹（paralysis agitans），最早由英国内科医生 James Parkinson 系统描述。帕金森病是一种常见中老年的神经系统变性疾病，发病率与年龄正相关，主要表现为全身肌紧张增高、肌肉强直、随意运动减少、动作缓慢、面部表情呆板，常伴有静止性震颤（static tremor）。帕金森病是由于双侧黑质多巴胺能神经元变性所致，引起直接通路的活动减弱而间接通路活动增强，运动皮层活动减少，导致肌紧张过强，随意运动过少。临床上采用多巴胺的前体左旋多巴能明显改善帕金森病患者肌肉强直和动作缓慢等症状。此外，M 受体拮抗剂东莨菪碱或安坦等也可改善帕金森病的症状，但对静止性震颤均无明显疗效，提示静止性震颤可能与丘脑腹外侧核等结构的功能异常有关。

亨廷顿病也称舞蹈病（tarantism），主要表现为不自主的上肢和头部的舞蹈样动作，伴肌紧张降低。亨廷顿病的病因是双侧新纹状体病变，新纹状体内 γ- 氨基丁酸能神经元变性或遗传性缺损，引起间接通路活动减弱而直接通路活动相对增强，大脑皮层运动区活动增强，导致运动过多。临床上用利血平耗竭多巴胺可缓解患者的上述症状。

2. 小脑对运动的调节　与基底神经节一样，小脑也是一个皮层下的运动调节结构。小脑通过对脑干下行运动系统和大脑皮层的调节作用间接地参与运动控制，配合大脑皮层完成机体的随意运动功能。切除全部小脑，随意运动的发起和执行仍然能够进行，但运动却变得缓慢、笨拙和不协调。

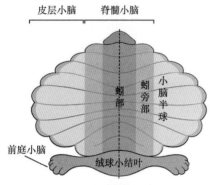

图 10-41　小脑的结构纵向分区模式图

（1）小脑的结构：由灰质（皮层）、白质和深部的三对小脑核（顶核，中间核和齿状核）组成。小脑皮层部从前到后分可分为前叶、后叶和绒球小结叶；也可从内到外分为蚓部和半球部，半球部还可分为中间部及外侧部。小脑接受来自脊髓、脑干和大脑皮层的传入纤维，经过小脑深部核发出传出纤维，向脑干有关核团及大脑皮层投射。根据小脑的传入、传出纤维联系，可将小脑分为前庭小脑、脊髓小脑和皮层小脑三个部分（图 10-41）。

（2）小脑的功能：主要是维持躯体平衡、调节肌肉张力和协调随意运动，还在技巧性运动的获得和建立过程中发挥运动学习作用。

1）维持身体平衡－前庭小脑：绒球小结叶又称为前庭小脑（vestibulocerebellum），主要接受前庭器官的速度、平衡感觉传入，一部分纤维来自两侧囊斑和半规管直接传入，一部分纤维则来自前庭核中转后的传入。前庭小脑的传出纤维在前庭核内换元，经前庭脊髓束抵达脊髓前角内侧运动神经元，控制躯干和四肢近端肌肉的活动。因此，前庭小脑主要功能是维持身体的平衡。切除绒球小结叶的猴，或因第四脑室肿瘤压迫绒球小结叶的患者，都会因平衡功能失调而出现身体倾斜、站立不稳、步态蹒跚及容易跌倒等症状，但其随意运动的协调不受影响。

2）调节肌紧张和协调随意运动－脊髓小脑：脊髓小脑（spinocerebellum）由小脑前叶蚓部和半球中间部组成。脊髓小脑主要接受脊髓（来自躯干和四肢皮肤、肌肉和关节的感觉）和三叉神经（头面部躯体感觉）传入纤维的投射，也接受视觉和听觉的投射纤维。蚓部的传出纤维向顶核投射，经前庭核和脑干网状结构下行至脊髓前角内侧，也经丘脑腹外侧核上行至运动皮层的躯体近端代表区。半球中间部的传出纤维向中间核投射，经红核大细胞部，下行至脊髓前角外侧，也经丘脑腹外侧核上行至运动皮层的躯体远端代表区。

脊髓小脑主要功能是调节正在进行的运动，协助大脑皮层对随意运动进行适时控制。脊髓小脑接受来自大脑皮层的运动指令，同时接受运动过程中来自肌肉与关节等处的本体感觉和视、听觉传入，比较和整合这两方面的信息后，若运动指令与运动执行之间出现差异，则迅速向大脑皮层发出矫正信号，纠正运动皮层的活动，使随意运动能够顺利完成。脊髓小脑损伤后，随意运动的力量、方向及速度不受精确控制，患者无法完成精巧运动，在运动过程中把握不准方向，特别是在精细动作的终末出现震颤，称为意向性震颤；行走时摇摇晃晃，呈酩酊蹒跚状，不能进行拮抗肌群的轮替动作（如上臂不断交替进行内旋与外旋），这些动作协调障碍称为小脑性共济失调。

脊髓小脑还具有调节肌紧张的功能，小脑前叶蚓部能够抑制肌紧张，半球中间部可加强肌紧张。小脑与脑干网状结构抑制区和易化区有结构和功能联系，通过它们发挥调节肌紧张的作用。

3）设计随意运动和编制运动程序－皮层小脑：皮层小脑（cerebrocerebellum）指小脑半球的外侧部，与大脑皮层感觉区、运动区和联络区构成回路。大脑皮层的部分传出纤维在脑桥核换元后，投射到对侧皮层小脑，再发出纤维经齿状核换元后，直接或经红核小细胞部换元后投射至丘脑腹外侧核，最后又投射到大脑皮层。皮层小脑另有一类纤维投射到红核小细胞部，经换元后发出纤维投射到下橄榄核的主核和脑干网状结构，其中，投射到下橄榄核主核的纤维，换元后经橄榄小脑束返回皮层小脑，形成自身回路；投射到脑干网状结构的纤维，换元后经网状脊髓束下达脊髓。

二、语言输出控制

语言是按一定语法组织的包含有一定信息含义的文字集合，文字具有形状和声音表征。本质上，语言是思维活动的一种表现形式，基本功能是实现个体间信息交流。人类拥有复杂丰富的语言交流能力，这是其区别于其他动物的关键特征之一。

　　语言交流包括三个基本环节：文字形状和语音输入、输入信息感知处理以及发音和书写输出。文字形状和语音的输入至少包括听觉、视觉和触觉途径。语言输入信息感知处理主要在思维脑区的特定区域完成，视觉、听觉以及相关的触觉皮层代表区也属于语言相关的中枢结构。发音和书写的输出是在传出神经通路和相关的肌群协同下完成。发音输出的肌群主要在口腔、鼻和咽喉部，与书写相关的肌群分布在全身，但一般情况下以上肢肌群为主。上述任何环节的损伤，均可造成语言交流障碍。

（一）脑内特异性语言区域

　　对某些脑区在语言功能重要性的认识最早大多来自对失语症的研究。失语症（aphasia）是脑损伤引起的部分或全部语言功能的丧失，常常不伴有其他认知能力或与言语有关的肌肉运动功能的缺陷。临床发现，损伤 Broca 三角区（即 Bordmann 分区中的 44 区）的患者出现"运动失语症"，又称为 Broca 失语症。患者能听懂语音、看懂文字，但不能发出表达自己思想的语音。损伤额叶中回后部接近中央前回手部代表区的部位，患者出现"失写症"，即能听懂言语、看懂文字、正常表达语言，手部的所有肌肉运动正常，但却不会书写文字。因此，Broca 区是参与控制发音和文字书写的关键脑区（图 10-42）。

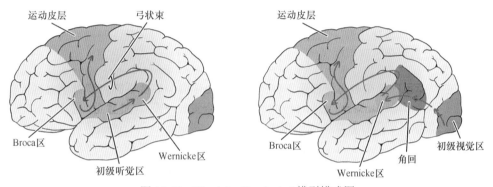

图 10-42　Wernicke-Geschwind 模型模式图

　　随后临床发现，颞上回后部受损的患者会出现"听觉失语症"，即语言表达、看懂文字、书写文字三种功能正常，但听不懂别人的谈话，能听到别人的发音但不懂其含义。角回损伤的患者会导致"失读症"，即听懂语言、语言表达、书写文字三种功能正常，视觉功能正常，但看不懂文字的含义。最为有趣的是颞叶上部损伤引起的 Wernicke 失语症（或称流畅失语症），患者说话看起来正常而流畅，甚至可出现过度表达，但言语中充满了杂乱语和自创词，不能理解别人说话和书写的含义。因此，由颞上回和部分角回构成的 Wernicke 区是语言输入信息感知处理的关键脑区（图 10-42）。

　　综合上述，语言的中枢处理过程包括以下环节，即语音和文字信息传至 Wernicke 区，经其分析整合后才能被理解。若想将看到或听见的单词进行复述或复写，需要 Wernicke 区通过弓状纤维束将单词信号输送到 Broca 区或书写语言中枢。以复述为例，Broca 区将 Wernicke 区传来的单词信号转化为发音所需的肌肉运动编码，输出至邻近的运动皮层，驱动唇、舌、喉等部位肌肉运动，最终完成单词的复述，这种语言处理过程被称为 Wernicke-Geschwind 模型（图 10-42）。若 Wernicke 区和 Broca 区未受损伤，因两个脑区间联系被切断而导致的失语，称为传导性失语症（conduction aphasia）。传导性失语症患者的理解能力正常，言语表达流利且能够毫无困难地表达自己的思想，语言功能障碍在于复述单词的困难，在复述过程中存在大量的单词替换、省略和错语。

（二）大脑语言功能的一侧优势

　　人类两侧大脑半球的功能是不对称的，更多地参与某项特定任务的一侧大脑半球称为优势半球（dominant hemisphere）。这种两半球功能的不对称和专门化被称为一侧优势（laterality of cerebral dominance），这种一侧优势现象仅出现于人类。习惯使用右手的成年人，左侧半球是语言功能的优势半球。人类大脑半球优势是在发育过程中逐步形成的，3 岁之前，尚未建立左侧优势，双侧大脑半球均与语言功能有关，10 ～ 12 岁时，左侧优势逐步建立，若左侧大脑半球损伤，依然可以在右侧大脑半球建立起语言中枢。成年后，左侧优势已经形成，因此，如果左侧半球受损伤，就很难在右侧半球再建语言中枢。除与遗传有一定关系外，一侧优势主要在后天生活实践中逐步形成，这与人类习惯使用右手有关。习惯使用右手的成年人，左侧半球承担了90%以上的语言活动功能。60%的左利手其语言优势半球仍在左侧，只有20%～40%的左利手语言优势半球在右侧，还有一部分左利手没有明显的语言优势半球。与左侧半球相比，右侧半球在非语词性的认知功能上占优势，如空间的辨认、深度知觉、触压觉认识、图像视觉认识和音乐欣赏分辨等。

人类脑高级功能向一侧半球集中的优势现象是相对的，左侧半球也有一定的非语词性认知功能；同样，右侧半球也有一定的语词活动能力，完整的语言活动是由两半球协同共同完成的。两半球之间是靠胼胝体联结并进行频繁的信息交换。胼胝体不仅将两半球联结在一起而且促成两半球的协同活动。如果胼胝体发育不全，就会阻碍人的右半球中专门化的非语词和空间定位的正常能力，造成个体左半球的言语能力和智力的降低。

三、内脏活动控制

与躯体活动和语言输出控制的有意识不同，内脏活动不受意识控制。实际上，大脑内负责内脏信息输入、内脏信息整合处理和内脏信息输出是一个相对独立的系统，可称其为内脏脑。与内脏脑对应，前述负责对信息（主要为机体外信息）有意识处理的脑系统，称为外部脑或认知脑。相较于外部脑而言，人们对内脏脑信息输入和信息整合处理机制了解较少，而对内脏信息输出机制则有较深入研究。目前知道，负责内脏信息整合处理的中枢包括脊髓、脑干和下丘脑，大脑皮层及皮层下结构也参与内脏信息整合处理的中枢调节。内脏信息输出部分即外周神经系统，通常又被称为自主神经系统（autonomic nervous system）或内脏神经系统（visceral nervous system），包括交感神经系统（sympathetic nervous system）和副交感神经系统（parasympathetic nervous system）两部分。值得注意的是，收集内脏信息的感觉神经元传入神经纤维也并入交感神经或副交感神经。

（一）内脏活动控制的各级中枢

内脏活动中枢脊髓和脑干接受来自内脏的传入信息，通过整合处理，反射性调控内脏活动。下丘脑是内脏活动控制的整合中枢，通过调节下游位于脑干和脊髓的内脏控制区域，发挥对内脏活动的控制作用。脊髓和脑干内则通过发出自主神经系统，经其传出信息控制内脏效应器的活动。

1. 脊髓及低位脑干对内脏活动的控制　脊髓和脑干中的自主神经节节前神经元发起传出纤维实施对内脏活动的控制。另外，脊髓和低位脑干中还存在对节前神经元进行调节的整合核团，其地位相当于躯体运动功能的第二级控制中枢。目前认为，脊髓和低位脑干已经可以对内脏活动控制进行一些整合，其整合的方式主要以内脏反射进行。

（1）脊髓：脊髓是内脏反射活动的初级中枢。在脊髓高位离断的患者，虽然血管张力反射、发汗反射、排尿排便反射、勃起反射可基本恢复，但不能很好地适应生理功能的需要。例如，脊休克患者的基本排尿和排便反射可恢复，但因不受意识控制而出现大、小便失禁。因此，失去高级中枢的支配后，脊髓对内脏反射的调节作用十分有限。

（2）脑干：脑干发出的自主神经支配头部所有腺体和平滑肌、心脏、支气管、食道、胃、胰腺、肝以及小肠等。若在脑桥或中脑以上横断脑干，对血压和心率影响很小。但损毁延髓可使血压突然下降，心率发生变化，说明延髓与心血管活动有密切关系。其他如咳嗽、喷嚏、恶心、呕吐等反射中枢均在延髓。

中脑是瞳孔对光反射的中枢，也是调节心血管活动和排尿反射等自主功能的部位。刺激猫中脑外侧被盖部，可引起瞳孔扩大、竖毛、血压升高等反应。刺激中脑头端网状结构，则可见到皮肤对电刺激的反射加强。刺激中脑可易化或抑制排尿反射，损毁中脑致使排尿反射发生障碍。中脑网状结构内部分神经元与内脏活动功能有关，其下行纤维支配脊髓，调节脊髓的自主性功能。

2. 下丘脑对内脏活动的控制　下丘脑被认为是内脏活动的高级整合中枢。下丘脑既参与了对体温、水平衡、营养物质平衡、社交和种族繁衍等功能活动的调控，也参与了对生物节律和觉醒睡眠周期的调控。上述调控主要是通过直接影响脑干内脏整合中枢和垂体内分泌（参见第十一章第二节）实现的。

（1）调节体温：体温调节的基本中枢位于下丘脑。视前区 - 下丘脑前部存在温度敏感神经元，能感受所在脑部的温度，并对传入的温度信息进行整合，起着调定点的作用。当脑的温度超过或低于调定点时，机体通过调节散热和产热过程，维持体温的相对稳定。

（2）调节摄食：营养物质平衡涉及多重环节，其中摄食是个体维持能量平衡的基本策略。电刺激动物下丘脑外侧区引起动物多食，破坏此区则动物拒食，由此认为下丘脑外侧区存在摄食中枢。电刺激动物下丘脑腹内侧核引起动物拒食，破坏此区后动物食欲大增，逐渐肥胖，可见下丘脑的腹内侧核可能存在饱中枢。一般来说，摄食中枢与饱中枢之间具有交互抑制效应。

（3）调节水平衡：实验观察到刺激大鼠下丘脑外侧区摄食中枢的后方，引起动物口渴和饮水，破坏该部位则动物拒饮，故将下丘脑外侧区称为饮水中枢。下丘脑还可通过抗利尿激素分泌量的变化实现对排水功能的控制。下丘脑前部的渗透压感受器可根据血浆晶体渗透压变化来调节抗利尿激素的分泌，进而控制机体内水的排出。例如，当血浆晶体渗透压升高或循环血量减少时，渗透压感受器兴奋或容量感受器受到的刺激减弱，抗利尿激素分泌增多，从而减少尿量，维持水平衡。

（4）调节生物节律和觉醒睡眠：下丘脑的视交叉上核（suprachiasmatic nucleus，SCN）是机体主生物钟（biological clock），负责机体整体的节律性运行。外界环境的节律信号通过松果体分泌的褪黑素途径，使内源性节律与外界环境的节律保持一致。外侧下丘脑和下丘脑结节乳头体区等对觉醒有重要的调控作用，下丘脑腹外侧视前区等则对睡眠发生有关键的促进作用。

3.大脑皮层及皮层下结构对内脏活动的调控　大脑皮层是内脏活动调节的最高级中枢。下丘脑、脑干 / 脊髓以及自主神经系统已经可以自动地控制内脏活动，但它们接受更上位中枢的干预，使内脏活动变化复杂。

（1）边缘系统对内脏活动的调节：边缘系统（limbic system）包括边缘叶（扣带回、胼胝体、穹窿、海马、海马回）及其密切相联系的皮质结构（岛叶、颞极、眶回等）及皮质下结构（杏仁核、隔区、下丘脑、背侧丘脑前核和中脑被盖）。其中，海马、扣带回、杏仁核、隔区、梨状区、岛叶等是大脑对自主性功能调节的重要中枢结构。电刺激边缘系统不同部位可引起复杂的内脏反应，例如，电刺激猴扣带回前部可引起血压下降或上升，心率减慢、幽门部的运动及张力受到抑制。刺激杏仁核引起血压下降、心率减慢、唾液分泌、胃酸分泌和胃蠕动增加。刺激额叶眶回引起血压升高或降低。

（2）新皮层对内脏活动的调节：新皮层不仅参与躯体运动的调节，也是自主性功能的高级中枢和高级整合部位，在内脏活动的调节中发挥作用。刺激皮层 4 区内侧面，可引起直肠和膀胱运动变化，而刺激外侧面引起呼吸和血管运动的变化；4 区底部与消化道运动和唾液分泌调节有关。

（二）自主神经系统的功能及功能特征

自主神经系统分为交感神经和副交感神经两类，其功能及其特征以结构特征和分布为基础（图 10-43）。

1.结构特征　交感神经的节前纤维起源于脊髓胸段（$T_1 \sim T_{12}$）和腰段（$L_1 \sim L_3$）灰质侧角细胞，其轴突经脊神经前根发出后进入椎旁神经节换元。换元后发出节后纤维随脊神经或沿血管到达效应器。除支配肾上腺髓质的交感神经节前纤维直接终止于肾上腺髓质细胞外，全身的内脏器官、血管、汗腺等都受交感神经节后纤维支配。交感神经一条节前纤维可与多个节后神经元发生突触联系，作用范围较为广泛。副交感神经节前神经元分布较为分散，一部分位于脑干的动眼神经副核、上泌涎核、下泌涎核、迷走神经背核及疑核，另一部分位于脊髓骶段（$S_2 \sim S_4$）灰质的侧角细胞。它们发出的纤维到神经节换元，节后纤维支配相应的内脏器官、各类腺体和少部分血管。与交感神经不同，一根副交感神经节前纤维只与几个节后神经元形成突触，范围较为局限。

2.主要功能　自主神经系统的功能主要是调节内脏器官的活动。自主神经系统释放的递质主要是去甲肾上腺素和乙酰胆碱。交感和副交感神经节前纤维均释放乙酰胆碱；大多数交感神经节后纤维释放去甲肾上腺素，但交感舒血管神经纤维和支配汗腺的交感节后神经纤维释放乙酰胆碱；绝大多数的副交感节后纤维释放乙酰胆碱。神经递质与相应受体结合后，发挥相应的生理功能，在此对外周神经系统对内脏活动控制给予概括性总结（表 10-5）。

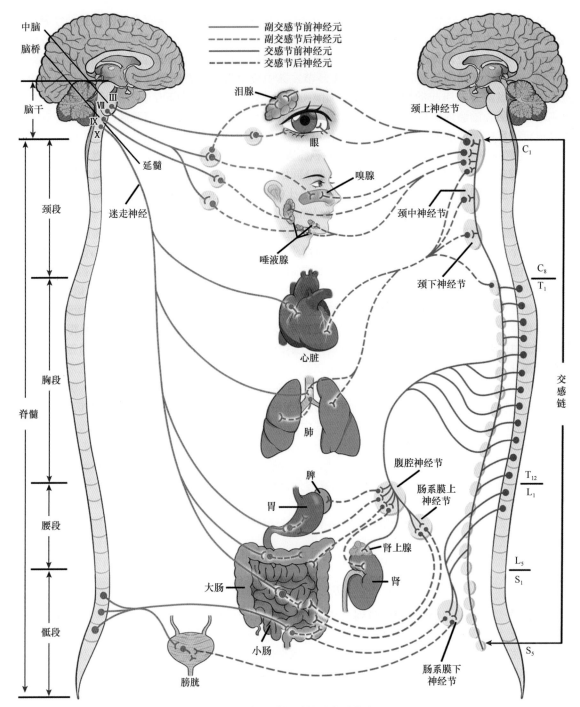

图 10-43 自主神经系统对内脏的支配

表 10-5 自主神经系统乙酰胆碱受体和肾上腺素受体的分布及其生理功能

效应器	胆碱能系统		肾上腺素能系统	
	受体	效应	受体	效应
自主神经节	N1	节前 - 节后兴奋传递		
眼				
虹膜环形肌	M	收缩（缩瞳）		
虹膜辐射状肌			α_1	收缩（扩瞳）
睫状体肌	M	收缩（视近物）	β_2	舒张（视远物）
心脏				

续表

效应器	胆碱能系统		肾上腺素能系统	
	受体	效应	受体	效应
窦房结	M	心率减慢	β_1	心率加快
房室传导系统	M	传导减慢	β_1	传导加快
心肌	M	收缩力减弱	β_1	收缩力增强
血管				
冠状血管	M	舒张	α_1	收缩
			β_2	舒张（为主）
皮肤黏膜血管	M	舒张	α_1	收缩
骨骼肌血管	M	舒张（1）	α_1	收缩
			β_2	舒张（为主）
脑血管	M	舒张	α_1	收缩
腹腔内脏血管			α_1	收缩（为主）
			β_2	舒张
唾液腺血管	M	舒张	α_1	收缩
支气管				
平滑肌	M	收缩	β_2	舒张
腺体	M	促进分泌	α_1	抑制分泌
			β_2	促进分泌
胃肠				
胃平滑肌	M	收缩	β_2	舒张
小肠平滑肌	M	收缩	α_2	舒张（2）
			β_2	舒张
括约肌	M	舒张	α_1	收缩
腺体	M	促进分泌	α_2	抑制分泌
胆囊和胆道	M	收缩	β_2	舒张
膀胱				
逼尿肌	M	收缩	β_2	舒张
三角区和括约肌	M	舒张	α_1	收缩
输尿管平滑肌	M	收缩（?）	α_1	收缩
子宫平滑肌	M	可变（3）	α_1	收缩（有孕）
			β_2	舒张（无孕）
皮肤				
汗腺	M	促进温热性发汗（1）	α_1	促进精神性发汗
竖毛肌			α_1	收缩
唾液腺	M	分泌大量稀薄唾液	α_1	分泌少量黏稠唾液
代谢				
糖酵解			β_2	加强
脂肪分解			β_3	加强

（1）为交感节后胆碱能纤维支配；（2）可能是突触前调制递质的释放所致；（3）因月经周期、循环血中雌激素、孕激素水平、妊娠以及其他因素而发生变动

　　除乙酰胆碱和去甲肾上腺素外，自主神经系统内还存在肽类和嘌呤类递质。例如，小肠肌间神经丛抑制性神经元可释放血管活性肽，支配幽门部 G 细胞的迷走神经节后纤维可释放促胃液素释放肽。

3.功能特征　自主神经系统的效应具有双重支配、紧张性作用和受效应器功能状态的影响等特征。

（1）双重支配：大部分内脏器官受交感神经和副交感神经的双重支配，大多数情况下它们的作用是相互拮抗的，但在整体调节水平上它们是互相配合、协同一致的。

1）中枢水平的协同：中枢的协调是外周协调的基本保证。交感和副交感拮抗中枢之间存在交互抑制环路，例如心交感中枢兴奋时，通过侧支同步抑制心迷走中枢活动，其效应是心脏活动增强；反之，副交感中枢兴奋时，交感中枢是抑制的。因此，从整体上看，副交感中枢的抑制与交感兴奋是协同一致的效应。

2）外周水平的协同：外周神经元之间也存在交互抑制。实验证明，交感节前纤维可以终止于胃肠道中的副交感节后神经元，抑制它们的活动。因此，交感神经可以直接抑制，也可以通过抑制副交感节后神经元而间接抑制胃肠道活动。反之，副交感对胃肠道的兴奋作用也可以通过直接和间接作用实现。可见，交感与副交感系统间的协同作用可以发生在外周神经节的神经元水平。

3）同一效应器上的协同：大多数的内脏器官接受交感和副交感神经的双重支配。研究发现，在交感神经和迷走神经末梢膜都存在 α_2 和 M 受体，分别与去甲肾上腺素和乙酰胆碱结合，抑制神经末梢对递质的释放。以心脏为例，交感兴奋神经末梢释放去甲肾上腺素时，作用于心肌细胞膜上 β_1 受体引起心脏的正性作用，也作用于自身神经末梢膜 α_2 受体，抑制其释放过多的去甲肾上腺素，还通过弥散作用于迷走神经末梢膜的 α_2 受体，抑制迷走神经释放乙酰胆碱。同样，迷走兴奋神经末梢释放乙酰胆碱引起心脏负性作用的同时，也作用于自身限制末梢释放乙酰胆碱，作用于交感末梢上的 M 受体而抑制去甲肾上腺素的释放。因此，交感神经和副交感神经对多数器官的作用呈相拮抗效应。

有少数内脏器官如唾液腺，接受交感和副交感的双重支配，但二者对唾液分泌的调节作用不是拮抗而是相互协同兴奋作用，例如交感神经兴奋引起量少而粘稠的唾液分泌，副交感神经兴奋则引起量大而稀薄的唾液分泌，并以副交感的调节为主。此外，机体也有少数内脏器官仅接受一种神经的支配，例如，汗腺和一些血管平滑肌仅接受交感神经的支配，汗液分泌的多少和血管的舒缩状态仅取决于交感神经的紧张性。

4）整体功能调节上的协同：尽管交感和副交感神经系统对内脏活动的调节相互配合、协调一致，但它们在机体处于不同情况所发挥的作用各有侧重。例如在机体失血、严重创伤和剧烈运动等紧急情况下，主要是交感神经系统发挥作用，表现为心脏收缩力增强、心率加快，皮肤与腹腔内脏血管收缩、血液重新分配，支气管扩张，肝糖原分解加速和血糖上升，以及肾上腺素分泌增多等。这些变化均有利于机体动员各种器官的潜在能力，以适应环境的急剧变化。由于交感神经系统活动加强常伴有肾上腺髓质分泌肾上腺素和去甲肾上腺素增多，因此常将这一功能系统称为交感 - 肾上腺系统。切除交感链的动物，在平静生活条件下的躯体运动、生长、消化、性行为和生育等均基本正常；但剧烈运动时血糖不能升高，寒冷时皮肤血管不会收缩，对严重伤害性刺激的反应远不如正常动物。而机体在安静状态下，主要是副交感神经发挥调节作用，表现为心血管活动和呼吸运动减弱，消化和排泄功能增强等，这些作用有利于机体积蓄能量、修整和修复等。当迷走神经兴奋时，同时伴有胰岛素分泌的增加，故将这一功能系统称为迷走 - 胰岛系统。

（2）紧张性作用：在静息情况下，交感和副交感神经纤维始终保持低频神经冲动传出，使效应器官维持一定的功能活动状态，称为紧张性作用。例如，切断心交感神经后心率减慢，说明心交感神经通过持续的发放神经冲动对心脏具有持久的兴奋作用。而心迷走神经具有效应相反的紧张性作用，其被切除则表现为心脏活动的正性效应。

（3）受效应器功能状态的影响：自主神经产生的作用与效应器当时所处的功能状态密切相关。例如，刺激交感神经可引起未孕动物的子宫运动受到抑制，但却能够增强已孕子宫收缩活动；刺激迷走神经可使处于收缩状态的胃幽门部舒张，而使处于舒张状态的幽门发生收缩。

第五节　大脑睡眠觉醒周期

觉醒（wakefulness）与睡眠（sleep）是具有明显昼夜节律的生理活动。觉醒时，机体表现出活跃的思考和变化多样的运动，对环境刺激敏感且能迅速做出各种适应性反应。人类觉醒睡眠的客观界定主要通过脑电波形判定。

一、大脑皮层电活动

在无明显刺激的情况下，大脑神经元经常自发地产生节律性的电位变化，称为自发脑电活动。在头皮表面记录到的自发脑电活动称为脑电图（electroencephalogram，EEG），而直接将引导电极放置于大脑皮层表面，所记录的波形称为皮层电图（electrocorticogram，ECG）。

（一）脑电图波形

脑电图的波形在不同状态下（如激动、困倦、睡眠等）表现不同。脑电图波形的分类，主要根据其频率的不同划分为 delta（δ）、theta（θ）、alpha（α）、beta（β）和 gamma（γ）等振荡波形（图 10-44）。

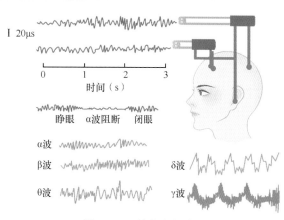

图 10-44 基本脑电波形

δ波：频率范围 0.5 ～ 3.5Hz，幅度 100 ～ 200μV，在颞叶、枕叶较显著。δ节律主要出现在深睡眠期。

θ波：频率范围 4 ～ 7Hz，幅度 50 ～ 100μV，在颞叶、顶叶较显著。θ节律主要出现在浅睡眠期。

α波：频率范围 8 ～ 13Hz，幅度 30 ～ 50μV，在枕叶较显著。α节律在成人闭眼、放松的觉醒状态下出现。

β波：频率范围 13 ～ 30Hz，幅度约 30μV，在额叶、顶叶较明显。β节律主要出现于脑活动水平较高时如主动思考。

γ波：频率范围 > 30Hz，无特定幅度范围。γ节律可能与脑内特定的信息处理过程有关。

一些脑疾患发生时，如癫痫或皮层占位病变（如肿瘤等），脑电波会发生改变。因此在临床上，脑电图检测也可作为辅助手段用于脑疾病的诊断。

（二）脑电形成的机制

脑电是脑内无数局部场电位的时空总和，它与单个神经元的放电模式并无直接关系。锥体细胞在皮层排列整齐，其顶树突相互平行并垂直于皮层表面，因此其同步电活动易总和而形成强大电场，从而改变皮层表面的电位。大量皮层神经元的同步化电活动则依赖于皮层和丘脑之间的交互作用。一定同步节律的非特异投射系统的活动，可促进皮层电活动的同步化。实验中观察到，动物在中度麻醉下，皮层出现 8 ～ 12 次 / 秒的自发脑电活动，其波幅变化较大，与人体脑电波的 α节律相似。如果切断皮层与丘脑间的纤维联系，这种类似α节律的波显著减小。以每秒 8 ～ 12 次的节律电刺激丘脑非特异性投射系统的髓板内核群，皮层上也能记录到 8 ～ 12 次 / 秒不同波幅的节律性电变化，而改为 60 次 / 秒的节律性电刺激，则皮层的类似α波转为β快波。

（三）皮层诱发电位

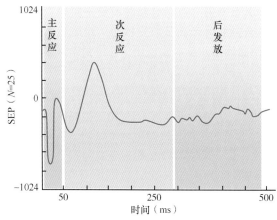

图 10-45 躯体感觉诱发电位

皮层诱发电位（evoked cortical potential）是指感觉传入系统受刺激时，在皮层某一局限区域引出的电位变化。通常可分为主反应、次反应和后发放三部分（图 10-45）。主反应为先正后负的电位变化，在大脑皮层的投射有特定中心区，出现在一定的潜伏期之后。次反应是继主反应之后的扩散性继发反应，可见于皮层的广泛区域。后发放则是在主、次反应之后的一系列正相周期性电位波动。

皮层诱发电位常出现在自发脑电活动的背景上，且幅度较小，因而难于分辨。但由于主反应与刺激具有锁时关系，故若反复给予外周刺激并运用计算机将记录的电位变化叠加、平均处理，这样就可使诱发电位主反应凸现出来，而其他成分相互抵消，这种方法得到的电位称平均诱发电位（average evoked potential）。

临床常用的皮层诱发电位有躯体感觉诱发电位、听觉诱发电位和视觉诱发电位等，它们已成为研究人类感觉功能、神经系统疾病、行为和心理活动的方法之一。

二、睡眠觉醒周期

（一）觉醒

觉醒是脑的自我意识、思维、价值判断、记忆、感觉和运动等六大功能网络的可工作状态。觉醒时，大脑接受各种信息的输入，自我意识功能网络识别自我所处的环境，根据个体独特的价值判断和记忆素材决定思维的活动方式，活跃的思维活动通过指导运动行为而完整、有逻辑地呈现出来，最终达到适应环境和做出有利于机体的反应。觉醒时脑电波一般呈去同步化快波，闭目安静时枕叶可出现 α 波，睁眼、警醒时可出现梳齿状 β 波。

（二）睡眠

人类的睡眠时间大约占一生中的三分之一，每天所需睡眠时间随年龄、个体差异等有所不同：成年人每天需要 7 ～ 9h，儿童需 12 ～ 14h，新生儿需 18 ～ 20h，老年人则仅需 5 ～ 7h。睡眠是机体对环境反应性降低、与环境的相互作用减弱的一种可逆性状态。睡眠是一种极为重要的生理现象，机体通过睡眠得到休息和恢复，并为下一次觉醒做好准备。睡眠的主要特征有：①肌肉运动减少；②对刺激反应减弱；③姿势相对保持不变（人类通常是闭着双眼躺着睡觉）；④相对易可逆性（与昏迷、冬眠、夏眠有显著差异）。根据睡眠时生理活动的不同参数，睡眠进一步区分为非快速眼动睡眠（non-rapid eye movement sleep，NREM 睡眠）和快速眼动睡眠（rapid eye movement sleep，REM 睡眠）两类。

1. NREM 睡眠 NREM 睡眠时，皮层脑电表现为同步化慢波，又称为同步化睡眠。NREM 睡眠分为三期，即 N1、N2 和 N3 期。正常成年人睡眠总是先从 NREM 睡眠开始（婴儿除外），依次进入 N1、N2 和 N3 期（图 10-46）。

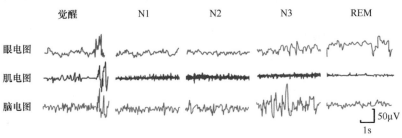

图 10-46　觉醒和睡眠脑电、眼动和肌肉活动特征

N1 期是清醒转入睡眠的过渡阶段（3 ～ 7min），心跳和呼吸开始减慢，眼球运动也减慢，肌肉放松，体温下降。脑电图表现为：脑电波变慢，在清醒闭眼时呈现的 α 节律逐渐减少，每分段时间中，α 波的比例下降到 50% 以下，开始出现频率 4 ～ 7Hz、波幅 50 ～ 75μV 的 θ 波活动为主的低幅混合频率。

N2 期紧接在短暂的 N1 期后，第一个睡眠周期中 N2 期睡眠持续 10 ～ 25min，眼球运动停止，心率减慢，脑电波变慢，肌肉进一步放松。其脑电图的特征在 θ 节律的背景上出现睡眠纺锤波（12 ～ 16Hz）和 κ 复合波（先负相后正相的高幅慢波，时程≥ 0.5s，峰 - 峰值≥ 220μV）。

N3 期为深度睡眠，对外界刺激的反应减弱，心率和呼吸减慢到睡眠中最低水平，血压下降，体温下降，肌肉活动减少。脑电图显示：在 κ 复合波和睡眠纺锤波出现后大约 10 ～ 25min，随即出现高振辐慢波（波幅≥ 75μV，频率≤ 2Hz），称为 δ 波。δ 波的比例反映睡眠深度，随着高振幅慢波越来越多，甚至 δ 波超过 50%，直到全部呈 δ 波。因此，这一睡眠阶段又称为慢波睡眠（slow wave sleep，SWS）。人的 SWS 有别于动物的 SWS，动物 SWS 即为人的 NREM 睡眠所有期的同义语，而人的 SWS 是指 N3 期睡眠。

2. REM 睡眠 N1 期或 N2 期睡眠开始到 REM 睡眠的出现，为 REM 睡眠潜伏期，正常约

70 ～ 90min，在此期间脑的耗氧量增加，脑血流量增加。

REM 睡眠特征包括：①出现阵发性快速眼球运动。② EEG 呈现低波幅混合频率波以及间断出现 θ 波，因其脑电似觉醒，REM 睡眠过去曾被称为异相睡眠（paradoxical sleep, PS）。③ REM 睡眠期间肌张力完全消失，全身几乎没有活动。④常伴随做梦，此期被唤醒的人中有 90% ～ 95% 报告正在做梦。⑤出现中耳肌活动、呼吸频率和心率增快、冠状血流突然增加等其他系统特征性变化。

3. NREM 睡眠 -REM 睡眠周期 正常成人一夜的睡眠中 NREM 睡眠和 REM 睡眠发生交替。睡眠是从觉醒状态首先进入 NREM 睡眠，从 N1 期开始，N1 期持续 3 ～ 7min，然后进入 N2 期，N2 期持续 10 ～ 25min，接着进入 N3 深睡眠期，此期从几分钟至一小时不等，深睡眠期结束后，睡眠又回到 N2 期或 N1 期（浅睡眠期），这就是 NREM 睡眠，整个过程持续 70 ～ 90min，然后又转入第一次 REM 睡眠，完成第一个睡眠周期。

第一个睡眠周期的 REM 睡眠持续时间短暂，一般 5 ～ 10min。随后又顺序地从 NREM 睡眠开始，从浅（N1、N2）－深（N3）－浅（N2 或 N1），进入第二次 REM 睡眠。如此周而复始，一夜共经过 3 ～ 5 个睡眠周期最终完成睡眠（图 10-47）。

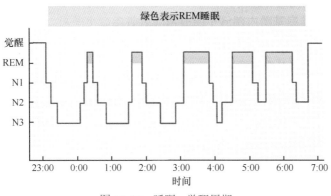

图 10-47 睡眠 - 觉醒周期

（三）睡眠觉醒周期的产生机制

觉醒、NREM 睡眠和 REM 睡眠是三个不同脑功能状态，分别受脑内觉醒发生系统、NREM 睡眠发生系统和 REM 睡眠发生系统控制。

1. 觉醒发生系统 觉醒的发生和维持实际上是脑干、间脑、皮层下核团等多个脑区的众多觉醒系统共同作用的结果（图 10-48）。其中，脑干的促觉醒系统主要包括脚桥被盖核 / 背外侧被盖核乙酰胆碱能、蓝斑去甲肾上腺素能、背缝核 5- 羟色胺能、中脑被盖区多巴胺能、臂旁核谷氨酸能等神经元。间脑的促觉醒系统包括下丘脑结节乳头体核组胺能、外侧下丘脑促食欲素能、含丘脑室旁核在内的丘脑中线核群的谷氨酸能神经元。皮层下核团促觉醒系统主要位于基底前脑（胆碱能、谷氨酸能和 γ- 氨基丁酸能神经元）和基底神经节（γ- 氨基丁酸能神经元）。其中促食欲素能神经元较为特殊，可广泛兴奋其他觉醒脑区，在维持和稳定觉醒具有非常重要的

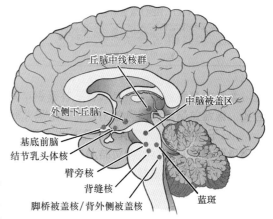

图 10-48 脑内主要觉醒发生系统

作用。上述觉醒系统的放电活动与觉醒发生密切相关，例如，蓝斑去甲肾上腺素能神经元在觉醒期放电频率最高，NREM 睡眠期放电活动减少，在 REM 睡眠期放电水平最低。

此外，延髓前包钦格复合体中表达 cdh9/Dbx1 的一类特殊神经元参与调节活跃觉醒状态，外侧臂旁核谷氨酸能神经元在高碳酸血症 / 低氧刺激产生的觉醒反应中起着关键性作用。神经肽 S，亦被发现具有较强的促觉醒作用。

2. NREM 睡眠发生系统 NREM 睡眠发生系统主要通过释放抑制性神经递质如 γ- 氨基丁酸或甘丙肽，抑制觉醒系统神经元活动，促进睡眠的产生。参与启动和维持 NREM 睡眠发生的抑制性神

经系统主要位于下丘脑腹外侧视前区（ventro lateral preoptic area，VLPO）、视前正中核、背内侧下丘脑、延髓面旁区、导水管周围腹外侧灰质、丘脑网状核以及基底前脑和基底神经节。其中，腹外侧视前区在 NREM 睡眠发生中占有主导地位，在觉醒转向 NREM 睡眠过程中，腹外侧视前区神经元放电频率增加，释放 γ- 氨基丁酸，抑制蓝斑、结节乳头体等促觉醒系统的活动。此外，其他脑区包括脑干下外侧被盖核、丘脑底核、丘脑后区、下丘脑内侧视前区等，亦可释放兴奋性神经递质（如谷氨酸）参与 NREM 睡眠的发生。譬如，NREM 睡眠期间，大量来自丘脑底核的谷氨酸能兴奋性输入使基底神经节中与 NREM 睡眠发生相关的 γ- 氨基丁酸能神经元高放电，维持 NREM 睡眠。

3. REM 睡眠发生系统 目前研究发现，啮齿动物脑桥被盖背外侧下核（sublaterodorsal tegmental nucleus，SLD）（等同于人脑中的蓝斑下核背侧部）是 REM 睡眠发生的核心脑区，在 REM 睡眠特征性脑电和肌张力消失发生中起着至关重要的作用。一方面，被盖背外侧下核通过上行投射至内侧隔区影响海马神经元活动，以及投射至脑桥网状结构、中线丘脑、下丘脑引起皮层兴奋，参与 REM 睡眠期间皮层和海马的激活。REM 睡眠期间，可以在脑桥网状结构、外侧膝状体和视觉皮层可以记录到 PGO（ponto-geniculo-occipital）波。另一方面，被盖背外侧下核通过下行投射至脑干巨细胞网状核和脊髓，抑制脊髓运动神经元，参与 REM 睡眠期肌张力消失的维持。被盖背外侧下核谷氨酸能神经元在 REM 睡眠发生前放电增加，其放电活动持续至整个 REM 睡眠期，这被认为是 REM 睡眠启动和维持的关键。

此外，脑内多个核团可以影响被盖背外侧下核活动调节 REM 睡眠。对被盖背外侧下核神经元活动起抑制作用的脑区主要包括导水管周围腹外侧灰质、背侧中脑深核等部位，这些脑区的 γ- 氨基丁酸能神经元活动水平在 NREM 睡眠期高，在 REM 睡眠期最低，称为 REM-off 神经元。同时，中缝核、蓝斑等促觉醒脑区的单胺能神经元对被盖背外侧下核亦有抑制效应，维持觉醒的发生。对被盖背外侧下核活动起兴奋效应的脑区有脑干巨细胞核和背内侧下丘脑 γ- 氨基丁酸能、黑色素浓集激素等神经元，这些神经元放电水平在 REM 睡眠期显著增加，在 NREM 睡眠期和觉醒期停止，称为 REM-on 神经元，通过抑制 REM-off 神经元，增加被盖背外侧下核神经元的兴奋性。被盖背外侧核/桥脚被盖核胆碱能神经元，在觉醒期放电增加促觉醒，在 REM 睡眠放电亦活跃，直接兴奋被盖背外侧下核神经元，引起大脑皮层兴奋性升高，呈现快波状态。上述过程的反复循环，使 NREM-REM 睡眠周期得以形成。

（四）睡眠觉醒周期的形成

觉醒、睡眠所构成的周期性变化实际上是脑内各相关系统相互作用的动态平衡结果。觉醒系统兴奋，大脑皮层处在觉醒状态。在睡眠发生系统的作用下，觉醒系统放电减弱，大脑进入睡眠状态。觉醒睡眠周期的转换还受睡眠稳态过程和生物钟的调节，此即睡眠 - 觉醒位相调节双过程模型（two-process model）理论。

在觉醒期间，机体的内源性睡眠物质会逐渐增加，出现睡眠负债，机体便会主动进入睡眠状态，此即为睡眠稳态过程。目前为止，内源性催眠物质至少有 20 余种，其中最为重要的是腺苷、前列腺素 D_2。腺苷主要通过 A_1 和 A_{2A} 受体发挥促睡眠效应，基底前脑及大脑皮层细胞外腺苷水平可随着强制中断睡眠（睡眠剥夺）时间的延长而升高。前列腺素 D_2（prostaglandin D_2，PGD_2）由前列腺素 D 合成酶催化 PGH_2 转化而成，该酶主要分布在大脑蛛网膜和脉络丛。生成的 PGD_2 通过脑室系统、蛛网膜下腔中循环，与基底前脑腹内侧面的 PGD_2 受体结合，增加局部细胞外腺苷水平，再通过活化腺苷 A_{2A} 受体，将促睡眠信号传入并激活腹外侧视前区，诱导睡眠。

生物钟主要受下丘脑的视交叉上核控制。视交叉上核由大约 20 000 个具有自主近日生物节律（biorhythms）的细胞构成。位于视网膜的特殊光感受细胞接受光线变化的刺激并通过谷氨酸和垂体腺苷酸环化酶激活肽途径将光信号递呈到视交叉上核，随之直接或间接兴奋觉醒系统，睡眠转为觉醒。一些外界变化因素如温度、代谢、进食等也通过尚未完全阐明的途径影响着视交叉上核的节律，进而影响觉醒睡眠周期。

三、睡眠的功能

机体通过睡眠，可以促进发育、恢复稳态和信息处理，保证各器官系统正常生理功能。

1. 促进生长发育 睡眠是保证生长发育的关键，包括人类在内的哺乳动物在新生儿和幼儿期的睡眠时间远远高于成年期。睡眠对大脑神经系统的发育成熟尤为重要，在发育早期阶段，干扰睡眠会导致长期的行为学改变，譬如，出生后前 3 年睡眠时间缩短的儿童，在 6 岁左右出现多动症和低认知水平的概率大大增加。在促进机体生长发育中起着至关重要作用的生长激素，呈脉冲式分泌，分泌高峰出现在慢波睡眠。此外，睡眠期，多种参与细胞内转运、胞吞/胞吐的大分子基因上调和蛋白合成增加，以及编码胆固醇合成相关酶和脂质转运蛋白的多个基因被上调。所以，睡眠是机体各器官组织生长发育的重要阶段。

2. 恢复稳态 睡眠在维持体内平衡中的作用主要在 NREM 睡眠中进行，包括以下几个方面：①保存能量。慢波睡眠期，各种生命活动降到最低程度，基础代谢率最低，耗能最少，有助于能量的贮存。②清除代谢产物。在睡眠期，慢振荡引起细胞容积减少，细胞间隙增大，促进脑内代谢产物排出废物。③保持突触稳态。觉醒时突触数量和强度净增加，突触蛋白磷酸化，导致突触传递饱和、信噪比较低，慢波睡眠过程中，促进突触回缩和蛋白质去磷酸化水平参与维持突触稳态。④修复细胞损伤。睡眠对修复觉醒时引起的细胞和分子损伤起着至关重要的作用，一方面通过增强免疫系统功能，修复非代偿性氧化应激、循环系统促炎因子的产生和中性粒细胞迁移到组织中等造成的组织细胞损伤，另一方面通过增强细胞内的染色体动力学，减少 DNA 双链断裂和修复 DNA 损伤。

3. 信息处理 当大脑在觉醒期间感知并响应外部或内部信息时，部分信息也会被编码并存储在记忆环路中。在睡眠状态下，各种感知功能被下调，大脑处于离线状态。此时，外部或内部信息很难进入存储器环路形成新的记忆。睡眠有以下方法来处理记忆信息。第一，信息回放和增强。睡眠中的记忆痕迹神经元被重新激活，从而巩固和加强在清醒时获得的新的记忆信息。第二，信息转移。睡眠期间，记忆信息从暂时储存的记忆脑区转移到长期储存的大脑区域。第三，信息删除。对于一些非必要的、不重要的信息，睡眠可以削弱记忆痕迹细胞之间的突触连接强度，进而删除这些不重要的记忆信息。

日常生活中，睡眠不足连续发生数天后，机体认知功能、合成代谢、免疫功能、警觉性和作业能力等功能下降，出现记忆力减退、抵抗力下降、情绪不稳定、工作时动作迟缓及注意力不能集中等症状，更易罹患老年性痴呆和癌症等疾病。

第六节 行为的神经生理

神经生理中的一个重大挑战是理解生物体与其复杂生存环境之间的相互作用，而行为（behavior）正是联系个体与环境的核心环节。行为是生物体在持续多变的内部和外部刺激作用下产生的、为维系生存和发展的适应性的反应，包含信息的输入、中枢的信息整合以及经信息输出对躯体和内脏效应器官的作用，最终呈现出生物个体与内部和外部刺激相互作用时复杂的解决方案。

根据人类行为的特点和意义的不同，可将行为分为本能行为、社交行为和长远目标导向行为等类型。进化层次低的生物主要表现其生物属性，多为与生俱来的本能行为。随生物进化程度的增高，逐渐更多表现出具有社会属性的社交行为。长远目标导向行为是人类独有的，语言赋予了人类独有的文化和高度发达的社会教育体系，人类行为因此可在极大程度上克服先天性，表现出更强的动机依赖性。另外，人和两性繁殖动物还具有特殊的与种族繁衍相关的行为，同样可分别属于上述各行为类型。

一、本 能 行 为

本能行为（instinctive behavior）是动物在进化过程中形成并经遗传固定下来的可以遗传的复杂反射。动物和人类的本能行为通常都是在一定欲望驱使下产生的基本反应，是神经系统对外界刺激作出的先天性的适应性反应，对个体和种族延续都具有重要的意义。本能行为主要由下丘脑控制，并受边缘系统和大脑皮层等神经中枢的调控。本能行为主要包括摄食、饮水、体温控制、排便和排尿等，参与生物体内稳态的维持。其他本能行为已在相关章节介绍，本节主要介绍摄食和饮水行为。

（一）摄食行为

摄食行为是指个体获得营养物质的本能行为，主要包括饥饿信号的感知形成食欲、觅食、摄食抉择、摄食启动、摄食动作以及摄食终止等多个环节。人的摄食行为是先天具有的。饥饿感和饱感是驱动个体启动和终止摄食的最关键因素。人类的摄食抉择、启动和停止与大脑自我意识、情感价值判断、思维以及记忆四大功能网络的运行密切相关。

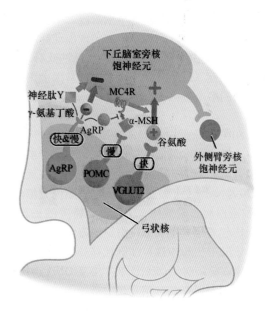

图 10-49　摄食行为相关的下丘脑神经元及递质
VGLUT2. 谷氨酸转运体 2，谷氨酸神经元的标志物

摄食过多或食欲不振均与下丘脑不同脑区的病变有关。实验证实，控制摄食的基本中枢位于下丘脑室旁核和弓状核，传递信息的重要神经递质包括阿黑皮素原（proopiomelanocortin，POMC）、α- 黑素细胞刺激素（α-melanocyte stimulating hormone，α-MSH）、神经肽 Y、γ- 氨基丁酸和谷氨酸等（图 10-49）。下丘脑室旁核存在抑制摄食的饱神经元亚群。下丘脑弓状核阿黑皮素原神经元，释放 α- 黑素细胞刺激素，激活下丘脑室旁核饱神经元上黑色素皮质激素受体 4（melanocortical hormone receptor 4，MC4R），兴奋饱神经元，再下行兴奋脑干外侧臂旁核，抑制摄食；而弓状核刺鼠关联肽（agouti-related peptide，AgRP）神经元则释放 AgRP、神经肽 Y 和 γ- 氨基丁酸等抑制性递质抑制下丘脑室旁核饱神经元活动，促进摄食。下丘脑其他部位如背内侧和腹外侧区等在控制摄食行为中也有重要功能，比如激活背内侧下丘脑表达瘦素受体的神经元，能抑制摄食活动，而激活未定带和外侧下丘脑促食欲和 γ- 氨基丁酸能神经元在几秒钟内导致

类似于暴食行为的出现。对人类来说，除了生理因素以外，饮食习惯、进食的动机等均可影响摄食行为，提示大脑皮层和边缘系统可在一定程度上参与摄食行为中更复杂的活动。

兴奋下丘脑弓状核 AgRP 神经元、抑制前阿黑素皮素原神经元和谷氨酸能神经元是产生饥饿感觉和启动摄食的关键，反之，则产生饱的感觉和终止摄食。饥饿时，血中葡萄糖水平下降，AgRP 神经元对葡萄糖水平降低敏感而兴奋性增加；饥饿也使胃组织生成更多的生长激素释放肽（ghrelin），激活弓状核 AgRP 神经元，诱发摄食行为。进食后，血中葡萄糖水平升高和生长激素释放肽水平降低，刺激因素减少，AgRP 神经元活动水平下降。此外，摄入的食物对胃肠腔管的牵张或化学性刺激，使肠内分泌细胞分泌多种激素如胆囊收缩素、胰高血糖素样肽 1 和 5- 羟色胺等，刺激迷走神经兴奋并传入孤束核。另外，瘦素也可抑制摄食行为。

正常的摄食行为，是保障机体营养摄入的基础。在临床上，常发生各种原因导致神经性畏食、异嗜和过度摄食等摄食行为异常。神经性畏食的原因与心理因素有关。神经性畏食者对食物的兴趣并没有全部丧失，而是由于对肥胖的过度恐惧，导致对摄食产生畏惧。异嗜是在摄食过程中逐渐出现一种特殊癖好，对通常不应进食或进食量少的物质，难以控制的吞食，可能由于营养失调或心理因素等引起。

（二）饮水行为

饮水行为也是人和动物的本能行为，与摄食行为多个环节相似，对机体水平衡维持具有重要作用。口渴的感觉是促使动物去寻找并饮水的关键因素。在人类，饮水行为也不一定都由渴觉引起，可为习惯性行为。而饮水后的解渴感觉，则是终止饮水行为的最重要因素。

与饮水行为控制相关的渗透压感受神经元和渴觉的基本中枢均位于下丘脑。目前认为，口渴是对血液渗透压变化的稳态反应。当机体摄水不足或大量出汗、腹泻等导致机体失水过多时，血浆和组织液晶体渗透压升高，全身所有细胞均会对此作出反应，以下丘脑终板最为明显。终板由两个具有感受渗透压变化的室周器官—穹窿下器官（subfornical organ，SFO）和终板血管器（organum vasculosum of lamina terminalis，OVLT）以及一个具有整合功能的正中视前核（median preoptic nucleus，MnPO）组成（图 10-50）。前两种结构缺乏血脑屏障，直接感知内部水分平衡，口渴神经元是一群表达一氧化氮合酶（neuronal nitric oxide synthase，nNOS）的兴奋性神经元。当晶体渗透压升高时，穹窿下器官和终板末梢脉管膜处的细胞收缩，细胞膜向内部发生位移，激活机械敏感通道，穹窿下器官和终板末梢脉管膜细胞被认为是理想的渗透压感受器。循环血量减少，血管紧张素 Ⅱ 水平升高，兴奋穹窿下器官和终板末梢脉管膜细胞；动脉血压升高，血管紧张素 Ⅱ 生成减少，则细胞兴奋性减弱。直接刺激穹窿下器官和终板末梢脉管膜及其投射部位等，会在几秒内迅速驱动饮水。相反，一旦停

止刺激，动物就会迅速停止饮水。大脑皮层可参与习惯、文化和精神因素等有关的饮水行为控制。

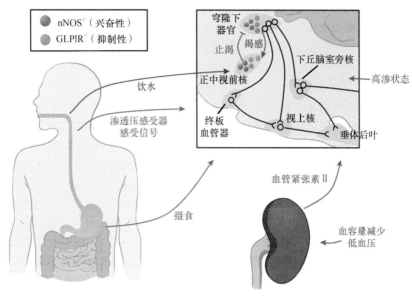

图 10-50 饮水行为启动和终止过程

饮水行为的终止是饮水后体内的系列变化使机体自我感觉解渴的结果。首先，喉检测到液体的摄入，可能通过迷走神经或其他脑神经的传入介导吞咽引起的初始解渴。这一过程是由快速摄入液体而不是固体物质所引起，因为吃同样数量的含水 98% 的水凝胶并不能引起初始解渴。随后，胃肠道检测到饮水后的渗透压变化，经迷走神经将肠道渗透压变化信号传输到大脑。水摄入时，口咽和肠道的感觉信号协同作用，一旦液体通过喉，大脑等待来自胃肠道的解渴信号来确认是否摄入的液体会给身体补充水分。饮水后，来自喉的液体信号和来自胃肠道的渗透压变化信号，立即激活正中视前核中表达胰高血糖素样肽 1 受体（glucagon like peptide 1 receptor，GLP1R）的 γ- 氨基丁酸能神经元，抑制穹隆下器官渴觉神经元活动。

二、社交行为

社交行为（social behavior）泛指同一物种内的不同个体间任何形式的交流或互动，高度保守。人类的社交行为有先天成分，但更多受后天环境的影响。进化中，人类已发展为高度社会化的动物，自出生后和同类进行复杂的社会交流和互动，例如婴儿期和父母、幼年期和伙伴、成年期和配偶，对种群的生存、繁衍和进化具有重要的意义。个体间的社交行为通过多种感觉信息感知年龄、性别、情绪和身份地位等社交相关信息，对其社交意图进行判断，进而产生合作性、中性或对抗性等不同形式的适应性运动反应。基于表现形式，将个体间的社交行为分为社交亲近、社交攻击和社交防御行为三类。

（一）社交亲近行为

动物主动探索并接近同类的行为，称为社交亲近行为（social approach behavior）。动物生来就存在对同类的社交亲近倾向。将两只彼此陌生的小鼠放入同一空间，它们会迅速相互接近，表明动物具有摒弃孤独参与社交的主动意愿，这是动物社交行为的主要内在动力之一。

啮齿类动物主要通过嗅觉感知对方的社交相关信息，这一信息主要由嗅上皮的嗅觉感受细胞识别，发出谷氨酸能兴奋性输入传入嗅结节、嗅前核、皮质杏仁核、梨状皮层、伏隔核以及内嗅皮层等多个脑区。啮齿类动物在嗅探社交对象的过程中表现出一系列刻板行为，如呼吸频率加快、鼻顶部重复的收缩和伸长以及头部的上下重复移动等，与延髓前包钦格复合体等运动核团控制相关。此外，啮齿类动物的嗅结节和伏隔核中存在对不同社交信息特异性响应的神经元，通过向腹侧苍白球、脚桥核、黑质和丘脑底核的发出抑制性 γ- 氨基丁酸能投射，主要参与社交亲近行为中运动过程的调节（图 10-51）。

长期社交疏离（social distancing）可导致多种心理精神疾病发生。被长期孤立的小鼠会出现焦虑、抑郁和活动减少等多种异常。对人类而言，社交疏离对身体、精神和情感造成严重损害。

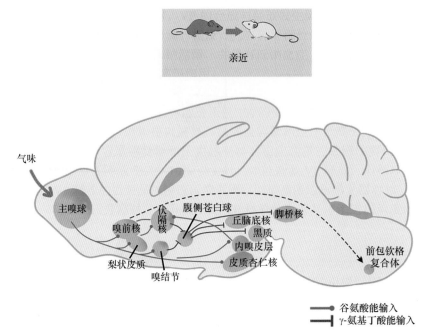

图 10-51　啮齿类动物社交亲近行为的神经控制环路

（二）社交攻击行为

社交攻击行为（social aggression behavior）是指以伤害同类其他个体为目的的行为，包括身体、心理或言语等方面。在社交活动中，攻击行为往往出于对食物、领地、配偶和社会地位等的争夺。

啮齿类动物攻击行为的产生与犁鼻器对信息素的识别和处理密切相关。信息素是指个体分泌至体外被同类识别并影响同类活动的物质。信息素被主动吸入与犁鼻器感觉神经元上的受体结合后，将信息传递至副嗅球和主嗅球，再汇聚至内侧杏仁核，依次投射至并兴奋腹内侧下丘脑和腹侧前乳头体核，产生攻击行为。其中，内侧杏仁核至腹内侧下丘脑（攻击反应区）的投射主要为抑制性 γ-氨基丁酸能投射，通过去抑制机制，增加攻击反应区谷氨酸能神经元的活动，促进攻击行为发生。此外，海马腹侧区可直接或间接经杏仁核后部调控腹内侧下丘脑活动，调节攻击行为；外侧缰核、中脑导水管周围灰质也与啮齿类动物攻击状态的产生密切相关（图 10-52）。

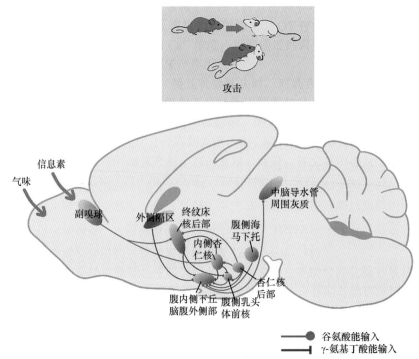

图 10-52　啮齿类动物社交攻击行为的神经控制环路

人类的犁鼻器高度退化，故人类的社交攻击行为机制与啮齿类动物存在一定的差异，尚不明确。人类自闭症、多动症、攻击性人格和多种情绪障碍中均存在过度增强的社交攻击行为，表现为容易被激怒，产生不明原因的主动攻击行为。

（三）社交防御行为

社交防御行为（social defense behavior）是指在社会交往中，个体以保护自身身体或心理不受伤害为目的行为。在啮齿类动物，社交防御行为多表现为僵住、防御性蹲伏、伸展和主动逃避等一系列刻板行为。社交攻击行为等负面的社交体验可减弱动物与生具有的社交主动意愿，对特定对象发生生理性社交防御行为。因此，生理性的社交防御行为实际上是对环境变化的积极应对反应，表现为主动远离攻击者。

基底外侧杏仁核和伏隔核与社交防御行为的产生密切相关。抑制小鼠基底外侧杏仁核，小鼠被打败后，其社交逃避行为减弱，反之，则可增强社交逃避行为的发生。其中，激活基底外侧杏仁核 - 伏隔核通路，促进小鼠发生社交防御行为；而在小鼠被打败后，抑制伏隔核活动，则阻断社交逃避行为的发生。因此，伏隔核同时是社交亲近行为和社交防御行为的核心调节脑区，伏隔核神经元分为表达 1 型和 2 型多巴胺受体的两个亚群，其中多巴胺 1 型受体阳性神经元参与奖励学习的促进作用，而多巴胺 2 型受体阳性神经元对厌恶学习具有促进作用，亲近或防御的发生可能取决于这两类神经元的活动及其相互作用。

（四）群体社交行为现象

群体社交行为的表现更复杂，对每一个体社交行为也产生重要的影响。在人的社交行为中存在"共情现象"（social empathy），常用"感同身受"来形容。共情对于社会群体的协作、共同防御等具有重要意义，也是一种社会学习方式。"共情"并非人类所特有，在啮齿类动物中亦可观察到。例如，小鼠看到同类个体遭受电击出现"僵住"等防御行为后，自身未受电击也出现相似的反应。

长期的社交亲近和社交攻击行为的交互作用，会导致群体中稳定等级状态的产生，并使个体彼此间的行为决策出现长期变化，称为社会等级（social hierarchy）现象。内侧前额叶皮层是编码社会等级的关键区域，其背侧部兴奋性神经元的突触联系强度与社会等级状态呈正相关关系。等级较高的个体相对于等级较低的个体，该区域的激活程度更高。激活内侧前额叶皮层背侧部的兴奋性神经元可增加小鼠的为争夺社会等级而进行的攻击行为，而抑制其活动则可导致小鼠社会等级显著下降。

三、繁衍行为

繁衍行为（reproductive behavior）是涉及繁殖的各种行为的统称，包括求偶行为、性交行为、分娩和对后代的哺育行为等。繁衍行为是生物为延续种族所进行的产生后代的生理过程，是受外界环境因素和内在生理状态整合控制的复杂行为。

（一）求偶行为

求偶行为是指一个物种内的雄性成员和雌性成员之间发生相互作用，可能导致交配和繁殖的行为。求偶行为依赖于声音、气味、颜色等感觉刺激，对刺激源的方向进行定位并接近刺激源，动物近距离观察刺激源，收集关于其的信息，从而决定是否进行潜在的性交行为。

在哺乳动物，嗅觉系统是求偶行为所必需的。一方面，刺激源释放的挥发性物质激活嗅觉上皮中的嗅觉神经元，并进一步将信息传递至嗅球。嗅球将信息传递至大脑多个区域，如嗅结节、嗅前核、梨状皮层和内嗅皮层等。当嗅觉缺失后，动物完全不表现出求偶行为。伏隔核被认为是介导目标导向的接近行为的主要脑区，伏隔核神经元接受来自嗅觉系统的信息输入，通过激活腹侧苍白球调控接近阶段的运动行为。双侧毁损伏隔核后，动物的接近行为消失。

（二）性交行为

性交行为是在性欲基础上发生两性的性器官接触以及性交的过程。性交行为具有高度的二态性，即雌雄个体的性交行为表现存在差异。例如，在啮齿类动物中，雄性动物的性交行为通常包括骑跨、插入和射精三个阶段；而雌性动物则采用脊柱弯曲的前凸姿势以易于雄性骑跨的行为。人类性交行为虽具有本能行为属性，但更为重要的是受社会、环境和心理因素等影响。性交行为是在中枢神经系统的控制下，通过条件反射和非条件反射实现（图 10-53），此外，内分泌系统也对性交行为产生重要调节作用。

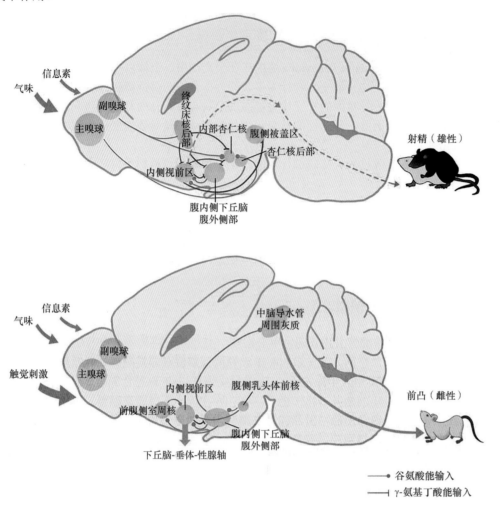

图 10-53　调控雄性和雌性动物性交行为的神经环路

脊髓是性交行为的基本反射中枢。性器官受交感神经、副交感神经和躯体神经支配。交感神经起源于脊髓腰段（$L_1 \sim L_3$），经肠系膜下神经发出节后纤维调控性器官。副交感神经从脊髓骶段（$S_2 \sim S_4$）发出，经盆神经直接到达性器官。起源于脊髓骶段的躯体神经，经阴部神经直接支配性器官。这些神经控制男性阴茎勃起和射精，或者使女性阴蒂勃起、阴道壁血管充血和阴道壁下 1/3 平滑肌节律性收缩。

脊休克后的恢复期内，男性的勃起和射精等与性交行为有关的基本反射可逐渐恢复，说明脊髓是控制性交行为的基本反射中枢。中脑背外侧被盖区、中央被盖区和腹外侧被盖区可能与雄性性交行为中的运动输出有关。下丘脑内侧视前区（medial preoptic area，MPOA）是性交行为调控的关键脑区，此区神经元活动随着性交行为的进行逐渐增强，刺激或毁损该区，动物出现性交行为或导致动物对异性冷淡和丧失性交行为。调控性交行为的神经环路也呈现高度的二态性。例如，腹内侧下丘脑在雄性动物启动骑跨行为时短暂增强，随后被抑制；而在雌性动物通过支配下丘脑室旁核前外侧神经元，促进内侧视前区神经元分泌促性腺激素释放激素，介导雌性动物性交行为中的神经内分泌反应。同时，腹内侧下丘脑 - 中脑导水管周围灰质通路介导前凸行为。

杏仁核的活动和性交行为关系密切，切除动物的杏仁核后，表现出性功能亢进。其中，杏仁核基底外侧区和外侧核的主要功能是抑制性交行为，而内侧区主要是增强性交行为；内侧杏仁核、杏仁核后部和终纹床核是下丘脑内侧视前区和腹内侧下丘脑的三个主要上游脑区。内侧杏仁核存在大量对雌性信息素起反应的神经元，其中，杏仁核后部神经元 - 下丘脑内侧视前区通路对雄性性交行为是必不可少的，阻断该通路活动将导致雄性性交行为障碍。

大脑皮层对性欲或性交行为的控制起主导作用。大脑皮层接受视、触、嗅、听、味等各种性刺激信号，使动物进入性兴奋状态，并将这些信息从皮层向下传递至各级相关中枢，引起性欲、性器官反应和性活动。某些与性有关的条件刺激、语言、想象和回忆等均可引起性欲和性交行为。人类大脑皮层也具有很强的抑制性交行为能力，例如，切除杏仁核上方的梨状皮层引起性功能亢进，提示梨状皮层在正常情况下抑制性交行为。

（三）哺育行为

哺育行为指物种内亲代个体对生长发育不成熟子代进行的、有助于子代生存发展的行为。根据亲代的性别差异，可以进一步分为母性哺育行为和父性哺育行为。哺乳动物中，绝大部分物种中由雌性承担抚育责任的，仅 5%～10% 由双亲共同抚养后代。哺育行为包括多种刻板的运动模式，例如，雌性小鼠表现出舔舐和梳理幼崽身体、筑巢行为、将远离巢穴的幼崽取回、蜷缩在幼崽身边以及弓背哺乳姿势等。此外，雌性动物怀孕后期和哺乳期还表现出母性攻击行为，为保卫巢穴对入侵者发起攻击；而部分雄鼠出现攻击并杀死其他幼鼠的行为，这可能与增加自身后代存活率有关。

动物幼崽发出的感觉刺激信号具有易化哺育行为的作用。小鼠幼崽发出的嗅觉信息可激活母鼠的嗅觉系统，敲除嗅上皮中嗅觉感受神经元上的环核苷酸门控离子通道后，母鼠丧失取回幼崽和母性攻击行为。幼崽在远离巢穴或母亲后发出的超声波可激活母鼠的听觉系统，左侧听觉皮层是接受幼崽超声波的主要部位，降低左侧听觉皮层神经元活动会损害雌性动物幼崽取回行为。

下丘脑内侧视前区在哺育行为调控中处于中心地位。其中，表达甘丙肽的神经元亚群可被幼崽的感觉刺激输入激活，促进雌雄两性哺育行为的发生。下丘脑内侧视前区还参与哺育行为相关的神经内分泌活动，如通过支配下丘脑室旁核和弓状核的神经元调控激素分泌。此外，中脑导水管周围灰质、下丘脑室旁核和内侧前额叶皮层等脑区也参与哺育行为的调控。

四、长远目标导向行为

长远目标导向行为（long-term goal directed behavior）是指积极主动的采取行动以实现某种高级目标的行为。此类行为常可以表现出为实现目标而在其他方面做出妥协牺牲。例如，人们为了获取知识而努力学习，不惜花费时间、金钱。长远目标导向行为多为后天获得，只在人类表现最为突出，其他灵长类动物虽然有类似的行为，但并不典型。而且，人的长远目标行为往往是为了满足进化和发展需求，而非生存。因此，长远目标导向行为的产生机制主要基于行为的动机（motivation）和大脑的决策活动两个方面。

动机是指以一定方式引起并维持人的行为的内部唤醒状态，主要表现为追求某种目标的主观愿望或意向。动机的产生主要跟大脑奖赏系统和恐惧系统有关。奖赏系统让人产生"想要"的愿望，会得到愉快舒适的感觉，因此诱导人们采取行动。恐惧系统让人对可能的危险情境产生警觉，采取战斗或者逃跑的行为，以避免生存威胁。影像学研究显示，受试者在对知晓魔术背后的技巧产生好奇和强烈渴望食物时，他们的纹状体参与奖赏功能的相同区域高度活跃。提示长远目标导向行为的动机产生和摄食等本能行为的动机具有相同的神经基础。但不同的是，前者的动机是后天获得的，是在本能行为动机的基础上不断派生出来的。例如，一个人刚出生时并没有"识字"的愿望，如果他周围的环境没有文字，终其一生他可能也不会有识字愿望。但是如果在现代社会，人在成长过程中就会逐渐意识到认识文字可以读懂很多有趣的故事，或者可以得到长辈的赞许，或者不认识文字就不能在社会上立足，那么对有趣故事或者赞许的渴望，或者对生存危险的恐惧，就会让他产生"识字"的愿望，而"识字"的愿望又会成为一项新的动机，驱使他进行长远目标导向行为——主动学习文字。

决策是一个基于目标、信息和经验，对诸因素进行分析判断后，作出决定或得出结论的过程。在实现长远目标的过程中，有时会遇到长远目标与短期利益或当下满足相冲突的情况，这时就需要选择是否继续该行为。例如，在上述学习文字的例子中，这个人可能同时有"识字"的愿望、"玩耍"的愿望或"回避困难"的愿望，那么到底要不要继续学习文字，他就要综合各种信息、预估判断得失、作出决策。决策活动涉及很多脑区，但是目前认为前额叶皮层在其中居于核心地位。前额叶皮层广泛接收感觉、恐惧、奖赏、记忆等外部和内部信息，并调控运动输出、情绪反应等行为，这些投射联系为前额叶皮层汇聚整合信息、权衡利弊、作出选择提供了基础。在进化上，前额叶皮层出现最晚，而且在个体发育中也成熟最晚。人类能表现出独特的长远目标导向行为，能比其他动物作出更高级的决策，可能是由于人类比其他动物具有更加发达、更加复杂的前额叶皮层。

临床案例：　　　　　　　　　　　**阿尔茨海默病**

　　患者，女，72 岁。两年前，开始出现记忆力减退，经常戴着眼镜却四处寻找眼镜，出了家门却不知道去往何处，煮饭、烧菜经常忘了加水、加盐。近半年，记忆障碍情况加重，不记得回家的路，认不出家里的门，完全不认识亲人，并逐渐出现反应迟钝、自言自语、说话不清楚、弄好的东西搬来搬去等异常行为，手脚行动开始不便，慢慢生活不能自理，无法自己吃饭、穿衣和梳洗等，由亲属陪同来院就诊。检查时，患者对医生的问题答非所问，思维混乱，对话困难。精神量表测试显示：对于简单的词语难以记住，短时间内就遗忘了。日常生活能力评估发现：要求做的简单动作也不能完成，有大小便失禁情况。行为和精神症状评估：具有痴呆、抑郁症状。脑脊液检测：β- 淀粉样蛋白 42 水平下降，总 Tau 蛋白水平升高。核磁共振成像（MRI）检测显示：轴位切面上，脑皮质萎缩明显，海马与内侧颞叶萎缩尤为突出，侧脑室脉络膜裂扩大。诊断：阿尔茨海默病（Alzheimer's Disease，AD），即老年痴呆症。治疗方案：药物卡巴拉汀（改善认知）、利培酮（控制精神症状）联合家属细心护理综合治疗。

思考题：

　　1. 什么是短期记忆？试着从生理学角度分析阿尔茨海默病患者为什么早期以短期记忆障碍为主。

　　2. 记忆的分类有哪些？

（胡志安　田　波　夏建霞　胡　波　张　骏　何　超　张　培　李　熳　杨　念　任栓成

闫　洁　罗芬兰）

重点名词

轴质运输　axoplasmic transport	突触　synapse
突触后电位　postsynaptic potential	
兴奋性突触后电位　excitatory postsynaptic potential，EPSP	
抑制性突触后电位　inhibitory postsynaptic potential，IPSP	
突触前易化　presynaptic facilitation	
突触前抑制　presynaptic inhibition	神经递质　neurotransmitter
神经调质　neuromodulator	神经递质共存　neurotransmitter coexistence
长时程增强　long-term potentiation，LTP	长时程抑制　long-term depression，LTD
特异投射系统　specific projection system	感受野　receptive field
非特异投射系统　non-specific projection system	感觉柱　sensory column
内脏痛　visceral pain	牵涉痛　referred pain
非联合型学习　nonassociative learning	联合型学习　associative learning
运动单位　motor unit	脊休克　spinal shock
传入侧支性抑制　afferent collateral inhibition	交互抑制　reciprocal inhibition
回返性抑制　recurrent inhibition	牵张反射　stretch reflex
腱反射　tendon reflex	肌紧张　muscle tonus
γ 僵直　γ rigidity	α 僵直　α rigidity
去大脑僵直　decerebrate rigidity	去皮层僵直　decorticate rigidity
优势半球　dominant hemisphere	一侧优势　laterality of cerebral dominance
觉醒　wakefulness	睡眠　sleep
非快速眼动睡眠　non-rapid eye movement sleep，NREM 睡眠	
快速眼动睡眠　rapid eye movement sleep，REM 睡眠	

笔记栏

参考文献

胡志安, 夏建霞, 2021. 觉醒发生系统研究进展与思考. 第三军医大学学报. 43(15): 1408-1417.

Andreas K, Joaquim ADS, Rui MC, 2019. What, if, and when to move: Basal ganglia circuits and self-paced action initiation. Annual Review of Neuroscience, 42: 459-483.

Daniel GB, 2019. Regulation of thirst and vasopressin release. Annual Review of Physiology, 81: 359-373.

Dongyu W, Vaishali T, Dayu L, 2021. Neural circuits of social behaviors: innate yet flexible. Neuron. 109(10): 1600-1620.

Eichenbaum H, 2017. Prefrontal-hippocampal interactions in episodic memory. Nature Reviews Neuroscience, 18(9): 547-558.

Ethan SBM, Ilya EM, 2020. Neural Circuitry of Information Seeking. Current Opinion in Behavioral Sciences, 35: 62-70.

Leonie K, Peter JG, Hedy K, et al, 2021. The self in context: brain systems linking mental and physical health. Nature Reviews Neuroscience, 22(5): 309-322.

Mark LA, Bradford BL, 2017. Toward a wiring diagram understanding of appetite control. Neuron, 95(4): 757-778.

Noga Z, Niv S, Tali K, 2017. Sexual dimorphism of parental care: from genes to behavior. Annual Review of Neuroscience, 40: 273-305.

第十章
微课类视频、练习题、思考题答案

第十一章 内 分 泌

本章重点：

激素的特征及作用机制；下丘脑 - 神经垂体系统和下丘脑 - 腺垂体系统；甲状腺激素的合成与分泌；甲状腺激素的生理功能及其调节；生长激素的生理功能；糖皮质激素的生理作用及其调节；胰岛素的生理作用及作用机制。核心知识概括示意图见图 11-1。

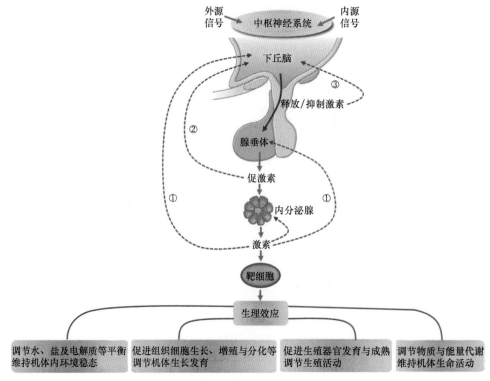

图 11-1 核心知识概括示意图

下丘脑 - 垂体 - 靶腺轴多级反馈调节系统，相关激素通过：①长反馈、②短反馈、③超短反馈机制相互作用，维持稳态

⟶ 调节作用途径；┈┈▶ 反馈作用途径

内分泌（endocrine）是指腺细胞将其产生的激素直接分泌到体液中，并以体液为媒介对靶细胞产生调节效应的一种分泌形式。具有内分泌功能的细胞称为内分泌细胞（endocrine cell）。内分泌细胞集中位于垂体、甲状腺、甲状旁腺、肾上腺、胰岛和松果体等组织，形成内分泌腺（endocrine gland）。内分泌腺的分泌过程与汗腺、消化腺等外分泌腺不同，不需要类似外分泌腺的导管结构，因此也称为无管腺。此外，在下丘脑、心脏、血管内皮、消化道黏膜、肝、肾、皮肤和胎盘等器官组织中还广泛分布着大量的内分泌细胞。

经典概念认为，激素通过血液循环向远隔部位传输信息，完成长距离的细胞通讯（long-distance cell communication），因此也称远距分泌（telecrine）。但现代研究发现，充当"远程信使"不再是激素传输调节信息的唯一途径，还存在以下途径，如旁分泌（paracrine），即有的内分泌细胞所分泌的激素经组织液扩散至邻近的靶细胞发挥作用；神经内分泌（neuroendocrine），譬如下丘脑的某些神经元既能产生和传导神经冲动，又能合成和释放激素，被称为神经内分泌细胞，其产生的激素可沿神经元轴突通过轴浆运输至末梢而释放；自分泌（autocrine），即有的激素分泌后在局部扩散，又反过来作用于产生该激素的内分泌细胞本身；以及内在分泌（intracrine），即有的激素合成以后在胞浆内对自身细胞起调节作用。

内分泌系统（endocrine system）是除神经系统外机体内又一大调节系统，它通过分泌各种激素全面调控与个体生存相关的基础功能，它是由经典的内分泌腺和分散于各组织器官中的内分泌细胞共同构成的信息传递系统和机体功能调节系统。内分泌系统既独立地行使自己的职能，也与神经和免疫系统相互作用，构成复杂的神经 - 内分泌 - 免疫调节网络，共同发挥整体性调节功能，以保持机体内环境稳定。这三个系统各司其职，又相互调节、优势互补，通过感受内外环境的各种变化，全面加工、处理、储存信息，从而整合机体功能以保证生命活动的正常进行。

第一节　激素和激素控制系统的一般特征

一、激素的化学结构及其分类

激素（hormone）是由内分泌腺或其他各器官组织的内分泌细胞所合成和分泌的高效能生物活性物质，它以体液为媒介，在细胞之间递送调节信息。激素有多种来源，其分子结构形式多样。激素的化学性质决定了其对靶细胞的作用机制。多肽或蛋白质类激素和大多数胺类激素属于亲水性激素，它们与靶细胞膜受体结合而产生调节效应；类固醇激素和甲状腺激素等为亲脂性激素，可直接进入靶细胞内发挥作用。

（一）胺类激素

胺类激素（amine hormone）主要来源于酪氨酸，主要包括甲状腺激素、儿茶酚胺（catecholamine）和多巴胺等。儿茶酚胺类激素如肾上腺素和去甲肾上腺素在肾上腺髓质合成，合成后通常储存在胞内分泌颗粒中，当机体需要时释放入血。贮存在甲状腺腺泡的甲状腺球蛋白分子裂解出含碘酪氨酸，经缩合后可产生甲状腺激素。儿茶酚胺类激素其水溶性较强，主要以游离形式存在于血浆中，通过与靶细胞膜受体结合而发挥作用。甲状腺激素合成后以甲状腺胶质的形式大量储存在细胞外的甲状腺滤泡腔中。甲状腺激素虽为胺类激素，但较为特殊，其脂溶性强，在血浆中主要与血浆蛋白结合而运输，可进入细胞内通过与细胞内受体结合而发挥作用。

（二）多肽或蛋白质类激素

多肽或蛋白质类激素（peptide and protein hormone）的种类多，分布广，体内绝大多数的激素属于该类激素，包括从最小的 3 肽分子（如促甲状腺激素释放激素）到由近 200 个氨基酸残基组成的多肽链及蛋白质（如生长激素和催乳素）。一般来讲，50 个氨基酸以上的多肽称为蛋白质，小于 50 个氨基酸称为肽。该类激素在粗面内质网合成，先合成激素前体分子，经高尔基复合体处理，如进行糖基化修饰等，再包装储存于囊泡中，在机体需要时通过出胞方式分泌。多肽或蛋白质类激素亲水强，以游离形式在血液中运输，通过与靶细胞膜受体结合启动胞内信号转导活动，引发细胞的生物效应。

（三）脂类激素

脂类激素（lipid hormone）指以脂质为原料合成的激素，主要为类固醇激素（steroid hormone）和脂肪酸衍生的廿烷酸类（eicosanoid）物质。

1. 类固醇激素　类固醇激素因其共同前体是胆固醇而得名，主要由肾上腺皮质和性腺（睾丸和卵巢）合成和分泌，怀孕期间胎盘也能分泌，包括皮质醇、醛固酮、睾酮、雌二醇等（图 11-2）。类固醇激素的分子量小，亲脂性强，在血液中，类固醇激素与相应的运载蛋白结合而运输。此类激素多可进入胞内直接与胞质或核受体结合引起调节效应。另外，维生素 D_3 通过两个羟基化反应转换成有活性的类固醇激素——钙三醇（calcitriol），即 1,25- 二羟维生素 D_3，因其四环结构中的 B 环被打开，故也称甾醇激素（sterol hormone）。

2. 廿烷酸类　来源于细胞膜磷脂的花生四烯酸（arachidonic acid，AA）可转化生成廿烷酸类激素，包括前列腺素家族（prostaglandin，PG）、血栓烷类（thromboxane，TX）和白三烯（leukotriene，LT）等。这些物质广泛存在于各种组织中，可作为短程信使参与细胞活动的调节，因而也被视为激素。它们既可通过细胞膜受体也可通过胞内受体发挥作用。

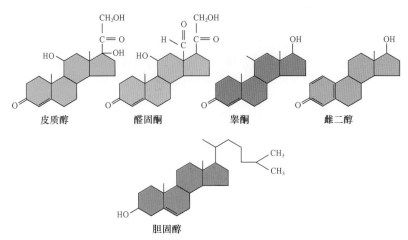

图 11-2 类固醇激素的化学结构以及与胆固醇的结构关系

二、激素的作用及其机制

（一）激素对机体的作用

激素参与机体各种生理过程的调节，其主要作用归纳为以下四个方面：①通过调节水盐代谢、酸碱平衡以及体温和血压相对稳定等过程，维持机体内环境稳态；②促进细胞的分裂与分化，确保各组织、器官的正常发育、生长及成熟；③参与细胞的物质和能量代谢，维持机体营养与能量平衡，为机体各种生命活动奠定基础；④促进生殖器官的发育与成熟，调节生殖活动。

（二）激素作用的机制

目前认为，激素作用机制的实质是激素与靶细胞的受体结合后启动胞内信号转导通路，最终改变靶细胞活动状态。激素对靶细胞产生调节作用主要包括以下四个环节：①受体识别：激素与靶细胞上的特异性受体相互识别并结合；②信号转导：激素与受体结合后启动细胞内的信号转导过程；③细胞反应：信号转导改变靶细胞的功能，产生调节效应；④效应终止：通过多种机制终止激素所诱导的细胞生物反应。

激素结合的受体主要有两类，即细胞膜受体和细胞内受体。细胞膜受体介导的激素作用机制是基于第二信使学说（second messenger hypothesis），该学说认为激素是第一信使（first messenger），作用于靶细胞膜上特异性受体，激活相应的酶，使胞质内产生第二信使（second messenger），继而催化细胞内的磷酸化反应，引起靶细胞特有的生理反应。而细胞内受体是指位于细胞内（胞质或胞核中）的受体。基因表达学说（gene expression hypothesis）表明，类固醇激素等脂溶性强的激素，可通过细胞膜直接进入靶细胞内，进入细胞后的激素通过两个步骤影响基因表达而发挥作用（参见第二章第二节）。

激素作用所涉及的细胞信号转导机制较复杂，有些激素可通过多种机制发挥不同的作用。如类固醇激素既可通过核受体影响靶细胞 DNA 的转录过程发挥作用，也可通过非基因效应发挥作用。如孕激素可与 $GABA_A$ 受体结合，影响 Cl^- 电导。

激素产生的调节效应只有及时终止，才能保证调节的精确性。终止激素的生物效应需要多环节的综合作用。它们包括内分泌细胞终止分泌、激素与结合受体的分离、分解起传递作用的信息物质、激素被靶细胞内吞处理和激素的灭活等。

三、激素作用的一般特征

虽然各种激素对靶细胞的调节效应不尽相同，但激素在其发挥调节作用的过程中，表现出一些共同的作用特征。

（一）激素的相对特异性作用

激素由内分泌细胞分泌后进入体液发挥相应作用。一般情况下，激素只选择性作用于特定目标——靶器官、靶腺、靶组织和靶细胞，因此激素的作用具有相对特异性，其主要取决于分布于靶细胞的相应受体。各种激素的作用范围有很大差异，这取决于激素受体的分布范围。譬如腺垂体分泌的促激素主要作用于外周靶腺；而生长激素、甲状腺激素和性激素等的作用可遍及全身各器官组织。

激素作用的特异性也并非绝对，亦有交叉现象，即部分激素可与多个受体结合，如胰岛素既可与胰岛素受体结合，也可与胰岛素样生长因子受体结合等，只是与不同受体亲和力有所差异。另外激素特异性作用除了与其受体的分布有关，也可能与其代谢酶的分布有关。

（二）激素的信使作用

激素所起的作用是传递信息，犹如"信使"的角色。由内分泌细胞发布的调节信息以分泌激素这种化学的方式传输给靶细胞，其作用旨在启动靶细胞固有的、内在的一系列生物效应，而不是作为某种反应物直接参与细胞物质与能量代谢的具体环节。与膜受体结合的激素通常作为"第一信使"，它先与膜受体结合，再进一步引起胞质中"第二信使"的生成，第二信使是细胞内下游信号转导分子的激活物或者抑制物，再引起细胞产生某种生物效应。例如，生长激素促进细胞增殖与分化，甲状腺激素则增强多数细胞的能量与物质代谢，胰岛素降低血糖等。

（三）高效作用

激素是高效能的生物活性物质。在生理状态下，血液中激素的浓度很低，多为 $10^{-12} \sim 10^{-7}$mol/L。激素与受体结合后，通过引发细胞内信号转导程序，经逐级放大，可产生效能极高的生物放大效应。例如，1mol 胰高血糖素通过 CaM-PKA 途径，引起肝糖原分解，生成 10^8mol 葡萄糖，其生物效应放大约 10 000 万倍；在下丘脑 - 垂体 - 肾上腺皮质轴系的活动中，0.1μg 促肾上腺皮质激素释放激素（CRH）可使腺垂体释放 1μg 促肾上腺皮质激素（ACTH），后者再引起肾上腺皮质分泌 40μg 糖皮质激素，最终可产生约 6000μg 糖原储备的细胞效应。

（四）激素间的相互作用

内分泌腺体和内分泌细胞虽然分散在全身，但它们分泌的激素又都以体液为媒介传播信息，相互联系并形成一体化内分泌系统。因此，每种激素产生的效应总是彼此关联、相互影响、错综复杂，这对于生理活动的相对稳定具有重要意义。激素间的相互作用主要有以下四种：①协同作用（synergism）表现为多种激素联合作用时所产生的效应大于各激素单独作用所产生效应的总和（图 11-3）。例如，生长激素和胰岛素都具有促生长的作用，它们共同作用时，在促进生长的效应上远远超过了它们各自单独的作用，所以它们表现为协同作用。②拮抗作用（antagonism），指不同激素对某一生理功能产生相反的作用。譬如上述升糖激素的升血糖效应与胰岛素的降血糖效应相拮抗。③允许作用（permissive action），是指某种激素对特定器官、组织或细胞没有直接作用，但它的存在却是其他激素发挥作用的必要基础，这种支持性的作用称为允许作用。譬如糖皮质激素本身无缩血管作用，但它缺乏或不足时，儿茶酚胺类激素对心血管活动的调节作用就难以充分发挥。这可能是由于糖皮质激素可调节儿茶酚胺类受体的数量或者调节受体后的信号转导通路，而表现出对儿茶酚胺类激素作用的调节和支持。④竞争作用（competitive action），是指一些化学结构上类似的激素能竞争同一受体的结合位点。通常是其中一种激素浓度虽低，但对受体是高亲和性结合，而另一种激素浓度虽高，但对受体是低亲和性结合，如果二者在一起就会产生竞争受体的作用。例如，醛固酮是一种强盐皮质激素，在低浓度时就有生物效能，而孕酮对醛固酮受体有低亲和性结合。因此，当孕酮低浓度存在时，有弱盐皮质激素效应；当高浓度孕酮存在时，可与醛固酮竞争同一受体，从而减弱醛固酮的效应。

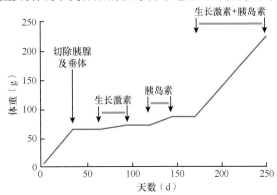

图 11-3　生长激素与胰岛素促生长的协同作用

四、激素分泌的调控

激素是实现内分泌系统调节作用的基础，其分泌活动受到严格的调控，可因机体需要适时、适量分泌，及时启动和终止。激素的分泌除有自身的分泌规律，如基础分泌、昼夜节律、脉冲式分泌等，还受神经和体液调节。

（一）生物节律性分泌

在正常生理情况下，激素是定时分泌的，并出现周期性变化，称为生物节律。可分日节律、月节律、季节律和年节律。例如，妇女的促性腺激素和雌激素分泌具有月节律。这种周期性分泌活动与其他刺激无关，是一种内在的、由生物钟决定的分泌活动，有利于机体更好地适应环境的变化。激素分泌的这种节律性受到体内生物钟（biological clock）的控制，取决于自身的生物节律。而下丘脑视交叉上核可能是生物钟所在的部位。激素分泌的节律性正常与否也可作为临床诊断的一项指标。

（二）激素分泌的调控

1. 体液调节

（1）直接反馈调节：许多激素都参与机体的物质代谢调节，这些物质代谢可导致血液中某些成分的含量发生变化，反过来可调节相应激素的分泌水平，形成直接的反馈效应。如餐后血中葡萄糖水平升高，可直接刺激胰岛 β 细胞分泌胰岛素，而胰岛素可促进组织细胞利用葡萄糖，降低血糖水平；当血糖降低则可减少胰岛素的分泌，同时刺激胰岛 α 细胞分泌胰高血糖素，升高血糖，从而维持血糖水平相对稳定。这种调节方式对于直接、及时地维持血中某些成分浓度的相对稳定具有重要的意义。

此外，激素作用的效应物对激素分泌也有反馈调节作用。许多激素参与物质代谢的调节，这些激素的分泌活动可受其终末效应物的影响。例如，血糖升高是刺激胰岛素分泌的重要因素，而胰岛素可促进组织细胞利用葡萄糖，使血糖水平降低，血糖的降低会减弱对胰岛的刺激从而减少胰岛素分泌，有利于维持机体血糖的稳态。

（2）轴系反馈调节：下丘脑 - 垂体 - 靶腺轴（hypothalamus-pituitary-target gland axis）在维持激素分泌稳态中具有重要作用，如下丘脑 - 垂体 - 甲状腺轴、下丘脑 - 垂体 - 肾上腺皮质轴和下丘脑 - 垂体 - 性腺轴等。轴系是一个有等级层次的调节系统，系统内高位激素通常对下位内分泌活动具有促进性调节作用，而下位激素对高位内分泌活动多起抑制性作用，从而形成具有自动控制能力的反馈环路，包括长反馈（long-loop feedback）、短反馈（short-loop feedback）和超短反馈（ultrashort-loop feedback）等。长反馈是指调节环路中终末靶腺或组织分泌的激素对上位腺体活动的反馈影响；短反馈是指垂体分泌的激素对下丘脑分泌活动的反馈影响；超短反馈则为下丘脑肽能神经元活动受其自身分泌的调节肽的影响（图 11-1）。通过这种调节方式可维持血中各级激素水平的相对稳定。轴系中任何一个环节发生障碍都将破坏该轴系的激素分泌稳态。在一些情况下，轴系反馈调节中也有正反馈调控。例如，在排卵前，黄体生成素分泌的急剧增加就是由于卵泡在成熟发育的进程中，卵泡所分泌的雌激素在血液中达到一定水平后，可正反馈地促进垂体前叶分泌黄体生成素出现高峰，最终促发排卵。

2. 神经调节
许多内分泌腺的活动都直接或间接地受中枢神经系统的调节。当支配内分泌腺的神经兴奋时，激素的分泌也会发生相应的变化。如应激状态下，交感神经系统活动增强，肾上腺髓质分泌肾上腺素和去甲肾上腺素增多，可配合交感神经系统动员机体的多种功能，释放能量增加，适应机体活动的需求；而在夜间睡眠期间，副交感神经活动增强又可促进胰岛 β 细胞分泌胰岛素，有助于机体积蓄能量、休养生息。

第二节　下丘脑 - 垂体及松果体内分泌

下丘脑（hypothalamus）位于背侧丘脑的下方，成人下丘脑平均重量仅 4g，占脑组织重量的 0.3%，它通过内脏神经系统及神经内分泌系统控制机体内脏活动及内分泌活动，从而保证人体内环境的相对稳定。

垂体（pituitary）为一单独的内分泌腺，位于颅底蝶骨体（蝶鞍）上面的垂体窝内。上端借漏斗与下丘脑相连，成年人垂体直径约为 1cm，重量为 0.5 ～ 1g。垂体大小有性别和年龄差异，通常女性大于男性。垂体增大、双侧不对称、垂体柄移位对诊断垂体微腺瘤有一定的参考价值。从生理学上讲，垂体可分为两个不同的部分：腺垂体（垂体前叶）和神经垂体（垂体后叶）。这两部分之间是一个较小的相对无血管的区域，称为中间部。

下丘脑和垂体在结构上和功能上密切联系，形成下丘脑 - 垂体功能单位（hypothalamus- hypophysis unit）。包括下丘脑 - 腺垂体系统和下丘脑 - 神经垂体系统两部分。下丘脑的一些神经元具有内分泌功能，其分泌的信息物质（神经激素），通过血液运输到达靶细胞发挥生物学效应。下丘脑接受中枢神经系统其他部位传来的信息，通过神经内分泌的形式，将神经调节和体液调节紧密联系起来，共同调节机体活动。此外，居于中枢部位的松果体所分泌的激素也参与机体的高级整合活动。

一、下丘脑 - 腺垂体系统内分泌

下丘脑与腺垂体之间通过独特的血管网络，即垂体门脉系统（hypophyseal portal system）建立密切的功能联系。下丘脑 - 垂体门静脉通过漏斗部进入腺垂体，然后流入第二组毛细血管网，即垂体前叶毛细血管。因此，垂体门脉系统为血液从下丘脑直接输送到腺垂体提供了一个局部血流通路。下丘脑的内侧基底部，包括正中隆起、弓状核、腹内侧核、视交叉上核、室周核和室旁核内侧等，都分布有神经内分泌细胞，这些神经元胞体较小，又称为小细胞神经元（parvocellular neuron）或神经内分泌小细胞（parvocellular neuroendocrine cell）。它们发出的轴突多终止于下丘脑基底部正中隆起，与垂体门脉中的初级毛细血管丛密切接触，其分泌物可直接释放到垂体门脉血液中作用于腺垂体细胞来控制它们的分泌。这些小细胞神经元所在的下丘脑内侧基底部称为下丘脑的促垂体区（hypophysiotropic area），它们能产生多种调节腺垂体分泌的激素，统称为下丘脑调节肽。

（一）下丘脑调节激素

下丘脑调节激素是指由下丘脑促垂体区神经元分泌的能调节腺垂体活动的激素。下丘脑调节激素在功能上可分为促释放激素（releasing hormone）以及释放抑制激素（inhibiting homone，也称抑制激素）两类。已知的下丘脑调节激素大多为多肽类物质，因此也称为下丘脑调节肽（hypothalamic regulatory peptide，HRP），尚未明确的活性物质称为调节因子（表 11-1）。

表 11-1　下丘脑调节激素（因子）及其化学结构和靶腺激素

下丘脑调节肽（因子）	化学结构	对腺垂体的作用
生长激素释放激素（GHRH）	44 个氨基酸单链	刺激生长激素（GH）释放
生长抑素（SS）	14 个氨基酸单链	抑制 GH 释放
促甲状腺激素释放激素（TRH）	3 个氨基酸的多肽	促进促甲状腺激素（TSH）释放
促肾上腺皮质激素释放激素（CRH）	41 个氨基酸单链	促进促肾上腺皮质激素（ACTH）释放
促性腺激素释放激素（GnRH）	10 个氨基酸单链	促进促性腺激素（FSH、LH）释放
催乳素释放因子（PRF）	多巴胺	促进催乳素的合成和分泌
催乳素释放抑制因子（PIF）	多巴胺	抑制催乳素的合成和分泌

1. 下丘脑调节激素的种类　迄今已明确的下丘脑调节激素有五种，包括生长激素释放激素、生长激素释放抑制激素（又称生长抑素）、促甲状腺激素释放激素、促肾上腺皮质激素释放激素、促性腺激素释放激素；尚未明确结构的下丘脑调节因子有催乳素释放因子和催乳素释放抑制因子。

下丘脑调节激素除了调节腺垂体的活动外还具有广泛功能，其他部位的神经元甚至外周组织也可合成和分泌这些肽类激素。例如：生长抑素除了分布于下丘脑，还分布大脑皮层、纹状体、海马等中枢神经系统，此外胃肠道、胰岛、肾脏等组织也有生长抑素的分布。

所有的下丘脑调节激素都是由特定区域释放的，但这些激素在进入垂体门脉系统之前首先经神经纤维运输至正中隆起，经神经末梢分泌释放至垂体门脉系统初级血管丛。因此，刺激正中隆起处的神经纤维可导致下丘脑所有激素的释放增多。

2. 下丘脑调节激素分泌的调控　大多数下丘脑调节激素的分泌活动受到神经调节和激素调节的双重调控。

下丘脑与许多脑区有纤维联系，各种传入刺激都通过神经系统的活动将信息传输到下丘脑，影响下丘脑激素的分泌，例如：各种情绪刺激和压力因素会导致女性月经周期紊乱，这是因为这些刺激信号经高位中枢下达指令，进而影响下丘脑 - 垂体 - 性腺轴，导致性激素分泌异常。还有一些研究发现，鼻腔嗅上皮神经元可将信息传送至下丘脑，影响下丘脑 GnRH 的分泌，这可以用来解释为何女性室友有同步月经周期倾向。机体可以根据内外环境的变化，通过神经系统释放神经递质有序地调节下丘脑激素的分泌，许多神经递质如多巴胺、去甲肾上腺素、5-羟色胺、乙酰胆碱等都可参与下丘脑激素分泌活动的调节。

此外，下丘脑的神经内分泌神经元与其下级的内分泌腺体和靶组织之间在功能上构成了一个严密的轴系调节环路，下级腺体以及靶组织所分泌的激素常对下丘脑调节激素的合成和分泌进行负反馈调节，从而维持激素分泌的平衡状态和内环境的稳定。脑内的肽类递质也可对下丘脑调节激素的分泌发挥调节作用。例如 β-内啡肽和脑啡肽可抑制 CRH 和 GnRH 的释放，但促进 TRH 和 GHRH 的释放。

■（二）腺垂体激素

根据垂体的发生和结构特点，垂体可分为腺垂体（adenohypophysis）和神经垂体（neurohypophysis）两部分。腺垂体位于前方，分为远侧部、中间部和结节部；远侧部是腺垂体的主要部分，人腺垂体远侧部约占垂体总重量的 75%，其细胞组成包括分泌激素的颗粒细胞和功能尚未明确的无颗粒细胞两大类。

腺垂体分泌多种激素，其中生长激素（growth hormone，GH）和催乳素（prolactin，PRL）直接作用于其各自的靶细胞或靶组织。促甲状腺激素（thyroid-stimulating hormone，TSH）、促肾上腺皮质激素（adrenocorticotropic hormone，ACTH）、卵泡刺激素（follicle-stimulating hormone，FSH）和黄体生成素（luteinizing hormone，LH）作用于各自的内分泌靶腺，属于垂体促激素（tropic hormone），参与构成下丘脑-腺垂体-靶腺轴系统，促激素的释放不仅影响靶腺的分泌活动，同时过量分泌或分泌不足可导致靶腺肥大或萎缩。

1. 生长激素 生长激素是由腺垂体细胞所分泌的，GH 也是腺垂体中含量最多的激素。人生长激素（hGH）由 191 个氨基酸残基组成，属于蛋白质类激素，其化学结构与人催乳素（hPRL）十分相似，故二者作用有一定的交叉重叠，即 GH 有较弱的泌乳始动作用，而 PRL 也有较弱的促生长作用。

GH 日分泌量受年龄和性别的影响。通常儿童高于成年人，女性略高于男性。GH 的基础分泌呈节律性脉冲式释放，脉冲的周期与年龄、性别相关，青春期及青春后期平均可达 8 次/天，青年女性 GH 的连续分泌比男性明显，最高可达 6μg/dl，可能与性激素有关。脉冲波峰在青年期最高，随年龄的增长而逐渐减少。

血中 GH 以结合型与游离型两种形式存在。GH 与高度特异性的生长激素结合蛋白（GH-binding protein，GHBP）结合，结合型 GH 占总量的 40%～45%，结合型 GH 成为 GH 的外周储存库，与游离型 GH 保持动态平衡，并决定血中游离型 GH 水平以及进入组织和到达细胞膜表面的量。

（1）作用机制：GH 主要通过两方面的作用实现其生物学效应，①直接激活靶细胞上的生长激素受体（growth hormone receptor，GHR）产生效应；②先诱导靶细胞产生 IGF，继而产生效应。

GHR 是由 620 个氨基酸残基构成的跨膜单链糖蛋白，分子量约 120kD，属于催乳素/红细胞生成素/细胞因子受体超家族成员，其第 43 位精氨酸残基为灵长类所特有，决定了 GHR 的种属特异性。GH 分子具有两个与受体分子结合的位点，能先后与 2 分子 GHR 亚单位结合而使受体二聚化（dimerization），形成同二聚体（homodimer）。这一过程是 GHR 活化所必需的环节。同二聚体形成后，GHR 的胞内结构域随即募集邻近胞质中具有酪氨酸蛋白激酶活性的分子，如 JAK 激酶 2（Janus kinase 2，JAK2）等，继而通过 JAK2-STATS、JAK2-SHC 等多条下游信号转导通路转导信号，介导产生多种生物效应，包括调节基因转录、代谢物转运、胞膜钙离子通道与胞质某些蛋白激酶活性的变化等，最终改变细胞的生长和代谢活动。GHR 广泛分布于肝、软骨、骨、脑、骨骼肌、心、肾、肺、胃肠、胰、脾等器官以及脂肪细胞、淋巴细胞、成纤维细胞等细胞。与成人不同，由于胎儿和新生儿各类细胞上的 GHR 分布密度大，因此对 GH 反应十分敏感。

GH 的部分效应可通过一种被称为胰岛素样生长因子（insulin-like growth factor，IGF）的促生长肽类物质而间接实现。IGF 由 GH 诱导靶细胞而产生，因其化学结构和功能与胰岛素相似，故名。IGF 是一个家族，目前发现有 IGF-1 与 IGF-2 两种类型，二者的氨基酸序列有 62% 相似。循环血液中 95% 的 IGF 在肝脏产生，此外在软骨、肌肉、脊髓等许多组织广泛合成，通常以远距分泌、旁分泌或自分泌等多种方式发挥作用。GH 的促生长作用主要和 IGF-1 有关，而主要产生于胚胎期的 IGF-2 则对胎儿生长起着重要作用，胚胎期血内 IGF-2 水平高于 IGF-1，但实验显示胚胎期的生长也需 IGF-1 的参与。

（2）生物学作用：GH 的主要作用是促进生长，故也称为躯体刺激素（somatotropin）。对机体的各组织器官产生广泛的影响，尤其是对骨骼、肌肉及内脏器官的作用更为显著，其影响遍及全身。GH 的作用可分为即时效应（acute-term effect）和长时效应（long-term effect），即时效应通常数分钟或数小时内发挥作用，主要参与物质代谢活动，例如：生长激素动员脂肪需要几个小时，对蛋白质合成增强的作用可在几分钟内开始；长时效应一般在数小时或数天内发生，与机体的生长发育相关。此外，生长激素还参与机体的应激，是机体重要的应激激素之一。除了自身的生物效应外，生长激素的许多作用也通过 IGF 实现。

1）促进生长：机体的生长与许多激素有关，但发挥关键作用的是 GH。GH 对胎儿生长影响不大，但对胎儿出生后的生长发育至关重要。GH 促进几乎所有组织和器官的生长，尤其是对骨骼、肌肉和内脏器官的作用最为显著。GH 能促进骨、软骨、肌肉以及其他组织细胞分裂增殖，蛋白质合成增加，可促进机体细胞大小和数量的增加。GH 的作用在青春期达到高峰，在长骨骨骺闭合前，GH 直接刺激骨生长板前软骨细胞分化为软骨细胞，同时加宽骺板，促进骨基质沉积，并使与骨增强相关的细胞对胰岛素样生长因子 IGF-1 反应性提高，促进骨的纵向生长。IGF-1 使软骨细胞增殖为骨细胞，促进其生长发育。实验证明，摘除幼年动物的垂体可致生长停止，及时补充 GH 即可恢复生长。因此，幼年时 GH 分泌过少会引起生长停滞、身材矮小，称为侏儒症（dwarfism）；幼时 GH 分泌过多，则引起全身组织，尤其是软骨组织、骨骼、内脏等过度生长，出现身材高大与体重较重的巨人症（gigantism）。若成年后出现 GH 分泌过多时，由于骨骺已闭合，长骨不能再生长，但仍可促进四肢末端的短骨、鼻骨、下颌骨以及软组织、内脏等的异常生长，因此出现鼻大唇厚、下颌与额部突出、手足粗大的肢端肥大症（acromegaly）。

值得注意的是，生长激素不能促进缺乏胰腺的动物生长。其次，如果饮食中没有碳水化合物，GH 也无法促进生长。这些现象表明，足够的胰岛素活性和足够的碳水化合物是生长激素有效的必要条件。

2）调节新陈代谢：GH 能调节糖、脂肪、蛋白质等物质的代谢。

A. GH 通过多条途径影响糖的代谢。可抑制外周组织对糖的摄取与利用，减少葡萄糖的消耗，同时增加肝脏的糖异生，这都会升高血糖浓度。另外，生长激素可以减弱胰岛素降低血糖的作用，产生"胰岛素抵抗"，刺激胰岛素分泌代偿性增加。如 GH 分泌过高，可导致垂体性糖尿。

B. GH 能抑制脂肪细胞分化，减少三酰甘油积蓄；激活对激素敏感的脂肪酶，促进脂肪分解与脂肪酸的氧化，提供能量，并使组织特别是肢体的脂肪量减少；使机体的能量来源由糖代谢向脂肪代谢转移，有助于促进生长发育和组织修复。过量生长激素的影响下，脂肪的动员过度，导致大量脂肪酸在肝脏分解形成酮体，从而导致酮血症。另外，从脂肪组织中过度调动脂肪也经常导致脂肪肝。

C. GH 可促进蛋白质代谢，总效应是合成大于分解，特别是促进肝外组织蛋白质合成。例如生长激素直接促进氨基酸进入肌肉细胞合成蛋白；增强 RNA 翻译，引起核糖体大量合成蛋白质；刺激细胞核内 DNA 的转录，进一步促进更多的蛋白质合成。同时，生长激素降低蛋白质和氨基酸的分解代谢，使得尿氮减少，呈正氮平衡。总之，生长激素增强了细胞对氨基酸的吸收和蛋白质的合成，同时减少了蛋白的分解。

此外，GH 在多个系统发挥作用，如可促进胸腺发育，刺激 B 淋巴细胞产生抗体，增强自然杀伤细胞（NK 细胞）和巨噬细胞的活性等，因而能维护免疫系统的功能；GH 也可影响造血系统功能，如刺激骨髓的增生。此外，GH 对促进乳汁分泌、刺激乳腺增生也有一定作用。

（3）生长激素分泌的调节

1）下丘脑对 GH 分泌的调节：GH 的分泌受下丘脑通过 GHRH 与 GHIH（SS）的双重调节，二者分别经 G_s 和 G_i 蛋白偶联受体发挥刺激和抑制效应。通常情况下 GHRH 作用占优势，GHRH 对 GH 的分泌起经常性的调节作用。在应激状态下，由于 GH 分泌过多，GHIH 即发挥作用抑制 GH 分泌。GHRH 还能促进 GH 基因转录和腺垂体细胞的增生与分化。GHRH 的神经元主要位于下丘脑弓状核；GHIH 的神经元主要分布于下丘脑室周区和弓状核等处，这些核团之间存在双向突触联系，形成复杂的神经环路，通过多种神经肽或递质相互促进与制约，共同调节 GH 的分泌。

GH 又可通过负反馈抑制下丘脑的 GHRH 分泌与腺垂体的 GH 分泌。摘除垂体后的大鼠血中 GH 浓度降低，而下丘脑内 GHRH 的含量却有所增加。在大鼠侧脑室内注射 GHRH 可引起下丘脑内

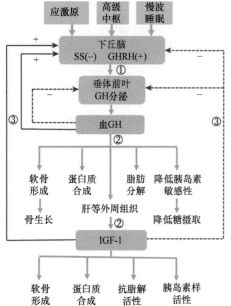

图 11-4　生长激素的主要作用与分泌的调节

① 下丘脑分别通过生长激素释放激素（GHRH）与生长激素抑制激素（SS）促进与抑制腺垂体分泌生长激素（GH），具有双重调节作用；② GH 可直接，也可间接经刺激肝等组织分泌胰岛素样生长因子 -1（IGF-1），调节机体的生长与代谢活动；③ 血中 GH 与 IGF-1 水平升高对下丘脑与腺垂体内分泌活动产生反馈性影响，从而维持各级激素分泌水平相对稳定

——→ 促进作用；-----→ 抑制作用

GHRH 的含量减少，GH 分泌减少及 GH 脉冲性释放的抑制，表明，GHRH 对其自身释放也有负反馈调节作用。此外，血液中的 IGF-1 可通过刺激下丘脑分泌 GHIH，转而引起对 GH 分泌的抑制作用，IGF-1 还可能直接作用于腺垂体，抑制其分泌 GH。因此，IGF-1 可通过下丘脑和垂体两个水平对 GH 的分泌产生负反馈调节（图 11-4）。

2）昼夜节律的影响：血清中 hGH 水平还受睡眠的影响。人在觉醒状态下，GH 分泌较少，进入慢波睡眠后 GH 分泌陡增并延续一定时间，入睡后 1 小时左右血中 GH 浓度达到高峰。50 岁后睡眠期间的 GH 峰逐渐消失，至 60 岁时仅约青年时的 50%。夜间 GH 分泌量约占全天分泌量的 70%。转入异相睡眠又称快波睡眠后，GH 分泌又迅速减少。这种现象在青春期尤为显著，50 岁以后消失。可见在慢波睡眠期 GH 分泌增加，有利于促进机体的生长和体力的恢复。

3）运动和血液中营养物质的影响：饥饿、运动、低血糖、血中某些氨基酸增多、应激等使能量供应缺乏或耗能增加时，均可使 GH 分泌增加，游离脂肪酸增多的影响则各说不一，可能是促进分泌，但亦有抑制分泌的报道。

4）其他激素的影响：甲状腺激素、胰高血糖素、雌激素、雄激素均可促进 GH 分泌。在青春期，血中雌激素或雄激素浓度增高，可使 GH 分泌明显增加而引起青春期突长。

2. 催乳素　胎儿体内的催乳素是由母亲的腺垂体分泌的，从怀孕第 5 周开始到出生，它在血液中的浓度逐步上升。成人血浆中 PRL 浓度低于 20μg/L，妊娠时 PRL 增高，妊娠末期可达 200 ~ 500μg/L，产后逐渐下降。

人催乳素细胞分泌的催乳素（PRL）是含 199 个氨基酸的蛋白质。PRL 也有类似 GH 的昼夜节律和分泌脉冲，其半衰期约为 20 分钟。PRL 及其受体在垂体外组织也有广泛分布。

（1）催乳素的生理作用：PRL 的作用广泛，除对乳腺和性腺的发育及分泌起重要作用外，还参与应激反应和免疫调节。

1）对乳腺的作用：PRL 可促进乳腺的发育，发动并维持乳腺泌乳，故名催乳素。在女性一生的不同时期发挥着不同的作用。在青春期乳腺的发育中，雌激素、孕激素、生长素、皮质醇、胰岛素、甲状腺激素与 PRL 起协同作用。在妊娠期，随 PRL、雌激素与孕激素分泌增多，乳腺组织进一步发育，乳腺增生，脂肪沉积，乳房的体积增大并具备泌乳能力但不泌乳，是由于此时血中雌激素与孕激素浓度过高，抑制 PRL 的泌乳作用。婴儿出生后，来自胎盘的雌激素和孕酮分泌突然减少，加之乳腺的 PRL 受体又增加约 20 倍，乳腺上皮细胞对 PRL 的敏感性大为增强，PRL 才能发挥始动和维持泌乳的作用。

2）对性腺的作用：在哺乳类动物，PRL 对卵巢的黄体功能有一定的作用，如啮齿类，PRL 与 LH 配合，促进黄体形成并维持孕激素的分泌。PRL 对人类的卵巢功能也有一定的影响，随着卵泡的发育，卵泡内的 PRL 含量逐渐增加，并在次级卵泡发育为成熟卵泡的过程中，颗粒细胞在 FSH 的刺激下出现 PRL 受体。PRL 与其相应的受体结合后，刺激 LH 受体生成，LH 与其受体结合后，促进排卵并形成黄体，黄体分泌孕激素及雌激素。实验表明：小量的 PRL 对卵巢雌激素与孕激素的合成有促进作用，而大量的 PRL 则有抑制作用。患闭经溢乳综合征的妇女，临床表现的特征为闭经、溢乳与不孕，而血中 PRL 浓度却异常增高。这是由于血中高浓度的 PRL 可负反馈抑制下丘脑分泌 GnRH，减少腺垂体分泌 FSH 和 LH，从而导致无排卵及雌激素水平低下，用溴隐亭治疗后，症状即可缓解。

在男性，PRL 可维持和增加睾丸间质细胞 LH 受体的数量，提高睾丸间质细胞对 LH 的敏感性，促进性成熟。但患慢性高催乳素血症时，可因睾酮的合成和精子的生成减少而造成生育能力低下。

3）参与应激反应：应急刺激时血中 PRL 浓度升高，并常与 ACTH 和 GH 浓度的升高同时出现，刺激停止以后数小时才逐渐恢复正常水平，因此是参与应激反应的重要激素之一。

4）其他作用：PRL 可调节机体的免疫功能，PRL 协同一些细胞因子促进淋巴细胞的增殖，转而促进 B 淋巴细胞分泌 IgM 和 IgG，导致抗体产量增加，增强免疫功能。此外，PRL 还有微弱的促生长作用、可促进胰岛素分泌以及促进骨髓造血功能等。

（2）催乳素分泌的调节：PRL 的分泌受下丘脑 PRF 与 PIF 的双重调节，前者促进 PRL 分泌，而后者则抑制其分泌，平时以 PIF 的抑制作用为主，因为切断垂体柄可使血中 PRL 水平升高。现已明确，PIF 主要是多巴胺，它能诱导细胞膜超极化，减少 Ca^{2+} 内流，还可抑制 cAMP 介导的基因转录。除多巴胺外，GHIH、GABA 也有抑制 PRL 分泌的作用；而 PRF 认为是下丘脑中的 31 肽催乳素释放肽（PRP）。在哺乳期婴儿吮吸乳头的刺激引起的传入神经冲动经脊髓上传到下丘脑，通过减少正中隆起释放多巴胺，解除多巴胺对 PRL 细胞的抑制，从而使腺垂体的 PRL 分泌增加。

血中 PRL 升高可易化下丘脑多巴胺能神经元，多巴胺又可直接抑制下丘脑 GnRH 和腺垂体 PRL 的分泌，降低血中 PRL 水平，产生负反馈调节作用。此外，雌激素通过刺激腺垂体催乳素细胞增殖和基因表达等环节影响 PRL 的分泌。而甲状腺素则可抑制 PRL 的分泌。

3. 促激素 腺垂体分泌四种促激素（trophic hormone），即 TSH、ACTH、LH 和 FSH，分泌入血后分别作用于各自的外周内分泌靶腺，即甲状腺、肾上腺皮质与两种性腺，促进它们的活动，故统称为促激素。下丘脑、腺垂体及其靶腺三者构成了激素分泌的三级水平调节系统，即下丘脑 - 腺垂体 - 甲状腺轴、下丘脑 - 腺垂体 - 肾上腺皮质轴和下丘脑 - 腺垂体 - 性腺轴，将在有关章节中叙述。

二、下丘脑 - 神经垂体内分泌

神经垂体，又称为垂体后叶，它是下丘脑的延伸结构，并非腺体组织，不含有腺细胞也不合成激素。生理情况下，下丘脑的视上核和室旁核等部位的大细胞神经元轴突延伸投射终止于神经垂体，形成下丘脑 - 垂体束。动物实验中，若切断垂体柄部但不损伤下丘脑，经过几天短暂的下降后，神经垂体激素可继续正常分泌；它们由下丘脑内被切断纤维的断端分泌而不再是神经垂体末梢分泌。这进一步证实激素是在视上核和室旁核合成的，而不是神经垂体。

下丘脑视上核和室旁核合成的激素有两种，一种是血管升压素（vasopressin，VP）；另一种是缩宫素（oxytocin，OT）。两种激素化学结构相似，区别只是在第 3 与第 8 位氨基酸不同。视上核以合成 VP 为主，室旁核则以合成 OT 为主。VP 和 OT 可与同时合成的神经垂体运载蛋白形成复合物，然后以颗粒形式经下丘脑 - 垂体束的轴浆运输终止于神经垂体的末梢并储存。受到适宜刺激时，视上核和室旁核神经元产生兴奋，神经冲动传至轴突末梢并发生去极化，引起 Ca^{2+} 内流，以出胞的方式将囊泡中的激素与运载蛋白一并释放入血。VP 和 OT 又称神经垂体激素。

■ （一）血管升压素

人和大多数哺乳动物的 VP 第 8 位氨基酸为精氨酸，故可称之为精氨酸血管升压素（arginine-vasopressin，AVP），以区别于其他一些动物的亮氨酸血管升压素，VP 也称抗利尿激素（antidiuretic hormone，ADH），故有升高血压与抗利尿作用。

1. 生物作用 VP 有 V_1、V_2、V_3 三种受体，V_1 受体主要分布于肝、平滑肌、脑及肾上腺等，V_2 受体主要分布于肾脏的集合管及远曲小管上皮细胞，V_3 受体分布于肾、心、肠、肺及腺垂体 ACTH 细胞等处。能引起升压所需的血液 VP 浓度远高于引起抗利尿反应所需的 VP 浓度。在日常饮水的情况下，血浆中 VP 浓度很低，仅 $0.1 \sim 0.4$ng/dl，VP 半衰期仅 15 分钟。这时不能引起升压，因此正常时的 VP 只具有抗利尿作用。VP 可与肾脏集合管及远曲小管上皮细胞膜上的 V_2 受体结合，经 AC-cAMP 介导促使胞质中的水通道蛋白 -2（aquaporin-2，AQP-2）镶嵌到上皮细胞顶端膜，增强水的重吸收，使尿液浓缩，产生抗利尿效应。血容量下降或血浆渗透压升高时可反射性地引起 VP 分泌增加，以使尿量减少，有利于血容量的恢复或血浆渗透压的相对稳定。机体在脱水和失血等情况下，引起血浆晶体渗透压升高或血容量降低，VP 释放量明显增多时，才能与血管平滑肌细胞上的 V_1 受体结合，经 G 蛋白激活 PLC、PLD 和 PLA_2 等，再经胞内信号转导途径产生调节效应，引起血管收缩，以维持血压的相对稳定。

如下丘脑病变累及视上核和室旁核时，VP 的合成与释放发生障碍或集合管上皮 V₂ 受体缺陷可导致尿崩症，排出大量低渗尿，引起严重口渴。相反，患脑、肺等部位肿瘤则产生 VP 分泌失调综合征，结果尿量大量减少且高度浓缩，体内缺水钠潴留，并伴有低钠血症。

此外，VP 还具有增强记忆，调制疼痛等作用。

2. 分泌调节 VP 的分泌主要受血浆晶体渗透压、循环血量和血压变化的调节，以血浆晶体渗透压改变的调节作用最强且最早。血浆晶体渗透压仅 1% 的变化就可通过渗透压感受器刺激下丘脑大细胞神经元释放 VP，使血浆渗透压得以恢复。循环血容量和血压升高分别刺激容量感受器和压力感受器，抑制 VP 的释放。容量感受器和压力感受器对相应刺激的敏感性要比渗透压感受器低，一般需要循环血量或动脉血压降低 5%～10% 以上时，才能刺激 VP 释放。但循环血量或动脉血压降低时，可降低引起 VP 释放的血浆晶体渗透压浓度阈，即提高渗透压感受器对相应刺激的敏感性；反之，当循环血量或动脉血压升高时，可升高引起 VP 释放的血浆晶体渗透压浓度阈，即降低渗透压感受器的敏感性。

（二）缩宫素

缩宫素又称催产素，由于 OT 与 VP 均为九肽，化学结构非常相似，因此在生理作用方面有一定交叉重叠，大剂量 OT 可引起轻度的 VP 抗利尿效应，大剂量 VP 可出现轻度的 OT 子宫收缩作用。

1. 生物作用 OT 的主要生理作用是在分娩时刺激子宫收缩和在哺乳期促进乳汁排出。OT 经 G 蛋白激活 PLC，再经 IP₃-Ca²⁺-CaMK 途径产生调节效应。

（1）对乳腺的作用：OT 是促进乳汁排放的关键激素。妇女哺乳期乳腺腺泡可不断分泌乳汁，贮存于腺泡中，婴儿吮吸乳头时，传入信息抵达下丘脑，兴奋室旁核分泌 OT，然后通过下丘脑 - 垂体束促使神经垂体释放 OT 入血，OT 使腺泡周围具有收缩性的肌上皮细胞收缩，腺泡内压力增高，使乳汁从腺泡经输乳管由乳头排出，引起经典的神经 - 内分泌反射，即射乳反射（milk ejection reflex）。OT 同时也有营养乳腺的作用。

（2）对子宫的作用：OT 可促进子宫平滑肌收缩，特别是在妊娠末期。但此种作用与子宫的功能状态有关。OT 对非孕子宫的作用较弱，而对妊娠子宫的作用比较强。雌激素能增加子宫平滑肌对 OT 的敏感性，而孕激素则相反。缩宫素促进子宫收缩主要是引起胞外 Ca²⁺ 流入平滑肌细胞，经钙调蛋白激活相应的蛋白激酶，进而引起平滑肌收缩。实验研究发现，应用低剂量 OT 引起子宫平滑肌节律性收缩，大剂量则导致强直收缩。

2. 缩宫素分泌的调节 OT 分泌的调节属于神经 - 内分泌调节。最有力的刺激是分娩过程中胎儿刺激子宫颈的机械性扩张，可通过正反馈机制反射性引起 OT 神经元分泌，OT 可使 Ca²⁺ 向子宫平滑肌细胞内大量转移，提高肌细胞内的 Ca²⁺ 浓度，可能通过钙调蛋白的作用并在蛋白激酶的参与下，诱发子宫平滑肌细胞收缩，因而起到催产作用。

由于乳头含有丰富的感觉神经末梢，婴儿吮吸乳头时，对乳头的刺激除能使下丘脑的室旁核 OT 神经元兴奋并引起射乳反射外，还可引起下丘脑多巴胺能神经元兴奋，使 β- 内啡肽释放增多。下丘脑 GnRH 神经元的活动受多巴胺及 β- 内啡肽影响。两者均可抑制下丘脑 GnRH 的释放，使腺垂体促性腺激素分泌减少，导致哺乳期月经周期暂停。由于哺乳活动可反射性引起 PRL 和 OT 释放，不仅可促进乳汁分泌与排出，同时加速产后子宫的复原。此外，性交时阴道及子宫颈受到的机械性刺激也可反射性引起 OT 分泌和子宫平滑肌收缩，有利于精子在女性生殖道内运行。

三、松果体内分泌

松果体因形似松果而得名，也称松果腺（pineal gland）。位于丘脑后上部，早先曾被认为是完全退化的结构。松果体合成和分泌的主要激素是褪黑素（melatonin，MT）。

褪黑素因被发现能使青蛙皮肤颜色变浅而得名。褪黑素由色氨酸经羟化酶和脱羧酶的催化生成 5- 羟色胺，再经乙酰化和甲基化而生成褪黑素。人松果体细胞从青春期开始钙沉积，褪黑素的合成和分泌量也随年龄递减。1～3 岁时约 25ng/dl，而 67～84 岁仅为 3ng/dl，褪黑素的分泌呈现典型的昼低夜高的昼夜节律，凌晨 2 点达高峰。女性血液中的褪黑素波动还与月经周期同步，月经来潮前夕最高，排卵期最低。

1. 褪黑素的生物学作用　褪黑素具有广泛的生理作用。对神经系统影响广泛，其主要作用包括有镇静、催眠、镇痛、抗抑郁等。褪黑素可抑制下丘脑 - 垂体 - 性腺轴，负性调节性腺发育、性腺激素的分泌，在生殖周期活动调节中起抗衡作用。此外，褪黑素也可作用于下丘脑 - 垂体 - 甲状腺轴，对肾上腺皮质和髓质活动发挥抑制作用。褪黑素还可调节机体的免疫功能和生物钟重建等。另外，褪黑素也可影响心血管、消化、呼吸、泌尿等系统的功能。

2. 褪黑素的分泌调节　褪黑素的合成和分泌受光照影响。呈现出明显的昼夜节律变化，白天分泌减少，而黑夜分泌增加。毁损实验动物的视交叉上核后，褪黑素的昼夜分泌节律消失，故一般认为视交叉上核是控制褪黑素分泌的神经中枢。褪黑素可作为一个内源性因子作用于视交叉上核，调整生物节律，使环境的周期与机体的生物节律保持一致。研究表明，生理剂量的褪黑素可促进睡眠。

第三节　甲状腺内分泌

甲状腺是人体最大的内分泌腺。正常成年人的甲状腺重约 15 ～ 30g，在甲状腺肿时可达数百乃至上千克。甲状腺血供十分丰富，远高于机体绝大部分器官组织。甲状腺激素（thyroid hormone，TH）由甲状腺滤泡上皮细胞合成，以胶质形式储存于滤泡腔中，其对机体的生长发育、新陈代谢等多种功能活动有广泛且重要的调节作用。

一、甲状腺激素的代谢

甲状腺激素是酪氨酸的碘化物，主要包括甲状腺素即四碘甲腺原氨酸（thyroxin，T_4）和三碘甲腺原氨酸（triiodothyronine，T_3），逆 - 三碘甲腺原氨酸（rT_3）含量极低，并且不具备生物活性，分别占分泌总量的 90%、9% 和 1%。其中，T_3 的生物活性最强，约为 T_4 的 5 倍，且引起生物效应所需时间短，而 T_4 是正常人甲状腺激素储备形式。TH 广泛调节机体的生长发育、基础代谢等多种功能活动。

（一）甲状腺激素的合成

甲状腺激素合成所需原料为碘（iodine）和甲状腺球蛋白（thyroglobulin，TG）；甲状腺过氧化物酶（thyroid peroxidase，TPO）是合成的关键酶；甲状腺滤泡细胞是合成和分泌 TH 的功能单位，并受 TSH 的调节。在人类，TH 的正常合成需要碘 60 ～ 75μg/d，若低于 50μg/d 将影响 TH 的正常合成。人体合成 TH 所需的碘主要来自食物，每日从食物中摄取的碘为 100 ～ 200μg，约有 1/3 进入甲状腺。妊娠期和哺乳期均应适当增加碘摄入量。TG 由 5496 个氨基酸残基组成，分子量为 660kD。TG 在滤泡细胞内合成后被包装储存于囊泡中，以出胞的方式转运到滤泡腔成为胶质的基本成分。TG 中所含的酪氨酸残基约 20% 可被碘化。正常碘化条件下，每分子 TG 含 3 ～ 4 分子 T_4，而约 5 分子 TG 含 1 分子 T_3。已被碘化的酪氨酸残基和 TH 在分泌之前始终结合在 TG 分子上，因此 TG 是 T_4 和 T_3 的前体。TH 的合成过程包括以下四个环节（图 11-5）。

1. 腺泡聚碘　生理情况下，甲状腺内 I^- 浓度比血液高 30 倍，滤泡上皮细胞能通过继发性主动转运摄取和聚集碘，称为碘捕获（iodine trap），由位于滤泡上皮细胞基底膜的钠 - 碘同向转运体（sodium-iodide symporter，NIS）介导。碘转运首先是在细胞基底侧逆碘的电 - 化学梯度将碘浓集于细胞内，然后经细胞顶端膜转入滤泡腔中。通过钠泵活动提供势能，NIS 将 I^- 和 Na^+ 以 1：2 的比例同向转运到细胞内。哇巴因可抑制钠泵的活动，使甲状腺腺泡聚碘发生障碍。过氯酸盐（ClO_4^-）、硫氰酸盐（SCN^-）等离子可与 I^- 竞争 NIS，故也能抑制聚碘。在临床上，常用放射碘示踪法检查甲状腺的聚碘能力及其功能状态。甲状腺功能亢进时，摄取碘的能力增强，功能减退时相反。

2. 碘的活化　摄入滤泡上皮细胞的 I^-，在甲状腺过氧化物酶的催化下被活化，活化的部位是在滤泡上皮细胞顶端质膜微绒毛与腺泡腔交界处，并在 H_2O_2 存在的条件下，甲状腺过氧化物酶催化 I^- 迅速氧化为"活化碘"。甲状腺过氧化物酶密集分布于滤泡上皮细胞顶端质膜微绒毛处，TSH 可刺激甲状腺过氧化物酶的活性。甲状腺过氧化物酶缺乏、H_2O_2 生成障碍和 TG 异常等均可能影响 TH 的合成，导致甲状腺肿或甲状腺功能减退。

3. 酪氨酸碘化　I^- 被活化后可与 TG 分子上的酪氨酸发生碘化，即 TG 分子上酪氨酸残基苯环上的氢在甲状腺过氧化物酶催化下被活化碘取代的过程。如果只取代苯环 3 位上的 H^+，则生成一碘酪氨酸（monoiodotyrosine，MIT）；如果取代苯环 3,5 位上的 H^+，则生成二碘酪氨酸（diiodotyrosine，DIT）。

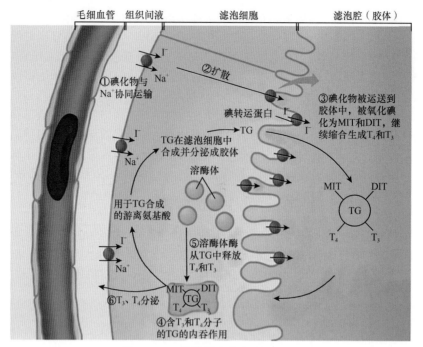

图 11-5　甲状腺激素的合成与分泌

4. 缩合（condensation，或偶联 coupling）　是指在甲状腺过氧化物酶催化下，同一甲状腺球蛋白分子内的一碘酪氨酸和二碘酪氨酸分别双双偶联成 T_4 和（或）T_3。两个二碘酪氨酸缩合生成 T_4，而一碘酪氨酸和二碘酪氨酸缩合生成 T_3 以及极少量的 rT_3。正常成年人甲状腺内有机碘化物的比例为：一碘酪氨酸约 23%，二碘酪氨酸约 33%，T_3 约 7%，T_4 约 35%，其余约 1% 为 rT_3 等成分。

因此，在 TH 合成过程中，甲状腺过氧化物酶在碘的活化、酪氨酸碘化以及碘化酪氨酸的偶联中发挥重要作用。临床上可通过抑制该酶的活性（如硫氧嘧啶与硫脲类药物）进而抑制 TH 的合成，治疗甲状腺功能亢进。

（二）甲状腺激素的贮存、释放、运输与代谢

1. 贮存　合成的甲状腺激素在滤泡腔内以胶质的形式贮存。TH 的贮存有两个特点：一是贮存于细胞外（滤泡腔内）；二是贮存量很大，可供机体利用长达 50～120 天，在激素贮存量上居首位。所以在临床上使用抗甲状腺药物时，用药时间需要较长才能有效。

2. 释放　当甲状腺受到 TSH 刺激后，滤泡细胞顶端膜微绒毛伸出伪足，将含有 T_4、T_3 及其他碘化酪氨酸残基的甲状腺球蛋白胶质小滴，通过胞饮，吞入细胞内。进入胞内的甲状腺球蛋白随即与溶酶体融合而形成吞噬体，并在溶酶体蛋白酶的作用下，水解甲状腺球蛋白分子上的肽键，释放出游离的 T_4、T_3 以及一碘酪氨酸和二碘酪氨酸。进入胞质的一碘酪氨酸和二碘酪氨酸分子虽然较小，但很快受脱碘酶作用而脱碘。脱下的碘大部分贮存在甲状腺内，供重新利用合成激素，另一小部分从滤泡上皮细胞释出，进入血液。T_4 和 T_3 对滤泡上皮细胞内的脱碘酶不敏感，故可迅速进入血液。此外，尚有微量的 rT_3、一碘酪氨酸和二碘酪氨酸可以从甲状腺释放进入血中。已脱掉 T_4、T_3、一碘酪氨酸和二碘酪氨酸的甲状腺球蛋白，则被溶酶体中的蛋白水解酶所水解。

3. 运输　TH 分泌释放入血之后，99% 以上与血浆蛋白结合，极少部分呈游离状态。与 TH 结合的血浆蛋白主要为甲状腺素结合球蛋白（thyroxine-binding globulin，TBG），甲状腺素转运蛋白（transthyretin，TTR）和白蛋白三种；尽管甲状腺素结合球蛋白浓度只有 $0.3\mu mol/L$，但它与 T_4 和 T_3 的亲和力最高，是甲状腺素转运蛋白的百倍以上，因此与甲状腺素结合球蛋白结合的 TH 约占结合总量的 75%。以结合形式存在的 TH 没有生物学活性，只有游离形式的 TH 才具有生物活性，但游离形式的 TH 浓度很低，约占总量的不到 1%。结合型与游离型 TH 之间可相互转变，维持动态平衡。

TH 与血浆蛋白结合的意义主要在于：①在循环血液中形成 TH 的流动储备库，随时缓冲甲状腺分泌活动的急剧变化，如在摘除甲状腺 1 周后，血液中 T_4 的浓度也只降低 50%，从而保持结合型

与游离型激素之间的相对平衡;②防止 TH 被肾小球滤过,避免其过快从尿中丢失。

4.代谢 血浆中 T_4 的半衰期为 6～7 天,T_3 的半衰期 1～2 天。TH 主要在肝、肾和骨骼肌等部位降解,降解的途径有脱碘代谢、与葡萄糖醛酸结合以及脱氨基等,其中脱碘是 TH 最主要的降解方式。80% 的 T_4 在外周组织中脱碘,T_4 脱碘转化的产物取决于机体的状态,当需要更多的 TH 时,如处于寒冷环境中,T_4 脱碘转化为 T_3 多于 rT_3;而在应激、妊娠、饥饿、代谢紊乱、肾功能衰竭等情况下,T_4 转化为 rT_3 的比例增加。血液中 80% 的 T_3 来源于 T_4 外周脱碘,其余才是甲状腺直接分泌,T_3 或 rT_3 可进一步脱碘降解。大约 15% 的 T_4 与 T_3 经过与肝内葡萄糖醛酸或硫酸结合后灭活,经胆汁排入小肠,随粪便排出体外。约 5% 的 T_4 与 T_3 在肝和肾组织脱去氨基和羧基,分别形成四碘甲状腺乙酸与三碘甲状腺乙酸等随尿排泄。

二、甲状腺激素的作用

TH 是维持机体功能活动的基础性激素,几乎涉及全身主要的组织、器官和系统,因而其作用极为广泛。TH 的主要作用是调节新陈代谢,促进机体生长和发育。由于在不同的发育阶段和不同的组织对 TH 的敏感性存在差异,因此 TH 的生物学效应表现出一定的复杂性。

(一)甲状腺激素的作用机制

TH 为亲脂性激素,其作用主要由核内甲状腺激素受体(thyroid hormone receptor,THR)所介导。TH 穿越细胞膜和细胞核膜,与核内甲状腺激素受体结合,结合后受体构型发生改变,激素-受体复合物即可与 DNA 的激素反应元件(HRE)相结合,通过调节靶基因的转录和蛋白质的表达产生生物学效应(图 11-6)。核内甲状腺激素受体具有与其他核转录因子家族成员类似的结构,包括配体结合域、DNA 结合域和转录激活域,每个区域都有各自不同的功能。T_3 与核内甲状腺激素受体的亲和力约为 T_4 的 10 倍以上。

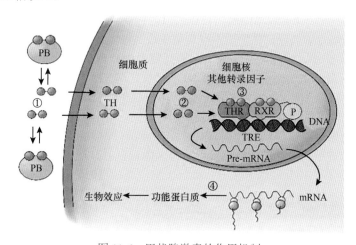

图 11-6 甲状腺激素的作用机制

P. RNA 聚合酶;PB. 甲状腺激素的血浆运输蛋白;TH. 甲状腺激素;RXR. 视黄酸 X 受体

有研究发现,甲状腺激素引起的部分作用并未通过上述核受体介导,在心肌、骨骼肌、脂肪和垂体等组织常可见到,称为 TH 的非基因组效应。该效应主要是 TH 引起的快速效应,例如 TH 对离子通道状态、氧化磷酸化反应、葡萄糖与氨基酸的跨膜转运过程等均有影响。

(二)甲状腺激素的生物学作用

1.对物质和能量代谢的影响

(1)对物质代谢的影响:TH 对物质代谢的影响包括物质的合成代谢和分解代谢,机制较为复杂。生理水平的 TH 对蛋白质、糖、脂肪的合成和分解代谢均有促进作用,而大量的 TH 则对分解代谢的促进作用更为明显。

1)蛋白质代谢:甲状腺激素对蛋白质的合成与分解存在双向调节作用,但实际效应取决于 TH 的分泌量。① TH 分泌处于生理剂量时,促进蛋白质合成和机体生长发育,表现为正氮平衡。其机制是 TH 通过核受体刺激 DNA 转录过程，促进 mRNA 形成，加速包括酶在内的各种蛋白质的合成，使肌肉、肝与肾的蛋白质合成明显增加，细胞数量增多，体积增大。② TH 分泌低于生理剂量时，蛋白质合成减少，表现为肌肉萎缩；同时组织间的黏蛋白沉积，可结合大量阳离子和水分子，滞留皮下，引起黏液性水肿（myxedema）。③ TH 分泌超过生理剂量时，则刺激蛋白质降解，表现为负氮平衡。此时以骨骼肌为主的外周蛋白质分解增加，可引起尿酸含量增加，尿氮排泄增加，肌肉收缩无力；骨基质蛋白分解，骨质疏松，Ca^{2+} 析出，导致血钙升高和尿钙的排出量增加。

2）糖代谢：TH 能够促进小肠黏膜对葡萄糖的吸收，促进肝糖原分解，促进肝脏糖异生，加强肾上腺素、胰高血糖素、皮质醇和生长激素的升糖效应，总体上来说增加了血糖的"来源"，因此具有升高血糖的作用。但 TH 同时可加强外周组织如肌肉、脂肪等对糖的利用和葡萄糖的氧化，因此也增加了血糖的"去路"，有降低血糖的作用。因而在临床上甲状腺功能亢进患者，餐后血糖常常升高，但很快又降低。

3）脂肪代谢：TH 可对脂肪的合成和分解产生调节效应，但生理剂量下，促分解作用强于促合成作用。①促脂肪分解作用：主要通过提高脂肪细胞 cAMP 水平和激素敏感脂肪酶的活性，增强脂肪组织对其他脂肪分解激素的敏感性等来实现。②促脂肪合成作用：通过诱导白色脂肪组织细胞的分化、增殖，进而促进脂肪积聚。

TH 对胆固醇既可促进合成，又能通过增加低密度脂蛋白受体的利用，使更多的胆固醇从血中清除，加速胆固醇的降解，但清除速度超过合成速度。

因此，甲状腺功能亢进的患者血中胆固醇含量常低于正常，体脂消耗增加，总体脂量减少；甲状腺功能低下的患者脂肪合成与分解均降低，体脂比例升高，血胆固醇水平升高而易发生动脉粥样硬化。

（2）对能量代谢的影响：TH 可使全身绝大多数组织的基础耗氧量增加，产热量增大，尤其以心、肝、骨骼肌和肾等组织最为显著，是多种作用的综合结果。其具体机制在于①加速靶细胞线粒体呼吸过程，加强氧化磷酸化；②促进靶细胞线粒体膜上的解偶联蛋白（uncoupling protein，UCP）的激活，使物质氧化与磷酸化解偶联，化学能不能转化生成 ATP，只能以热能形式释放；③促进靶细胞膜上 Na^+-K^+-ATP 酶的转录，使耗氧量增加，细胞耗能增加。在动物实验中，注射 TH 后组织中的 Na^+-K^+-ATP 酶活性明显升高，如用哇巴因抑制此酶活性，则 TH 的产热效应可完全被消除。另外，甲状腺功能减退的大鼠，血中 TH 的含量降低，其肾组织细胞膜 Na^+-K^+-ATP 酶活性也减弱，若给予 T_4 处理，则此酶的活性可恢复甚至增加。

随着科学技术的发展，目前已开发出多种便捷的能量代谢测定系统。在临床工作中，基础代谢率可以作为初步判定甲状腺功能的指标。甲状腺功能亢进时，产热量增加，BMR 增高，可提高达 60%～80%，患者喜凉怕热，极易出汗；而甲状腺功能减退时，产热量减少，BMR 显著降低，喜热恶寒。

2. 对生长与发育的影响　TH 具有促进细胞分裂与分化、促进组织器官生长与发育成熟的作用。Gudernatsch 于 1912 年进行的经典实验，给幼龄蝌蚪喂少量马甲状腺组织碎片后，蝌蚪可提前变态并发育为"微型蛙"，揭示了 TH 是促进机体生长发育所必需的激素，特别是对骨骼与脑的发育尤为重要。

TH 是胎儿和新生儿脑发育的关键激素。在胚胎期，TH 可促进神经元的增殖分化及突起和突触的形成，促进胶质细胞生长及髓鞘形成，诱导神经生长因子和某些酶的合成，促进神经元骨架的发育等。

在儿童发育阶段，TH 与 GH 在促进骨骼的生长方面有一定的协同作用。TH 刺激骨化中心发育、软骨骨化，促进长骨和牙齿的生长；TH 缺乏将影响 GH 正常发挥作用，导致长骨生长缓慢和骨骺闭合延迟。但需要指出的是，胚胎期胎儿的骨骼生长并不需要 TH，因此，先天性甲状腺发育不良的胎儿在出生时身高可基本正常，只是在出生后数周或数月会出现长骨生长停滞。在胚胎期 TH 合成不足，或出生后甲状腺功能低下，脑的发育会出现明显的障碍，故先天性甲状腺发育不良的胎儿，由于脑发育不全，同时骨和其他组织的生长发育也受影响，出生后表现为以智力迟钝和身材矮小为特征的克汀病（cretinism）。由于脑的发育具有严格的时间窗口，胚胎期和新生儿期因缺碘导致的脑发育损害具有不可逆特点，对这种患儿应在出生后 3 个月内补充 TH，过迟则难奏效。

3. 对器官系统功能的影响

（1）对神经系统的影响：TH 不但影响幼年期中枢神经系统的发育，对已分化成熟的神经系统活动也有兴奋作用。临床上的具体表现为：甲状腺功能亢进患者通常注意力不易集中，过敏疑虑，多愁善感，喜怒失常，烦躁不安，失眠多梦以及肌肉震颤等；而甲状腺功能减退患者，则表情呆板、反应迟钝、记忆力减退等。其机制在于，TH 能增加神经细胞膜上肾上腺素 β 受体的数量和亲和力，提高神经细胞对儿茶酚胺的敏感性；同时 TH 对外周神经系统的活动以及学习和记忆的过程也有一定的影响。

（2）对心血管系统的影响：由于 TH 可以促进肌质网释放 Ca^{2+}，从而激活与心肌收缩有关的蛋白质，增强收缩力；也能增加心肌细胞膜上肾上腺素 β 受体的数量，增强肾上腺素刺激心肌细胞内 cAMP 的生成，从而提高心肌对儿茶酚胺类物质的敏感度。因此 TH 可使心率增快，心肌收缩力增强，心输出量与心肌耗氧量增加。

甲状腺功能亢进患者多表现为心动过速，心律失常，甚至心肌可因过度耗竭而致心力衰竭。甲状腺激素还可引起外周血管扩张，甲状腺功能亢进患者可因血管外周阻力降低导致脉压差增大。

（3）对其他系统的影响：TH 可刺激红细胞生成素的合成而促进红细胞生成；促进肺泡表面活性物质产生，促进氧合血红蛋白释放，使呼吸加深、加快；促进胃肠运动和消化腺分泌等。此外，对生殖功能也有影响，幼年时甲状腺功能减退可致生殖器官发育不全，成年女子甲状腺功能低下时，可出现月经不规则甚至停经，易流产或不育；甲状腺功能亢进妇女也表现出经血稀少甚至闭经。男子严重甲状腺功能减退时也可影响生殖器官发育，出现精子减少、性欲减退等。

（三）甲状腺功能的调节

下丘脑 - 垂体 - 甲状腺轴（hypothalamus-pituitary-thyroid axis）调节系统中的多种体液调节和神经、免疫以及甲状腺自身调节一起，共同调节甲状腺功能，维持甲状腺的正常生长及血液中 TH 水平的相对稳定。

1. 下丘脑 - 腺垂体 - 甲状腺轴的调节　在下丘脑 - 腺垂体 - 甲状腺轴调节系统中，形成了自上而下的 TRH-TSH-TH 自动控制环路。下丘脑释放的 TRH，腺垂体释放 TSH，甲状腺释放 TH。TRH 刺激垂体细胞分泌 TSH；TSH 刺激甲状腺滤泡细胞增生以及合成、分泌 TH。而当血中游离的 TH 达到一定水平时，又可反馈抑制 TSH 和 TRH 的分泌（图 11-7）。

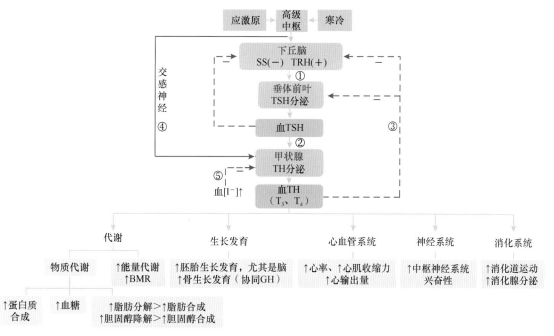

图 11-7　甲状腺激素的生物学作用及其分泌调节

①下丘脑通过促甲状腺激素释放激素（TRH）促进腺垂体分泌促甲状腺激素（TSH）；②TSH 促进甲状腺合成与分泌甲状腺激素（TH），全面调节机体的代谢等活动；③血中 TH 水平升高对下丘脑与腺垂体内分泌活动产生负反馈性影响，从而维持下丘脑 - 垂体 - 甲状腺轴系各级激素分泌水平的相对稳定；④交感系统兴奋可刺激甲状腺激素分泌；⑤血中碘水平（I^-）过高可直接抑制甲状腺激素分泌
——→促进作用；-----→抑制作用

（1）下丘脑对腺垂体的调节：下丘脑室旁核以及视前区的 TRH 肽能神经元可合成和分泌 TRH，调节腺垂体 TSH 细胞的分泌。TRH 为 3 肽神经激素。TRH 可经垂体门脉系统作用于腺垂体 TSH 细胞，促进储存的 TSH 释放及激活靶基因促进 TSH 的合成。其机制为 TRH 与其受体结合后，经 TRH 受体偶联的 Gq-PLC 信号转导途径，促进储存的 TSH 呈爆发性释放；也可调节靶基因转录促进 TSH 的合成，使 TSH 能持久释放。此外，TRH 还促进 TSH 的糖基化，保证 TSH 完整的生物活性。因此，TRH 从量和质两方面调节 TSH 分泌。

下丘脑 TRH 神经元接受神经系统其他部位传来的信息，把环境因素与 TRH 神经元活动联系起来，通过释放 TRH 调控腺垂体 TSH 的释放。例如，寒冷刺激的信息到达中枢神经系统，一方面传入下丘脑体温调节中枢，另一方面则与该中枢附近的 TRH 神经元发生联系，促使 TRH 释放增加，进而促进腺垂体释放 TSH。在这一过程中，去甲肾上腺素起着重要的递质作用，它能增强 TRH 的释放，如阻断去甲肾上腺素的合成，则机体对寒冷刺激引起的这一适应性反应大大减弱。另外，当机体受到应激刺激时，下丘脑可释放较多的生长抑素，抑制 TRH 的合成与释放，进而使腺垂体 TSH 的释放减少。

（2）TSH 对甲状腺的作用：腺垂体分泌的 TSH 是直接调节甲状腺形态和功能的主要激素，它是一种分子量为 28kD 的糖蛋白，由 α 和 β 两个亚单位组成，α 亚单位有 92 个氨基酸残基，其氨基酸顺序与 LH、FSH 及 hCG 的亚单位相似；β 亚单位有 112 个氨基酸残基，其顺序与以上三种激素的 β 亚单位完全不同。TSH 的生物活性主要决定于 β 亚单位，但水解下来的单独 β 亚单位只有微弱的活性，须当 α 与 β 亚单位结合在一起共同作用时，才能显出全部活性。

成人 TSH 的日生成量为 40～150mU，其血清浓度为 0.3～4.8mU/L，半衰期约 30 分钟。腺垂体 TSH 呈脉冲式释放，同时还有日周期变化，血中 TSH 浓度在睡眠后开始升高，午夜达高峰，日间降低。

TSH 的作用表现为：①促进 TH 的合成与释放。在甲状腺滤泡上皮细胞膜上存在 TSH 受体，它是含有 750 个氨基酸残基的膜蛋白，分子量为 85kD。TSH 与其受体结合后，通过 G 蛋白激活腺苷酸环化酶，使 cAMP 生成增多，进而增强甲状腺对碘的摄取；刺激过氧化酶活性，促进甲状腺激素合成；TSH 还可通过磷酸肌醇系统和 Ca^{2+} 促进甲状腺激素的合成与释放。②维持甲状腺滤泡细胞的生长发育。TSH 可促进甲状腺滤泡细胞的增殖，使腺体增大；可改变血管分布，使血供增加；还可保护滤泡细胞，使之不易发生凋亡。TSH 长期作用可致使甲状腺腺体显著增殖，甚至形成结节。切除垂体之后，血中 TSH 迅速消失，甲状腺也发生萎缩，甲状腺激素分泌明显减少。

TSH 的分泌主要受下丘脑分泌的 TRH 对 TSH 细胞的刺激作用以及外周血中 TH 水平对 TSH 的反馈抑制作用的双重调控，两种作用相互影响、抗衡，决定了 TSH 的分泌水平，从而维持外周血中 TH 的稳态。正常情况下，以 TH 的反馈抑制效应占优势；病理情况下，如 Graves 病，这种反馈抑制作用更强，甚至可以导致 TSH 细胞对 TRH 反应缺失。

（3）甲状腺激素的反馈调节。

1）对腺垂体 TSH 的反馈调节：血中 TH 浓度升高时负反馈作用于腺垂体 TSH 细胞。研究发现，游离的 T_4 降低 50%，可使 TSH 升高 50～100 倍。其机制包括通过下调 TSH 细胞上 TRH 受体数量以及 TSH 细胞对 TRH 的敏感性，抑制 TRH 对 TSH 的刺激作用；TH 与 TSH 细胞内特异的高亲和力 TH 受体结合，直接抑制 TSH 的 α 与 β 亚单位基因转录，使 TSH 的合成与分泌减少等。

2）对下丘脑 TRH 的反馈调节：通过长反馈，血中 TH 浓度升高时，一方面直接抑制下丘脑 TRH 前体基因的转录，进而抑制 TRH 合成；另一方面可抑制腺垂体 TSH 的合成与分泌，从而减少 TH 的分泌与合成，使血中 TH 浓度保持相对稳定。

在临床上，由于长期缺碘致使血中 TH 由于合成不足而浓度长期降低，或者青春期、妊娠期与哺乳期可因 TH 消耗量大，致使 TH 水平低，则对腺垂体的负反馈抑制作用减弱，引起腺垂体 TSH 分泌增加，可导致甲状腺组织代偿性增生，引起甲状腺肿大。

2. 甲状腺功能的自身调节 甲状腺具有适应碘的供应变化而调节自身对碘的摄取与合成 TH 的能力。在缺乏 TSH 或血液 TSH 浓度不变的情况下，这种调节仍能发生，称为甲状腺的自身调节。

血碘浓度开始增加（1mmol/L）时，即可诱导碘的活化和 TH 的合成；但当血碘升高达到一定水平（10mmol/L）后反而抑制碘的活化过程，使 TH 的合成减少。过量的碘抑制 TH 合成的效应称为碘阻滞效应（iodine blocking effect），其机制尚不清楚，可能与滤泡细胞中高浓度碘抑制了 NIS 的表达、I⁻ 的活化和 H_2O_2 的生成有关。碘阻滞效应是甲状腺固有的一种保护性反应，能够防止摄入大量碘产生的毒性作用，有利于甲状腺功能的稳定；还可用于临床对甲状腺功能亢进危象患者的抢救。但是，如高碘持续时间较长，则抑制摄碘作用就会消失，激素的合成再次增加，出现对高碘的适应。相反，当血碘水平降低时，甲状腺"碘捕获"机制和碘的利用率增强，即使缺乏 TSH，TH 的合成也会增多。

自身调节是一个有限度的缓慢的调节系统，它有助于机体根据食物碘的水平，调控甲状腺激素的合成与分泌。

3. 甲状腺功能的神经及免疫调节

甲状腺受交感和副交感神经纤维的双重支配。电刺激交感神经和副交感神经可分别兴奋与抑制 TH 的合成与释放。下丘脑 - 腺垂体 - 甲状腺轴的调节主要是促使激素在血中的水平处于稳态，交感神经 - 甲状腺轴则在内外环境急剧变化时，确保机体在应急状态下所需激素水平；副交感神经 - 甲状腺轴可能在甲状腺激素分泌过多时进行抗衡性调节。

甲状腺的活动还受免疫系统的调节。如 B 淋巴细胞可合成 TSH 受体抗体（TSH receptor antibody，TSHR-Ab），表现类似于 TSH 阻断或者激活的效应。自身免疫性甲亢，即 Graves 病患者体内存在激活 TSH 受体的抗体，萎缩性甲状腺炎引起的甲状腺功能低下患者体内存在阻断 TSH 受体的抗体。TSH 受体也可发生突变而引起 TSH 的自身激活，从而产生甲亢等症。

此外，其他激素参与调节甲状腺的功能，如雌激素能增加腺垂体细胞上的 TRH 受体量，故可使 TSH 分泌量增加而增加 TH 的分泌，糖皮质激素与生长激素则可抑制腺垂体分泌 TSH，从而减少 TH 的分泌。

第四节　甲状旁腺与甲状腺C细胞内分泌

一、甲状旁腺激素的生物学作用与分泌调节

甲状旁腺激素（parathyroid hormone，PTH）由甲状旁腺（位于颈部，嵌在甲状腺的后表面，图 11-8）主细胞合成与分泌，含有 84 个氨基酸残基的多肽。正常人血浆 PTH 浓度呈现昼夜节律波动，清晨 6 时最高，以后逐渐降低，到下午 4 时达最低，以后又逐渐升高，其血浆浓度在 1 ～ 5ng/dl 范围波动。PTH 的半衰期为 20 ～ 30 分钟，主要在肝脏水解灭活，代谢产物经肾排出体外。

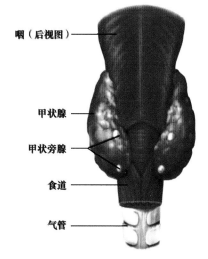

图 11-8　甲状旁腺（通常有四个甲状旁腺嵌在甲状腺的后表面）

（一）甲状旁腺激素的生理作用

PTH 是调节血钙与血磷水平最重要的激素，它的作用主要是升高血钙和降低血磷。钙离子广泛参与机体多种生理功能的调节，如肌肉收缩、腺体分泌、神经末梢释放递质、血液凝固等，同时钙与磷又是骨的重要组成成分。如摘除动物的甲状旁腺，血钙浓度逐渐降低，血磷含量则逐渐升高，动物最后因抽搐死亡。人类外科手术切除甲状腺时，若误将甲状旁腺切除，可引起严重的低血钙。表现为神经的兴奋性异常增高，发生抽搐、惊厥，如不及时抢救，可因喉部肌肉痉挛而造成窒息。而 PTH 分泌过多将造成骨质过度溶解，骨量减少，骨质疏松症以及血钙过高所致一系列功能障碍，如肾结石。

PTH 的靶器官主要是肾与骨，PTH 与靶细胞的 PTH 受体结合后，可通过 AC-cAMP-PKA 和 PLC-IP₃-Ca²⁺/DG-PKC 信号传导通路发挥调节作用。目前在 PTH 的靶细胞上已至少发现三种甲状旁腺激素受体。

1. 对肾脏的作用

PTH 在肾脏的主要作用是促进钙的重吸收，增加尿磷排出，达到升高血钙、降低血磷的目的。其机制可能与远曲小管和集合管对钙的重吸收增加，而近端小管和远端小管对磷的重吸收被抑制有关，如此可有效预防机体血钙升高时过量钙磷化合物产生，具有保护意义。此外，PTH 对肾的另一作用是激活肾近端小管细胞线粒体中的 1α- 羟化酶，催化 25-OH-D₃ 转变为生物活

性更高的钙三醇，间接促进小肠黏膜上皮细胞对钙和磷的吸收。

2. 对骨的作用 PTH 对骨的作用比较复杂，其在骨形成（bone formation）和骨吸收（bone resorption）方面均有促进效应。PTH 通过直接或间接作用于各类骨细胞，调控骨转换，维持骨吸收和骨形成平衡以及骨的正常结构和更新。破骨细胞活动增强时，骨吸收占优势，骨基质溶解，释放钙和磷；成骨细胞活动增强时，骨形成占优势，骨基质中钙和磷沉积。

PTH 的作用取决于应用的方式和量。持续应用 PTH 可动员骨钙入血，升高血钙。它包括快速效应与延缓效应两个时相。快速效应是在 PTH 作用后数分钟后，血钙即升高，但持续时间短。这是由于破骨细胞释出有溶骨作用的蛋白水解酶，同时 PTH 使骨细胞膜对 Ca^{2+} 的通透性增加，Ca^{2+} 即可经 Ca^{2+} 泵进入细胞外液，导致血钙升高。延缓效应出现在 PTH 作用后 12～14 小时，高峰期在几天或几周后出现，PTH 对骨的作用机制（图 11-9）：① PTH 能刺激成骨细胞释放多种刺激因子（如 M-CSF、RANKL 等）；② M-CSF、RANKL 与前破骨细胞上特异受体结合后可诱导增殖分化为成熟的破骨细胞；③破骨细胞与骨表面接触，将细胞内的溶酶体酶以及酸性物质通过局部的细胞膜褶皱释放出来，产生骨吸收效应。因此，PTH 分泌过多将增强破骨细胞对骨的溶解吸收，导致骨质疏松。但如果小量、间隙应用 PTH 则表现为骨形成为主，骨量增加。此时 PTH 将刺激成骨细胞活动增强。PTH 经其受体作用于成骨细胞，促进骨细胞释放 IGF-1 等生长因子，使前成骨细胞分化为成骨细胞；且能抑制成骨细胞凋亡以及促进前成骨细胞表达 PTH 受体等效应。

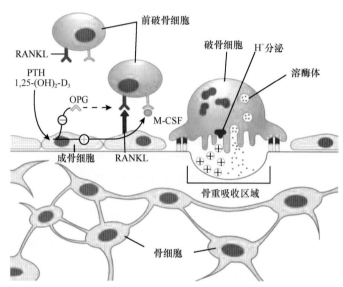

图 11-9 甲状旁腺激素对骨的作用

M-CSF（macrophage colony-stimulating factor）.巨噬细胞集落刺激因子；RANKL（receptor activator of nuclear factor-κB ligand）.核因子 -κB 受体活化因子配基；OPG（osteoprotegerin）.骨保护素

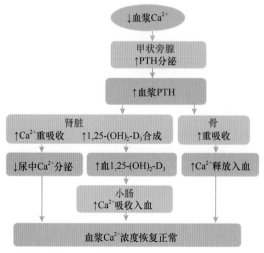

图 11-10 甲状旁腺激素对血浆钙离子的调节机制

（二）甲状旁腺激素分泌的调节

1. 血钙水平调节 血钙降低即可促进 PTH 的合成与分泌。甲状旁腺主细胞膜有钙受体分布，对血钙变化极为敏感，血钙水平稍有下降，PTH 的分泌即增加，从而促进骨钙释放和肾小管对 Ca^{2+} 的重吸收，使血钙迅速回升。长时间低血钙可使甲状旁腺增生，促进 PTH 基因转录；反之，血钙升高则 PTH 合成与分泌减少，转而导致血钙降低。因此血钙水平是调节甲状旁腺分泌的主要因素（图 11-10）。

2. 其他因素 血磷增高时，可使血钙降低，从而间接刺激 PTH 的分泌。1,25- 二羟维生素 D_3 也可直接作用于甲状旁腺，抑制 PTH 的合成分泌，Mg^{2+}、生长抑素也抑制其分泌。儿茶酚胺可通过肾

上腺素 β 受体、组织胺则通过 H_2 受体促进 PTH 分泌。

二、维生素 D 的作用与生成调节

维生素 D_3 是胆固醇的开环化合物，也称胆钙化醇（cholecalciferol）。维生素 D_3 不是内分泌细胞合成的内源性激素，其来源主要有两条途径：一是存在于外源性食物（肝、乳、鱼肝油等）中，经消化道摄入体内后，通过修饰活化，成为调节骨代谢的重要激素之一；二是皮肤中的 7-脱氢胆固醇经紫外线作用转化生成。进入体内的维生素 D_3 必须在肝、肾分别经过两次羟化作用，才具有生物学活性。首先是在肝脏 25-羟化酶作用下生成 25-羟维生素 D_3[25-hydroxy-cholecalciferol, 25-(OH)-D_3]，然后在肾内通过 1α-羟化酶作用再生成 1,25-二羟维生素 D_3[1,25-dihydroxychole-calciferol, 1,25-$(OH)_2$-D_3]，即钙三醇（calcitriol）（图 11-11）。尽管 1,25-$(OH)_2$-D_3 和 25-(OH)-D_3 都具有生物活性，但前者活性是后者的 3 倍以上；而从血中浓度来看，25-(OH)-D_3 的浓度更高，是钙三醇的 1000 倍。

1,25-$(OH)_2$-D_3 是脂溶性化合物，主要以乳糜微粒或与特异蛋白结合形式存在于血液中。其灭活主要通过靶细胞内侧链氧化或羟化，从而形成钙化酸等完成。

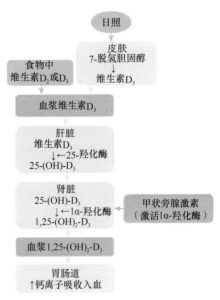

图 11-11 维生素 D_3 激活途径

（一）1,25-$(OH)_2$-D_3 的生物学作用

1,25-$(OH)_2$-D_3 主要通过与靶细胞内的维生素 D 受体（vitamin D receptor，VDR）（分布于小肠、骨和肾等处）结合，调控基因表达而产生相应生物学效应。

1. 对小肠的作用 1,25-$(OH)_2$-D_3 对消化道的钙吸收具有促进作用，主要机制是进入小肠黏膜细胞后的钙三醇，经特异性受体基因组效应，促进一系列钙吸收相关蛋白如钙结合蛋白（calcium-binding protein，CaBP）、钙通道、钙泵等产生，从而直接促进小肠黏膜上皮细胞的钙吸收。另外，1,25-$(OH)_2$-D_3 还可通过磷转运体，促进小肠对磷的吸收。因此，1,25-$(OH)_2$-D_3 具有升高血钙和血磷的双重效应。

2. 对骨的作用 1,25-$(OH)_2$-D_3 能增加破骨细胞数量、促进成骨细胞活动，在动员骨钙入血和骨钙沉积两方面都有作用，前者为直接作用，后者为间接作用。一方面，破骨细胞数量增加可促进骨的溶解，释放骨钙、骨磷，从而直接使血钙和血磷升高；而成骨细胞也可通过释放碱性磷酸酶等物质升高血钙、血磷。另一方面，高血钙、血磷可间接增加骨钙沉积和骨形成，但直接效应大于间接效应。另外，1,25-$(OH)_2$-D_3 还可促进成骨细胞合成，骨钙素分泌增多，直接影响成骨作用，促进骨形成过程；1,25-$(OH)_2$-D_3 与 PTH 具有协同作用，如果缺乏 1,25-$(OH)_2$-D_3，PTH 对骨的作用也会显著降低。

由于维生素 D 在骨代谢方面起着重要作用，因此缺乏可能导致疾病发生。如儿童的佝偻病（rickets），成年人的骨软化症（osteomalacia）和骨质疏松症（osteoporosis）等都可能是维生素 D 缺乏所致。

3. 对肾脏的作用 1,25-$(OH)_2$-D_3 与 PTH 的协同作用不仅表现在骨代谢方面，在肾脏也有类似协同效应，可促进肾小管对钙和磷的重吸收，减少钙、磷从尿中排出，使血钙、磷升高。缺乏维生素 D_3 的患者或动物，在给予 1,25-$(OH)_2$-D_3 后，肾小管对钙、磷的重吸收增加，尿中钙、磷的排出量减少。

此外，1,25-$(OH)_2$-D_3 在抑制 PTH 基因转录和甲状旁腺细胞增殖以及促进骨骼肌细胞钙磷转运方面均有作用，如果缺乏维生素 D，可能导致肌无力。

（二）1,25-$(OH)_2$-D_3 生成的调节

1. 血钙水平 当机体血钙、血磷降低时，可通过增强肾内 1α-羟化酶活性而加速 1,25-$(OH)_2$-D_3

生成，使血钙水平回升；当血钙升高时，1,25-(OH)$_2$-D$_3$ 生成减少，而生物活性很低的 24,25-(OH)$_2$-D$_3$ 会明显增多，导致小肠、肾和骨对钙的吸收能力下降，利于血钙水平恢复。

2. 其他因素 PTH 可诱导肾小管上皮细胞 1α- 羟化酶基因转录，促进 1,25-(OH)$_2$-D$_3$ 的生成；此效应可被生成的 1,25-(OH)$_2$-D$_3$ 负反馈抑制，形成自动控制环路。此外，雌激素、催乳素、降钙素和生长激素等对 1,25-(OH)$_2$-D$_3$ 的生成也有一定的影响。

三、降钙素的作用与分泌调节

降钙素（calcitonin，CT）由甲状腺 C 细胞（或称滤泡旁细胞）所分泌具有 32 个氨基酸残基的多肽激素。此外，CT 还被发现存在于支气管、神经和前列腺等其他组织。正常人血清 CT 浓度为 10 ～ 20ng/L，其在血中的半衰期不足 1 小时。

此外，降钙素基因相关肽（37 肽）与 CT 来自同一基因，主要分布于循环和神经系统，其效应可能与增加心率和舒张血管有关。

（一）降钙素的生物学作用

骨和肾脏是 CT 发挥作用的主要靶器官。CT 可通过调节破骨细胞与成骨细胞活动，增强钙、磷在肾脏的排出，从而降低血钙和血磷。此效应主要是 CT 与受体结合后，激活了 AC-cAMP（反应较早）及 PLC-IP$_3$/DG 通路（反应较迟）。

1. 对骨的作用 破骨细胞与成骨细胞均有 CT 受体分布。CT 可通过抑制破骨细胞活动，减少骨吸收和溶骨过程，抑制骨钙和骨磷释放；同时 CT 又可加强成骨细胞活跃度，增强成骨过程，促进骨钙沉积，抑制骨钙、磷释放，两方面作用使血钙、血磷水平降低。

相比于成人，CT 对血钙的调节作用在儿童更为重要。儿童骨更新速度很快，破骨细胞活动使机体每天可向细胞外液提供 5g 以上的钙，相当于细胞外液总钙量的 5 ～ 10 倍。而在成年人，CT 的调节作用就相对较弱，这与血钙浓度明显下降时 PTH 分泌增加有关。并且，成年人通过破骨细胞释放钙的量十分有限，每天仅 0.8g 左右。因此，CT 对儿童血钙的调节作用可能更重要。

2. 对肾脏的作用 CT 可增加尿钙、尿磷的排泄，抑制肾小管对钙、镁、钠等离子的重吸收，降低血钙与血磷。

尽管 CT 对人体的重要性尚存争议，但临床也发现，对于 Paget 骨病、绝经期妇女或衰老中因骨丢失过快所致的骨质疏松等症，CT 具有一定的治疗效果。

（二）降钙素的分泌调节

1. 血钙水平 血钙水平是调节 CT 分泌的主要因素。血钙浓度的增加可使 CT 分泌显著增多。研究发现，血钙浓度升高 10% 时对应血中的 CT 浓度可增加 1 倍。在体内，CT 与 PTH 可共同维护血钙的稳态。二者比较起来，CT 对血钙作用启动较快，1 小时内即可达到高峰，但持续时间短暂，主要对高钙饮食所致血钙升高起恢复作用；而 PTH 需要几个小时才可达到分泌高峰，在其分泌增多时，可部分或全部抵消 CT 的作用。

2. 其他因素 进食后胃肠激素分泌增加，促胃液素、促胰液素、缩胆囊素等多种胃肠激素都能促进 CT 的分泌，其中促胃液素的作用最为显著。

综上所述，作为三种主要的钙调节激素，PTH、1,25-(OH)$_2$-D$_3$ 和 CT 可通过对骨、肾和小肠等靶器官的作用，相互协调与制约，共同维护机体血钙、血磷水平的相对稳态（图 11-12）。此外，其他一些激素也可能从其他路径参与骨代谢调节。例如，糖皮质激素可促进骨吸收，因此其长期用药可能导致继发性骨质疏松；雌激素可抑制骨吸收、减少骨量丢失，故而更年期妇女可因为雌激素水平下降而发生骨质疏松。

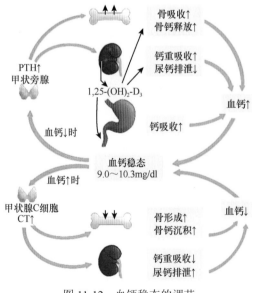

图 11-12　血钙稳态的调节

第五节　肾上腺内分泌

肾上腺位于肾脏的上方，在结构上分为肾上腺皮质和髓质两部分，在功能上也相应的分属两个功能不同的内分泌腺体。动物实验表明，切除双侧肾上腺的动物将很快死亡；如果仅切除肾上腺髓质，则动物可存活较长时间，说明肾上腺皮质是维持生命所必需的。肾上腺皮质分泌盐皮质激素（mineralocorticoid，MC）、糖皮质激素（glucocorticoid，GC）和性激素（gonadal hormone）。球状带分泌盐皮质激素，主要是醛固酮；束状带分泌糖皮质激素，主要是皮质醇又称氢化可的松；网状带分泌少量的性激素。肾上腺髓质分泌的激素主要有肾上腺素、去甲肾上腺素和少量的多巴胺。

一、肾上腺皮质激素

（一）肾上腺皮质激素的合成、转运及代谢

肾上腺皮质激素合成的原料是胆固醇，胆固醇与皮质细胞膜上的 LDL 受体结合后，进入细胞内，然后在细胞的线粒体内膜或内质网中所含有的裂解酶与羟化酶等酶系的作用下，先变成孕烯醇酮，然后再进一步转变为各种皮质激素。

血液中的皮质醇 75% ～ 80% 与皮质类固醇结合球蛋白（corticosteroid-binding globulin，CBG，或称皮质激素运载蛋白）结合，约 15% 与血浆白蛋白结合，仅 5% ～ 10% 呈游离状态。结合型与游离型之间可以相互转化，二者维持动态平衡。只有游离的皮质醇才能进入靶细胞发挥其作用。正常成人肾上腺每日约合成 20mg 的皮质醇，其血液浓度为 135μg/L（375nmol/L），半衰期为 60 ～ 90 分钟，主要在肝脏内降解失活。

醛固酮与皮质类固醇结合球蛋白的结合能力很弱，血液中结合型醛固酮约占 60%，约 40% 为游离状态存在。醛固酮的日分泌量为 100μg，血浆浓度在 0.06μg/L（0.17nmol/L）以下，血浆游离的醛固酮的半衰期为 15 ～ 20 分钟，其代谢类似于皮质醇。

肾上腺皮质激素都是脂溶性的类固醇激素，主要通过调节靶基因的转录而发挥生物作用。该类激素与胞质受体结合，形成激素受体复合物，进入细胞核内，与特异的 DNA 位点结合，调节靶基因的转录和翻译，产生相应的生物学效应。肾上腺皮质激素也可与靶细胞膜受体结合，通过第二信使产生快速效应。

（二）糖皮质激素

1. 糖皮质激素的生理作用　糖皮质激素有皮质醇（cortisol）和皮质酮（corticosterone），在人体血浆中的平均浓度分别是 135μg/L 与 8μg/L，前者的生物活性又比后者强 3 倍，因此糖皮质激素主要指皮质醇。糖皮质激素作用广泛而又复杂，在维持代谢平衡和对机体功能的全面调节方面都极其重要。糖皮质激素常被认为是"允许作用"激素，因为其并不总是直接引起某些反应，而是通过酶的激活、诱导或者对其他激素作用环节的增强或抑制起作用。

（1）对三大营养物质代谢的影响

1）糖代谢：糖皮质激素对糖代谢的作用主要是通过增加来源和减少使用两方面来实现的。①增强糖异生，使糖异生速率提高 6 ～ 10 倍。糖皮质激素动员肝外组织，尤其是肌肉组织中的氨基酸进入肝脏进行糖异生；同时，增强肝脏糖异生转换酶的活性并拮抗胰岛素抑制糖异生的作用；②减少大多数组织细胞对葡萄糖的利用。糖皮质激素抑制 NADH 的氧化，减少葡萄糖酵解，从而抑制外周组织细胞对葡萄糖的利用。因此，糖皮质激素是体内重要的升糖激素之一，当分泌过多时（如库欣综合征）可表现为血糖明显升高，甚至出现尿糖阳性。若分泌不足（如阿狄森病），则可出现血糖浓度偏低。

2）蛋白质代谢：糖皮质激素对蛋白质代谢的作用主要表现为，减少除肝脏细胞以外所有细胞中的蛋白质储存。一方面，糖皮质激素减少肝内氨基酸向肝外转移，同时增强其向肝内的转运，并增强蛋白质合成所需酶的活性，所以肝内蛋白质增多。另一方面，糖皮质激素促进肝外组织蛋白质分解为氨基酸并释放入血，使血浆氨基酸浓度升高。同时糖皮质激素能抑制肝外组织细胞蛋白质合成。因此，肝外组织蛋白质储存减少。糖皮质激素分泌过多时，可因肌肉蛋白不足出现肌肉消瘦无力；淋巴组织免疫球蛋白减少导致免疫功能降低。

3）脂肪代谢：糖皮质激素促进脂肪组织中脂肪的动员，增加血液游离脂肪酸浓度。同时，增强细胞对脂肪酸的氧化利用，在禁食或应激情况下使细胞葡萄糖代谢为中心转为利用脂肪酸代谢。此外，大量糖皮质激素引起血糖明显升高时，可能刺激胰岛素分泌，后者转而增加脂肪合成。库欣综合征或作为药物大剂量使用糖皮质激素时，可出现一种特殊类型的肥胖，胸背部和面部脂肪堆积过多，表现为"水牛背"（buffalo hump）和"满月脸"（moon face）等，这可能与脂肪的生成速度与分解氧化速度不平衡相关。

（2）对组织器官活动的影响

1）对血细胞的影响：①减少淋巴细胞和嗜酸性粒细胞。糖皮质激素抑制淋巴细胞和嗜酸性粒细胞释放入血，导致它们在脾脏和肺组织破坏增多。同时抑制淋巴组织分裂增殖，并促进其凋亡，导致淋巴组织萎缩，淋巴细胞生成减少；②促进红细胞和血小板的生成。具体机制不明，可能与骨髓造血功能增强有关；③增加血液中中性粒细胞数量。为小血管壁边缘附着的中性粒细胞进入血液循环增多所致。长期使用糖皮质激素可导致机体红细胞增多，免疫功能降低。

2）对循环系统的影响：①允许作用。糖皮质激素发挥允许作用，提高儿茶酚胺类（肾上腺素、去甲肾上腺素）对心肌和血管平滑肌的作用，使心肌收缩力增强，血管紧张度增加，有利于维持正常血压；②维持血容量。糖皮质激素使毛细血管通透性降低，血浆滤出减少，在维持正常循环血容量中发挥作用。

3）对胃肠道的影响：糖皮质激素通过直接作用和间接作用促进消化。直接作用于胃腺细胞促进胃酸与胃蛋白酶原的分泌，还可以通过增强胃腺对迷走神经和促胃液素的敏感性间接发挥作用。故糖皮质激素分泌过量或长期作为药物大量应用时，应注意对胃黏膜的影响，可能会诱发或加重消化性溃疡。

4）对水盐代谢的影响：糖皮质激素有较弱的贮钠排钾的作用，即对肾远曲小管与集合管重吸收 Na^+ 和排出 K^+ 有轻微的促进作用。但其对肾的保钠排钾作用远弱于醛固酮。此外，糖皮质激素还可减小肾小球入球小动脉对血流的阻力，增加肾血浆流量，使肾小球滤过率增加；抑制抗利尿激素分泌，总效应是有利于水的排出。因此，肾上腺皮质功能严重缺陷时，患者排水能力明显下降，可出现"水中毒"，应用糖皮质激素治疗后即可纠正。

（3）在应激反应中的作用：机体在受到各种有害刺激，如寒冷、创伤、感染、出血、疼痛、激动等，可引起腺垂体释放大量的 ACTH，并使糖皮质激素快速大量分泌，从而引起机体发非特异性的防御反应，这种反应被称为应激（stress）或应激反应（stress response）。引起应激反应的刺激因子统称为应激原（stressor）。应激反应是机体遭受伤害刺激时所发生的适应性和抵抗性变化的总称，也称全身适应综合征。

应激反应主要表现为：①糖代谢加强，血糖升高，保证此时各脏器对糖的需要；②增强心血管对儿茶酚胺的敏感性，使心肌收缩力加强、血压升高；③减少对机体有损害的物质如前列腺素、缓激肽、蛋白水解酶等的产生。在应急反应时除 ACTH 与糖皮质激素分泌迅速增多外，血中催乳素、生长激素、血管升压素、β-内啡肽、胰高血糖素和醛固酮等激素的分泌也明显增加。此外，交感神经系统的活动也增强。应激有利于机体对抗应激原，在整体功能全面动员的基础上，提高机体对于伤害性刺激的耐受能力，减轻各种不良反应，对维持机体生命活动具有极其重要的意义。但是，强烈或持久的应激刺激引起机体过强的应激反应，也会对机体造成伤害，甚至导致应激性疾病，如严重创伤、大面积烧伤、大手术等可引起应激性溃疡等。

应激发生时血液中的 ACTH 与糖皮质激素迅速增加，可达基础分泌量的 10 倍。在应激刺激作用下，首先引起肾上腺素、去甲肾上腺素和皮质醇的分泌，皮质醇在儿茶酚胺激素的警觉反应中发挥允许作用，随后皮质醇分泌变慢，但作用更持续，机体的反应更耐久，同时抵消某些激素作用，动员储备的能量，以维持反应过程中的能量需求。可见，肾上腺皮质激素与髓质激素共同参与机体的应激反应过程，皮质激素在于增强机体对伤害性刺激的基础"耐受性"和"抵抗力"，而髓质激素则提高机体的"警觉性"和"应变力"，并与应激过程中特殊的情绪反应和行为活动有关。因此，以往将机体遭遇紧急情况时交感-肾上腺髓质系统活动的紧急动员过程称为"应急反应"，而将下丘脑-腺垂体-肾上腺皮质轴活动的改变称为"应激反应"。实际上，应激反应和应急反应是难以截然分开的，引起应急反应的刺激也能引起应激反应，因此这两种反应往往是相互伴随的。应急反应提高机体的应变能力，应激反应提高机体对伤害性刺激的耐受力，两者共同作用提高机体适应力。

糖皮质激素除上述的作用外，还可促进胎儿肺泡发育及肺泡表面活性物质的生成，防止新生儿呼吸窘迫综合征的发生；糖皮质激素还可维持中枢神经系统的正常兴奋性，改变行为和认知能力，影响胎儿和新生儿的脑发育，过量使用糖皮质激素时，可引起失眠、情绪激动或压抑、记忆力减退等症状。药理剂量的糖皮质激素具有抗炎、抗毒、抗过敏和抗休克等作用。

2. 糖皮质激素分泌的调节

（1）下丘脑 - 腺垂体 - 肾上腺皮质轴调节：下丘脑室旁核的 CRH 神经元分泌 CRH 通过垂体门脉系统达到腺垂体并与腺垂体 ACTH 细胞膜相应受体结合，经 AC-cAMP-PKA 途径，促进腺垂体合成与分泌 ACTH（图 11-13）。

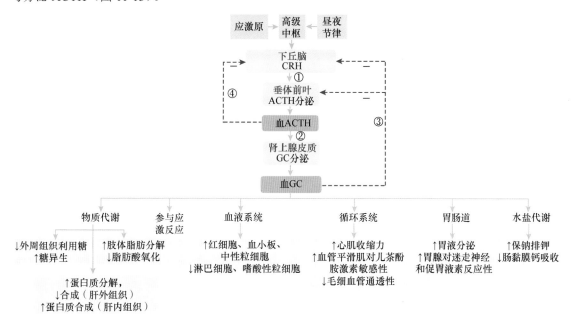

图 11-13　肾上腺皮质激素的生物学作用及其分泌调节

①各种刺激作用于下丘脑可通过促肾上腺皮质激素释放激素（CRH）分泌增加促进腺垂体分泌促肾上腺皮质激素（ACTH）；② ACTH 直接作用于肾上腺皮质，主要刺激糖皮质激素（GC）的分泌；③血中 GC 水平升高对下丘脑与腺垂体内分泌活动产生反馈性影响；④ ACTH 对下丘脑也具有负反馈调节作用，从而形成下丘脑 - 腺垂体 - 肾上腺皮质轴系

────►促进作用；┅┅►抑制作用

ACTH 是含有 39 个氨基酸的单链多肽，其在人体血液中的半衰期约为 10 分钟。由于受到体内生物钟的影响，下丘脑的 CRH 的分泌具有昼夜节律，入睡后 ACTH 分泌逐渐减少，午夜最低，随后又逐渐增多，至觉醒起床前进入分泌高峰，白天维持在较低水平，入睡时再减少。由于下丘脑 CRH 的节律性释放，故 ACTH 和糖皮质激素的分泌量也出现日节律的变化。

ACTH 对维持肾上腺皮质正常结构和功能具有重要作用。ACTH 不但刺激糖皮质激素分泌，也刺激束状带及网状带细胞的生长发育。切除动物垂体后，肾上腺束状带及网状带出现萎缩，糖皮质激素分泌显著减少。若及时补充 ACTH 则可使已发生萎缩的束状带和网状带基本恢复，糖皮质激素的分泌回升。ACTH 与肾上腺皮质细胞相应受体结合以后，通过 AC-cAMP-PKA 途径或 IP_3-Ca^{2+}-CaMK/DG-PKC 途径，促进肾上腺皮质细胞内 DNA、RNA 和蛋白质的合成，刺激肾上腺皮质细胞的分裂和增殖以及促进肾上腺皮质分泌糖皮质激素。ACTH 对肾上腺皮质束状带和网状带细胞的作用强度为球状带细胞作用强度的 20 倍。

（2）反馈调节：如前所述，轴系反馈调节中，既存在由上而下的调控，也有由下至上的负反馈调节活动。当血中糖皮质激素浓度增加超过正常水平时，可发挥负反馈作用，抑制下丘脑 CRH 神经元分泌 CRH 和腺垂体细胞分泌 ACTH。反之，当血中的糖皮质激素浓度下降时，这种负反馈抑制作用减弱，则促进 CRH 和 ACTH 的分泌。这种反馈调节机制对于维持血液中糖皮质激素浓度的相对稳定至关重要。同时，过量的 ACTH 也可反馈抑制下丘脑 CRH 神经元，称为短反馈。至于是否存在 CRH 对 CRH 神经元的超短反馈，尚不能肯定。

长时间应用人工合成的皮质激素制剂的最终结果是腺垂体 ACTH 分泌的抑制，以及因 ACTH 不足而致的肾上腺皮质束状带和网状带的萎缩。受抑制的下丘脑 - 腺垂体 - 肾上腺轴将失去对刺激的反应性。所以临床上给患者长期应用外源性的皮质激素制剂过程中，如果突然撤除这类药物，将引起急性肾上腺皮质功能减退的危急症状。因此，应逐渐减量停药或在治疗过程中间断补充 ACTH，防止肾上腺皮质萎缩。

（3）应激调节：在手术、创伤、中毒和精神因素等应激刺激作用下，兴奋下丘脑 CRH 神经元，经下丘脑 - 腺垂体 - 肾上腺皮质轴，引起 ACTH 和糖皮质激素大量分泌，以提高机体应对不良刺激的耐受力。此时，轴系负反馈调节暂时失去作用，以保证短时间内 ACTH 和糖皮质激素大量分泌。但此种状态长期存在，则会产生类似库欣综合征的表现，对机体造成伤害。多种应激原通过刺激相应感受器，再通过神经纤维联系影响下丘脑 ACTH 分泌。例如，情绪应激作用于杏仁核，经杏仁核与下丘脑的神经冲动传递可引起 ACTH 的分泌增加。此外，多种激素，如：缩宫素、生长激素、5- 羟色胺、血管升压素、血管紧张素和儿茶酚胺等也参与应激时 ACTH 分泌的调节。

（三）盐皮质激素

肾上腺皮质球状带分泌的盐皮质激素有醛固酮、11- 去氧皮质酮与 11- 去氧皮质醇，但生物活性最强的是醛固酮，其次为 11- 去氧皮质酮。

醛固酮（aldosterone，ALD）在血中的浓度很低，约为 0.06μg/L，血浆中的半衰期为 20 分钟，在血浆中与球蛋白、白蛋白的结合力均较差，故主要以游离形式存在。由于 ALD 的分子较小，为亲脂性，可直接进入远曲小管、集合管的上皮细胞，与胞浆内的盐皮质激素受体（mineralocorticoid receptor，MR）结合，形成激素 - 受体复合物。激素 - 受体复合物穿过核膜进入核内，生成多种醛固酮诱导蛋白（aldosterone-induced protein）。这些诱导蛋白可能是：①小管上皮细胞顶端膜钠通道蛋白，由于钠通道数量增加，因而有利于小管液中的 Na^+ 向细胞内扩散；②线粒体中合成 ATP 的酶，可使 ATP 生成量增加，为基底侧膜上的钠泵提供能量；③基底侧膜上的钠泵，可加速将细胞内 Na^+ 被泵出和 K^+ 被泵入细胞，增大小管上皮细胞内与小管液之间的 K^+ 浓度差，有利于 K^+ 的分泌。

1. 生理作用　ALD 主要作用是促进肾远曲小管和集合管上皮细胞对 Na^+ 的重吸收和排泄 K^+，即保 Na^+ 排 K^+ 的作用，在重吸收 Na^+ 的同时也等渗性地重吸收水，因而对维持细胞外液量及循环血量的相对稳定具有重要意义。此外，ALD 的保 Na^+ 排 K^+ 作用还见于唾液腺、汗腺、胃肠道黏膜细胞等肾外组织，如在 ALD 分泌过多时，唾液及粪便中即可显示少 Na^+ 而多 K^+。

由于 ALD 具有保 Na^+、排 K^+ 与保水的作用，故在 ALD 分泌过多时，将使 Na^+ 和水潴留，引起高血 Na^+、高血压和血 K^+ 降低；相反，ALD 缺乏时则 Na^+ 与水排出过多，血 Na^+ 减少、血压降低，而尿 K^+ 排出减少，血 K^+ 升高和酸中毒。

2. 分泌调节　ALD 的分泌主要受肾素 - 血管紧张素系统（renin-angiotensin system，RAS）的调节。另外，血钾、血钠浓度也可直接作用于肾上腺皮质球状带，影响 ALD 的分泌。

（1）肾素 - 血管紧张素系统的调节：肾上腺皮质球状带细胞分泌醛固酮直接受血管紧张素 Ⅱ 和血管紧张素 Ⅲ 的调节。血管紧张素 Ⅲ 刺激其合成与分泌的作用强于血管紧张素 Ⅱ，但前者的血中浓度只有后者的 1/4，故以血管紧张素 Ⅱ 的调节为主。血管紧张素通过 G_q 蛋白偶联受体通路促进球状带细胞的增生、提高醛固酮酶的活性，从而促进醛固酮的合成与分泌。机体血容量减少时，肾小球入球动脉管壁受到牵张的程度降低，即可刺激肾素分泌增加，通过血管紧张素导致 ALD 分泌增多，相反，血容量增多时肾素分泌减少，ALD 分泌亦减少。

（2）血 K^+ 与血 Na^+ 的调节：血 K^+ 水平升高和血 Na^+ 水平降低均可刺激 ALD 分泌，但球状带细胞对血 K^+ 水平的改变更为敏感，血 K^+ 水平仅升高 0.1mol/L，就可直接刺激 ALD 的分泌。细胞膜外高钾可引起球状带细胞膜去极化，使电压门控钙通道开放，进而引起醛固酮合成增加。而血 Na^+ 水平降低 10% 以上时，才能有效刺激 ALD 分泌。

（3）应激调节：在生理情况下，ACTH 对 ALD 的分泌并无明显的调节作用；但在发生应激反应时可促进 ALD 的分泌。

（四）肾上腺雄激素

肾上腺皮质束状带和网状带均可分泌少量雄激素。由于肾上腺皮质分泌的雄激素与睾丸分泌的雄激素有差别，故称为肾上腺雄激素（adrenal androgen）。其特点是量少、活性低，肾上腺雄激素几乎终生分泌，包括胎儿时期在内。它不受 GnRH 控制，ACTH 可对其调节。

肾上腺雄激素对成年男性影响不明显，但对未成年的男童可因分泌过多引起性早熟。肾上腺雄激素是女性体内雄激素的重要来源，有促进女性腋毛、阴毛生长以及维持性欲等作用。若肾上腺雄激素分泌过多时，可出现痤疮、女子男性化的现象，表现为多毛、肌肉发达、喉结增大，而乳房、子宫、卵巢可萎缩等。

二、肾上腺髓质激素

肾上腺髓质来源于胚胎外胚层，占整个肾上腺的 28%。在发生上相当于交感神经的节后神经元，只是没有神经轴突，但仍然接受交感神经节前纤维的支配。其分泌肾上腺素和去甲肾上腺素进入血液，因此属于内分泌细胞。由于这些细胞内的颗粒呈嗜铬反应，故称为嗜铬细胞。

（一）肾上腺髓质激素的合成与代谢

肾上腺髓质激素的合成与交感神经节后纤维合成去甲肾上腺素的过程基本相似，不同的是嗜铬细胞胞质中存在大量苯乙醇胺氮位甲基移位酶（phenylethanolamine N-methyltransferase，PNMT），可使去甲肾上腺素甲基化而成肾上腺素。合成髓质激素的原料是酪氨酸。在酪氨酸羟化酶与多巴脱羧酶等作用下先转化为多巴胺，多巴胺在多巴胺 β- 羟化酶作用下形成去甲肾上腺素（norepinephrine，NE 或 noradrenaline），部分 NE 再经嗜铬细胞内的 PNMT 作用下转变为肾上腺素（epinephrine，E 或 adrenaline）。

肾上腺髓质实际是交感神经系统的延伸部分，在功能上相当于无轴突的交感神经节后神经元。肾上腺髓质嗜铬细胞主要分泌肾上腺素（E）和去甲肾上腺素（NE）。E 和 NE 比例约为 4：1。血中的 NE 除由髓质分泌外，主要来自肾上腺素能神经纤维，E 则主要来自肾上腺髓质。

（二）肾上腺髓质激素的作用

去甲肾上腺素与肾上腺素作用于靶细胞肾上腺素 α 受体和肾上腺素 β 受体后，经 AC-cAMP-PKA 和 PLC-IP$_3$-Ca^{2+}/DG-PKC 信号传导通路发挥调节作用。去甲肾上腺素与肾上腺素对各组织器官的作用大同小异。

1. 对心脏的作用　去甲肾上腺素与肾上腺素均能与心肌细胞膜上的 β1 受体结合发挥效应，二者的直接作用为引起心跳加快、心缩力加强、心输出量增加，肾上腺素对心脏的作用较去甲肾上腺素强。由于去甲肾上腺素可引起血压明显升高，即可通过压力感受性反射使心跳减慢，故去甲肾上腺素对心率的最终结果应是心跳减慢。

2. 对血管的作用　血管平滑肌上的肾上腺素受体有 α 与 β 之分，皮肤和内脏的血管以肾上腺素 α 受体占优势，骨骼肌和肝脏的血管则以肾上腺素 β 受体为主。由于不同部位的血管平滑肌肾上腺素受体的分布不同，与去甲肾上腺素与肾上腺素结合以后发挥的效应也不相同。归纳为：①去甲肾上腺素主要与肾上腺素 α 受体结合，引起以皮肤、内脏为主的大多数血管收缩，使外周阻力明显增加，血压急剧升高；②肾上腺素可使以肾上腺素 α 受体分布为主的血管收缩，而以肾上腺素 β 受体分布为主的血管则舒张，因此，肾上腺素对总的外周阻力影响不大，它主要是调节全身器官的血液分配，可使骨骼肌、肝脏等处的血液供应更好。

3. 对内脏平滑肌的作用　去甲肾上腺素和肾上腺素均对一般内脏平滑肌活动有抑制作用，但对怀孕子宫的作用是使其收缩。去甲肾上腺素的作用比肾上腺素弱。

4. 对代谢的调节　肾上腺素和去甲肾上腺素均可以促进肝糖原分解、脂肪分解和氧化。在脂肪细胞，肾上腺素刺激激素敏感性脂肪酶，催化甘油三酯分解为游离脂肪酸和甘油，然后被释放入血液作为能量来源。肾上腺素与受体结合后，经 cAMP 激活磷酸化酶，促进糖原分解，升高血糖。

5. 参与应急反应　一般生理状态下，血中儿茶酚胺浓度很低，几乎不参与机体代谢及功能的调节。髓质激素的作用与交感神经的活动紧密联系。Cannon 最早全面研究了交感 - 肾上腺髓质系统的作用，并提出应急学说（emergency reaction hypothesis），当机体遇到恐惧、焦虑、剧痛、失血、脱水、窒息、寒冷、剧烈运动等紧急情况时，交感 - 肾上腺髓质系统活动大大加强，肾上腺素和去甲肾上腺素分泌大大增加，并通过传入纤维将有关信息传到延髓、下丘脑及大脑皮层，从而提高中枢神经系统的兴奋性，使机体处于警觉状态，反应灵敏；心跳加快，心输出量增加，血压升高，全身血液重新分配，以保证心、脑与肌肉等器官得到更多的血液供应；呼吸加强加快；肝糖原分解增强，血糖升高，脂肪分解加速，血中游离脂肪酸增多，葡萄糖与脂肪酸氧化过程增强，以适应机体在紧急情况下对能量的需求。总之，尽可能动员机体许多器官的潜在能力，提高应对能力，这种在紧急情况下发生的交感 - 肾上腺髓质系统活动增强的适应性反应，称为应急反应（emergency reaction）。

Cannon 提出的"应急"与 Seyle 的"应激"实际上都是机体在受到伤害刺激状态下，通过中枢神经系统整合，同时出现的保护性反应，以应对并适应环境突变而确保生存。前者提高机体的应变力，而后者则重在增强机体的耐受力。肾上腺皮质和髓质在结构上是密切的毗邻关系，为交感 - 肾上腺髓质系统和下丘脑 - 垂体 - 肾上腺皮质轴提供了结构和功能活动协同作用的基础。

（三）肾上腺髓质激素分泌的调节

1. 交感神经　肾上腺髓质受交感神经胆碱能节前纤维支配，交感神经兴奋时，节前纤维末梢释放乙酰胆碱，作用于髓质嗜铬细胞上的 N1 受体，促进肾上腺髓质激素的分泌，同时也提高靶细胞中合成儿茶酚胺所需要的酪氨酸羟化酶、多巴胺 β- 羟化酶以及苯乙醇胺氮位甲基移位酶的活性，促进儿茶酚胺的合成。

2. ACTH 与糖皮质激素的作用　ACTH 可直接或间接（通过引起糖皮质激素分泌）提高髓质嗜铬细胞内催化儿茶酚胺有关合成酶的活性，促进儿茶酚胺合成与分泌。动物实验如摘除垂体后，肾上腺髓质酪氨酸羟化酶、多巴胺 β- 羟化酶与苯乙醇胺氮位甲基移位酶的活性降低，而补充 ACTH 则使这三种酶的活性恢复；如给予糖皮质激素，可使多巴胺 β- 羟化酶与苯乙醇胺氮位甲基移位酶活性恢复，而对酪氨酸羟化酶则未见明显影响，提示糖皮质激素可直接影响合成儿茶酚胺所需的两种酶（多巴胺 β- 羟化酶与苯乙醇胺氮位甲基移位酶），提高它们的活性，间接促进儿茶酚胺的合成。ACTH 除可通过糖皮质激素起作用外，还可直接影响酪氨酸羟化酶的活性而影响儿茶酚胺的合成。

3. 自身反馈调节　肾上腺髓质激素的分泌受负反馈调节，如嗜铬细胞内去甲肾上腺素或多巴胺合成量达一定水平时，可抑制酪氨酸羟化酶的活性；肾上腺素合成增多时也可抑制 PNMT 的作用，从而可限制儿茶酚胺的合成。当儿茶酚胺由细胞释放到血液中后，胞内儿茶酚胺含量减少时，即可解除对合成酶的抑制作用，儿茶酚胺的合成随即又增加，从而保持激素合成的稳态。

此外，低血糖等代谢因素，也可刺激嗜铬细胞分泌肾上腺素和去甲肾上腺素。

第六节　胰岛内分泌

胰岛（pancreas islet）是由内分泌细胞组成的球形细胞团，散布于胰腺小叶内。估计人胰腺有100 万～ 200 万个胰岛，以胰尾部较多。胰岛大小不一，小的仅由数个细胞组成，大的由数百个细胞组成，也可见单个胰岛细胞散在于腺泡或导管的上皮细胞之间。人胰岛主要有五种类型的细胞：α（A）细胞，占胰岛细胞总数的 25%，在胰体和胰尾部的胰岛内较多，其分泌胰高血糖素；β（B）细胞，为胰岛的主要细胞，在人约占胰岛细胞总数的 75%，主要位于胰岛的中央部，β 细胞分泌胰岛素（insulin）；δ（D）细胞，数量少，约占胰岛细胞总数的 5%，散在于 α 和 β 细胞之间，δ 细胞分泌生长抑素（somatostatin），可借旁分泌方式或经缝隙连接直接作用于邻近的 α、β 和 F 等细胞，抑制这些细胞的分泌活动；F（PP）细胞数量很少，除存在于胰岛内，在外分泌部的导管上皮内及腺泡细胞之间也有发现，其分泌胰多肽（pancreatic polypeptide）。胰多肽对消化系统活动主要起抑制作用，是一种抑制性激素；D1 细胞在人的胰岛内较少，约占胰岛细胞总数的 2% ～ 5%，主要分布在胰岛的周边部，少数分布在胰外分泌部和血管周围，其分泌血管活性肠肽，能促进胰腺腺泡细胞分泌，抑制胃蛋白酶原的分泌，刺激胰岛素和胰高血糖素的分泌。

一、胰　岛　素

人胰岛素（insulin）是含有 51 个氨基酸的小分子蛋白质，分子量为 5.8kDa。胰岛素分子由 21 肽的 A 链与 30 肽 B 链组成，两条链借助于两个二硫键联相连。二硫键如被断开，生物活性即全部丧失。胰岛素合成于 β 细胞，最初合成的前胰岛素原（preproinsulin），在粗面内质网中被蛋白分解酶分解为胰岛素原（proinsulin），随后被运到高尔基体，在那里它被剪切形成胰岛素和连接肽（connecting peptide，C 肽）复合物，并包装成膜结合颗粒，后经出胞作用排出细胞，然后胰岛素穿过 β 细胞的基板和邻近的毛细血管入血。大约 5% ～ 10% 的最终分泌产物仍以胰岛素原的形式存在。胰岛素原和 C 肽均无胰岛素活性，但因 C 肽与胰岛素同步合成并释放入血液，测定血中 C 肽水平即可作为胰岛 β 细胞分泌功能的指标。例如在不能产生胰岛素的 I 型糖尿病患者血浆中 C 肽水平通常会大幅度降低。

正常成人胰岛素的分泌量为 40～50U/d（1.6～2.0mg/d）。空腹时，血清胰岛素浓度为 10μU/ml（69pmol/L）左右。胰岛素在血中以与血浆蛋白结合和游离两种形式存在，二者之间保持动态平衡。只有游离的胰岛素才具有生物活性。胰岛素在血中的半衰期约 5 分钟，完全从血液循环中清除需要 10～15 分钟。胰岛素主要被肝脏中的胰岛素酶降解，肾与肌肉组织也能使胰岛素失活但占比很小。快速将胰岛素从血液中清除也是至关重要的，这可以避免胰岛素过度作用导致低血糖。

1. 胰岛素的作用机制

（1）胰岛素受体：为了启动对靶细胞的作用，胰岛素需与胰岛素受体（insulin receptor，IR）结合后才能发挥其生理效应，几乎全身所有细胞的胞膜上都有 IR，但不同细胞其胞膜上分布的受体密度不一样。IR 属于酪氨酸激酶受体，是由两个 α 亚单位和两个 β 亚单位构成的四聚体，两个 α 亚单位之间以及 α 与 β 亚单位之间均由二硫键相连。α 亚单位由 719 个氨基酸残基组成，位于细胞膜外表面，是胰岛素与受体相结合的部位。β 亚单位由 620 个氨基酸残基组成，起信号转导作用。β 亚单位分为三个结构域，N 端 194 个氨基酸残基在膜外，中间是 23 个氨基酸残基组成跨膜部分，C 端则伸入胞内有 403 个氨基酸残基，该部具有酪氨酸激酶活性。

（2）受体后机制：胰岛素与受体结合后启动的细胞内信号转导机制十分复杂，当胰岛素和 α 亚单位结合后，受体构型发生改变，原来分开的两个 β 亚单位随即靠拢，酪氨酸激酶即被激活，一个 β 亚单位的酪氨酸激酶可相互使另一个 β 亚单位磷酸化，这称作自身磷酸化，同时也可催化胞浆内胰岛素受体底物（insulin receptor substrate，IRS）中的酪氨酸残基磷酸化。现在认为 IRS 是一种信号转导蛋白，广泛分布于胰岛素敏感组织内，它可与细胞内的多种靶蛋白结合，激活与生长有关以及与糖、脂肪和蛋白质代谢有关的酶系，从而调节细胞的代谢和生长。以下为胰岛素与其受体结合后产生的几种主要终末效应。

1）当胰岛素与其细胞膜受体结合后的几秒钟内，大约 80% 的人体细胞膜显著增加了对葡萄糖的吸收。这一作用在肌肉细胞和脂肪细胞的表现尤为显著，这是因为这两个部位对胰岛素的敏感性高，但胰岛素促进葡萄糖进入细胞的效应不适用于脑内的大多数神经元。即刻作用主要是因为胰岛素与其受体结合后通过胞内信号转导机制，使得含有葡萄糖转运体（glucose transporter，GLUT）的囊泡上膜增多。进入细胞的葡萄糖立即被磷酸化参与氧化代谢活动。

2）细胞膜对许多氨基酸、钾离子和磷酸盐离子的通透性增加，导致这些物质进入细胞增多。

3）在 10～15 分钟，细胞内多种代谢酶的活性发生改变，如糖原合成酶、脂肪酶等。

4）有些作用持续数小时甚至数天。这主要是通过影响 mRNA 的翻译和 DNA 转录等活动，从而产生的更为缓慢而持久的影响。

2. 胰岛素的生理作用 胰岛素是促进物质合成代谢、维持调节血糖浓度稳态的关键激素，对机体能源物质的储存及促进生长发育也有重要作用。

（1）对糖代谢的作用：胰岛素是体内唯一具有降低血糖作用的激素，它的降糖作用是通过减少血糖来路与增加血糖去路来实现的，胰岛素在不同组织细胞的降糖机制不尽相同。

1）促进肌肉摄取、储存和利用葡萄糖。在一天的大部分时间里，肌肉组织不是依赖葡萄糖，而是依赖脂肪酸提供能量。但是，当进食后血糖浓度升高，刺激胰腺分泌大量胰岛素，如上所述胰岛素与受体结合后导致葡萄糖快速转运进肌肉细胞，这段时间肌肉细胞优先使用葡萄糖而不是脂肪酸作为能量来源。同时，肌细胞内的大量葡萄糖也可以生成肌糖原的形式储存下来。肌肉收缩时，肌糖原可快速进行糖酵解为其提供能量。

2）促进肝脏摄取、储存和利用葡萄糖。胰岛素最重要的作用之一是使进食后吸收的大部分葡萄糖以糖原形式储存在肝脏中。在两餐之间，血糖浓度下降时，肝糖原可迅速分解为葡萄糖来补充血糖。胰岛素在肝脏的作用表现为：①提高葡萄糖激酶（肝脏）或己糖激酶（其他大部分组织）的活性，使葡萄糖转化为 6- 磷酸葡萄糖，促进肝细胞摄取葡萄糖；②增强糖原合成酶的活性，促进糖原合成；③抑制磷酸化酶活性，减少糖原分解；④降低糖异生所需关键酶活性，抑制肝脏的糖异生；⑤促进肝内葡萄糖转化为脂肪酸，进而合成甘油三酯贮于脂肪组织。

特别需要注意的是，脑细胞与身体其他细胞不同，它们只使用葡萄糖作为能量，但胰岛素对脑细胞的葡萄糖摄取没有作用，即葡萄糖进入神经元不需要胰岛素的帮助。

（2）对脂肪代谢的作用体现在两方面：一方面胰岛素促进脂肪的合成与储存，另一方面减少脂肪的分解。

促进脂肪合成与储存的机制为：①胰岛素促进葡萄糖进入肝细胞生成糖原，当肝糖原浓度达5%～6%时，糖原合成被抑制，进入肝的额外葡萄糖被转变为脂肪酸，并转运到脂肪细胞中贮存；②促进葡萄糖进入脂肪细胞，转化为α-磷酸甘油，脂肪酸与α-磷酸甘油合成脂肪贮于脂肪细胞内。

减少脂肪分解的机制为：①抑制激素敏感性脂肪酶活性，减少脂肪动员和分解；②增加大多数组织对葡萄糖的利用，从而减少对脂肪的利用。

胰岛素缺乏或组织细胞对胰岛素产生抵抗时，机体出现脂肪代谢紊乱，表现为脂肪分解增强，血脂升高，同时脂肪酸在肝内氧化增加，生成大量酮体，过量的酮体如果不能及时被机体代谢和排出，可导致酮血症与酸中毒。

（3）对蛋白质代谢的作用：胰岛素促进蛋白质的合成和储存，抑制蛋白质的分解。主要作用环节是①促进氨基酸进入细胞，与生长激素协同加强细胞对氨基酸的摄取；②加速 mRNA 的翻译过程，从而形成新的蛋白质；③加速细胞核内特定基因的复制和转录过程，增加 mRNA 及蛋白质数量，尤其是增加与糖、脂肪与蛋白质生成有关的酶的合成；④抑制蛋白质的分解，减少氨基酸从组织细胞释放入血；⑤抑制糖异生，使血液中的氨基酸用于蛋白质合成。

当胰岛素缺乏时，蛋白质合成减少，分解增多，血浆氨基酸浓度升高，尿液中尿素含量增多，可导致器官功能紊乱和机体虚弱。

（4）胰岛素的促生长作用：由于胰岛素能增强蛋白质的合成过程，所以，它对机体的生长也有促进作用，但胰岛素单独作用时，对生长的促进作用并不很强，只有与生长素共同作用时，才能发挥明显的效应。

（5）对电解质代谢的作用：胰岛素可促进 K^+、Mg^{2+} 及磷酸进入细胞，参与细胞物质代谢活动。临床上糖尿病酸中毒时，用胰岛素处理后可能引起低血钾，是由于胰岛素增加了细胞膜上 Na^+-K^+ATP 酶的活性，因此有较多 K^+ 泵入细胞内而导致血钾降低。

3. 胰岛素分泌的调节

（1）营养成分的调节作用。

1）血糖的调节作用：血中葡萄糖水平是调节胰岛素分泌的最重要因素。胰岛 β 细胞对血糖的变化非常敏感，正常人空腹血糖浓度为 80～90mg/100ml（4.4～5.0mmol/L），胰岛素的分泌很少，仅为 25ng/(min·kg)；当血糖升高到 300mg/100ml 时，产生最大分泌反应；当血糖水平降至正常时，胰岛素的分泌也随之恢复到基础水平；当血糖降至 50mg/100ml 时，则无胰岛素的分泌。

关于葡萄糖刺激胰岛 β 细胞分泌胰岛素的分子机制，目前认为，葡萄糖通过 β 细胞膜中的葡萄糖转运体 2（glucose transporter 2，GLUT2）进入细胞后，在葡糖激酶（glucokinase，GK）的作用下，转变为 6-磷酸葡萄糖，后者被氧化产生 ATP。

ATP 升高可关闭膜上 ATP 敏感的 K^+ 通道，K^+ 不能外出导致细胞膜去极化，使电压敏感性钙通道开放，Ca^{2+} 即进入细胞内而触发胰岛素以胞吐的方式释放。在此过程中，GLUT2 和葡萄糖激酶起到葡萄糖感受器的作用，如果 GLUT2 和葡萄糖激酶存在缺陷，可致 β 细胞对血糖的敏感性降低，从而使胰岛素分泌减少血糖浓度升高。

在持续高血糖刺激下，胰岛素的分泌可分为三个阶段：①在血糖急剧升高后 3～5 分钟，胰岛素的分泌迅速增加，可达基础分泌的 10 倍。出现胰岛素分泌的脉冲峰，这主要由于 β 细胞内胰岛素储存颗粒的快速释放，因此持续时间短；5～10 分钟后胰岛素的分泌便快速下降到约 1/2 峰值水平。②前一阶段（约 15 分钟）结束后，出现胰岛素的分泌第二次增多，在 2～3 小时达高峰，并持续较长的时间，分泌速率也远大于第一相，这主要是激活了 β 细胞内胰岛素合成酶系，促进胰岛素合成与释放。③如果高血糖持续一周左右，胰岛素的分泌可进一步增加，这是由于长时间的高血糖刺激β 细胞增殖而引起的。

2）氨基酸和脂肪酸的作用：多种氨基酸都有刺激胰岛素分泌的作用，以精氨酸和赖氨酸的作用最强。在血糖浓度正常情况下，血中氨基酸对胰岛素的分泌影响不明显，但血糖浓度升高时，氨基酸与葡萄糖可发生协同作用，使胰岛素分泌量明显增加，此外，脂肪酸与酮体大量增加时也可促进胰岛素分泌。由此可知，长时间的高血糖、高血氨基酸、高血脂可持续刺激胰岛素分泌，最终导致

胰岛 β 细胞功能衰竭，胰岛素分泌不足而引起糖尿病。

（2）激素的调节作用：多种激素参与对胰岛素分泌的调节。

1）胃肠激素：抑胃肽（gastric inhibitory peptide，GIP）、促胃液素、促胰液素、缩胆囊素均可引起胰岛素分泌增加，但目前认为上述胃肠激素中只有抑胃肽才是引起胰岛素分泌的生理刺激物，其余则可能只是通过升高血糖而间接引起胰岛素分泌。因为在口服葡萄糖引起血糖升高的同时，只有抑胃肽是与血糖平行升高，同时口服葡萄糖比静脉直接输注葡萄糖可引起更多的胰岛素分泌。这就是说明当食物在肠道内时可能刺激 GIP 分泌，提前刺激胰岛素释放，为葡萄糖的吸收利用提前做好准备。我们把胃肠激素与胰岛素分泌之间的功能联系称为肠 - 胰岛素轴。有研究发现除了 GIP，还有一种胃肠激素胰高血糖素样肽 1（glucogan-like peptide 1，GLP-1）也可以前馈的形式促进胰岛素分泌。目前，有一种类似于 GLP-1 的物质被用于治疗 2 型糖尿病，这类糖尿病患者胰岛素分泌不足，同时细胞对胰岛素的反应差。通过餐前注射这种类似物可能会增加胰岛素浓度，来弥补细胞对胰岛素敏感性的下降。

2）胰岛激素：胰高血糖素可直接促进 β 细胞的分泌活动。生长抑素可通过旁分泌抑制 β 细胞分泌胰岛素。胰岛素还可通过自分泌负反馈调节 β 细胞分泌活动。

3）其他激素：生长激素、甲状腺激素、皮质醇均可通过升高血糖而间接刺激胰岛素分泌，所以长期、大量使用这些激素可抑制 β 细胞活动，导致医源性的血糖升高。

（3）神经调节：迷走神经与交感神经双重支配胰岛 β 细胞。右侧迷走神经通过作用于 β 细胞乙酰胆碱 M 受体直接促进胰岛素的分泌；迷走神经还可通过刺激胃肠激素的释放间接促进胰岛素的分泌。交感神经则通过肾上腺素 α 受体抑制胰岛素 β 细胞的分泌。在生理情况下，神经调节对胰岛素的分泌影响不大，其主要作用在于维持胰岛 β 细胞对胰岛素的敏感性。当机体处于运动状态时，胰岛素的分泌被兴奋的交感神经抑制，从而防止低血糖的发生（图 11-14）。

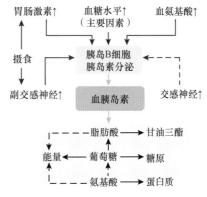

图 11-14　胰岛素的生物学作用及其分泌调节
──► 促进作用；·····► 抑制作用

二、胰高血糖素

胰高血糖素（glucagon）是由胰岛 α 细胞分泌的，与胰岛素一样，胰高血糖素属于多肽类激素，含 29 个氨基酸残基。其 N 端第 1 ~ 6 位的氨基酸残基为其生物活性所必需，胰高血糖素的血清浓度为 50 ~ 100ng/L，半衰期 5 ~ 10 分钟，主要在肝内降解失活，部分在肾内降解。

（一）胰高血糖素的生物作用

1. 升糖作用　胰高血糖素与胰岛素的作用相反，是一种促进物质分解代谢的激素，动员体内能源物质分解供能。胰高血糖素的靶器官主要是肝脏，它与肝细胞膜上相应的受体结合后，经 AC-cAMP-PKA 或 PLC-IP3-Ca²⁺/DG-PKC 通路而发挥作用。其主要的作用环节是：

（1）促进肝糖原的分解，减少肝糖原合成及增加糖异生作用，从而使血糖水平升高。

（2）抑制甘油三酯在肝脏的储存，为身体其他部位提供更多脂肪酸。可激活脂肪酶，促进脂肪分解并加强脂肪酸的氧化，使脂肪酸作为身体的能量物质，减少对葡萄糖的使用来升高血糖。

（3）抑制肝内蛋白质的合成，促进其分解，同时加速氨基酸进入肝细胞，利于氨基酸转化为葡萄糖，使糖异生增加。

2. 对胰岛其他细胞的作用　胰高血糖素通过旁分泌促进胰岛 β 细胞和 δ 细胞的分泌。

3. 其他作用　大剂量的胰高血糖素可增强心肌收缩力；增加肾脏的血流量；增强胆汁分泌等。

（二）胰高血糖素分泌的调节

1. 血糖和氨基酸水平的作用　血糖水平是调节胰高血糖素分泌的重要因素，血糖降低可刺激胰高血糖素的分泌增加，引起肝释放大量的葡萄糖入血，使血糖升高；反之，血糖升高则抑制其分泌。饥饿时血糖水平较低，可引起胰高血糖素分泌增加，对维持血糖稳态、保证机体的能量供应具有重要的生理意义。血中氨基酸增加时，如高蛋白餐或输注氨基酸（尤其是精氨酸、丙氨酸），在促进胰岛素分泌降低血糖的同时，还刺激胰高血糖素分泌而使血糖升高，所以氨基酸引起的胰高血糖素增加可能有保护作用，防止低血糖的发生。

2. 激素的调节　胰岛素可使血糖降低，间接引起胰高血糖素分泌增加，但胰岛素和生长抑素又可通过旁分泌途径抑制胰高血糖素分泌。此外，缩胆囊素、促胃液素和皮质醇均可促进胰高血糖素分泌，促胰液素则抑制其分泌。

3. 神经调节　迷走神经通过乙酰胆碱 M 受体抑制其分泌，而交感神经通过肾上腺素 β 受体促进其分泌。

第七节　组织激素

除经典内分泌器官外，在人体中存在着一些分布广泛、含有内分泌细胞、不专属于某个特定器官且能够分泌一些激素的组织，这些组织分泌的激素称为组织激素。

一、前列腺素

前列腺素是一类具有生理活性的多不饱和脂肪酸衍生物，含有 20 个碳羧酸、1 个五碳环和 2 条侧链，因其最先在动物的精液中发现，并认为来自前列腺而得名，但经证实几乎所有的机体组织都可合成 PG。PG 是花生四烯酸经酶促代谢产生的一类脂质介质，依据 PG 的五碳环构造，PG 可分成 A ～ I 等九种主型和多种亚型。

（一）前列腺素的生成

花生四烯酸（arachidonic acid，AA）在各种生理和病理刺激下经磷脂酶 A_2（phospholipase A_2，PLA_2）催化经细胞膜膜磷脂释放，在前列腺素 H 合成酶，又称环加氧酶（cyclo-oxygenase，COX）的环氧化活性和过氧化活性的作用下，依次转变为前列腺素中间代谢产物 PGG_2 和 PGH_2，然后经过下游不同的前列腺素合成酶的作用代谢生成各种有生物活性的前列腺素，包括 PGI_2、PGE_2、$PGF_{2\alpha}$、PGD_2、血栓素 A_2（thromboxane A_2，TXA_2）（图 11-15）。

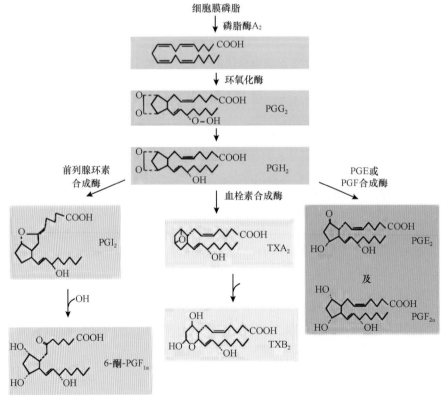

图 11-15　部分前列腺素的合成途径

环加氧酶作为催化花生四烯酸的关键合成酶，是多种药物的靶点，抑制环加氧酶活性的药物如阿司匹林、对乙酰氨基酚和布洛芬等都可以通过抑制环加氧酶活性而抑制 PG 等的合成，成为临床常用的解热、镇痛和抗炎药。

（二）前列腺素的生物学作用

就整体而言，PG 的分布广泛、作用复杂、代谢快（半衰期仅 $1 \sim 2min$），是典型的组织激素。已发现前列腺素类受体（prostanoid receptor）成员有多种，这些受体可经与之偶联的 G_q、G_i 或 G_s 蛋白等调节 AC 或 PLC 活性启动细胞内信号转导，也可经胞核受体调节基因转录引起靶细胞效应。

前列腺素家族成员分布广泛，作用复杂。例如，血管内皮产生的 PGI_2 在舒血管的同时也能抑制血小板聚集；而由血小板产生的 TXA_2 却能使血小板聚集，并有缩血管作用。PGE_2 除具有舒血管作用外，还能明显抑制胃酸的分泌，可能是胃液分泌的负反馈抑制物；同时能增加溶酶体的稳定性，保护胃黏膜。PGE_2 还可增加肾血流量，促进排钠利尿；抑制某些活性物质所致的气道阻力增加。此外，PGE_2 对体温调节、神经系统以及内分泌与生殖系统活动均有影响。

PG 对机体各个系统功能活动的影响简要列于表 11-2 中。

表 11-2　前列腺素对机体各系统的基本作用

机体	基本作用
神经系统	调节神经递质的释放和作用，影响下丘脑体温调节，参与睡眠活动，参与疼痛与镇痛过程
内分泌系统	促进皮质醇的分泌，促进组织对激素的反应性，参与神经内分泌调节
循环系统	使血管平滑肌收缩（$PGF_{1\alpha}$ 等）或舒张（PGI_2 等）
呼吸系统	使气管平滑肌收缩（$PGF_{2\alpha}$）或舒张（PGI_2、PGE_2）
消化系统	抑制胃腺分泌，保护胃黏膜，促进小肠运动
泌尿系统	刺激肾素分泌；调节肾血流量，促进水、钠排出
血液系统	促进或抑制血小板聚集，影响血液凝固与血栓的形成
生殖系统	调节生殖道平滑肌活动，促进精子在男、女性生殖道的运行，参与调节月经、排卵、胎盘及分娩等生殖活动
免疫系统	参与炎症反应，如发热和疼痛的发生等
脂代谢	抑制脂肪分解

二、瘦　素

瘦素（leptin）是由 6 号染色体的肥胖基因（obese gene）表达的蛋白质激素，因能参与体重的减低而得名。瘦素主要由白色脂肪组织合成和分泌，褐色脂肪组织、胎盘、肌肉和胃黏膜也可少量合成。其前体由 167 个氨基酸残基组成，N 末端有 21 个氨基酸残基信号肽，该前体的信号肽在血液中被切掉而成为 146 个氨基酸，形成 Leptin。瘦素分泌呈生物节律变化，通常夜间高于白天。体内脂肪储量是影响瘦素分泌的主要因素。在机体能量的摄入与消耗取得平衡的情况下，瘦素分泌量可反映体内储存脂肪量的多少。血清瘦素水平在摄食时升高，禁食时降低。

瘦素可降低食欲、提高能量代谢效率、增加能耗、减轻体重。瘦素是通过与其受体结合后作用于下丘脑饱食中枢，抑制弓状核元合成与释放神经肽 Y（neuropeptide Y，NPY），减少摄食量，来实现调节体脂平衡和能量代谢。此外，瘦素还具有其他较广泛的生物效应，不但可影响下丘脑 - 垂体 - 性腺轴的活动，还对 GnRH、LH 和 FSH 的释放有双相调节作用，也影响下丘脑 - 垂体 - 甲状腺轴和下丘脑 - 垂体 - 肾上腺皮质轴的活动。

三、脂　联　素

脂联素（adiponectin）是主要由脂肪细胞分泌的一种内源性生物活性多肽或蛋白质。人类脂联素是 244 个氨基酸残基组成，包括有 4 个区域：N 端信号肽、非同源区、胶原重复序列和球状羧基端，其中球状区是脂联素生物活性的关键部位。脂肪细胞分泌的脂联素有三聚体、六聚体和多聚体等形式。在血循环中，绝大多数（> 80%）以高分子量多聚体的形式存在。

脂联素在糖与脂代谢中发挥重要作用，它作为一种胰岛素超敏化激素，可以促进骨骼肌细胞的脂肪酸氧化和糖吸收，明显加强胰岛素抑制糖原异生的作用，抑制肝脏的糖生成，是机体的脂质代谢和血糖稳态的调控网络中的重要调节因子。脂联素通过抑制某些导致血管内皮损伤细胞因子的信号传导，可起抗炎、抗动脉粥样硬化和保护心肌等作用。因此，血浆脂联素水平降低与肥胖、胰岛素抵抗及 2 型糖尿病等代谢性疾病的发生密切相关，也与多种心血管疾病的发生发展有关。

四、其他组织激素

骨骼肌是由躯体运动神经控制的运动器官，近年大量研究表明骨骼肌也具有分泌活性物质的功能。骨骼肌除可合成和分泌与其他组织共有的多种调节肽、细胞因子和生长因子（如 CF1、生长激素释放素、瘦素、内皮素、IL-6）等生物信号分子外，还特异地产生肌肉抑制素（myostatin）和肌肉素（musclin）等。这些活性物质以旁分泌、自分泌的方式调节骨骼肌的生长、代谢和运动功能，甚至以内分泌的方式调节机体远隔器官组织的功能。

骨组织成分也能合成和分泌多种激素及生物活性因子（如骨钙素、护骨素、骨泌素、骨桥素以及骨唾液酸蛋白等），以旁分泌和自分泌的方式调节骨骼的发育和代谢，也可通过内分泌的方式发挥作用，是具有生物活性的组织。骨的内分泌功能对于机体稳态调节具有重要意义。

心脏发挥推动血液循环的动力即泵血功能，而心房肌细胞还能分泌心房钠尿肽（atrial natriuretic peptide，ANP），与 ADH 和醛固酮等的作用相抗衡，参与机体水平衡调节。因而心血管系统在输送血液的同时，具有活跃的内分泌功能。

肝脏在主要参与调控机体新陈代谢的同时，还能产生胰岛素样生长因子，与胰岛素、生长激素、甲状腺激素等共同促进全身组织细胞生长；而广泛存在的生长抑素则常伴随这些激素的作用出现，产生抑制性抗衡效应。在消化系统，胃肠黏膜分泌的各种胃肠激素，脂肪组织产生的瘦素等参与机体营养和能量平衡的调节。

泌尿系统中肾脏是排泄器官，同时可参与活化维生素 D_3，调控钙、磷代谢和骨代谢；另外，肾脏生成的促红细胞生成素可调节骨髓的红系细胞造血功能；肾素激活的血管紧张素参与血容量的调节。

松果体不仅参与整体生物节律调控，还能够通过分泌激素平衡机体的内分泌活动。

性腺主要生成成熟的生殖细胞，而其分泌的各种性激素还调节机体的成熟发育等过程；妊娠过程中的胎盘可分泌大量激素而参与胎儿生长发育的维持及稳定。

作为免疫系统器官的胸腺，不仅分泌多种肽类激素参与免疫调节，还与其他内分泌腺或系统之间保持功能联系。

临床病例： **甲状腺功能亢进**

患者，女，25 岁，因怕热，多汗，心悸，体重减轻 6 个月就诊。6 个月前患者无明显诱因逐渐出现怕热，多汗，易激惹，睡眠差，活动后心累气促，伴多食易饥，大便次数增多，每天 2～3 次，体重逐渐减轻约 5kg，月经稀少并延迟。2 个月前，患者出现开门时突发无力，致钥匙掉落，未引起重视。1 周前，同事发现其颈部增大而就诊。家族中无甲状腺疾病史。查体：脉搏 115 次／分，血压 128/83mmHg，皮肤潮湿多汗，双眼睑眼裂稍增宽，目光炯炯有神，球结膜无充血水肿，甲状腺呈对称性弥漫性肿大（Ⅱ度），质软，无压痛，未扪及结节，包块随吞咽上下活动，心率 115 次／分，律齐，心尖区可闻及柔和的吹风样收缩期杂音，膝跳反射亢进。辅助检查：TSH＜0.005μIU/ml（参考值 0.35～5.00μIU/ml），FT_3 20.1pmol/L（参考值 2.1～6.3pmol/L），FT_4 59.2pmol/L（参考值 9.5～24.5pmol/L），TGAb 18.0IU/ml（参考值 0.0～115.0IU/ml），TPOAb 114.1IU/ml（参考值 0.0-34.0IU/ml），TRAb＞40IU/L（参考值 0.00～1.75IU/L）。医生初步诊断为甲状腺功能亢进，给予抗甲状腺药物治疗，同时嘱患者进低碘饮食。

思考题：

1. 该患者为什么会出现怕热，多汗，心悸以及多食易饥等症状？

2. 根据你所学过的生理学知识，试解释该患者血中 TSH 降低的原因。

（余华荣　彭碧文　陈　笛　李英博　申晶晶）

重 点 名 词

激素　hormone

远距分泌　telecrine

旁分泌　paracrine

神经内分泌　neuroendocrine

自分泌　autocrine

内在分泌　intracrine

协同作用　synergism

拮抗作用　antagonism

允许作用　permissive action

竞争作用　competitive action

下丘脑 - 垂体 - 靶腺轴　hypothalamus-pituitary-target gland axis

下丘脑 - 垂体功能单位　hypothalamus-hypophysis unit

下丘脑调节肽　hypothalamic regulatory peptide，HRP

应激反应　stress response

肾素 - 血管紧张素系统　renin-angiotensin system，RAS

应急反应　emergency reaction

参 考 文 献

Borba VV, Zandman-Goddard G, Shoenfeld Y, 2018. Prolactin and Autoimmunity. Front. Immunol., 9: 73.

Brent GA, 2012. Mechanisms of thyroid hormone action. J. Clin. Invest., 122: 3035-3043.

Hong GK, Payne SC, Jane JA, 2016. Anatomy, Physiology, and Laboratory Evaluation of the Pituitary Gland. Otolaryngologic Clinics of North America, 49(1): 21-32.

Lauren J, Robert S, 1991. The role of the hippocampus in feedback regulation of the hypothalamic-pituitary-adrenocortical axis. Endocr. Rev., 12(2): 118-134.

Puga L, Alcántara-Alonso V, Coffeen U, et al, 2016. TRH injected into the nucleus accumbens shell releases dopamine and reduces feeding motivation in rats. Behav. Brain. Res., 306: 128-136.

第十一章
练习题、思考题答案

第十二章　生　殖

本章重点：

　　睾丸的内分泌；睾丸的精子发生；睾丸功能的调节；卵巢的内分泌；卵巢卵泡的生长发育及调控；月经周期及调控；卵子受精和受精卵着床；妊娠期间体内激素的周期性变化规律。核心知识概括示意图见图 12-1。

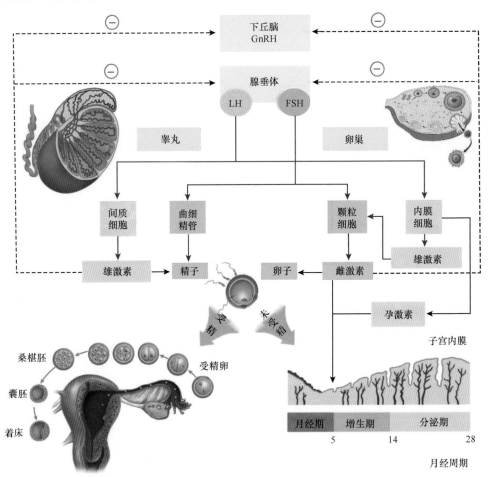

图 12-1　核心知识概括示意图

　　生物体生长发育成熟后，能够产生与自己相似的子代个体的功能称为生殖（reproduction）。通过生殖过程，遗传密码得以代代相传，新的个体得以产生，生殖对于种族延续是必不可少的。在高等动物，生殖是通过两性生殖器官的活动来实现的。生殖过程包括生殖细胞（卵子和精子）发生和发育、妊娠和分娩等重要环节。

第一节　男性生殖功能及其调节

　　睾丸（testis）是男性主性器官，附性器官包括附睾（epididymis）、输精管（vas efferens）、精囊（seminal vesicle）、前列腺（prostate gland）、射精管（ejaculatory duct）、尿道（urethra）、尿道球腺（bulbourethral gland）、阴茎（penis）等（图 12-2A）。

　　睾丸实质由 100～200 个睾丸小叶组成，睾丸小叶则主要由曲细精管（seminiferous tubule）和间质细胞（interstitial cell）构成（图 12-2B），曲细精管是产生精子（spermatozoon，sperm）的部位，每侧的睾丸约包含 900 条曲细精管，每条曲细精管可长达半米；间质细胞可分泌雄激素（androgen）。

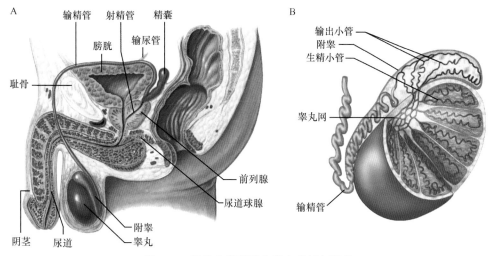

图 12-2　男性生殖系统和睾丸的解剖结构

一、睾丸的内分泌功能

睾丸的间质细胞合成和分泌雄激素，支持细胞分泌抑制素（inhibin）。

（一）雄激素

睾丸间质细胞分泌的雄激素主要有睾酮（testosterone，T）、双氢睾酮（dihydrotestosterone，DHT）、脱氢异雄酮（dehydroisoandrosterone，DHIA）和雄烯二酮（androstenedione）。其中合成和分泌量最多的是睾酮，生物活性最强的是双氢睾酮，大多数睾酮最终在目标组织中转化为双氢睾酮。

1. 睾酮的合成、运输和代谢　睾酮是 C-19 类固醇激素，在间质细胞的线粒体内，胆固醇经羟化、侧链裂解，形成孕烯醇酮，再经羟化和去侧链，生成睾酮。睾酮在其靶器官（如附睾和前列腺）内，被 5α- 还原酶还原为双氢睾酮，再与靶细胞内的受体结合发挥作用（图 12-3）。

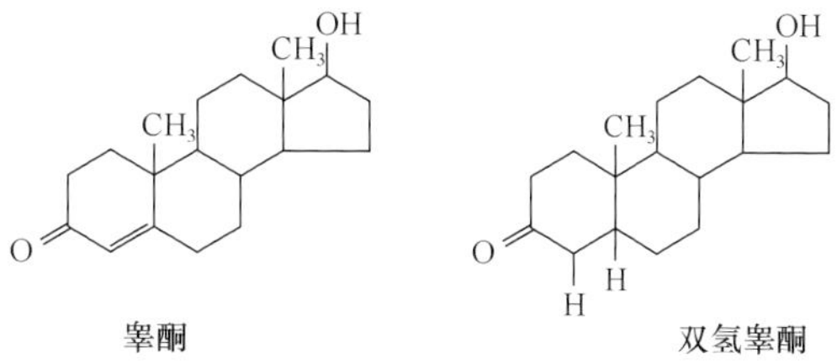

图 12-3　睾酮和双氢睾酮

童年时期，睾丸几乎不分泌睾酮，睾丸中也几乎不存在睾丸间质细胞，但在新生男婴生命的最初几个月和青春期后，睾丸间质细胞在成年男性中都是大量存在的；在这两个时期，睾丸都分泌大量的睾酮。正常成年男性，睾丸每日约分泌 4～9mg 睾酮，50 岁以后，随年龄增长，睾酮的分泌量逐渐减少。血液中 97%～99% 的睾酮与血浆白蛋白或性激素结合球蛋白结合，只有 1%～3% 的睾酮是游离的。睾酮主要在肝内灭活，经还原、氧化及侧链裂解转变成 17- 酮类固醇而随尿液排出，少量代谢产物通过肝胆汁经粪便排出。

2. 睾酮的生理作用　一般来说，睾酮是形成男性体征的因素。即使在胎儿时期，睾丸也受到来自胎盘的绒毛膜促性腺激素的刺激，在整个胎儿发育期间和出生后 10 周或更长时间内产生适量的睾酮；此后，在大约 10～13 岁的儿童时期，基本上不产生睾酮。然后，在青春期开始时，在垂体前叶促性腺激素的刺激下，睾酮的分泌迅速增加，并持续到余生的大部分时间，超过 50 岁后迅速减少，到 80 岁时达到峰值的 20%～50%。

（1）睾酮对胚胎的作用：大约在胚胎发育的第七周，雄性胎儿的睾丸就开始产生睾酮。事实上，雌性和雄性染色体之间的主要功能差异之一，就是雄性染色体导致新形成的生殖嵴分泌睾酮，而雌性染色体导致生殖嵴分泌雌激素。因此，向怀孕的动物注射大量的雄激素会导致雌性胎儿雄性性器官的发育；同样，如果在发育早期切除雄性胎儿的睾丸会导致雌性性器官的发育。因此，首先由生殖嵴随后由胎儿的睾丸分泌的雄激素负责雄性性征的发育，包括形成阴茎和阴囊而不是形成阴蒂和阴道。同样，它会导致前列腺，精囊和男性生殖道的形成，同时抑制雌性生殖器官的形成。

（2）促进睾丸下降和维持生精作用：睾丸通常在妊娠的最后 2～3 个月内下降到阴囊，此时睾丸开始分泌适量的雄激素。如果男婴出生时睾丸未降，但睾丸正常，如果腹股沟管足够大可以允许睾丸通过，体外给予雄激素通常会使睾丸以正常的方式下降。或者通过给予促性腺激素刺激新生婴儿睾丸的间质细胞产生雄激素，也可导致睾丸下降。这些均表明睾酮是刺激睾丸下降的重要激素。睾酮自间质细胞分泌后，可经支持细胞进入曲细精管。睾酮可直接或通过转变为双氢睾酮，与生精细胞的雄激素受体结合，促进生精细胞的分化和精子的生成过程。

（3）刺激主性器官的生长发育和第二性征的产生：青春期后，雄激素分泌的增加导致阴茎、阴囊和睾丸在 20 岁之前增长约八倍。此外，从青春期开始到性成熟，雄激素会导致男性的第二性征发育。

1）对体毛分布的影响：睾丸激素可促进下列部位的毛发生长，包括：耻骨上的毛发，腹正中线至脐甚至脐以上的毛发，脸部的毛发，胸部的毛发，乃至少数情况下在身体其他部位，如背部的毛发。

2）秃顶：与对上述部位的作用不同，雄激素可减少头顶毛发的生长，一个典型的例子是：没有睾丸功能的男人不会秃顶。当然，男子汉气概很足的男人也并不一定会秃顶。这是因为秃顶的发生具有很强的遗传背景，雄激素的作用叠加在这种遗传背景上才会发生秃顶。

3）对声音的影响：睾丸分泌的雄激素或外源摄入的雄激素会导致喉黏膜肥大和喉咙肿大。这些效果起初会引起相对不协调的"破裂"声音，这种声音逐渐变为典型的成年男性声音，这就是我们通常说的"变声期"。

4）皮肤增厚和引起痤疮：雄激素增加了整个身体的皮肤厚度，并增加了皮下组织的坚固性。睾丸激素还可以增加皮脂腺的分泌速率，当面部皮脂腺分泌过多就会导致痤疮。痤疮是男性青春期最常见的特征之一，经过几年之后，皮肤通常会以某种方式适应大量增加的雄激素，从而克服痤疮。

（4）对代谢的调节作用。

1）睾酮增加蛋白质形成和肌肉发育：男性最重要的特征之一是青春期后肌肉组织的发育增加，平均肌肉质量比女性增加约 50%。这也与身体非肌肉部分的蛋白质增加有关。皮肤的许多变化是由于蛋白质在皮肤中的沉积，声音的变化部分原因也是因睾酮的蛋白质合成代谢功能而引起的。

由于睾酮和其他雄激素对身体肌肉组织的巨大影响，合成雄激素常常被一些运动员用于改善肌肉性能，然而由于过量补充睾酮往往伴有不可逆的副作用，各个国家和国际体育组织均把睾酮列为运动员的违禁药品，受到世界反兴奋剂机构的严格查处。睾酮或合成雄激素也偶尔在老年时用作"年轻激素"，以改善肌肉力量和活力，但结果有待考量。

2）睾酮增加骨基质，导致钙潴留：在青春期（或长期注射睾酮后）血液中游离睾酮大量增加，骨骼会变得粗壮，并沉积相当多的钙盐。因此，睾酮增加了骨基质的总量，并导致钙潴留。骨基质的增加被认为是由于睾酮的一般蛋白质合成代谢功能加上钙盐的沉积对增加的蛋白质的反应。

睾酮对骨盆有一种特殊的作用：缩小骨盆出口，延长骨盆出口，使男性骨盆呈漏斗状而非女性骨盆的宽卵形，从而大大增加整个骨盆的承重强度。在没有睾丸激素的情况下，男性骨盆会发育成与女性相似的骨盆。

由于睾酮具有增加骨骼尺寸和强度的能力，因此通常用于老年男性治疗骨质疏松症。当仍在生长的儿童体内异常分泌大量睾酮（或任何其他雄激素）时，骨骼生长速度显著增加，导致身高激增。然而睾酮还会导致长骨骨骺在幼年时与骨干结合。因此，尽管生长速度很快，但骨骺的早期闭合反而阻碍了长期发育。如果男性在青春期前由于某些原因（如肿瘤、外伤等）导致睾丸被摘除，其在成年后的身高反而往往高于正常男性。

3）睾酮增加基础代谢：注射大量睾酮可以将基础代谢率提高 15%。此外，即使是青春期和成年早期睾丸分泌正常数量的睾酮，也会使新陈代谢率比睾丸不活跃时的水平高出约 5% ～ 10%。新陈代谢速度的增加可能是睾酮对蛋白质合成代谢影响的间接结果，蛋白质数量的增加，尤其是酶，增加了所有细胞的活性。

（5）对红细胞的影响：当正常数量的睾酮注射到睾丸摘除或缺失的成年雄性体内时，每立方毫米血液中的红细胞数量增加 15% ～ 20%。此外，普通男性每立方毫米的红细胞比普通女性多 70 万个。尽管睾酮对红细胞没有直接作用，却可以通过下述机制继发性的引起红细胞增生：促红细胞生成素调定点整体上移；增强肝脏对铁的转运和利用。

（6）对电解质和水平衡的影响：包括睾酮在内的许多类固醇激素可以增加肾脏远端小管对钠的重吸收，但与肾上腺盐皮质激素相比，作用很弱。然而，青春期后男性的血液和细胞外液体积相对于体重增加了 5% ～ 10%。

（二）抑制素

抑制素（inhibin）是睾丸支持细胞分泌的糖蛋白激素，由 α 和 β 两个亚单位组成，分子量为 31 000 ～ 32 000。抑制素作用于垂体前叶，对卵泡刺激素（follicle-stimulating hormone，FSH）的分泌有很强的抑制作用，而生理剂量的抑制素对黄体生成素（luteinizing hormone，LH）的分泌却无明显影响。

（三）睾酮分泌的调节

睾丸间质细胞膜上存在 LH 受体。LH 与受体结合后，激活腺苷酸环化酶，促进细胞内 cAMP 的生成，进而激活蛋白激酶 A 系统，从而使胆固醇进入线粒体内合成睾酮并释放入血，所以 LH 又称为间质细胞刺激素。当血中的睾酮达到一定浓度后，它又可反作用于下丘脑和垂体，抑制 GnRH 分泌，进而抑制 LH 的分泌，产生负反馈调节作用，从而使血中睾酮浓度稳定在一定水平。

支持细胞在 FSH 的作用下，可产生一种对睾酮和双氢睾酮亲和性很强的蛋白质，称为雄激素结合蛋白（androgen binding protein，ABP），ABP 与睾酮或双氢睾酮结合后，转运至曲细精管，提高雄激素在曲细精管的局部浓度，有利于生精过程。

（四）睾酮的分泌异常

男性在青春期前因外伤或肿瘤等原因失去睾丸，他一生中将始终维持婴儿性状器官和其他婴儿性特征。成年后的身高比正常人略高，因为骨骺愈合缓慢，但骨骼细弱，肌肉也比正常人弱得多。声音稚气，面部和其他部位也没有出现正常的成年男性毛发分布。

而如果男性在青春期后去势（睾丸摘除术），一些男性第二性征会恢复到孩童时期的特征，而其他的则保持成年男性的特征。性器官略有减小但不至于恢复到幼稚状态，声音也只是略有退步；然而毛发减少，骨骼和肌肉组织减弱。性欲会降低但不会丧失，前提是在此之前有过性活动的经验。勃起仍然可以像以前一样发生，但射精很少发生，主要是因为射精器官退化，睾酮驱动的精神欲望丧失。

某些性腺机能减退是由于下丘脑因遗传性原因不能分泌正常量的 GnRH 引起的。这通常与下丘脑的进食中枢异常同时发生，导致人过度进食。因此，性腺机能减退往往与肥胖同时发生，这种情况被称为脂肪体生殖器综合征或弗里希综合征（Frisch syndrome）。

罹患睾丸间质细胞肿瘤的患者有时会产生 100 倍于正常量的睾酮，导致肌肉组织和骨骼的快速生长，但也会导致骨骺的早期愈合，因此患者成年的身高实际上比正常人要低得多。这种间质细胞肿瘤还会导致男性性器官、所有骨骼肌和其他男性性特征的过度发育。

二、生精过程

（一）精子的形态

精子是男性主要的生殖细胞。成熟精子由一个头部和一个尾部组成。头部由一层薄的细胞质和细胞膜层包裹浓缩的细胞核组成。头部前三分之二的外侧有一个厚帽，称为顶体，主要由高尔基体形成。它含有许多类似于细胞溶酶体中典型的酶，包括透明质酸酶（可以消化组织的蛋白聚糖丝）和强蛋白水解酶（可以消化蛋白质）。这些酶在精子进入卵子并使其受精过程中起着重要作用。

精子的尾部被称为鞭毛，有三个主要组成部分：①由 11 个微管组成的中心骨架，统称为轴丝——其结构类似于纤毛；②覆盖轴丝的薄细胞膜；③在尾的近端部分（称为尾体）轴突周围的线粒体集合（图 12-4）。

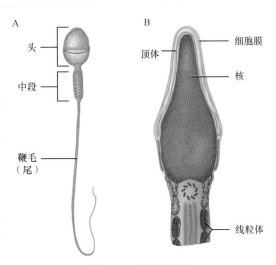

图 12-4　精子的结构

（二）精子的发生

精子的发生是在曲细精管中进行的。曲细精管的管壁由生精细胞和支持细胞（sertoli cell）构成。支持细胞为各级生精细胞提供营养，并起着保护与支持的作用。支持细胞呈单层排列，从曲细精管基底直达腔面。在近基底部，支持细胞之间存在紧密连接，将曲细精管分为近基底膜和近管腔两部分，形成功能性血睾屏障。血睾屏障为生精细胞的分化发育提供合适的微环境，同时防止生精细胞的抗原物质进入血液循环引起免疫反应。

在胚胎形成过程中，原始生殖细胞迁移到睾丸中并变成未成熟的生殖细胞，称为精原细胞（spermatogonium），呈 2～3 层排布于曲细精管的内表面。进入青春期后，在垂体前叶促性腺激素的作用下开始生精过程，一般持续终生，但在老年期生精能力会显著下降。精子发生的过程可归纳

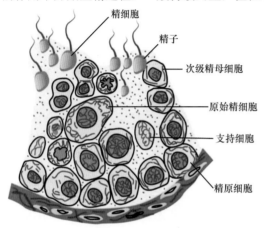

图 12-5　精原细胞到精子的不同发育阶段

为三个连续阶段：①精原细胞分裂增殖阶段：精原细胞是发生精子的干细胞，它通过数次有丝分裂进行增殖，一部分仍作为干细胞，另一部分则通过染色质复制，形成减数分裂的前体细胞——细线前期精母细胞（又称原始精母细胞）。②精母细胞减数分裂阶段：细线前期精母细胞离开基底膜，并越过血睾屏障进入睾丸支持细胞层，进行第一次减数分裂，同源染色体分离，形成次级精母细胞；几天后，次级精母细胞经过第二次减数分裂，姐妹染色单体分离，形成精细胞。③精子细胞变态成精子阶段：精细胞经过一系列的形态变化，形成成熟的精子并脱离支持细胞释放到管腔（图 12-5）。

在曲细精管管壁中，各种不同发育阶段的生精细胞是顺次排列的，即由基底膜至管腔，分别为精原细胞、原始精母细胞、次级精母细胞、精子细胞、分化中的精子，直至成熟精子脱离支持细胞进入管腔。从精原细胞到精子，整个生精过程大约需要74 天。

在从精母细胞阶段向精子阶段转变的过程中，精母细胞的 46 条染色体（23 对染色体）分别进入 2 个精子，使得每个精子仅携带了一半的染色体基因。因此，最终胎儿的遗传特征中一半是由父亲提供的，而另一半则是由母亲提供的卵母细胞衍生的（图 12-6）。

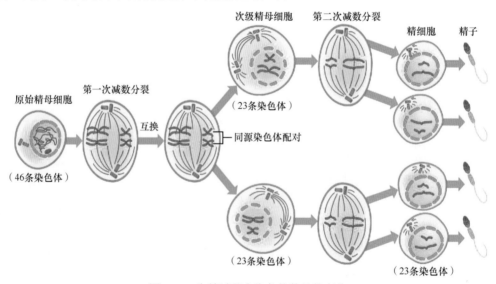

图 12-6　生精过程中染色体数目的变化

图中紫色代表来自父母一方的染色体，蓝色代表来自父母另一方的染色体

精子的生成需要适宜的温度，在胚胎发育期间，由于某种原因致使睾丸不降入阴囊而停留在腹腔内或腹股沟内，称为隐睾症，在此情况下曲细精管不能正常发育，也无精子产生。如果对发育成

熟的动物睾丸进行加温处理，或施行实验性隐睾术，也可观察到生精细胞退化萎缩。

（三）附睾中精子的成熟

新生的精子释放入曲细精管管腔内，本身并没有运动能力，不能使卵子受精。它们需要几天时间才能通过 6 米长的附睾小管，在附睾内精子进一步成熟，并获得运动能力。精子尾巴的前后运动（鞭毛运动）为精子提供动力。这种运动是由组成轴突的前小管和后小管之间有节奏的纵向滑动引起的。这个过程由尾部的线粒体合成的 ATP 供能。正常精子在液体介质中以 1 ～ 4mm/min 的速度运动。这使得它们可以穿越女性生殖道寻找卵子。然而，附睾液中的一些抑制蛋白在射精前仍然会阻止精子最终的运动。

（四）精子的储存和排出

成人的两个睾丸每天可形成多达 1.2 亿个精子。它们中的少数储存在附睾中，但大多数储存在输精管及其壶腹部，可以保存至少一个月，并且保持其生育能力。在此期间，它们被输精管分泌的多种抑制物质保持在深度抑制的非活性状态。在性活动中，通过输精管的蠕动把精子运送至尿道。精子与附睾、精囊腺、前列腺和尿道球腺的分泌物混合形成精液，在性高潮时射出体外。正常男子每次射出精液约 3 ～ 6ml，每毫升精液约含 2000 万到 4 亿个精子，少于 2000 万精子，不易使卵子受精。

精液由来自输精管的液体和精子（约占总数的 10%）、精囊液（约占总数的 60%）、前列腺液（约占总数的 30%）和少量黏液腺（尤其是尿道球腺）分泌的黏液组成，在男性性行为期间射出。因此，大部分精液是精囊液，在射精过程中，每个精囊在输精管排空精子后不久将其内容物排空到射精管中，用来通过射精管和尿道冲洗精子，另一方面，精囊液中富含的果糖和其他物质对射出的精子具有相当大的营养价值。

来自精囊和黏液腺的液体使精液呈黏液样，而前列腺液使精液呈乳白色。前列腺液除了进一步增加精液的体积外，主要有两方面的作用：一是微碱性的前列腺液中和了精液其他部分和女性阴道分泌物的酸性，使精液的平均酸碱度约为 7.5，精子的活性在中性和弱碱性介质中大大增强；另一方面，前列腺液中的凝固酶致使精囊液中的纤维蛋白原形成弱纤维蛋白凝块，在射精后的最初几分钟，将精液保存在子宫颈所在的阴道较深区域，使精子保持相对静止。在接下来的 15 ～ 30 分钟，前列腺纤维蛋白溶解素促使凝块溶解，同时精子变得非常活跃。

精子的活性随着温度的升高而显著增加，但新陈代谢的速度也随之增加，导致精子的寿命大大缩短。虽然精子可以在睾丸中以抑制状态存活数周，但射出的精子在女性生殖道中的预期寿命仅为 1 ～ 2 天。

（五）生精作用的调节

生精过程受到下丘脑 - 腺垂体的调节。下丘脑分泌的促性腺激素释放激素（GnRH）是一种十肽，神经元的胞体位于下丘脑的弓状核。这些神经元的末端主要终止于下丘脑的正中隆起，在那里它们向下丘脑 - 垂体门脉系统释放 GnRH。然后 GnRH 被输送到垂体前叶，促进腺垂体促性腺激素细胞合成和分泌 FSH 和 LH。GnRH 每隔 1 ～ 3 小时分泌一次，每次持续几分钟。FSH 主要作用于生精细胞与支持细胞，与存在于支持细胞膜上的 FSH 受体结合后，经 cAMP- 蛋白激酶 A 系统，促进支持细胞某些蛋白质的合成，这些蛋白质中，可能有启动精子生成的成分，能通过改变支持细胞的结构和功能，产生有利于精子发生的条件，从而启动精子发生。

FSH 还能刺激支持细胞分泌抑制素，而抑制素对腺垂体的 FSH 分泌有负反馈调节作用。此外，FSH 还可激活支持细胞内的芳香化酶，促进睾酮转变为雌二醇，雌二醇对睾丸的活动也有调节作用，它可降低腺垂体对 GnRH 的反应性，并可能作用于间质细胞，在局部调节睾酮的分泌，而睾酮则有维持生精的效应。LH 对生精的调节作用是通过促进睾酮的合成和分泌间接实现的（图 12-7）。

（六）精子发生异常与男性不育

曲细精管上皮可被多种疾病破坏。例如，腮腺炎引起的双侧睾丸炎会导致一些患病男性不育。此外，由于生殖道狭窄或其他异常，一些男婴出生时就出现曲细精管管状上皮的退化。不育的另一个重要原因是睾丸温度过高。睾丸温度升高可以引起曲细精管内包括精原细胞的大部分细胞退化，从而影响精子发生。睾丸之所以位于悬空阴囊，就是为了保持其温度低于体内温度，通常阴囊内温

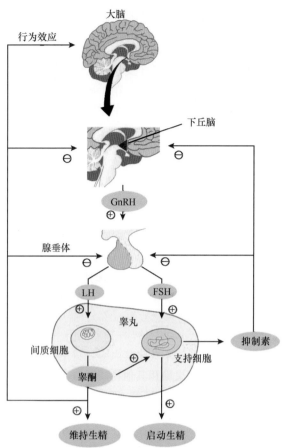

图 12-7 下丘脑 - 腺垂体 - 睾丸轴的反馈调节
图中 + 代表促进作用，- 代表抑制作用。GnRH. 促性腺激素释放
激素；LH. 黄体生成素；FSH. 卵泡刺激素

度较腹腔内温度低 2℃ 左右，适于精子的生成。在寒冷的环境里，阴囊反射导致阴囊的肌肉组织收缩，拉动睾丸靠近身体以保持这种温度差异。因此，从理论上来说，阴囊是睾丸控温的重要保证，否则在炎热天气中精子生成可能不足。

1. 隐睾 在男性胎儿的发育过程中，睾丸起源于腹部的生殖嵴。在婴儿出生前约 3 周至 1 个月，睾丸通常通过腹股沟管下降到阴囊。隐睾是指在胎儿出生时或接近出生时，由于某种原因致使一个或两个睾丸不降入阴囊而停留在腹腔内或腹股沟内。终生留在腹腔内的睾丸不能形成精子。它的管状上皮退化，只留下睾丸的间质结构。对发育成熟的动物睾丸进行加温处理，或施行实验性隐睾术，也可观察到生精细胞退化萎缩。

因此，将隐睾从腹腔转移到阴囊的手术经常在睾丸未降并且尚未开始性生活的男孩身上进行。胎儿睾丸自身分泌的睾酮是引起睾丸从腹部下降到阴囊的生理性刺激因素。因此，少数隐睾症的病例是因不正常形成的睾丸不能分泌足够的睾酮所致，这些患者的隐睾手术成功率大大降低。

2. 精子数量对生育能力的影响 每次性交时通常射出的精液量平均约为 3.5 毫升，每毫升精液中平均约有 1.2 亿个精子，即使在正常男性中，这一数字也可能从 3500 万到 2 亿不等。这意味着每次射精的几毫升精液中平均存有 4 亿个精子。当每毫升精子数量下降到 2000 万个左右以下时，

就有不育的可能性。因此，尽管卵子受精只需要一个精子，但射精通常必须包含大量的精子，才能保证一个精子使卵子受精。

3. 精子形态和运动性对生育力的影响 尽管一个男人有正常数量的精子，但仍然可能不能生育。这通常是由于多达一半以上的精子结构异常造成的。如双头精子、异常形状的头部或异常的尾部等。有时尽管精子在形态上看起来是正常的，但大部分精子的运动能力下降或消失，同样有可能导致不育。

第二节　女性生殖功能及其调节

女性的主性器官是卵巢，副性器官包括输卵管、子宫和阴道等（图 12-8）。卵巢的主要功能是产生卵子和分泌激素。女性生殖功能最大的特点是在进入青春期后，卵巢在形态上、功能上发生周期性变化，即卵巢周期（ovarian cycle）。子宫内膜也会相应发生周期性脱落和阴道出血的现象，即

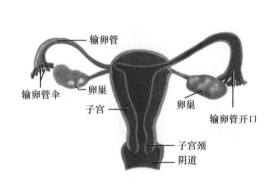

图 12-8　女性生殖系统解剖

月经（menstruation）。女性生殖功能的另一个重要特点是进入妊娠期后，包括生殖系统在内的多个系统会发生适应性的变化，因此本节主要阐述妊娠前的女性生殖生理。

<h2 style="text-align:center">一、女性的激素系统</h2>

女性的激素系统和男性一样，由三个层次的激素组成，分别是下丘脑释放激素——促性腺激素释放激素（GnRH），垂体前叶促性腺激素——卵泡刺激素（FSH）和黄体生成素（LH），这两种激素都是对下丘脑释放 GnRH 作出反应而分泌的，以及卵巢激素——雌激素（主要为雌二醇）和孕激素（主要为孕酮），是卵巢响应垂体前叶的促性腺激素而分泌的，此外还分泌抑制素和少量雄激素。

在女性每月的性周期中，这些激素的分泌并不是恒定的；在周期的不同阶段，它们的分泌截然不同。下丘脑释放的 GnRH 以短脉冲的形式分泌，平均每90分钟一次，与男性情况一样，但数量增减的幅度要小得多。

（一）雌激素（estrogen）

1. 雌激素的合成　在正常的非妊娠女性中，雌激素仅由卵巢大量分泌，尽管肾上腺皮质也能分泌微量的雌激素。在怀孕期间，胎盘也会分泌大量的雌激素（参见本章第三节）。卵巢分泌的雌激素主要为 β- 雌二醇（estradiol，E2），也可分泌少量的雌酮，是 C-18 类固醇激素。雌三醇为其主要代谢产物，但生物活性明显降低。β- 雌二醇的雌激素效力是雌酮的12倍，是雌三醇的80倍。卵巢雌激素的合成是由卵巢内两种细胞共同参与下完成的，即雌激素合成的双重细胞学说。一方面，卵巢的内膜细胞在 LH 的作用下，以胆固醇为原料，先合成孕酮（progesterone，P），再生成雄激素。由于内膜细胞中缺乏芳香化酶，不能将自身合成的雄激素转变为雌激素。雄激素由内膜细胞弥散至颗粒细胞，在 FSH 的作用下，颗粒细胞内的芳香化酶活性增强，将雄激素转变为雌激素。另一方面，颗粒细胞尽管也能够在 LH 的作用下促进胆固醇的转运并将其转变为孕酮，但是由于细胞内缺乏将孕酮转变为雄激素所需的17α- 羟化酶和 C17、20 裂解酶，因此其雌激素的合成仍依赖于内膜细胞雄激素的供应（图 12-9）。我国学者刘以训等还证实颗粒细胞产生的孕酮也可被内膜细胞作为底物利用，转化为雄激素。这更进一步说明卵巢雌激素的合成是颗粒细胞和内膜细胞相互作用的结果。

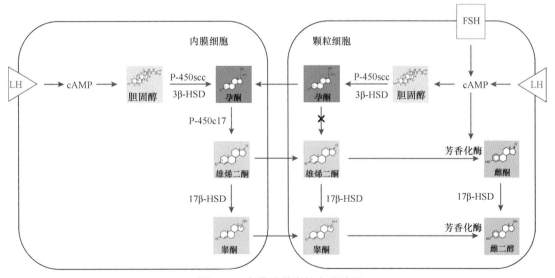

图 12-9　卵巢雌激素的合成过程

P-450scc. 细胞色素 P450 胆固醇侧链裂解酶；3β-HSD. 3β- 羟基类固醇脱氢酶；P-450c17. 17α- 羟化酶；

17β-HSD. 17β- 羟基类固醇脱氢酶

2. 雌激素的作用　雌激素的主要功能是引起性器官和其他与生殖有关的组织细胞增殖和生长。

（1）促进生殖器官的生长发育：在儿童时期，雌激素仅以微量分泌，但在青春期，在垂体促性腺激素影响下，女性雌激素分泌的量增加 20 倍或更多。此时，女性的性器官从幼稚态向成人转变。卵巢、输卵管、子宫和阴道的大小都增加了几倍。外生殖器增大，耻骨和大阴唇中的脂肪沉积以及小阴唇增大。此外，雌激素将阴道上皮从立方形变为层状上皮，这比青春期前的立方形细胞上皮更能抵抗创伤和感染。在青春期后的头几年，子宫的大小增加了 2～3 倍，但比子宫大小的增加更重要的是在雌激素影响下子宫内膜发生的变化。雌激素引起子宫内膜间质的显著增殖，并大大增加子宫内膜腺体的发育，使子宫内膜处于增生期阶段，这将有助于为植入的受精卵提供营养。

雌激素对输卵管黏膜的作用与子宫内膜相似，引起内膜腺组织增殖；更重要的是，它们导致输卵管内的纤毛上皮细胞数量增加，而且纤毛的活性大大增强。纤毛朝着子宫方向摆动，有助于向该方向推动受精卵。雌激素还可加强输卵管平滑肌与子宫平滑肌的兴奋性，使子宫平滑肌对催产素的敏感性增强；雌激素分泌高峰促使子宫颈腺分泌大量稀薄的黏液，以利于精子通过宫颈管。

（2）促进卵泡发育和成熟：雌激素与 FSH 协同促进卵泡发育；通过对下丘脑的正反馈作用诱导排卵前 LH 峰，间接促进排卵。

（3）促进女性副性征的形成：女性和男性的原始乳房完全相同。事实上，在适当的激素刺激下，20 岁以下的男性乳房可以充分发育，以与女性乳房相同的方式产生乳汁。雌激素引起乳房基质组织的发育，导管系统的生长和乳房中脂肪的沉积。乳房的小叶和腺泡在雌激素的影响下一定程度地发育，但是孕激素和催乳素才是决定这些结构最终发育成熟和发挥功能的关键因素。总之，雌激素引发乳房的形态学变化，使其形成成熟女性乳房的特征性外观。雌激素还可使脂肪和毛发呈女性分布，音调较高等。

（4）加速骨骼的生长：雌激素抑制骨骼中的破骨细胞活性，从而刺激骨骼生长。在青春期，当女性进入生殖年龄时，身高的快速增长会持续数年。然而，雌激素对骨骼生长还有另一种强有力的作用：即导致骨骺与长骨骨干的结合。雌激素在女性中的这种作用远强于睾酮在男性中的类似作用（参见本章第一节）。因此，女性的生长通常比男性的生长早几年停止；而没有雌激素产生的女性通常比正常的成熟女性高几英寸，因为她的骨骺闭合时间延迟。

绝经后，卵巢几乎不分泌雌激素。这种雌激素缺乏导致骨中破骨细胞活性增加，骨基质减少，骨钙和磷酸盐的沉积减少。在一些女性中，这种影响非常严重，可以导致骨质疏松症，严重者引起骨折，特别是椎骨骨折。因此，大部分绝经后妇女应接受雌激素替代治疗以预防骨质疏松症的影响。

（5）影响物质代谢：雌激素略微增加全身代谢率，但仅为睾酮引起增加的 1/3 左右。雌激素引起全身蛋白质略有增加，这主要是由于雌激素对性器官，骨骼和身体其他一些组织的生长促进作用。由睾酮引起的蛋白质沉积增强更为普遍，并且是雌激素引起的蛋白质沉积的许多倍。

雌激素可降低血浆胆固醇与 β 脂蛋白的含量，但导致皮下组织中脂肪的沉积。因此，女性体内脂肪的百分比远远大于男性。除了乳房和皮下组织中的脂肪沉积之外，雌激素还引起臀部和大腿中脂肪的沉积，组成女性特征的一部分。

（6）对毛发和皮肤的影响：雌激素不会对毛发分布产生很大影响。然而青春期后，耻骨区和腋窝的毛发增加，这主要是女性肾上腺形成的雄激素数量增加造成的。雌激素使皮肤形成柔软且光滑的质地，但女性的皮肤相对儿童仍会有一定程度的增厚。此外，雌激素使皮肤血管分布增加，这有助于增加皮肤表面温度，同时导致女性皮肤创口的出血比男性更多。

（7）对电解质平衡的影响：与醛固酮和其他一些肾上腺皮质激素类似，雌激素也会引起肾小管的水钠潴留，在正常生理情况下这种作用非常微弱；但在怀孕期间，胎盘分泌的雌激素大量增多，可能会明显增加体液潴留。

（二）孕激素

1. 孕激素的合成　卵巢分泌的孕激素以孕酮（progesterone，P）为主，为 C-21 类固醇激素。

2. 孕激素的作用

（1）对子宫的作用：孕激素最重要的功能是在每月女性性周期的后半期促进子宫内膜的分泌变化。在雌激素的协同作用下，孕激素使子宫内膜由增生期向分泌期转变，并保持子宫内膜处于分泌期状态，从而为子宫植入受精卵做准备；降低子宫肌的兴奋性，并使子宫平滑肌对催产素的敏感性降低，从而有助于维持妊娠。

（2）对输卵管的作用：孕激素还可促进输卵管粘膜内皮的分泌增加，这些分泌物对于受精卵在植入前穿过输卵管时的营养是必需的。

（3）对乳腺的作用：孕激素促进乳房小叶和腺泡发育，导致腺泡细胞增殖，扩大和具备分泌功能。然而，孕激素本身并不能导致腺泡分泌乳汁，只有在催乳素的进一步刺激下才能分泌乳汁。孕激素还会导致乳房肿胀，一方面是由于小叶和腺泡中的分泌发育，另一方面也是由于皮下组织中的液体潴留所致。

（4）产热作用：女性的基础体温随月经周期而发生变动，在排卵前先出现短暂降低，排卵后升高 0.5℃，这一体温升高被认为是孕激素的作用，并一直持续到下次月经开始。临床上常将这一基础体温的变化作为判断排卵的标志之一。

二、卵巢的生卵作用

卵巢由外周皮质和中央髓质组成。生育年龄的卵巢皮质较厚，占卵巢的 1/2～1/3，由不同发育阶段的卵泡和间质细胞组成；髓质为疏松的结缔组织，内含血管、淋巴等。女性出生时卵巢内约含有 200 万个原始卵泡，每个卵子被一层颗粒细胞包围，在整个儿童时期，颗粒细胞为卵子提供营养，并分泌卵母细胞成熟抑制因子，使卵子在减数分裂前期维持在原始状态；至青春期时降至 30 万～40 万个，但正常女性一生中只排出大约 400 个成熟的卵细胞。

青春期开始后，当垂体前叶开始大量分泌 FSH 和 LH 时，卵巢的生卵功能呈现月周期性变化，每个周期中大约有 15～20 个卵泡（ovarian follicle）开始生长发育，但通常只有一个卵泡发育成熟并排出其中的卵细胞，其余的卵泡均在不同阶段退化为闭锁卵泡。生卵过程一般分为三个阶段：卵泡期（follicular phase）、排卵期（ovulation phase）和黄体期（luteal phase）。

（一）卵巢周期

1. 卵泡期　这是卵泡发育和成熟的阶段。原始卵泡由位于中央的初级卵母细胞和位于周边的单层梭形细胞组成。初级卵母细胞是在胚胎期由卵原细胞（干细胞）分裂分化形成的，随后开始第一次减数分裂，并长期停留于分裂前期，直至卵泡排卵之前，第一次减数分裂才告完成。

原始卵泡先是发育成初级卵泡，这时形态结构也相应发生一系列的变化，表现为卵母细胞逐渐变大、卵泡周边部梭形细胞分化成立方形的颗粒细胞、卵泡周围基底膜外的间质细胞分化成内膜细胞等；此后，卵母细胞周围透明带形成、颗粒细胞由单层成为多层，形成卵丘和放射冠，卵泡腔扩大，而成为次级卵泡和成熟卵泡（图 12-10），单个成熟卵泡的直径可达 1～1.5cm。每个月只有一个卵泡完全成熟，剩下的卵泡会发生闭锁。经过一周或更长时间的生长（在排卵发生之前），其中一个卵泡开始生长，而其余 5～11 个发育中的卵泡逐渐消退（此过程称为闭锁）。

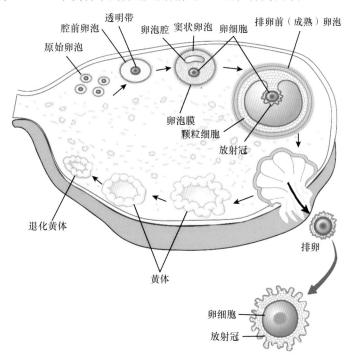

图 12-10　卵泡发育的过程

2. 排卵期　随着卵泡的发育成熟，在 LH 的作用下，卵泡逐渐向卵巢表面突出，突出的外壁迅速肿胀，卵泡囊中心有一小部分区域，称为柱头，像乳头一样突出。经过 30 分钟左右，液体开始通过柱头从卵泡渗出，大约 2 分钟后，柱头广泛破裂，占据卵泡中央部分的更黏稠的液体向外逸出，携带卵子，即卵母细胞以及包围它的透明带和放射冠一起随卵泡液由卵巢排出，此过程称为排卵（ovulation）。排出的卵子旋即被输卵管伞捕获，并送入输卵管。

3. 黄体期　排卵后的最初几个小时内，残留的卵泡壁塌陷形成皱褶，卵泡膜和血管也随之陷入，由颗粒细胞和内膜细胞逐渐发育成一个体积较大而又富有血管的内分泌腺细胞团，它们的直径增大两倍或更多，并被脂质包裹体充满，使其呈现黄色外观，而被称为黄体（corpus luteum）。黄体中有发育良好的血管供应。黄体中的颗粒细胞形成广泛的细胞内平滑内质网，产生大量的孕激素和雌激素（孕激素多于雌激素）。卵泡膜细胞主要产生雄激素雄烯二酮和睾酮，而后这些激素大部分也被颗粒细胞转化为雌性激素。如果卵子受精，黄体可继续长大，称为妊娠黄体；如果卵子未受精，黄体可维持 2 周，随后发生退化，最终失去其分泌功能以及其淡黄色的脂质特征，形成无血管的疤痕——白体。在随后的几周内，白体被结缔组织取代，并在数月内被吸收。

（二）卵巢功能的周期性调节

卵巢的排卵和内分泌功能受腺垂体分泌的 FSH 和 LH 的调控，下丘脑分泌的 GnRH 促进腺垂体分泌 FSH 和 LH，而 GnRH、FSH 和 LH 的分泌则又都受到卵巢激素的反馈调节。下丘脑、腺垂体和卵巢激素之间的这种相互作用构成了下丘脑 - 腺垂体 - 卵巢轴（hypothalamus-adenohypophysis-ovaries axis），下丘脑 - 腺垂体 - 卵巢轴活动导致了卵巢功能的周期性变化，而卵巢激素周期性变化又导致了子宫内膜发生周期性变化。

在青春期前，下丘脑 GnRH 神经元尚未发育成熟，同时这类神经元对卵巢所分泌少量激素的反馈抑制作用比较敏感，所以，GnRH、FSH 和 LH 分泌都很少，卵巢功能活动也处于低水平。进入青春期，随着下丘脑 GnRH 神经元的发育成熟，GnRH 分泌增加，垂体 FSH 和 LH 分泌也相应增加，卵巢功能呈现周期性变化（图 12-11）。

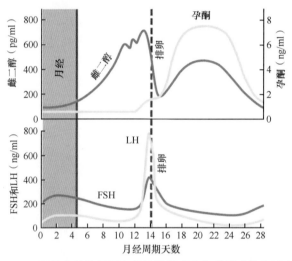

图 12-11　正常女性性周期中促性腺激素和卵巢激素的分泌变化

1. 卵泡期　卵泡由原始卵泡发育到初级卵泡的早期，卵泡上尚未出现促性腺激素受体，因此不受垂体促性腺激素的控制。随着初级卵泡逐渐发育成熟，颗粒细胞和内膜细胞上分别出现 FSH 受体与 LH 受体，使卵泡的发育受到垂体促性腺激素的调节。在女性每个月性周期的前几天，垂体前叶分泌的 FSH 和 LH 都有轻微到中等程度的增加，FSH 的增加略大于 LH 的增加，并提前几天。这些激素，尤其是 FSH，导致每个月有 6 ～ 12 个初级卵泡加速生长。卵泡期开始时，血中雌激素和孕激素的水平均较低，对垂体 FSH 和 LH 的负反馈抑制作用较弱，因而血中 FSH 水平逐渐升高，LH 水平也随之有所升高。FSH 作用于颗粒细胞，提高细胞内芳香化酶的活性，生成更多的雌激素，卵泡液中雌激素浓度的升高导致颗粒细胞内出现一个腔，称为窦卵泡。血中雌激素的水平达到一定水平时以及卵泡颗粒细胞分泌的抑制素都反馈抑制垂体促性腺激素的分泌，特别是抑制素对 FSH 的分泌有选择性的抑制作用，从而使 FSH 水平有所下降，在这种情况下多数卵泡停止发育，只有一个或数个发育较大的卵泡可继续发育成为排卵卵泡，称为优势卵泡。

一旦窦状卵泡开始生长，它们的生长几乎是爆炸性的，产生更大的卵泡称为囊状卵泡。卵子本身的直径也增加三到四倍，使卵子的总直径增加 10 倍，质量增加了 1000 倍。随着卵泡的增大，卵子本身仍然位于嵌在卵泡一极的大量颗粒细胞中。窦卵泡的加速生长是受到以下激素的调控引起的：①雌激素分泌到卵泡，使颗粒细胞形成越来越多的 FSH 受体，产生正反馈效应，它使颗粒细胞对 FSH 更加敏感；② FSH 和雌激素联合上调原始颗粒细胞上的 LH 受体，因此除了 FSH 刺激外，LH 的刺激使卵泡分泌更快地增加；③卵泡分泌的雌激素和垂体前叶分泌的 LH 增加共同作用导致卵泡鞘细胞的增殖和分泌增加。

2. 排卵期 优势卵泡出现后，可分泌大量雌激素，导致血液雌二醇水平逐渐上升。雌激素一方面可促进内膜细胞的增生和增加内膜细胞 LH 受体的数量，从而使卵巢雌激素生成增多，血中的雌激素进一步升高，并在排卵前达到高峰；另一方面，达到高峰的雌激素可增强下丘脑 GnRH 的分泌，进而促进腺垂体 FSH 和 LH 的释放，以 LH 分泌增加更为明显，形成 LH 峰（LH surge）（图 12-11）。雌激素这种促进 LH 大量分泌的作用，称为雌激素的正反馈效应。

LH 峰是触发排卵的关键因素，当血中 LH 达到峰值后 12 小时，LH 在孕酮、FSH 共同的作用下，成熟卵泡中多种水解酶的活性增强，卵泡壁破裂。LH 还可使卵泡分泌前列腺素，后者可使卵泡壁肌样细胞收缩，发育成熟的卵细胞与附着的透明带、放射冠从破裂的卵泡壁排出。

3. 黄体期 排卵后，卵巢周期进入黄体期。在 LH 作用下，黄体细胞分泌大量的孕激素和雌激素，使血中的孕酮和雌激素明显升高。对于雌激素来说，这是在月经周期中是第二次升高，但幅度小于发生在卵泡期的第一次升高。若卵细胞未受精，在孕激素和雌激素的负反馈作用下，下丘脑 GnRH 与腺垂体 FSH 和 LH 分泌减少，黄体失去腺垂体激素的支持逐渐萎缩退化，使得雌激素和孕激素分泌减少，这时腺垂体促性腺激素分泌又开始增加，进入新一轮周期。如果卵细胞受精，在受精后十天左右胎盘开始分泌人绒毛膜促性腺激素（human chorionic gonadotropin，hCG），在其作用下，黄体继续长大并行使其内分泌功能。

（三）卵巢周期与月经周期

与卵巢周期变化相伴随的是子宫内膜发生周期性剥落，出现每月一次的出血现象，称为月经，两次月经之间的时间间隔称为一个月经周期（menstrual cycle），约为 28 天（图 12-12）。

与男性一样，如果给予适当刺激，女性婴儿的垂体和卵巢即能够发挥全部功能。然而，正如男性一样，女性的下丘脑在儿童时期由于缺乏来自大脑边缘系统的某个区域引起分泌的适当信号，不会分泌大量的 GnRH。直到 11 ～ 16 岁（平均 13 岁），女性进入青春期，下丘脑 GnRH 开始大量分泌，才出现月经初潮（menarche）。

在卵泡早期，实际上是延续了上一周期的黄体期末，处于高峰的孕激素和雌激素对下丘脑和垂体的负反馈作用较强，GnRH 与腺垂体 FSH 和 LH 分泌减少，进而使得雌激素和孕激素分泌减少，子宫内膜缺乏上述激素的支持，发生内膜脱落，阴道流血，即月经，月经期一般持续 3 ～ 5 天。之后，随着血中 FSH 水平逐渐升高，随后 LH 水平也有所升高，卵巢卵泡发育，分泌较多的雌激素，子宫内膜在雌激素的作用下，内膜增厚，腺体增多并变长，此时的内膜称为增生期，此期将持续 7 ～ 8 天，即月经周期的第 6 ～ 14 天。随着卵泡进入黄体期，子宫内膜在雌激素和孕酮作用下进入分泌期，内膜细胞体积增大，腺管由直变弯，分泌含糖原的黏液，分泌期一般持续 14 天左右。若未受孕，黄体失去腺垂体促性腺激素的支持而退化，血中的孕激素和雌激素水平明显下降，子宫内膜失去以上激素的支持，再次进入月经期。

在 40 ～ 50 岁时，性周期通常变得不规则，并且通常不会发生排卵。几个月至几年后，周期完全停止。周期停止和女性性激素减少到几乎没有的时期称为更年期（climacteric period）。更年期的原因是卵巢"耗竭"。在女性的整个生育周期中，大约 400 个原始卵泡生长成成熟卵泡并排卵，数十万个卵子退化。大约 45 岁时，只有少数原始卵泡仍受 FSH 和 LH 刺激。随着原始卵泡数量接近零，卵巢产生的雌激素减少。当雌激素产量低于临界值时，雌激素不能再抑制促性腺激素 FSH 和 LH 的产生，因此，促性腺激素 FSH 和 LH（主要是 FSH）在绝经后大量连续产生，但随着剩余的原始卵泡变得闭锁，卵巢产生的雌激素下降到接近零。

在绝经时，女性必须重新调整自己的生活。雌激素的丧失常常导致身体功能发生显著变化，包括：①以皮肤极度潮红为特征的"潮热"；②呼吸困难的精神症状；③烦躁；④疲劳；⑤焦虑；⑥偶尔出现

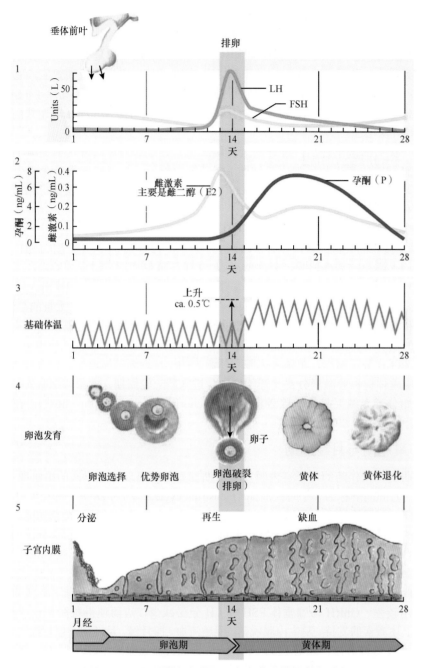

图 12-12　月经周期中卵巢和子宫内膜周期性变化过程

各种精神病状态；⑦全身骨骼强度和钙化程度降低。这些症状导致约 15% 的女性需要治疗。如果心理咨询失败，每天少量服用雌激素通常会逆转症状，并且通过逐渐减少剂量，绝经后妇女可以避免严重症状的发生。

（四）排卵失败

　　这是引起女性不育的最常见原因，可能是由于促性腺激素分泌不足所致，激素刺激的强度不足以引起排卵，或者是由于卵巢异常不允许排卵引起的。例如，卵巢外侧存在厚的卵巢囊，使排卵困难。由于无排卵周期的后半段通常不会出现孕激素分泌的增加，因此可以通过检测性周期后半期尿液中孕酮代谢的最终产物——孕二醇的浓度来判断排卵是否发生。另一种更简便的方法是让女性在整个周期内记录自己的体温。如前所述，在周期的后半段孕激素分泌的增加可使体温升高约 0.5℃，这是排卵的一个重要标志，如体温无明显变化，则可推测排卵失败。

　　由垂体促性腺激素分泌不足引起的排卵不足，有时可以通过适当定时给予人绒毛膜促性腺激素来治疗。这种激素虽然由胎盘分泌，但与 LH 具有几乎相同的作用，因此是排卵的强力刺激物。然而，过量使用这种激素可能会导致许多卵泡同时排卵，造成多胎妊娠。

第三节　妊娠和分娩

如果卵子受精，将发生一系列新的事件，称为妊娠（gestation）或怀孕（pregnancy），受精的卵子最终发育为足月胎儿。妊娠是新个体产生的过程，包括受精、着床、妊娠的维持以及分娩。

一、卵子受精和受精卵着床

（一）卵子的成熟和排出

卵巢中的初级卵母细胞从卵泡中释放出来之前不久，细胞核进入第一次减数分裂的后期，第一极体从卵母细胞的细胞核中排出，初级卵母细胞成为次级卵母细胞。在此过程中，23 对染色体中的每一对失去一个姐妹染色体，从而在次级卵母细胞中留下了 23 个未配对的染色体。此时，仍处于次级卵泡期的卵母细胞与构成放射冠的颗粒细胞一起排入腹腔。然后，它几乎立即进入两条输卵管其中之一的伞端。每个输卵管的伞端自然落在卵巢周围，纤维状触手的内表面衬有纤毛上皮，纤毛被卵巢中的雌激素激活，从而使纤毛朝开口方向摆动。通过这种方式，卵子可以进入同侧甚至是对侧的输卵管。

（二）卵子的受精

男性在性交时将精液射入阴道后，一些精子会在 5 ～ 10 分钟内从阴道向上传输，并通过子宫和输卵管到达输卵管的壶腹，靠近输卵管的卵巢末端。精液中的前列腺素刺激子宫和输卵管的收缩，以及在性高潮时从女性垂体后叶释放的催产素都可刺激精子的这种运输。在阴道中沉积的近十亿精子中，有数千成功地到达了每个壶腹。卵子受精（fertilization）通常在精子和卵子都进入输卵管壶腹后不久发生。

1. 精子获能　受精是精子与卵子融合的过程。如第一节所述，精子在附睾中成熟并获得了运动能力，但此时精子不具备与卵子融合的能力，因为附睾和精液中存在着获能抑制因子，这是一种能抑制精子活力的糖蛋白，可与精子的顶体帽结合，使精子的受精能力受到抑制。当精子进入女性生殖道后，女性生殖道内存在的 β- 淀粉酶、β- 葡萄糖甘酸酶等可消除抑制精子活力的糖蛋白，暴露识别卵子的位点，使精子重新恢复受精能力，这一过程称为获能（capacitation），通常需要 1 ～ 10 个小时。具体发生的一些变化如下。

（1）子宫和输卵管的液体冲走了男性生殖道分泌的抑制精子活动的各种抑制因素。

（2）当精子保留在男性生殖道的液体中时，它们一直暴露在含有大量胆固醇的漂浮囊泡中。这种胆固醇不断被添加到覆盖精子顶体的细胞膜上，使其变硬从而阻止酶的释放。射精后，沉积在阴道中的精子从胆固醇囊泡中游出，向上进入子宫腔，在接下来的几个小时里，它们逐渐丢失大部分多余的胆固醇，使得精子头部的膜（顶体）变得更加脆弱。

（3）精子的细胞膜对钙离子的通透性增加，钙离子大量进入精子并改变鞭毛的活动，使其产生强大的鞭梢运动，而不是之前微弱的波动运动。此外，钙离子会导致覆盖顶体前缘的细胞膜发生变化，使得顶体在精子穿透卵子周围的颗粒细胞团和透明带时能够快速轻松地释放酶。

2. 顶体反应　当卵子从卵泡排出到输卵管时，仍然携带着多层颗粒细胞。在精子使卵子受精之前，它必须溶解这些颗粒细胞层，然后穿透卵子本身厚厚的覆盖层—透明带。精子的顶体中储存有大量的透明质酸酶和蛋白水解酶。透明质酸酶能解聚将卵巢颗粒细胞结合在一起的透明质酸聚合物；蛋白水解酶消化组织细胞结构成分中附着在卵上的蛋白质。

获能后的精子与卵子在壶腹部相遇后，精子的前膜与透明带中的受体蛋白特异性结合。然后，整个顶体迅速溶解，所有的顶体酶都被释放出来。在几分钟内，顶体酶溶解卵子外围的放射冠及透明带，使精子得以穿行进入卵子内部，这一过程叫作顶体反应（acrosome reaction）。一旦一个精子穿入后，卵子随即产生抑制顶体酶的活性物质，封锁放射冠，阻止其他精子进入。

在 30 分钟内，精子头部和卵母细胞的细胞膜相互融合形成一个单细胞。同时，精子和卵母细胞的遗传物质结合起来形成一个全新的细胞基因组，包含等量的来自母亲和父亲的染色体，这就是受精的过程（图 12-13）。

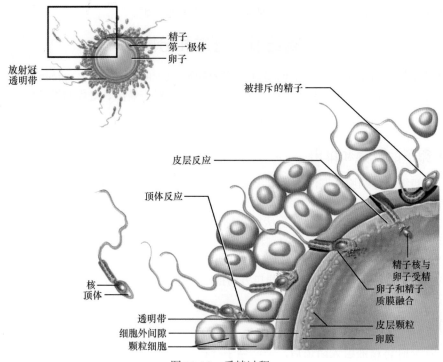

图 12-13　受精过程

　　一旦精子进入卵子，就会立即激发卵母细胞完成第二次减数分裂形成成熟的卵子，并排出第二极体。成熟的卵子仍在其核（称为雌性原核）中携带 23 条染色体。这些染色体之一是雌性染色体，称为 X 染色体。同时，精子进入卵子后，其头部膨胀形成雄性原核。雄性原核的 23 条未配对染色体和雌性原核的 23 条未配对染色体对齐，以在受精卵中重新形成 46 条染色体（23 对）的完整互补体（图 12-14）。

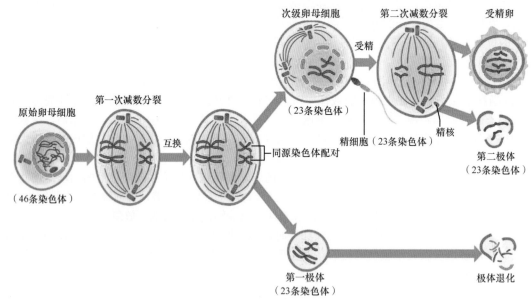

图 12-14　卵母细胞到受精卵的发育过程

　　受精卵在输卵管的蠕动和纤毛的作用下，沿输卵管向子宫方向运行，并同时进行细胞分裂，逐步发育成胚球、桑椹胚以及胚泡（blastocyst）。

（三）受精卵着床

　　着床（nidation）是指胚泡逐渐植入子宫内膜的过程，这个过程包括定位、黏着和穿透三个阶段。一般认为着床开始于受精后的第 6 ～ 7 天，至第 11 ～ 12 天完成，最常见的植入部位为子宫后壁靠中线的上部（图 12-15）。

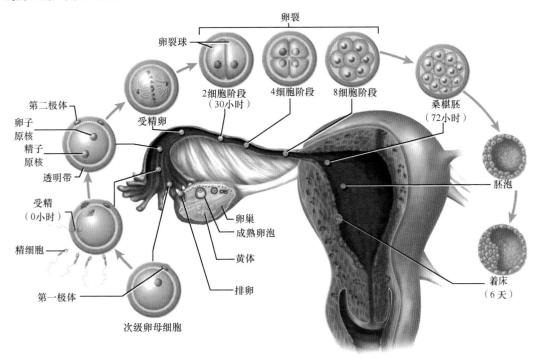

卵裂

卵裂球

2细胞阶段
（30小时）

4细胞阶段

8细胞阶段

桑椹胚
（72小时）

第二极体

卵子
原核

精子
原核

透明带

受精
（0小时）

精细胞

第一极体

次级卵母细胞

受精卵

卵巢

成熟卵泡

黄体

排卵

胚泡

着床
（6天）

图 12-15　受精卵的着床

　　着床成功的关键在于胚泡与子宫内膜的同步发育与相互配合；胚泡接触子宫内膜时，后者能识别胚泡。子宫内膜在极短的关键期允许胚泡着床，这个时期称为子宫的敏感期或接受期。胚泡表面发育的滋养层细胞分泌蛋白水解酶，消化和液化邻近的子宫内膜细胞，释放的一些液体和营养物质由相同的滋养层细胞主动运输到胚泡中，为胚泡的生长提供了更多的营养。胚泡一旦着床，滋养层细胞和其他邻近的细胞（如子宫内膜细胞）迅速增殖，形成胎盘和各种妊娠膜。胚泡在着床过程中还不断发出信息，产生多种激素和化学物质，使母体能识别妊娠发生的相应变化，如胚泡分泌的人绒毛膜促性腺激素（hCG）在胚泡植入过程起非常重要作用，它可帮助胚泡植入子宫内膜，防止母体的免疫排斥反应以及促进胚泡生长和胎盘的生成等。在着床阶段，如果母体内分泌失调，或胚泡未能准时到达，抑或子宫腔内有异物干扰，均会阻碍着床。

二、胚胎的早期营养

　　在每个卵巢周期的后半段，卵巢黄体分泌的孕酮对子宫内膜有影响，将子宫内膜间质细胞转化为巨大的肿胀细胞，其中含有大量糖原、蛋白质、脂质，甚至一些胚胎发育所必需的矿物质。受精后第 6 天开始，胚泡滋养层细胞开始分泌 hCG，它可刺激卵巢黄体转化为妊娠黄体，继续分泌雌激素和孕激素，以维持妊娠。当胚胎植入子宫内膜时，孕酮的持续分泌导致子宫内膜细胞进一步肿胀并储存更多的营养物质，称为蜕膜细胞（decidua cell）。随着滋养层细胞侵入蜕膜，蜕膜细胞中储存的营养物质被胚胎用于生长和发育。在植入后的第一周，这是胚胎获取营养的唯一途径；尽管胎盘在受精后约第 16 天（植入后约 1 周多）也开始提供营养，但胚胎仍继续以这种方式从蜕膜获得部分营养，直至妊娠第 8 周。

三、胎盘的功能

　　胎盘（placenta）是胎儿重要的附属器官，是由母体和胚胎组织构成的复合体，也是母体与胎儿之间物质交换的最重要通道；同时，胎盘又是妊娠期重要的内分泌器官。当来自胚泡的滋养细胞索附着在子宫上时，毛细血管从新生胚胎的血管系统长入滋养细胞索。受精后第 16 天，血液也开始由胚胎本身的心脏泵送。同时，母体血液供应的血窦在滋养细胞索外侧发育。滋养层细胞发出越来越多的突起，形成胎盘绒毛，胎儿毛细血管长入胎盘绒毛。因此，携带胎儿血液的绒毛被含有母体血液的血窦包围。

胎儿的血液流经两条脐动脉，然后进入绒毛的毛细血管，最后通过一条脐静脉回到胎儿。与此同时，母亲的血液从子宫动脉流入环绕绒毛的母体窦，然后再回到母亲的子宫静脉（图12-16）。

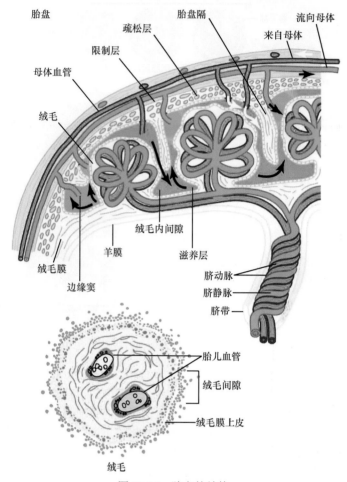

图 12-16 胎盘的结构

成熟胎盘所有绒毛的总面积可达 $12 \sim 14m^2$，约相当于成人肠道总面积，比肺部的呼吸膜面积小很多。然而，营养素和其他物质主要以扩散的方式通过胎盘膜，这与通过肺部的肺泡膜和身体其他部位的毛细血管膜扩散的方式大致相同。

（一）营养支持和代谢

物质转运是胎盘最重要的功能之一。胎盘的物质转运是指母体血液中的物质与胎儿血液中的物质相互交换的过程。胎盘的血液循环由母体侧循环和胎儿侧循环组成，两者之间相隔胎盘屏障。人类胎盘属于血液／绒毛膜型胎盘，其胎盘屏障由外（母体侧）向内分别为绒毛的滋养层细胞、基底膜、结缔组织及胎儿血管内皮细胞。但不同孕期的胎盘屏障层次并非一成不变，妊娠早期胎盘屏障的滋养层细胞由两层细胞组成，分别为合体滋养层及其下方的细胞滋养层，妊娠足月时胎盘屏障的滋养层只有一层合体滋养层。

1. 氧气和营养物质的摄入　母体血窦的血液中溶解氧通过简单扩散进入胎儿血液，由母体的血液到胎儿血液的氧压梯度驱动。在妊娠末期，母体胎盘血窦中的平均氧含量约为50mmHg，胎儿血液中的氧在胎盘中氧化后的平均值约为30mmHg。因此，氧气通过胎盘膜扩散的平均压力梯度约为20mmHg。

胎儿所需的其他代谢底物以与氧气相同的方式扩散到胎儿血液中。例如，在怀孕后期，胎儿消耗的葡萄糖通常与母体全身消耗的葡萄糖一样多。为了提供如此多的葡萄糖，胎盘绒毛内的滋养层细胞表达大量的葡萄糖转运体，为葡萄糖通过胎盘膜的扩散提供了便利。即便如此，胎儿血液中的葡萄糖水平仍比母体血液中的葡萄糖水平低 $20\% \sim 30\%$。

由于脂肪酸在细胞膜中的溶解度很高，它们也会从母体血液扩散到胎儿血液中，但速度比葡萄糖慢，因此葡萄糖更容易被胎儿利用来获得营养。此外，酮体以及钾、钠和氯离子等物质可以相对容易地从母体血液扩散到胎儿血液中。

2. 二氧化碳和废物的排泄　二氧化碳在胎儿组织中持续形成，胎儿排泄二氧化碳的唯一途径是通过胎盘进入母体的血液。胎儿血的二氧化碳分压比母血高 $2 \sim 3mmHg$，这一压力梯度足以让二氧化碳充分扩散。由于二氧化碳在胎盘膜中的极端溶解性，使二氧化碳的扩散速度大约是氧气的 20 倍。

与二氧化碳从胎儿血液扩散到母体血液的方式相同，胎儿中形成的其他排泄物也通过胎盘膜扩散到母体血液中，然后与母体的排泄物一起排出，其中就包括了非蛋白氮，如尿素、尿酸和肌酐。胎儿血液中的尿素水平仅略高于母体血液中的水平，因为尿素很容易通过胎盘膜扩散。然而，肌酐不容易扩散，胎儿血液中的肌酐浓度比母体血液中的浓度高得多。因此，胎儿的排泄主要是胎盘膜扩散梯度的结果。

（二）内分泌功能

胎盘形成后，不仅可以有效地完成胎儿与母体进行物质交换，其所分泌的大量蛋白类和甾体类激素，也完全代替卵巢和垂体促性腺激素的作用，成为妊娠期间的一个重要的内分泌器官，调节母体适应性反应和促进胎儿发育。

1. 人绒毛膜促性腺激素　人绒毛膜促性腺激素是由胎盘绒毛组织的合体滋养层细胞分泌的一种糖蛋白激素。在妊娠第 $6 \sim 8$ 天，即胚泡植入子宫内膜后不久就能在母体的血中和尿中测到。随后分泌率迅速上升，在妊娠的 $8 \sim 10$ 周达到高峰，到 $16 \sim 20$ 周时又下降到一个较低的值，直到分娩前一直保持这个水平。

人绒毛膜促性腺激素是一种分子量约 39 000 的糖蛋白，其分子结构和生理功能都类似于 LH，即在每月女性性周期结束前防止黄体退化，并在妊娠前三个月维持妊娠黄体的生存。在人绒毛膜促性腺激素的影响下，母亲卵巢中的黄体在怀孕开始后一个月左右就会增长到初始大小的两倍左右，其持续分泌的雌激素和孕酮维持着子宫内膜的蜕膜性质，这是胎儿早期发育所必需的。妊娠黄体的寿命只有十周左右，以后便发生退缩，与此同时胎盘分泌足够的孕激素与雌激素，逐渐接替妊娠黄体的作用。

2. 雌激素　胎盘和黄体一样，同时分泌雌激素和黄体酮。组织化学和生理学研究表明，这两种激素和大多数其他胎盘激素一样，是由胎盘合体滋养层细胞分泌的。在怀孕末期，胎盘雌激素的日产量增加到母亲正常产量的 30 倍左右。然而，胎盘分泌雌激素与卵巢分泌雌激素有很大的不同。最重要的差别在于，胎盘分泌的雌激素不是从胎盘的基本底物从头合成的。相反，它们几乎全部由雄性类固醇化合物：脱氢表雄酮和 16 羟基脱氢表雄酮合成。这两种化合物都是在母亲的肾上腺和胎儿的肾上腺中形成的（胎儿肾上腺的皮质极大，约 80% 由所谓的胎儿区组成，其主要功能似乎正是在怀孕期间分泌脱氢表雄酮），经由血液输送到胎盘，并由滋养层细胞经芳香化酶的作用转化为雌二醇、雌酮和雌三醇。胎盘分泌的雌激素主要是雌三醇，雌二醇和雌酮较少。由此可见，雌三醇的生成涉及胎儿、胎盘的共同参与，检测母体尿中雌三醇的水平可反映胎儿在子宫内的情况。

在怀孕期间，过量的雌激素导致母体的子宫增大，乳房增大和乳腺导管结构的生长，以及母体的外生殖器增大。雌激素还会松弛母体的骨盆韧带，使骶髂关节变得相对柔软，耻骨联合变得有弹性。这些变化使胎儿更容易通过产道。有证据表明，雌激素也会影响怀孕期间胎儿发育的许多方面，如影响早期胚胎的细胞增殖等。

3. 孕激素　胎盘将由母体进入胎盘的胆固醇转变为孕烯醇酮，再经脱氢作用转变为孕酮。胎盘亦能将胎儿肾上腺合成的孕烯醇酮及来自母体的孕烯醇酮转变为孕酮。胎盘从妊娠第 6 周开始分泌孕酮，10 周以后，胎盘将代替卵巢持续分泌孕酮。母体血中孕酮浓度随着孕期的增长而逐渐上升，至妊娠末期达高峰，在怀孕期间平均增加约 10 倍。

孕酮对正常妊娠进程的特殊作用如下：

（1）促进子宫内膜蜕膜细胞发育，这些细胞在早期胚胎的营养中起着重要作用。

（2）降低怀孕子宫的收缩力，从而防止子宫收缩导致自然流产。

（3）孕酮在植入之前就已经对胚胎的发育起到了作用，因为它增加了母亲输卵管和子宫的分泌，为发育中的桑椹胚和囊胚提供了适当的营养物质。孕酮也会影响早期发育胚胎中的细胞分裂。

（4）怀孕期间分泌的孕酮帮助雌激素使母亲的乳房为哺乳做好准备。

4. 其他蛋白和肽类激素 胎盘还可分泌许多蛋白和多肽类激素如，人绒毛膜生长素（human chorionic somatomammotropin，hCS），人胎盘催乳素（human placental lactogen，hPL），促肾上腺皮质激素（ACTH），促肾上腺皮质激素释放（CRH）等。hCS 是合体滋养层细胞分泌的单链多肽，大约在怀孕第五周时由胎盘开始分泌。在整个妊娠过程中，这种激素的分泌逐渐增加，与胎盘的重量成正比。它的分泌量是所有其他妊娠激素总和的几倍。其化学结构与生长激素有很高的同源性，故具有生长激素样的作用，可调节母体与胎儿的糖、脂肪与蛋白质的代谢，促进胎儿生长。

（三）免疫功能

胎盘是重要的免疫器官。胎儿的遗传物质中一半来自母亲，一半来自父亲，因此，母体和胎儿是半同源的两个个体。胎儿能在母体的宫腔内生长发育，不发生排异反应，与胎盘的免疫功能是分不开的。

胎盘在母胎免疫中的作用主要表现为以下四个方面：①滋养层外层的合体滋养细胞无组织相容性抗原。孕妇对此不发生排异反应；②滋养层细胞介质可阻止胎儿抗原进入母胎循环；③滋养层表面覆盖有硅酸黏糖蛋白类，掩盖了胎盘的抗原性；④胎盘可吸附抗父系组织相容性抗原复合物的抗体。

四、分　　娩

胎儿发育成熟以后由母体阴道排出体外的过程称为分娩（parturition）。分娩的启动因素是多方面的，是由胎盘、胎儿以及母体之间不断信息交流，激素、神经和机械等多种因素相互协调，共同完成。目前，对于人类分娩启动的动因和机制仍未阐明。

（一）分娩的最终公路——子宫肌收缩

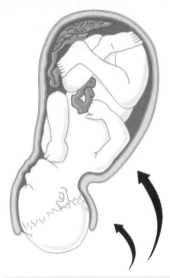

自然分娩的过程分为三个阶段：首先是宫底部向子宫颈部的收缩波发生，推动胎儿压向子宫颈，此阶段长达数小时。然后子宫颈变软和扩张，最后胎儿在强大的子宫收缩下，排出体外。在分娩过程中存在着正反馈的调节，胎儿头对子宫颈的刺激反射性引起母体的垂体大量释放催产素，催产素又进一步加强子宫的收缩，使胎儿更为有力地压向子宫颈，导致子宫颈进一步扩张。通过这种正反馈，母体血中催产素的水平不断升高，直到分娩结束（图 12-17）。

1. 胎儿头部到达宫颈
2. 宫颈收缩刺激神经兴奋
3. 神经兴奋推动胎儿向下，并使宫颈进一步收缩
4. 循环反复

图 12-17　宫缩发动的机制

（二）分娩启动的调控机制

1. 增加子宫收缩力的激素因素

（1）雌激素与孕激素的比率增加：孕酮在怀孕期间抑制子宫收缩，从而有助于防止胎儿排出。相反，雌激素有增加子宫收缩程度的明确作用，部分原因是雌激素增加了相邻子宫平滑肌细胞之间的缝隙连接数量。孕酮和雌激素的分泌量在怀孕的大部分时间里都逐渐增加，但从怀孕第七个月开始，雌激素的分泌量继续增加，而孕酮的分泌量保持不变，甚至可能略有下降。因此，人们推测雌激素与孕酮的比值在妊娠末期会明显升高，这是子宫收缩力增强的部分原因。

（2）催产素对子宫的影响：催产素是一种由神经垂体分泌的激素，如前所述与子宫收缩之间存在正反馈调节。其调节机制可能有如下三点，即①子宫肌催产素受体表达增加，导致在妊娠后期子宫肌对催产素的敏感性增强；②分娩时神经垂体分泌催产素的速率明显增加；③分娩过程中，宫颈受到刺激或伸展，可通过下丘脑室旁核和视上核引起神经性反射，导致垂体后叶（神经垂体）分泌催产素增加。

（3）胎儿激素对子宫的影响：胎儿的垂体在妊娠后期分泌催产素增加，可能起到进一步兴奋子宫的作用。此外，胎儿的肾上腺分泌大量皮质醇，这是另一种可能的子宫刺激剂。此外，胎膜在分娩时会释放高浓度的前列腺素，也会增加子宫收缩的强度。近年来的研究发现，随着胎肺的发育成熟，

胎肺分泌的一些因子如肺表面活性物质结合蛋白（SP-A）、血小板激活因子（PAF）等，也有促进子宫肌收缩的作用。

2. 提高子宫收缩力的机械因素

（1）子宫肌的伸展：单纯地伸展平滑肌器官通常会增加它们的收缩力。此外，间歇性拉伸（由于胎儿运动而在子宫中反复发生）也会引起平滑肌收缩。特别要注意的是，双胞胎的出生平均比单胎早19天，这也提示了机械拉伸在引发子宫收缩中的重要性。

（2）宫颈伸展或刺激：伸展或刺激宫颈在引发子宫收缩方面尤为重要。例如，产科医生经常通过破裂胎膜来引产，这样婴儿的头部就会比平时更有力地伸展宫颈，或者用其他方式刺激宫颈。宫颈刺激导致子宫收缩的机制尚不清楚。有人认为，宫颈神经的伸展或刺激启动了对子宫体的反射，也有可能仅仅是由于信号从子宫颈到子宫体的肌源性传递所致。

（三）分娩的机转

在妊娠的大部分时间里，子宫会经历周期性的弱而慢的节律性收缩，这种收缩被称为布拉克斯顿·希克斯（Braxton Hicks）收缩。这些宫缩在妊娠接近尾声时变得越来越强烈，开始伸展宫颈，迫使婴儿通过产道，从而导致分娩。这一过程称为临产，导致最终分娩发生的这种强烈宫缩称为临产宫缩。

分娩时的子宫收缩主要开始于宫底的顶部，并向下扩散到整个子宫。此外，子宫底部和子宫体部的收缩强度较大，而与宫颈相邻的子宫下部收缩强度较弱。因此，每次宫缩都会迫使胎儿向下朝向宫颈。

在分娩早期，宫缩可能每30分钟才发生一次。随着分娩的进行，宫缩最终出现的频率高达每1～3分钟一次，而且宫缩的强度大大增加，宫缩之间只有很短的一段时间放松。分娩期间子宫和腹部肌肉的联合收缩会在每次强烈收缩时对胎儿造成大约11公斤的向下压力。分娩的宫缩是间歇性的，强烈的宫缩会阻碍甚至阻止胎盘的血液流动，如果宫缩持续下去，可能会导致胎儿死亡。过度使用各种子宫兴奋剂，如催产素，可能会导致子宫痉挛，而不是节律性收缩，并可能导致胎儿死亡。

在大约95%的分娩中，头部是婴儿第一个被排出的部分，在其余的大多数情况下，臀部首先出现。当胎儿被强迫向下时，头部起到楔子的作用，打开产道的结构。排出胎儿的第一个主要障碍是宫颈。怀孕接近尾声时，宫颈会变软，当宫内开始宫缩时，宫颈就会伸展。所谓的第一产程就是宫颈逐渐扩张的阶段，一直持续到宫颈开口与胎头一样大。这一阶段在第一次怀孕时通常持续8～24小时，但在多次怀孕后可能只持续几分钟。

一旦宫颈完全扩张，胎膜通常会发生破裂，羊水通过阴道流失。然后胎儿的头部迅速进入产道，在宫缩压力的作用下，继续通过产道，直到分娩，这被称为第二产程。初产妇第二产程通常持续30分钟或更长时间，而经产妇可能只持续几分钟甚至1分钟时间。

（四）胎盘的娩出

在婴儿出生后的10～45分钟，子宫继续收缩，尺寸进一步缩小，这会在子宫壁和胎盘之间产生剪切效应，从而将胎盘与其植入部位分开。分离胎盘会打开胎盘窦，导致出血。出血量通过以下机制限制在平均350mL以内：当血管穿过子宫壁时，子宫肌肉的平滑肌纤维以8字排列在血管周围。因此，婴儿出生后子宫收缩会夹闭先前为胎盘供血的血管。此外，在胎盘分离部位产生的血管收缩剂前列腺素会引起血管痉挛，进一步帮助止血。

（五）子宫肌的复原

在分娩后的4～5周，子宫会复原。在1周内，子宫的重量下降到产后重量的不到一半；如果母亲哺乳，子宫在4周内可能会变得和怀孕前一样小。这种泌乳效应是由于泌乳最初几个月中垂体促性腺激素和卵巢激素分泌的抑制所致。在子宫复原的早期，子宫内膜表面的胎盘位置会自动溶解，导致阴道分泌物"恶露"，先是出血，然后是浆液性的，总共持续大约10天。过了这段时间，子宫内膜表面会重新上皮化，并为正常的、非妊娠的性生活做好准备。

五、泌　　乳

妊娠后期，胎盘分泌的大量雌激素，在生长激素、催乳素、肾上腺糖皮质激素和胰岛素等的协同作用下，促进乳房导管系统生长和分支；同时，乳房间质数量增加，大量脂肪沉积在间质中，为妊娠后泌乳做好准备。一旦导管系统发育，孕酮与雌激素以及刚才提到的其他激素协同作用会导致乳房小叶的额外生长，并伴随着腺泡的萌芽和腺泡细胞的分泌特征的发展。这些变化类似于孕酮对女性月经周期后半期子宫内膜的分泌作用（图12-18）。

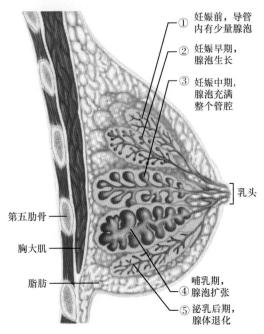

图 12-18　乳房的结构和发育过程

　　虽然雌激素和孕酮在怀孕期间对乳房的发育是必不可少的，但这两种激素在高浓度时却可以抑制催乳素的泌乳作用。催乳素是由母亲的垂体前叶分泌的，从怀孕第五周起血液中的催乳素的浓度稳步上升，到婴儿出生时可以升高至正常未怀孕水平的10～20倍。此外，胎盘分泌大量的人绒毛膜生长抑素，可能具有催乳素的特性，从而在怀孕期间支持母体垂体前叶中的催乳素。尽管如此，由于雌激素和孕酮的抑制作用，乳腺每天分泌的液体不超过几毫升，直到婴儿出生。分娩前最后几天和分娩后头几天乳房分泌的液体被称为初乳；它含有的蛋白质和乳糖浓度基本上与正常乳汁相同，但几乎不含脂肪。

　　婴儿出生后，雌激素和孕酮的水平突然下降，对催乳素的抑制作用解除，在接下来的1～7天，乳房开始分泌大量的乳汁。乳汁的分泌也需要母亲其他多种激素充足的基础分泌，但最重要的是生长激素、皮质醇、甲状旁腺激素和胰岛素，这些激素是乳汁形成所需的氨基酸、脂肪酸、葡萄糖和钙所必需的。在接下来的几周内，催乳素分泌的基础水平恢复到未怀孕的水平。然而，每次母亲哺乳婴儿时，从乳头到下丘脑的神经信号会导致催乳素分泌激增10～20倍，持续约1小时。如果不继续哺乳，乳房在一周左右的时间内就会失去分泌乳汁的能力；反之，如果继续哺乳，产奶量可以持续几年，尽管产奶率通常在7～9个月后会显著下降。

　　虽然在催乳素的作用下，乳汁源源不断地分泌到乳房的腺泡中，但乳汁不容易从腺泡流入导管系统，因此不会不断地从乳头中渗出。乳汁必须从腺泡排入导管，婴儿才能获得。这是由垂体后叶激素——催产素参与的神经性和体液反射引起的。当婴儿哺乳时，它在前半分钟左右几乎不会喝到乳汁。感觉冲动必须首先通过躯体神经从乳头传递到母亲的脊髓，然后再传递到她的下丘脑，在那里它们会产生神经信号，在促进催产素分泌的同时促进催乳素的分泌。催产素通过血液循环被带到乳房，导致腺泡外壁的肌上皮细胞收缩，从而在10～20mmHg的压力下将乳汁从腺泡挤压到导管中，这样婴儿才能有效地吸到乳汁。

　　吸吮一侧乳房不仅会导致乳汁在该侧乳房流动，而且还会导致另一乳房的乳汁流动。特别有趣的是，母亲抚摸婴儿或听到婴儿哭泣，往往会给下丘脑带来足够的情绪信号，导致乳汁喷出，这也进一步证实了乳汁的分泌和排出是受到上位的神经-体液因素调控的。

临床案例: 　　　　　　　　　　　　**继发性闭经**

　　患者,女,21岁,在校大学生,13岁月经初潮。其月经正常5年后,月经周期开始变得不规律,最后停止(继发性闭经)。她不使用口服避孕药,性生活也不活跃,尿妊娠试验阴性。患者还诉前额头痛。医生通过体格检查发现,患者两侧乳头均出现泌乳现象。医生还发现,患者两眼颞侧(外侧)视觉受损,怀疑是垂体腺瘤分泌催乳素。磁共振图像(MRI)显示存在垂体腺瘤,血液检测发现催乳素浓度非常高,确认诊断为高催乳素血症(血液中催乳素过多)。

　　泌乳素瘤是最常见的功能性垂体瘤,可以分泌过多的催乳素,抑制了LH和FSH分泌,导致月经周期不规律甚至停经。过多的催乳素可以刺激乳腺引起溢乳。如果肿瘤变得足够大,还会导致垂体附近硬脑膜的牵拉而引起头痛。垂体位于视交叉的正下方,当垂体肿瘤生长时,它会压迫视交叉,阻断传入神经的传递。由于视网膜内侧部分的神经在垂体上方交叉,它们通常受到垂体肿瘤压迫的影响最大,从而导致双眼的外侧视觉丧失。因为催乳素分泌受下丘脑多巴胺的抑制性控制,高催乳素血症通常用多巴胺激动剂治疗,如溴隐亭或卡麦角林。多巴胺激动剂不仅降低血液中催乳素的浓度,而且常常导致垂体瘤缩小,从而减轻视交叉的压迫,同时恢复视力。如果垂体瘤非常大或经药物治疗后没有明显缩小,则需要进行垂体手术以尽可能多地切除肿瘤。

　　上述患者用卡麦角林治疗,幸运的是肿瘤在几个月内逐渐变小,视野得到改善,血液催乳素浓度恢复正常,月经周期恢复正常。医生每6个月测量一次患者的血浆催乳素浓度,以监测肿瘤的复发。

思考题:

　　1. 根据继发性闭经的定义,思考引起继发性闭经的可能因素有哪些。

　　2. 试述月经周期中激素水平的变化。

（高　路　刘媛媛　龙培化）

重点名词

生殖　reproduction	精子　spermatozoon,sperm
雄激素　androgen	精子获能　capacitation
卵泡刺激素　follicle-stimulating hormone,FSH	黄体生成素　luteinizing hormone,LH
卵巢周期　ovarian cycle	月经　menstruation
排卵　ovulation	黄体　corpus luteum
雌激素　estrogen	孕酮　progesterone
人绒毛膜促性腺激素　human chorionic gonadotropin,hCG	
妊娠　pregnancy	受精　fertilization
着床　implantation	胎盘　placenta
分娩　parturition	

第十二章
微课类视频、练习题、思考题答案

参考文献

Arnal, Jean-Francois, Lenfant, et al, 2017. Membrane and Nuclear Estrogen Receptor Alpha Actions: From Tissue Specificity to Medical Implications. Physiol. Rev., 97: 1045-1087.

Barros RA, Gustafsson JK, 2011. Estrogen Receptors and the Metabolic Network. Cell Metabolism, 14(3): 289-299.

Ferlin A, Selice R, Carraro U, et al, 2013. Testicular function and bone metabolism—beyond testosterone. Nature Reviews Endocrinology, 9(9): 548-554.

Spitzer M, Huang G, Basaria S, et al, 2013. Risks and benefits of testosterone therapy in older men. Nature Reviews Endocrinology, 9(7): 414.

Yockey LJ, Iwasaki A, 2018. Interferons and Proinflammatory Cytokines in Pregnancy and Fetal Development. Immunity, 49(3): 397-412.

笔记栏

本书参考书籍

董尔丹, 张幼怡, 2014. 血管生物学. 第 2 版. 北京: 北京大学医学出版社.

胡志安, 王莎莉, 2014. 生理学. 北京: 科学出版社.

寿天德, 2012. 神经生物学. 第 3 版. 北京: 高等教育出版社.

孙大业, 崔素娟, 孙颖, 2010. 细胞信号转导. 第 4 版. 北京: 科学出版社.

王庭槐, 2018. 生理学. 第 9 版. 北京: 人民卫生出版社.

姚泰, 2010. 生理学. 第 2 版. 北京: 人民卫生出版社.

Boron WF, Boulpaep EL, 2017. Medical Physiology: A Cellular and Molecular Approach. 3rd ed. Philadelphia: Saunders.

Dennis EA, Bradshaw RA, 2011. Transduction Mechanisms in Cellular Signaling. San Diego: Academie Press.

Hall JE, 2015. Guyton and Hall Textbook of Medical Physiology. 13th ed. Philadelphia: Saunders.

Sherwood L, 2013. Human Physiology: from Cells to Systems. 18th ed. Belmonts: Yolanda Cossio.